"十四五"国家重点图书出版规划项目

I. W. Fong

Current Trends and Concerns
in Infectious Diseases

传染病学
现状与热点

编　著　〔加〕I. W. 冯

主　审　梁万年

主　译　刘　民

天津出版传媒集团

天津科技翻译出版有限公司

著作权合同登记号:图字:02-2020-288

图书在版编目(CIP)数据

传染病学现状与热点 / (加)I. W. 冯(I. W. Fong)
编著;刘民主译. —天津:天津科技翻译出版有限公
司,2023.7
  书名原文: Current Trends and Concerns in
Infectious Diseases
  ISBN 978-7-5433-4354-2

  Ⅰ.传⋯ Ⅱ.①I⋯ ②刘⋯ Ⅲ.①传染病学 Ⅳ.
①R51
  中国国家版本馆 CIP 数据核字(2023)第 086359 号

Current Trends and Concerns in Infectious Diseases
by Ignatius Fong
Copyright © Springer Nature Switzerland AG, 2020
This edition has been translated and published under licence from
Springer Nature Switzerland AG.

授权单位:Springer Nature Switzerland AG.
出   版:天津科技翻译出版有限公司
出 版 人:刘子媛
地   址:天津市南开区白堤路 244 号
邮政编码:300192
电   话:(022)87894896
传   真:(022)87893237
网   址:www.tsttpc.com
印   刷:天津新华印务有限公司
发   行:全国新华书店
版本记录:889mm×1194mm 16 开本 14.5 印张 400 千字
        2023 年 7 月第 1 版 2023 年 7 月第 1 次印刷
        定价:118.00 元

主审简介

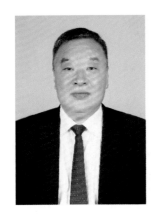

梁万年 医学博士,现任清华大学万科公共卫生与健康学院常务副院长、清华大学万科讲席教授,博士研究生导师。曾任首都医科大学副校长、教务长、研究生院院长、公共卫生学院院长,国家卫生健康委员会体制改革司司长,原卫生部卫生应急办公室主任,原国务院医改办专职副主任,原北京市卫生局常务副局长等职。国务院政府特殊津贴获得者,被评为国家级有突出贡献的中青年专家、"全国抗击新冠肺炎疫情先进个人",荣获"全国抗震救灾模范"称号。

主译简介

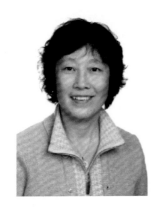

刘 民 北京大学公共卫生学院流行病与卫生统计学系教授,博士研究生导师。担任中央统战部党外知识分子建言献策医卫组专家、妇幼健康研究会第二届全国理事会副会长、中国康复医学会康复大数据工作委员会主任委员、妇幼健康研究会生育调控学专业委员会副主任委员、中国医疗保健国际交流促进会软组织肿瘤学分会副主任委员。

承担国家自然基金重点项目和面上项目、国家高技术研究发展计划(863 计划)、传染病防治科技重大专项、国家重点研发计划、"十一五""十二五"国家科技支撑计划重点项目资助的科研项目 60 余项。主编/参编教材和专著 49 部,发表论文 250 余篇。获北京市科学技术奖一等奖 1 项、二等奖 2 项,中华医学科技奖二等奖 1 项,中华预防医学会科学技术奖一等奖 1 项、三等奖 2 项,全国妇幼健康科学技术奖一等奖 2 项。

译者名单

主　审　梁万年

主　译　刘　民

译　者（按姓氏汉语拼音排序）

杜　敏　郭子睿　景文展　梁万年　刘　珏

刘　民　马秋月　汪亚萍　吴　俣　袁　杰

（译者单位：北京大学公共卫生学院）

编著者简介

I.W.冯(I.W.Fong)　在多伦多大学完成内科住院医师培训后,在西雅图华盛顿大学担任传染病研究员。发表了关于传染病的各种研究,涉及抗生素的药理学和治疗学、艾滋病和机会性感染的治疗、黏膜念珠菌病的发病机制和治疗,以及动物模型中动脉粥样硬化的感染和诱导因素的病原学研究。在多伦多圣迈克尔医院担任传染病科主任长达34年。目前仍在传染病学院工作,担任加拿大多伦多大学医学系教授。

中文版序言

随着社会、经济全球化及科学技术的迅速发展,人类的生存环境和行为都在发生着深刻的改变,对传染病的发生和流行产生了巨大的影响。新型冠状病毒感染疫情是近百年来人类遭遇的影响范围最广、涉及人数最多的全球性大流行病,对全世界人民的生命安全和健康造成了重大威胁,传染病已经成为全球的重大公共卫生问题。

《传染病学现状与热点》是由加拿大多伦多大学医学部教授 I.W.冯编著的专业学术著作。本书介绍了传染病领域的最新研究进展、相关热点问题及最新的争论焦点。内容包括:HIV 研究的趋势和争论、社区获得性肺炎、幽门螺杆菌感染、乙型肝炎与丙型肝炎治疗进展,以及气候变化对传染病的影响等。本书集权威性、科学性、实用性于一体,不仅适合临床医生、公共卫生领域医生、大专院校的科研人员阅读,也适合医疗机构的管理者、院内感染控制人员,以及对传染病防控有兴趣的科研工作者参考阅读。

本书为传染病领域的学术专著,其出版对于推动我国传染病领域的发展、提高广大医务人员对传染病的认识、及时了解传染病防控的国际最新动态,以及提高应对新发突发传染病疫情的能力等都有着非常重要的意义。

本书的中文版由北京大学公共卫生学院传染病流行病学资深教授刘民领衔翻译,译者都是从事传染病流行病学工作的中青年学者,对传染病有着非常专业的认知。希望本书能够成为满足临床医生和公共卫生领域医生需求的参考书,也能作为一本介绍传染病进展的科普书。

清华大学万科公共卫生与健康学院

中文版前言

《传染病学现状与热点》是由加拿大多伦多大学医学部传染病领域资深教授I.W.冯编著的最新著作。非常荣幸能够参与本书的翻译工作,在此对原著作者表达最诚挚的感谢!

在我国抗击新型冠状病毒感染疫情的关键时期,接到了天津科技翻译出版有限公司的电话,邀请我翻译这本《传染病学现状与热点》。在浏览了该书的内容后,我答应翻译此书。

我愿意翻译这本《传染病学现状与热点》的理由如下:

首先,这是一本以综述传染病国际最新进展为主要内容的学术专著,其内容包含预防艾滋病病毒感染、免疫重建炎症综合征、社区获得性肺炎、幽门螺杆菌感染、乙型肝炎病毒和丙型肝炎病毒感染,以及快速增长的新生物制剂感染所致并发症的管理及相关问题。

其次,这是一本探索影响人类健康重要议题的高端科普读物。在本书中设置了专门的章节探讨"气候变化:对全球健康和传染病的影响""21世纪输血相关感染:新的挑战""大规模药物治疗热带病:真的进步了吗?",这些内容都是与全球健康相关的重要议题与热点,备受全球关注。

最后,经历了抗击新型冠状病毒感染疫情战斗的广大医务工作者对传染病知识的更新有着巨大的需求,本书正是扩充、更新专业知识的最佳读本之一,值得一读。

感谢天津出版传媒集团、天津科技翻译出版有限公司对我们的信任,希望我们不负众望,达到读者们的期望。

感谢国家自然科学基金项目(编号:71874003,71934002)和国家重点研发计划项目(编号:2020YFC0849500,2020YFC0846300)对本书出版的资助!

北京大学公共卫生学院

前　言

　　本书探讨了关于传染病各方面的重要研究进展与发展趋势，涉及与传染病相关的临床和学术问题。这些进展与临床医生、研究者、培训人员(住院医生或进修医生)息息相关，包括传染性疾病、感染控制、公共卫生以及全球健康。前两章内容主要讨论艾滋病病毒感染的相关问题和研究进展，如使用暴露前预防和暴露后预防、抗反转录病毒治疗的普遍应用，以及有效的HIV疫苗的研发。第2章重点阐述了并发症的管理问题，包括免疫重建炎症综合征的发病原理、诊断、临床表现和管理。

　　接下来的4章内容分别涉及社区获得性肺炎、幽门螺杆菌感染、乙型肝炎病毒和丙型肝炎病毒感染，以及快速增长的新生物制剂感染所致并发症的发展趋势及管理相关问题。其他具有争议性的话题分别在本书后续章节进行了讨论，包括万古霉素的使用、骨髓炎、心内膜炎和金黄色葡萄球菌菌血症，侵袭性念珠菌病的管理问题，以及难以治疗的非结核性分枝杆菌感染。这些章节综述了相关疾病的流行病学、发病机制、诊断、治疗、预防，以及一些观点和有争议的问题。

　　最后3章内容阐述了与全球健康相关的议题，这些重要的议题与全球数百万人的健康密切相关。

I. W. Fong

目　录

微信扫码 ▶▶▶

操作步骤指南

第一步

微信扫码直接使用资源，无须额外下载任何软件。

第二步

如需重复使用，可再次扫码，或将需要多次使用的资源、工具、服务等添加到微信"📦收藏"功能。

"

读书笔记：
记录读书心得，生成专属笔记。

医学社群：
加入本书读者社群，交流探讨专业知识。

推荐书单：
获取传染病学推荐书单，拓展专业知识技能。

"

第 1 章

预防艾滋病病毒感染

1.1 引言和背景

近年来,全球人类免疫缺陷病毒(HIV,又称为艾滋病病毒)的感染率持续增长,感染人数从1990年的850万人增长至2013年的3500万人。这一增长并非是由于公共卫生工作的失败,而是由治疗方面的进展导致的结果。在过去的20年中,高效抗反转录病毒治疗(ART)的出现显著降低了获得性免疫缺陷综合征(艾滋病,AIDS)的死亡率和发病率。因此,HIV感染者的寿命得以延长,并与一般人群的寿命相近。尽管有了上述进展,2013年全球新发感染病例仍超过200万,但与2000年的350万新发感染病例相比已经有所减少。然而,当前仍然需要更好的预防措施。联合国艾滋病规划署(UNAIDS)倡议应加强预防方法,并呼吁应该将全球25%的艾滋病相关支出用于预防。

1.2 一般非药物措施

在20世纪80年代中期,随着HIV被检出以及诊断检测的发展,流行病学调查阐明了艾滋病的传播方式,并且采取了大规模的公共卫生措施,以减少传播风险。这些措施包括:通过大众传媒向普通大众进行健康教育,介绍HIV的传播方式;倡导安全的性行为,在所有婚外性行为或长期伴侣关系外的性行为中使用安全套;采用PCR技术对所有血液制品进行HIV筛查,并限制高风险人群献血,如男男性行为者(MSM)和注射吸毒者(IDU);鼓励使用清洁针具,一些国家设置了受监管的药物注射服务点。上述措施对减少HIV扩散和传播的效果难以用确切的百分比来衡量,但毫无疑问这些措施限制了HIV的快速传播。目前,全球大多数国家拥有安全、无HIV的血液供应,经血液传播HIV的情况几乎不复存在。在大多数国家,输血后感染HIV的风险几乎为零。

安全性行为预防HIV传播的效果如何?理论上,使用安全套可以有效预防艾滋病和其他性传播疾病。总的来说,安全套为微生物-黏膜接触提供了有效的屏障,可以预防微生物通过性行为进入人体。然而,对于高风险人群来说,坚持在每次性行为时都使用安全套是一个难题,并且有时会发生意外,如安全套滑脱或破裂。以往的系统综述指出,坚持使用安全套可以减少80%的HIV传播[3]。然而有证据显示,许多国家的部分人群,尤其是青少年、年轻人以及MSM,在性行为时通常不使用安全套。这是由长期重复接受相同信息导致的"消费者疲劳"。在美国,将近一半的HIV新发感染者为MSM,其进行无保护肛交的比例持续增加,从2005年的48%增加至2011年的57%[4]。

此外,38%的男同性恋 HIV 感染者不知道自己被感染,其报告了无保护的性行为。因此,为消除 HIV 传播,提倡普遍自愿检测,并为检测阳性者尽早提供抗病毒治疗[5]。

男性包皮环切术也是一种减少 HIV 经性途径传播的非药物措施。对 3 项男性包皮环切术随机对照试验进行的荟萃分析显示,相比未进行包皮环切术的男性,进行包皮环切术男性的异性性行为 HIV 传播风险减少了 54%[6]。与此同时,在主要采用插入式肛交的 MSM 中,包皮环切术的效果更加明显,阴性伴侣的 HIV 感染风险可减少73%[7]。此外,也有证据提示,提供免费安全套和清洁针具等干预措施可有效减少 HIV 的传播[8]。

1.3 预防 HIV 传播

预防 HIV 的母婴传播是过去 20 年来取得的一项巨大成功。在干预措施出现之前,围生期传播率平均为 25%,如今得益于高效抗反转录病毒治疗的预防措施,这一概率低于 2%,在较为富裕的国家几乎为零[9]。在全球受影响最为严重的地区,57%的 HIV 感染者为女性。2015 年,撒哈拉以南非洲地区 6 个国家(包括博茨瓦纳、莱索托、纳米比亚、斯威士兰、南非和津巴布韦)的 HIV 感染率超过 10%[10]。最早采取的减少 HIV 母婴传播的措施是 1994 年为 67%的非洲女性提供齐多夫定(ZDV)单药治疗[11]。在妊娠中期、妊娠晚期、分娩时和分娩后分别对妊娠女性进行治疗。大多数传播风险发生在妊娠 36 周后,尤其是在分娩时,在哺乳期也有显著的风险,在出生后 4 周内感染率最高,之后的感染率为 8.9/100 人年[12,13]。在中低收入国家,妊娠女性在妊娠期没有接受过任何产前保健的情况并不罕见,虽然单一剂量的 ART、奈韦拉平(NVP)或拉米夫啶(3TC)/ZDV 加上新生儿治疗可以减少 HIV 传播风险,但这并不是最佳方案[14,15]。在这种情况下,采取剖宫产和药物预防方法可以进一步减少围生期的传播风险。

针对 15 项前瞻性研究的荟萃分析已经证实,剖宫产在减少围生期 HIV 传播方面优于阴道分娩[16]。在分娩之前择期剖宫产和短期的 ZDV 治疗可能将 HIV 传播风险降至 1%以下[17]。然而,当病毒载量≥1000 拷贝或临近分娩时,通常建议进行剖宫产。从确定妊娠开始,长期使用强效 ART 联合治疗可以逐步减少围生期 HIV 传播,如果在妊娠前就开始 ART 甚至可以消除围生期传播。为减少治疗可能引起的致畸情况,最初建议 ART 应在妊娠后 14 周开始,但实际的妊娠结局消除了这个疑虑,在妊娠早期(妊娠前 3 个月)启动 ART 并没有导致出生缺陷显著增加。对于妊娠早期使用依非韦伦导致中枢神经系统畸形的风险还存在争议[18]。由于在动物实验中发现了胎儿缺陷,通常避免使用依非韦伦,有报道指出,在妊娠早期暴露于 ZDV 会导致先天性心脏病风险增加[19]。此外,也有报道指出,围生期暴露于 ZDV 或 NVP 会导致儿童在 5 岁时出现发育不良结局[20]。

一项基于假设的队列模型研究纳入了 100 例由未接受任何干预的 HIV 感染母亲所生患儿,结果发现,妊娠早期的围生期传播风险低于 5%[21]。即使如此低的风险依然值得消除,同时必须认真考虑早期使用 ART 可能引起不良新生儿结局的风险。据报道,即使在妊娠 14 周后开始使用抗病毒药物,以 NVP 为基础的蛋白酶抑制剂(PI)和以替诺福韦(TFV)为基础的复方制剂等多种妊娠期 ART 方案也可引起早产和低出生体重等不良妊娠结局[22-24]。最近一项针对非洲 HIV 感染妊娠女性进行的试验结果显示,研究对象的 CD4 细胞计数中位数为 530 个,纳入研究时的孕周中位数为 26 周,妊娠女性被随机分配接受三种方案中的一种:单用 ZVD 和分娩时使用 NVP;ZVD/3TC或洛匹那韦/利托那韦(LPV/r);TFV/恩曲他滨(FTC)/LPV/r[24]。结果显示,ART 复方制剂组的围生期传播率显著低于单用 ZDV 组(0.5%比1.8%)。然而,相比于以 ZVD 为基础的 ART,以 TFV 为基础的 ART 有着更高的 34 周前早产率(6.0%比

2.6%，P=0.04）和早期新生儿死亡率（4.4%比0.6%，P=0.001）。

2010 年，世界卫生组织（WHO）建议对 CD4 细胞计数≤350 个/微升或根据 WHO 标准处于临床 3 期或 4 期的女性进行终身 ART，建议对 CD4 细胞计数较高的女性在妊娠 14 周后进行短期的预防性治疗[25]。方案 A 是对母乳喂养的新生儿继续使用 NVP，方案 B 是在母乳喂养阶段对母亲继续使用 ART。然而，在非洲国家，CD4 细胞计数检测被认为是一个启动终身 ART 以及预防母婴传播的障碍。在 HIV 高感染率、有限的实验室条件、扩大母乳喂养的情况下，马拉维卫生部采取了一项实用的方法，为所有妊娠女性提供终身 ART，不论其 CD4 细胞计数或临床分期如何[26]。出于国际利益，2013 年 WHO 指南建议应对所有妊娠女性和哺乳女性终身进行 ART[27]。目前大部分工业化国家建议在做出诊断后应尽快开始 ART 治疗，不论 CD4 细胞计数是多少。如此一来，大多数女性应在妊娠前进行 ART 并在妊娠早期继续治疗。在妊娠早期进行 ART 的安全性如何？迄今尚无发表的随机对照试验可以直接回答这一问题。不过，对法国围生期队列研究的数据进行分析可以提供重要的信息，这一队列于 2000—2011 年纳入了 8075 例 HIV 感染女性所生的新生儿[9]。其中 2651 例新生儿的母亲于妊娠前开始 ART 治疗，在妊娠期继续治疗，临近分娩时的病毒载量低于 50 拷贝/毫升，这些新生儿中没有 1 例发生围生期传播。而妊娠后较晚开始 ART 及病毒载量高于 50 拷贝/毫升是围生期传播的独立危险因素。在妊娠早期开始 ART 的效果较好，基本接近在妊娠前开始 ART 的效果。然而，在妊娠中期或妊娠晚期开始 ART 的情况下，即使临近分娩时病毒载量低于 50 拷贝/毫升，少数依然发生了母婴传播（2694 例感染女性中有 14 例新生儿发生了母婴传播，感染率为 0.5%）。该队列中早产发生率为 16.1%，高于一般人群，但大多数是发生在 32~36 周的中度早产。在妊娠前开始 ART 的女性

和在妊娠早期、妊娠中期开始 ART 的女性有着相似的早产发生率，而在妊娠晚期开始治疗女性的早产发生率较低[9]。目前，北美和大多数西欧国家的指南建议，所有 HIV 感染女性应在妊娠前开始 ART，如果已经妊娠则应尽快开始治疗（https：//aidsinfo.nih.gov/contentfiles/lvguidelines/PerinatalGLpdf）。

1.3.1　母乳喂养和 HIV 传播

在对进行母乳喂养的母亲开展 ART 和维持母乳喂养的新生儿 NVP 治疗性预防措施出现之前，据计算，母乳喂养的 HIV 传播风险为 16.2%[28]。其他人的计算显示，母乳喂养 18 个月后产后传播的累计概率为 9.3%[29]。相比于配方喂养，母乳喂养由于具有生理、心理、营养、免疫上的优势，对新生儿非常有益，对母亲也有益处。早期在非洲进行的临床试验显示，将新生儿随机分配到 6 个月的母乳喂养加 ZDV 或奶粉喂养两组中，母乳喂养组的 HIV 感染率更高，而累计死亡率显著更低[30]。此外，也有研究报道，在非洲 HIV 感染母亲所生的未感染新生儿中，早期停止母乳喂养会增加腹泻的死亡率和患病率[31]。

非洲的临床试验还显示，在哺乳期将母亲的三联 ART 或新生儿的 NVP 治疗性预防延长 28 周可以减少 HIV 传播。在 28 周时，对照组的传播率为 5.7%，孕产妇 ART 组可降至 2.9%，新生儿 NVP 组可降至 1.7%；在 48 周时，传播率相对升高（7%比 4%），但治疗组的传播率依然显著较低[32]。不过，在整个哺乳期对婴儿使用 LPV/r 或 3TC 预防性治疗可以在 50 周时进一步减少 HIV 传播，传播率可降至 1.4%~1.5%[33]。WHO 指南关于婴儿喂养方式的建议是纯母乳喂养直到 6 个月，继续母乳喂养 12 个月同时补充其他食物，在低收入和一些中等收入国家，首选母乳喂养加上 ART 干预[27]。间断性母乳喂养的 HIV 传播风险是纯母乳喂养的两倍，因此不推荐这种喂养方式[34]。尽管已经有了第三代 ART，但大多数工业化国家仍然

建议仅用配方奶粉喂养。那么,指南是否应该做出修改,让母亲们自己选择呢?最近一篇文章讨论了这一问题,文章令人信服地说明了 HIV 感染母亲的喂养方式应该建立在共同决策的基础上,这是符合伦理的[35]。最近非洲的一项研究表明,相比于单一药物的三联方案(高收入国家常用),使用高剂量低耐受药物的旧的三联 ART 方案可将母乳喂养母亲的 HIV 传播率降至 1%以下[36,37]。

1.4 经皮暴露的暴露后预防

1.4.1 非人灵长类动物研究

使用抗反转录病毒药物进行 HIV 感染的暴露后预防最初于 20 世纪 90 年代早期在非人灵长类动物模型中得到证实。研究通过为猕猴静脉注射与 HIV 非常类似的猴免疫缺陷病毒(SIV),并在注射后给予 ZDV。结果表明,ZDV 的保护效率只有 46%~57%,比值比(OR)为 0.43~0.54[38,39]。此后在不同国家进行了多项研究。Irvine 等人近期综述了 25 项研究,主要经静脉为 408 只灵长类动物注射 SIV 或 HIV[40]。结果显示,进行暴露后预防(PEP)组的血清阳转率显著低于对照组,保护率为 89%。进行 PEP 的时机与保护效果显著相关,越早进行 PEP,效果越好,且 TFV 的效果优于研究中的其他药物。目前没有证据表明复方制剂的效果优于单一用药,但在合并研究中的功效可能不足以发现显著差异[40]。在静脉注射 SIV 后 24小时使用 TFV 可完全预防病毒感染,效果可以持续 4 周,但注射病毒后 48 小时或 72 小时使用 TFV 会降低其有效性[41]。短期(例如,10 天)PEP 也是无效的。综述中指出,这些研究的局限性包括样本量小(由于费用较高,在非人灵长类动物研究中常见)和缺少随机化;为了确保感染,病毒的接种剂量也高于在人类中经皮或性接触暴露于 HIV 的剂量。应用灵长类动物模型进行 PEP 研究的优势,除了存在伦理问题、样本量不足、不能进

行人类随机对照试验等问题之外,还包括:SIV 感染在非人灵长类动物中的发病机制与 HIV 感染在人类中的发病机制类似;人类和非人灵长类动物的生理和免疫较为相似;可以控制病毒株和染毒剂量;可研究注射后不同 PEP 实际的效果;与所有实验动物模型一样,可评估早期临床症状,容易确认结局和病理变化[40]。

1.4.2 经皮暴露或职业暴露的暴露后预防

据估计,在医务人员中由针刺伤(主要是内孔针头造成的深刺伤)引起的 HIV 经皮暴露可导致 0.3%的感染风险[42]。美国曾尝试进行一项使用 ZDV 进行 PEP 的全国性随机对照研究,但由于招募对象过少而未能进行。因此,只进行了一项病例对照研究,在 33 例病例组和 665 例对照组中,使用 logistic 回归分析使用 ZDV 进行 PEP 的效果[43]。结果显示,血清阳转的显著危险因素包括深刺伤(OR=15)、器械上肉眼可见的血液污染(OR=6.2)、静脉或动脉留置针操作(OR=4.3),以及暴露于因艾滋病死亡的患者(OR=5.6)。病例组在暴露后更少接受使用 ZDV 的 PEP (OR=0.19),接受PEP 的保护率为 81%[43]。这项研究的局限性包括研究为回顾性研究、病例组样本量小以及在报告感染病例时可能存在偏倚等。

据估计,黏膜暴露于 HIV 感染的血液后,感染的风险约为 0.09%[44]。不完整的皮肤暴露于感染的血液后造成的传播风险尚未被计算过,但估计其小于黏膜暴露的风险,不过有记录显示,曾发生过不完整皮肤暴露后造成的 HIV 感染[45]。除了完整皮肤暴露以外,PEP 应在所有确定血液暴露的情况下尽快开始,因此在职业性血液暴露后,应尽快确定血液来源者的 HIV 感染状态,以决定是否需要继续进行 PEP。通常需要进行基线血液检测,包括乙型肝炎病毒(HBV)、丙型肝炎病毒(HCV)、HIV 检测,同时指南建议使用三联ART[45]。然而,包含 ZDV、司坦夫定(D4T)、去羟肌苷(DdI)的旧 ART 复方制剂耐受性较差。在 2000

年的一项早期研究中，使用 PEP 的医务人员中 76% 出现了副作用，43% 由于药物的不良反应没有完成治疗[46]。据报道，两种药物的 PEP 方案副作用少于三种药物的 PEP 方案。目前以 TFV-FTC 为基础的 PEP 方案耐受性较好。之前的指南建议进行最多 6 个月的血清学随访，但新指南指出，HIV 检测随访可以在 3~4 个月后结束[45]。

1.5 HIV 的性传播和非职业针刺暴露

全球范围内，HIV 的主要传播途径为性传播，在高流行国家(如非洲)主要通过异性性行为传播，而在工业化国家(如北美洲)主要通过男同性恋性行为传播。性传播的感染风险差异较大，主要取决于性伴侣的数量、类型、性行为频率、性伴侣的病毒载量、是否存在溃疡性和非溃疡性性传播感染、是否存在细菌性阴道炎[47-49]。表 1.1 中总结了不同暴露途径的 HIV 传播风险。最近发表了一项针对每次性行为 HIV 传播风险的系统综述[51]。总体上，每次性行为中，阴道性交被插入方的传播风险为 0.08%，肛交被插入方的传播风险为 1.38%，这一风险在性伴侣为高病毒载量、未诊断或未治疗的新发感染者中可能显著增加。有研究报道，对于肛交被插入方，体内射精和体外射精的传播风险分别为 1.43% 和 0.65%[53]。阴道性交插入方(0.04%)和肛交插入方(0.11%)的传播风险低于被插入方的传播风险。对口交的传播风险没有进行估计，考虑其传播风险可能很低，但有通过口交传播病毒的报道，尤其是被阴茎插入并伴随射精的口交行为[54]。

据估计，注射吸毒者(IDU)共用针具造成的 HIV 感染风险要高于职业性针刺伤造成的风险。当传染源是未经治疗的 HIV 感染者时，根据不同的病毒载量估计风险为 0.4%~3%，而数学模型估计总体风险为 0.67%[55,56]。

多项研究显示，血液中高 HIV 病毒载量会增加性传播的风险，病毒的传播率与血清病毒载量和生殖器 HIV-RNA 数量相关[57-60]。据报道，对于 HIV 单阳的非洲夫妇，当其血清病毒载量低于 1500 拷贝/毫升时，发生异性传播非常罕见[61]。在调整了血清病毒载量后，生殖器 HIV-1 RNA 数

表 1.1 不同途径的 HIV 传播风险

暴露途径	每次暴露的风险	95% CI	参考文献
非消化道暴露			
皮肤针刺	0.23%	0.0~0.46%	[50]
共用针具吸毒	0.63%	0.41%~0.92%	[51]
黏膜			
血液暴露	0.09%	0.006%~0.5%	[44,45]
性行为暴露			
肛交插入方	0.11%	0.04%~0.28%	[51]
肛交被插入方	1.38%	1.02%~1.86%	[51]
阴道交插入方	0.04%	0.01%~0.14%	[51]
阴道交被插入方	0.08%	0.06%~0.11%	[51]
口交被插入方	无法计算	0.0~0.04%	[52]
垂直传播			
围生期传播	22.6%	17%~29.0%	[5]
母乳喂养	9.3%~16.2%	NA	[28,29]

CI，置信区间；NA，不可获得。

量可以独立预测异性传播风险[61]，而 ART 可以抑制生殖器排毒[62]。HIV 性传播所需的最低感染病毒量尚不可知。不过，一项纳入 2541 对 HIV-1 血清单阳非洲夫妇的研究评估了生殖器 HIV-1 RNA 数量和 HIV 的传播风险。结果显示，宫颈拭子或精液样本中生殖器 HIV-1 RNA 每增长 1 $\log_{10}$ 单位，传播风险分别可增加 2.2 倍和 1.7 倍。研究纳入的 HIV 感染者 CD4 细胞计数高于 350 个且未接受 ART，其中 28.6% 的夫妇报告发生无保护性行为。在 HIV 阴性的伴侣中，113 例在 24 个月内血清转阳，其中 69% 与伴侣有关。当女性向男性传播 HIV 时，宫颈 RNA 水平中位数为 3.89 $\log_{10}$ (7762) 拷贝/拭子，而未发生传播的中位数为 3.18 $\log_{10}$ (1513) 拷贝/拭子 ($P<0.001$)。类似的，在男性向女性传播 HIV 时，精液中 RNA 水平中位数为 3.44 $\log_{10}$ (2754) 拷贝/毫升，未发生传播的中位数为 2.54 $\log_{10}$ (346) 拷贝/毫升 ($P<0.001$)。然而，有 11 例 ($<1\%$) HIV 传播发生在生殖器中检测不到 HIV-1 RNA 而血清中可检测到病毒的感染者中[61]。这项研究主要的局限性在于，对研究对象的生殖器 HIV 浓度只进行了一次检测，而生殖器的病毒浓度可能会发生变化，因此，在研究中可能没有检测到更高生殖器病毒载量。

有效的 ART 可以抑制 HIV 在血清和生殖器的水平，并阻止病毒传播。然而，一些研究发现，接受 ART 治疗时可检测到 HIV-RNA，而检测不到血清病毒载量。在一项前瞻性研究中，对开始进行 ART 的男性进行分析发现，在 116 份血液病毒载量无法检测的研究对象样本中，19 份 (16.4%) 精液样本可检测到病毒，其中 5 份可检测到高病毒载量 (6672~16 026 拷贝/毫升)[63]。由于没有对样本中的病毒进行培养，不知道精液中的病毒颗粒是否具有活性。最近一项在 1100 余例接受 ART 的非洲女性中进行的前瞻性研究是目前最大型的生殖器黏膜排毒研究[64]。对于血清病毒载量无法检测的女性进行的 1400 余次访视中，6% 可检测到生殖器 HIV-RNA (生殖器病毒载量中位数为 3.16 拷贝/拭子)；对可检测到血清病毒载量的女性进行了约 400 次访视，在 24% 的访视中 (生殖器病毒载量中位数 3.50 拷贝/拭子) 可检测到生殖器 HIV-RNA。与 HIV 生殖器排毒有关的因素包括疾病晚期、生殖器溃疡和宫颈压痛。对于单阳夫妇来说，出现生殖器 HIV 低浓度可能不会造成显著的传播风险。既往的一项报道显示，尽管可检测到 HIV 排出，但是在应用 ART 的情况下，约 14 000 次性暴露也没有发现病毒传播[65]。

1.5.1 HIV 性传播的生物学

HIV 性传播可被宿主的因素和病毒状态所影响，已与细胞结合的病毒或游离的病毒均可发生传播。在约 80% 的病例中，生殖器的分泌物中包含多种病毒，但仅有病毒的变异株会造成感染[66]。健康的生殖道可提供多重物理和免疫屏障，可有效阻止超过 99% 的无保护性行为暴露导致的感染[67]。目前的数据提示，HIV 的传播过程中包括许多次的传播失败，一些靶细胞被传染但不能增殖，可以发生传播的病毒多是因为潜在适应而选择出来的，很少是由病毒变异主导的[66]。无论是哪种类型的感染，生殖道的炎症都会增加感染 HIV 的风险，并且可能导致多种病毒变异的感染[68,69]。此外，生殖器炎症使得传染性较弱的病毒得以传播，而传染性较强的病毒无论是否有炎症均可进行传播[70]。针对非人灵长类动物的研究显示，通过生殖器黏膜途径感染所需的 SIV 最小剂量要远远高于静脉注射感染所需的剂量，因此，通常会采用多次生殖器黏膜染毒的方式开展动物模型研究[71]。

将 HIV 引入生殖道后，病毒可迅速通过黏膜屏障，被树突状细胞摄取，然后进入巨噬细胞，在暴露后 2 天内转运到局部淋巴结[72,73]。病毒在 3 天内通过血液播散到全身淋巴器官/组织，造成不可逆转的感染[72]。为了解更多的感染机制方面的信息，对恒河猴经阴道注射大剂量的 SIV 病毒 (2×10^9 拷贝的 RNA)。结果发现，大多数病毒被黏膜屏障清除了,只有非常少量的病毒(低于接种物数量几个量级)在注射后 24~96 小时导致了生殖器组织可增殖的感染[74]。感染 SIV 的树突状细胞在接种 18~24 小时内迅速转运到局部淋巴结,但病毒在远端淋巴组织定植并发生可增殖感染似乎需要病毒的持续感染。尽管在注射后 1~4 天可以在远端淋巴组织中检测到病毒 RNA,但没有证据表明在注射后 6 天内有活跃复制[73]。猿类模型提示,系统性的增殖感染在暴露后 3~6 天才会发生,但暴露初期的 72 小时被认为是启动 PEP 以阻止感染发生的关键时期。

1.6　早期使用 ART 预防 HIV 感染

多项研究结果显示,无论 CD4 细胞计数的高低或临床分期如何,在诊断 HIV 感染后及时启动有效的 ART 可以改善生存质量、延长生命、减少性伴侣的感染风险[75-77]。在针对 HIV 单阳夫妇的研究中发现,早期使用 ART 与延迟使用 ART 相比,在随访 1.7 年后,可以减少阴性伴侣 96% 的 HIV 感染风险[77];随访 5 年后,仍然可以减少阴性伴侣 93% 的 HIV 感染风险[76]。瑞士艾滋病联邦委员会 2008 年的共识声明中指出,应用 ART 的人群(血清 HIV RNA 低于 40 拷贝/毫升)在没有生殖器感染的情况下,不会通过性接触传播 HIV[78]。这一声明引起了广泛讨论和争议。其他研究者利用数学模型对既往 HIV 单阳伴侣的数据进行分析发现,在接受有效 ART 的异性伴侣中,HIV 的传播风险很低,但并不是完全没有风险[79]。此外,在男同性恋伴侣中重复暴露的感染风险很高。据估计,ART 降低每次性行为 HIV 传播风险的效果与使用安全套的效果近似。因此,建议单阳伴侣即使接受了 ART,在性行为时仍然使用安全套。据估计,每次性行为时 HIV 女性传播男性的风险为 2.2×10^{-5}(约 1/45 000);男性传播女性的风险为 4.3×10^{-5}(约 1/23 000);男性传播男性的风险为 4.3×10^{-4}(约 1/2300)[79]。在假设的 10 000 对血清病

毒载量低于 50 拷贝的 HIV 单阳伴侣中,1 年内在 MSM 中可以产生 282~352 例新发感染,在异性伴侣中可以产生 32~42 例新发感染[79]。

近期在 14 个欧洲国家的 75 个试验点针对单阳伴侣进行了前瞻性观察研究,并对 HIV 感染的伴侣使用了 ART[80]。这项研究中,纳入了 1166 对夫妻、888 对异性伴侣、340 对不使用安全套的 MSM 伴侣,其中感染者的 HIV-RNA 病毒载量低于 200 拷贝/毫升。在为期 1.3 年的随访中,没有观察到伴侣间 HIV 的传播,伴侣随访期间 95% 置信区间的上限为 0.30/100。根据每年 37 次不使用安全套的性行为中位数计算,在 MSM 中 HIV 传播风险低于 1/22 000 次性行为,在异性伴侣中 HIV 传播风险低于 1/36 000 次性行为[78],结果与上述模型估计结果一致。在另一项近期的研究中,利用 Bernoulli 模型估计了在 HIV 单阳伴侣中应用联合策略时 HIV 的性传播风险[81]。在男性感染 HIV 的异性伴侣中,使用 ART 后 1 年时的传播风险为 0.2%,10 年时为 2%;在使用 ART 和暴露前预防(PrEP)的伴侣中,估计的传播风险分别为 0.1% 和 1%;在使用 ART 和安全套的伴侣中,1 年和 10 年的传播风险分别为 0.05% 和 0.5%。在 MSM 伴侣中感染率更高,单用 ART 时 1 年的传播风险为 3%,10 年的传播风险为 25%;使用 ART 和 PrEP 的传播风险分别为 2% 和 20%,使用 ART 和安全套的 1 年和 10 年传播风险分别为 1% 和 6%。这些使用 ART 的传播风险估计值显著高于 Partner 研究中观察到的感染率[80,81]。

现有的数据表明,有效的 ART 可以大幅降低 HIV 传播风险,但传播风险并非为零。此外,许多控制良好的患者会出现无明显诱因的或与上呼吸道感染相关的病毒载量升高,可能增加 HIV 传播风险。此外,在接受治疗的 HIV 感染者人群中,测量累积病毒载量可能会为当地社区提供更好的 HIV 传播指标。美国的一项研究使用了 2012—2013 年美国国家艾滋病监测系统中的数据,纳入了 238 641 例至少有两次病毒载量记录

的接受 HIV 护理的患者。约 62% 的患者有持久的病毒抑制，38% 的患者在 2 年中有 316 天的病毒载量高于 1500 拷贝/毫升，有可能会增加传播风险[82]。因此，在严重依赖 ART 应对 HIV 流行的情况下，必须提高医疗服务质量，同时需要提高患者的药物依从性。遗憾的是，在高 HIV 感染率的低收入和中收入国家中，患者的依从性通常更低、医疗机构更难留住患者，以至于患者的 HIV 抑制期更短。

1.7　性接触的暴露后预防

从 20 世纪 90 年代开始，主要根据医务人员针刺伤后的数据和非人灵长类动物静脉注射的研究结果，建议在高风险性接触暴露后进行 PEP[83]。由于伦理问题和需要存在显著性差异的大样本量，尚未进行过 PEP 随机对照试验。此外，也未进行过病例对照队列研究。随后对猪尾猕猴进行了研究，经阴道接种 HIV-2，以评估在接种后不同时间点使用 TVF 进行 PEP 的效果[83]。在对照动物中，需要达到 10^5 组织培养感染剂量（在 2 小时内分 3 次给予接种物）以实现 75% 的感染率。8 只接种后 36 小时应用 TVF 处理的动物均未发生感染，而在 72 小时后的延迟治疗是无效的（与对照组类似）[84]。这一研究结果更加支持在暴露后 72 小时之内尽快采取 PEP 的建议。

PEP 对预防高风险性接触 HIV 暴露感染的效果如何呢？目前没有足够的数据涉及这一问题，因此难以回答。一项非随机的前瞻性研究对 HIV 非职业性暴露的 PEP 进行了研究，共 702 例暴露者在 12 周后接受了血清转化评估[85]。在其中 7 例受试者中检测到了血清转阳（1%，95%CI=0.4%~2%），但只有 3 例很可能发生了 PEP 失败，3 例血清转阳者在 PEP 之后继续进行无保护性接触，在 1 例受试者中检测到基线 HIV-RNA。所有研究对象均接受了为期 28 天的两种核苷类药物治疗，包括 ZDV/3TC、D4T/3TC 或 DdI/D4T。然

而，只有 4 例受试者的 PEP 依从性较好，3 例潜在 PEP 失败者在暴露超过 45 小时之后才开始治疗，提示及早启动 PEP 非常重要。此外，动物实验结果表明，TVF 复方制剂比旧的复方制剂更有效。据报道，旧的 ART 复方制剂完成率较低，而新的二联或三联疗法的单药耐受性更高，因此，依从性得到了改善。在澳大利亚最近的一项研究中，100 例 HIV 暴露的 MSM 使用了 TFV/FTC/利匹韦林复方单片制剂（商品名为 Complera），92% 的受试者完成了为期 28 天的 PEP 治疗[86]。研究对象均未发生 HIV 血清转化。近期一项对暴露后 PEP 依从性的系统综述显示，对 28 天疗程的总体依从率只有 56.6%，在非职业暴露（65.5%）和 MSM（67.2%）中较高，在青少年（36.6%）和遭受性侵犯人群（40.2%）中较低[87]。遗憾的是，这篇综述中没有根据不同 PEP 联合方案分析依从性。通常建议在启动 PEP 时使用 2~5 天的初始剂量，尤其是急诊医生经常采取这种方法，在专家对暴露者进行评估后决定是否继续使用 PEP 并评估其副作用。一项系统综述分析了在启动 PEP 时使用初始剂量相比启动时使用全剂量的效果，发现初始剂量的依从性和完成度均较低[88]。然而，根据笔者个人的经验，使用初始剂量更为安全且更具性价比。

建议在具有详细暴露史的高风险暴露后 72 小时内进行非职业 HIV 暴露的 PEP。高风险暴露包括：无保护的肛交或阴道性交、有射精的口交被插入方、与 HIV 感染者共用针具；与感染状态不明的人群有性接触时可以进行治疗，一旦明确其为 HIV 阴性，可以停止治疗[83]。如果性接触对象无法找到或不愿意接受检测，要根据暴露类型和对方存在 HIV 感染的可能性进行 PEP 治疗。对于性侵犯和强奸的受害者，通常建议进行 PEP 治疗。HIV 感染情况不明的高风险人群包括：MSM、IDU、性工作者、多性伴侣者、既往羁押人员，以及高流行地区人群，包括撒哈拉以南非洲、南美洲、东南亚、加勒比海地区、苏联。不建议对

持续进行高危行为的人群和在多种情况下有 PEP 需求的人群进行 PEP,他们可能更适合进行 PrEP。根据目前的数据,不建议对伴侣正在接受 ART 且检测不到病毒载量的人群应用 PEP。表 1.2 中总结了 PEP 的适用证。以往 PEP 指南中推荐采用两种药物的二联疗法,对暴露来源为高病毒载量的 AIDS 晚期患者使用 3 种药物[84]。最近更多指南推荐三联疗法,包括耐受较好的 TVF/FTC[88]。尚不确定这是否基于三联疗法(包括两种核苷酸抑制剂)在晚期 HIV 感染者中的治疗效果优于二联疗法治疗效果的研究结果[90,91]。WHO 指出,应用两种药物的 ART 可作为有效的 PEP,但应首选 3 种药物(原因不明),其中第 3 种药物优先选择 LPV/r 或阿扎那韦(ATV)/r[92]。对所有 HIV 暴露和 PEP 指南进行简化,主要是为了改善治疗的依从性。

1.8　HIV 的暴露前预防

1.8.1　暴露前预防用局部微生物杀灭剂

自行使用阴道内局部微生物杀灭剂来预防 HIV 黏膜感染被认为是一项可行的选择,可以从整体上限制病毒传播。非人灵长类动物研究为这一方法提供了支持,但由于研究的药物不同,效果也有所不同。体外和体内研究结果显示,1% 的 TFV 凝胶是一种潜在的局部微生物杀灭剂,可以预防 HIV 感染[93]。此外,在猴类实验中,在暴露前间断给予单一剂量 TFV 凝胶可以预防 HIV 感染[94]。此外,在直肠接种 SIV 前 2 小时经直肠给予 TFV 凝胶,可以产生显著但不完全的保护效果[95]。出乎意料的是,TVF 凝胶可以为阴道内接种的 TVF 耐药 SHIV 提供 75% 的保护率[96]。南非一项Ⅱb 期临

表 1.2　暴露后预防(PEP)适应证

暴露类型	是否建议	考虑
针具		
HIV+,病毒载量 >50 拷贝	是	
HIV+,病毒载量 <50 拷贝		提供
传染源未知		提供
共用针具		
HIV+的传染源	是	
HIV 感染情况不明	是	
黏膜		
HIV+传染源的血液	是	
HIV 感染情况不明的血液		可能提供
体液:精液、脑脊液等	是	
唾液、尿液、呕吐物、眼泪	否	不提供
性暴露		
肛交被插入方	是	
肛交插入方	是(高风险传染源)	
阴道交被插入方	是(高风险传染源)	
阴道交插入方	是(高风险传染源)	
阴茎口交被插入方	是(高风险传染源)	

数据来源:参考文献[27,45,87,159-161]。

72 小时内曾暴露于高危传染源或潜在的感染高危人群:MSM、IDU、性工作者、多性伴侣者、既往羁押人员,以及来自高风险地区人群,如撒哈拉以南非洲、南美洲、加勒比海地区、东南亚、苏联。

床试验（CAPRISA 004）的结果显示，使用 1% TFV 凝胶离子的总体保护率只有 39%，在使用凝胶的时间超过疗程的 80% 的女性中，保护率为 54%[97]。在南非近期的一项Ⅲ期试验中（FACTS 001），由于依从性较差，无法证明 TFV 凝胶的有效性，但一项对依从性高的女性进行的亚组分析显示，其有效率为 55%[98]。可见，在非洲女性中，日常或每次性行为时使用局部微生物杀灭剂的依从性是非常低的。因此，可以在一个月或更长时间内采取包含阴道用微生物杀灭剂的 ART，可能提升依从性和治疗效果。

释放 TFV 的阴道内置环已被证实可以保护猕猴免受多种阴道 SHIV 感染，即使在高剂量孕酮和多次 SHIV 暴露后，其依然可以保护灵长类动物免受感染[99,100]。最新开发出了一种可以在 28 天内持续释放 TFV/FTV 复方制剂的 pod-阴道内置环（IVR）。在近期的一项研究中，对照组的全部猕猴在 4 次 SHIV 接种后发生感染，而所有使用 pod-IVR 治疗的动物均未发生感染[101]。针对释放药物的 IVR 的疗效进行临床试验是必要的，这种阴道环的依从性可能优于局部凝胶。近期的一项Ⅲ期随机双盲安慰剂对照试验研究了一种非核苷类 ART 药物达匹韦林（Dapivirine）的疗效，在 1995 例非洲女性中使用 IVR[102]。在 2 年内，每 4 周更换一次含 Dapivirine 的 IVR，IVR 的安全性与局部凝胶一致，但并不比凝胶更有效，与安慰剂相比，其保护率只有 31%[102]。在另一项针对非洲女性的类似试验中，使用 Dapivirine-IVR 可减少 31% 的 HIV 感染，在排除依从性差的女性后，可以减少 37% 的感染[103]。在 HIV 感染者中，治疗组与未治疗组的非核苷类反转录酶抑制剂（NNRI）耐药率相似。了解含 TFV/FTC 的 pod-IVR 是否更为有效，将是今后的一个研究方向。

1.8.2 MSM 暴露前预防口服用药

非人灵长类动物实验显示，间断或持续的单一 TVF 治疗或 TFV/FTC 联合治疗可以在生殖器多次低剂量病毒暴露后预防 SIV 或 SHIV 感染[104,105]。然而，重复高浓度接种（急性 HIV 感染的人类精液的 5 倍浓度）最终会导致推迟的突破感染[106]。出人意料的是，相比直肠接种，在阴道暴露后采取药物预防的风险降低幅度较小[105]。使用 TFV/FTC 进行性行为相关的预防（性行为前 24 小时给予第一剂，阴道暴露后 2 小时给予第二剂），可以保护猕猴免于 SHIV 感染[107]。在一项近期的动物研究中，合并感染沙眼衣原体或阴道毛滴虫在一定程度上会降低 TVF/FTC 的暴露前和暴露后的保护效果[108]。

2010 年，持续口服 PrEP 首次被（iPrEx 试验）证明在 MSM 中有效，TFV/FTC 方案（特鲁瓦达）的总体保护率为 44%，而在完全依从的研究对象中，总体保护率高达 92%[109]。2012 年，美国食品药品监督管理局（FDA）批准在高风险群体中使用特鲁瓦达，如今已将其纳入大部分健康保险计划中。iPrEx 开放的扩大研究证实，这种口服 PrEP 在跨性别女性和 MSM 中有接近 100% 的保护率[108]。开放标签的随机试验 PROUD 中，在未使用安全套肛交的 MSM 中，立刻进行日常特鲁瓦达治疗相比延迟 1 年后进行，可以预防 86% 的 HIV 感染[110]。日常 PrEP 的使用时间需要超过疗程的 70% 才能达到较好效果，总体较为安全，极少情况下发生轻微可逆性肾功能损伤，发生骨密度减少和感染耐药 HIV 的风险较小[111]。美国一些城市的观察性数据显示，在有医疗保险的 MSM 人群中，使用 PrEP 的保护率高于 90%[112,113]。尽管在富裕国家中，MSM 使用特鲁瓦达的有效率很高，但在美国，这种预防措施的使用率依然很低。近期一项对 20 个美国城市中性行为活跃且 HIV 阴性的 MSM 进行的调查显示，只有 5% 的人群正在使用 PrEP，50% 的人群表示愿意使用 PrEP[114]。相似的是，在亚特兰大，由于存在多种障碍，估计只有 15% 的 MSM 使用日常 PrEP 来保护自己免于 HIV 感染[115]。使用 PrEP 的障碍包括：缺乏认知、风险/获益认知、副作用、没有医疗保险产生的费用问题、医疗保健可获得性不足、缺少初级保健医师。在美国，目前 PrEP 每年的费用约为 12 000 美元，因此，PrEP 的主要应用对象为有保险报销药物费用的人群。在 MSM 中，对 PrEP 的成本-效益分析提供了总费用的估计范围。近期在洛杉矶郡进行的一项分析显示，在 MSM 中应用 PrEP 的费用高达 27 863 美元/质量调整生命年[116]。然而，纽约的一项研究得出了不同结论，据估计，在 MSM 中优先使用 PrEP 只能减少 19% 的 HIV 新发感染病例，成本-效益较差，很可能无法节约成本[117]。其他研究也报道，使用 PrEP 的 MSM 每增加 1 个质量调整生命年会花费 160 000 美元[118]。2012 年，根据每天 25.86 美元的费用估计，美国高风险 MSM 群体每年的 PrEP 费用超过 40 亿美元[119]。目前在美国，这种固定治疗方案的花费为 52.20 美元/天（根据 Gilead 的数据），或 67.89 美元/天（根据底特律某药企的数据），在加拿大安大略为 29 加元/天。因此，在美国高风险 MSM 中应用 PrEP 的费用将超过 80 亿美元/年。

或许，间断地在有需求时使用 PrEP 会更符合成本-效益，购买药物的费用将大幅降低。动物实验显示，这种方法可以有效预防 SHIV 感染。最近在加拿大和法国 MSM 中进行的多中心安慰剂对照随机试验（IPERGAY 研究）显示，在 12 个月内，相比安慰剂组，根据需求使用特鲁瓦达的预防治疗组中 HIV 感染病例减少了 86%[120]。在性行为前 2~24 小时服用 2 片固定联合药物或安慰剂，在第 1 次服药后 24 小时和 48 小时服用第 3 片和第 4 片药物。在多次连续性交的情况下，受试者在最后一次性接触前每天服用 1 片药物，在最后一次暴露后服用 2 片药物。这项试验的结果与报道的 PrEP 在 MSM 中的日常保护效果相当。一项对 MSM 社交性行为的研究发现，相比发生性行为的可能性，男性更善于预测在接下来 24 小时内不发生性行为，因此，有需求时可以按需服用药物，除非后续 24 小时内没有发生性行为的机会[121]。对高风险的异性性接触暴露和注射吸毒

暴露人群进行有需求的 PrEP，还需要更大样本、更长时间的试验验证。

1.8.3　异性恋群体和吸毒者的暴露前预防口服用药

PrEP 也可以应用于注射毒品人群（PWID）和有 HIV 感染风险的人群，主要是共用针具或其他物品的 IDU 人群。在这一人群中，仅有一项随机对照试验（曼谷替诺福韦试验）使用 TVF 作为单一用药[122]。日常口服 TVF 总体上可降低 48.9% 的 HIV 感染率，在可检测到 TVF 血药浓度的人群中，保护率为 74%。这项试验招募了 2413 名研究对象，受试者的依从性越高，HIV 感染率越低，PrEP 依从性超过 97% 时，HIV 感染保护率可达到 83.5%[123]。在这项研究中，无法为研究对象提供无菌针具（基于泰国法律），因此，无法评估研究中建议的针具措施和针具交换项目的额外益处。

针对高风险异性恋人群的日常口服 PrEP 随机对照临床试验主要在撒哈拉以南非洲地区开展，试验结果之间并不一致。在第一项研究中，将 4747 对 HIV 单阳夫妇随机分为单用 TFV 组、TFV-FTC 组或安慰剂组，研究时间为 36 个月（Partners PrEP 研究）[124]。TFV-FTC 组（75%）与单用 TVF 组（67%）的保护效果无显著差异，但这两种预防措施的效果均显著高于安慰剂组（$P < 0.001$）。作为 Partners 研究的延伸，2012—2015 年于肯尼亚和乌干达招募了 1013 对 HIV 单阳夫妇进行研究[125]。在感染 HIV 的一方启动 ART 后，给予 6 个月的 PrEP（TFV-FTC）。在 3 年中，只发生了 2 例 HIV 新发感染，观察到的年发病率低于 0.5%，低于预期的年发病率（超过 5%）[125]。在博茨瓦纳的 TDF2 研究中，HIV 总感染率为 17.6%，招募了 1219 例 HIV 阴性的性活跃男性和女性接受日常 TFV-FTC 或安慰剂治疗[126]。在 1.1 年（中位时间）后，TVF-FTC 预防 HIV 感染的有效性为 62.2%。在另两项随机对照研究中，在非洲女性中使用日常 PrEP 并未显示出任何预防 HIV 感染的

保护作用。在 Fem-PrEP 研究中,从肯尼亚、南非、坦桑尼亚招募了 2120 例 HIV 阴性女性,分别采取 TFV-FTC 或安慰剂治疗[127]。结果显示,药物依从性较差,未发现 PrEP 的保护作用,而不良反应发生率有所增加(4.7%比 3.0%)。近期一项研究(Voice)在南非、乌干达、津巴布韦招募了 5509 例育龄期的性活跃女性,分别给予日常 TFV 预防、TFV-FTC、1% TVF 阴道凝胶或安慰剂[128]。所有药物方案均未降低 HIV 感染率,受试者对药物的依从性较低,只在 25%~30% 的受试者中可检出 TFV 药物浓度。从这些试验结果可见,PrEP 的有效性取决于严格依从药物治疗方案。表 1.3 总结了 HIV 感染的暴露前预防措施。

1.9 对未来有效的 HIV 疫苗的展望

有效且安全的 HIV 疫苗的研发是全球范围内的首要目标,也是控制 HIV 感染、预防 AIDS 的一项重大进步。已有几种疫苗进行了人体测试,但只有一种疫苗产生了短暂的抗 HIV 感染保护作用(31%)[129]。这项 RV144 试验在泰国开展,利用表达 HIV 基因的痘病毒载体作为初次免疫,继而进行两次重组 HIV 包膜糖蛋白加强注射。抗 HIV 包膜蛋白 V1V2 区域的 IgG 抗体与感染减少有关[130]。在撒哈拉以南非洲地区开展的一项试验计划使用多重加强修饰载体和佐剂来改善 RV144 的结果[131]。研发一种在黏膜水平产生持久的体液和细胞免疫的有效疫苗,以预防 HIV 侵入人体、产生高循环中和抗体,一直是一项巨大挑战。经鼻接种疫苗可以在黏膜水平形成第一道防线。在非人灵长类动物中进行的研究显示,携带 SIV 基因的仙台病毒(SeV)可以预防 SIV 感染[132]。临床前人体研究发现,表达 HIV-1 Gag 基因的复制型 SeV 载体疫苗经鼻接种可以产生有效、持久的 HIV 特异性 T 细胞应答,并且可以加强抗体应答[133]。

可以中和 HIV-1 的抗体仅在小部分感染人群中被发现,大多数 HIV 感染者产生非中和抗体或可中和少数 HIV 毒株的抗体。然而,到目前为止,要研发出强效、可以刺激高浓度持续的广谱

表 1.3　HIV 感染的暴露前预防措施

措施	效果	成本-效益	评论
非药物措施			
安全套	80%	高	价格低廉
包皮环切术			
异性性行为	54%	中	未计算
MSM	73%	中	未计算
针具/注射器交换	NA	可能有效益	未计算
药物措施			
局部微生物杀灭剂	0~54%	低-中	依从性低
阴道环	27%~37%	低-中	依从性低
日常口服 PrEP			
MSM	44%~92%	低	价格昂贵
单阳伴侣	67%~75%	低?	未计算
IDU	48%~74%	低?	未计算
非洲女性	0	无	依从性低
有需求的 PrEP	86%	中?	未计算

中和抗体(bNAb)的 HIV 疫苗是非常困难的。理解 HIV 自然感染过程中无法产生清除病毒的中和抗体的原因，可能是疫苗研发的一个关键因素。在其他病毒感染中，如果患者在急性感染中存活，在数天或数周内产生的清除病毒的中和抗体，可以提供保护机体免受该病毒再次感染的终身免疫。少数 HIV 感染者(约 20%)会在 2~3 年后产生 bNAb，除感染者自身循环的变异外，可中和其他多种 HIV 毒株[134]。到目前为止，已经发现了 100 多种 bNAb。这些 bNAb 的靶点是病毒包膜糖蛋白上 4 个位点中的一个，包括 CD4 结合位点、V3 环周围的多聚糖、HIV-1 棘突顶点及 gp41[135]。

利用单细胞基础的抗 HIV-1 抗体克隆技术，可以从 HIV-1 中和抗体血清水平较高的感染者体内分离出 bNAb[136]。一些 bNAb 可以在低浓度时中和多达 90% 的 HIV 毒株，目前正处于临床研发阶段，以用来进行预防或免疫治疗[137]。在猴中进行的研究显示，注射一次 4 种抗 HIV 单克隆抗体，23 周之后依然可以预防 SHIV 感染[138]。然而，总体来说，针对 HIV 被动免疫的需求和应用较为有限。研发抗体耐受的病毒，广泛中和 HIV 特异性单克隆抗体也是一个障碍，不过近期研究显示，阻断人类 CD4+T 细胞上病毒结合位点的抗体可以介导持久的病毒抑制，不会在治疗中断后引起 HIV 感染者的耐药[139]。

目前进行的加强研究正在研发可以产生高水平 bNAab 的疫苗。Fauci 等人阐述了研发有效疫苗的步骤[140]：①定义正确的病毒粒子靶点，认为包膜三聚体异二聚体区域上的抗原决定簇是最有前景的位点；②圈定靶点，圈定相关区域构象；③通过 B 细胞系免疫原设计过程，获得骨髓和淋巴组织中的 B 细胞；④使用重组技术，B 细胞系成员必须被表达，以识别结合最紧密的病毒粒子包膜抗原决定簇；⑤这些抗原决定簇必须转换为抗原，并整合到免疫策略中，通常采用初免-加强方式，刺激初始 B 细胞产生高频突变和 bNAb 应答。大多数 HIV 疫苗领域的专家认为，有效的疫苗必须既包含产生 bNAb 的 B 细胞疫苗，又包含产生 CD8+T 细胞应答的细胞介导疫苗。这样的候选疫苗可能包含插入 HIV 基因的巨细胞病毒载体，与非人灵长类动物实验中可清除 50% 的病毒的 SIV 疫苗类似[141]。

1.10　观点和未来方向

对感染 HIV 的妊娠女性使用 ART 疗法的争议来源于一项系统综述和荟萃分析研究，研究结论指出，由于 TFV/3TC 导致死产/早期新生儿死亡率增加，应该用包含 ZDV/3TC 的组合代替 TFV/FTC 组合[142]。这一结论主要是基于一项试验(因此数据并不稳健)，而该试验的研究者不同意综述的结论。此外，美国 HIV 感染妊娠女性治疗小组及英国 HIV 协会并不支持在妊娠期使用 ZDV/3TC 来替代 TFV/FTC，笔者完全支持他们的观点[143]。最近一项前瞻性观察性研究发现，对孕产妇使用含 TFV 的药物方案并不会对妊娠结局产生不良影响[144]。此外，两项美国的队列研究对 4646 例新生儿的出生结局的最新数据进行分析，相比包含 ZDV/3TC 的组合，未发现 TFV/FTC 会增加不良出生结局风险[145]。近年来，WHO 建议将包含 TFV/FTC 和多替拉韦(整合酶抑制剂)的高效三联疗法作为 HIV 感染的一线治疗(女性和男性)。然而，近期博茨瓦纳收集的观察性数据显示，相比其他 ART 药物，在妊娠早期使用多替拉韦会增加先天性神经管畸形的发病风险(3/1000 次分娩比 1/1000 次分娩)[146]。因此，考虑到在妊娠前 8 周应用的风险较高，最好避免对有生育计划的育龄女性使用这种治疗方案。

预防 HIV 感染并终结其持续流行显然需要采取多方面措施。在研发出可以用于所有风险群体的有效疫苗之前，要根据目标人群制订相应的预防措施。然而，有效的疫苗即使被设计出来，也需要很长的研发时间。与此同时，我们需要提供既能满足个人需求，又有能力负担的预防措施，以实现目前已有预防措施的效率最大化。

笔者的观点是,每 6 个月对所有风险人群进行常规筛查,并尽快开始 ART 治疗,这是最符合成本-效益的预防措施,全球范围内所有国家均应采取这些措施。同时,仍然要提倡常规使用安全套及行包皮环切术,但 PEP 的三联疗法是非必要的,且花费较大。特鲁瓦达可用于 PrEP,也可单独用于 PEP。ART 的三联疗法对于 HIV 感染和 AIDS 是非常高效的,因为在患者体内有数百万甚至数十亿拷贝的病毒。然而,性接触暴露的对象通常只暴露于几千拷贝的病毒。一些指南建议将三联疗法用于 PEP,限制了这些药物在有医疗保险和经济条件较好的人群中的使用。与此类似,MSM 短期(<5 年)内日常使用 PrEP 可能是符合成本-效益的,但长期(10~20 年)使用则不然。因此,更符合成本-效益的方式是提倡根据需求使用 PrEP,这种方式花费更少、更容易承受。

最近在年轻 MSM 中进行的观察性研究显示,在 24 周后,日常 PrEP 的依从性随时间增加而降低,在 48 周时,只有 34% 的受试者的血药水平相当于 >4 片/周,其中超过 80% 的受试者进行无安全套的性行为[147]。此外,在青少年 MSM 中,只有 22% 的受试者在 48 周时具有保护性的特鲁瓦达血药水平[148]。因此,即使在北美地区,长期日常使用 PrEP 也无法有效减少 HIV 传播。每 1~3 个月进行一次长效 PrEP 注射,在 1 年后其是否更为有效仍有待观察。

针对异性恋人群,尤其是在非洲高风险女性中使用长效注射 ART 的 PrEP 试验正在实施,尚未得出研究结果。在 SHIV 猴模型中,这些药物可以通过每 4~8 周的给药发挥保护作用[149, 150]。相比日常 PrEP,这种方法可能会提高女性的依从性,但对于在多年使用后能否维持高依从性还存在疑问。其他正在研究中的 PrEP 长效药物给药方法包括含有可缓释药物的皮下植入物,其可以提供长达 1 年的保护,与避孕用的皮下植入物类似。

2014 年,联合国大会提出,到 2030 年,HIV 感染发病率较 2010 年降低 90%[151]。这是基于全球 HIV 90-90-90 的目标;2020 年的目标为,知晓自身感染状况的 HIV 感染者比例达到 90%,HIV 感染者接受 ART 的比例达到 90%,接受抑制病毒载量治疗患者的比例达到 90%。然而,近期一项利用数学模型的研究结果提示,这一目标基本不可能实现。如果根据最为乐观的目标进行计算,即 95-95-95,每年对高风险 MSM 进行 2~4 次检测,为高风险对象提供 100% PrEP,MSM 的安全套使用率达到 100%,到 2030 年,HIV 感染发病率也只能降低 80%[152]。尽管降低 80% 也是巨大进步,但这一目标是很难达到的。

1.11 担忧

自日常 PrEP 出现以来,许多 MSM 由于相信自己受到保护,而放弃了使用安全套进行安全性行为,甚至变得滥交。近期一项包含 8 项研究、共 4388 例受试者的综述结果显示,使用 PrEP 与直肠衣原体及其他性传播感染(STI)的患病率增加有关[153]。这一发现也反映了北美地区包括梅毒在内的 STI 的发病率增加。尽管指南建议使用 PrEP 的人应常规筛查 STI,大部分的 STI 治疗也较为简单,但淋球菌的耐药性逐渐增加,这一问题日益明显,而且可能会随着 STI 增加的趋势而加剧。此外,在 MSM 中应用 PrEP 可能导致无安全套性行为增加,从而增加了经性传播感染丙型肝炎的风险[154]。同样,已经报道了至少 3 例在坚持使用 PrEP 的 MSM 中多耐药的 HIV-1 感染病例(北美 2 例、发展中国家 1 例),未报道的病例可能更多[155]。此外,非洲裔美国人 MSM 占美国 HIV 新发感染病例中的 40%,但使用 PrEP 的比例很低(2016 年为 10%),用药人群的依从性较低、停药比例较高,可能会导致多耐药 HIV 病毒株的增加[156]。目前还未证实 PrEP 可以从群体水平减少 HIV 感染,最近的研究显示,普遍检测和早期启动 ART 可以降低 30% 的人群 HIV 感染发病率[157]。

相比严格坚持安全性行为、每 6~12 个月检测 HIV 阳性者及早启动 ART 等措施，无限期的长时间使用 PrEP 是否效果更好、更符合成本-效益、可以产生更好结局尚不明确。对于 HIV 感染者来说，口服 1 片 PrEP 与接受 3 种抗反转录病毒药物中的单药治疗没有显著区别。对日常 PrEP 依从性好 (>90%) 的 MSM 显然拥有更高的健康意识，在该人群中进行超过 10 年的长期研究也许是可行的，可以比较这两种策略的预防效果、成本-效益及临床有效性。然而，在未来的 10~20 年出现治愈 HIV 感染方法的可能性微乎其微。近期一项研究为 HIV 治疗带来了一线曙光，这项研究对 HIV-1 感染的人源化小鼠进行循序渐进的长期缓释抗病毒治疗 (LASER ART)，通过 RNA 介导的基因编辑技术 (CRISP-Cas9) 清除潜伏的原病毒 DNA[158]。在这项研究中，2/7 的小鼠从血液、淋巴组织、骨髓、大脑中清除了整合的 HIV 原病毒。然而，这项研究需要其他研究者重复开展，并在非人灵长类动物模型中进行。

（马秋月　刘民　译）

参考文献

1. Fact sheet: world AIDS day 2014. http://www.unaids.org/en/WAD2014factssheet
2. UNAIDS (2014) HIV resource needs modeling. UNAIDS, Geneva
3. Weller SC, Davis-Beaty K (2002) Condom effectiveness in reducing heterosexual HIV transmission. Cochrane Database Syst Rev 1:CD003255. https://doi.org/10.1002/14651858.CD003255
4. Centers for Disease Control and Prevention [CDC] (2013) HIV testing and risk behaviors among gay, bisexual and other men who have sex with men, United States. MMWR Morb Mortal Wkly Rep 62(47):958–962
5. Granich RM, Gilks CF, Dye C, De Cock KM, Williams BG (2009) Universal voluntary HIV testing with immediate antiretroviral therapy as a strategy for elimination of HIV transmission: a mathematical model. Lancet 373:48–57
6. Siegfried N, Muller M, Deeks JJ, Volmink J (2009) Male circumcision for prevention of heterosexual acquisition of HIV in men. Cochrane Database Syst Rev 2:CD003362
7. Wiysonge C, Kongnyuy E, Shey M, Muula A, Navti O, Akil E, Lo YR (2011) Male circumcision for prevention of homosexual acquisition of HIV in men. Cochrane Database Syst Rev 6:CD007496
8. Krishnaratne S, Hensen B, Cordes J, Enstone J, Hargreaves JR (2016) Interventions to strengthen the HIV prevention cascade: a systematic review of reviews. Lancet HIV 3:e307–e317
9. Mandelbrot L, Tubiana R, Le Chenadec J et al (2015) No perinatal HIV-1 transmission from women with effective antiretroviral therapy stating before conception. Clin Infect Dis 61:1715–1725
10. GBD 2015 Collaborators (2016) Estimates of global, regional, and national incidence, prevalence, and mortality of HIV, 1980-2015. The global burden of disease study 2015. Lancet HIV 3:e361. https://doi.org/10.1016/S2352-3018(16)30087-X
11. Kourtis AP, Lee FK, Abrahms EJ, Jamieson DJ, Bulterys M (2006) Mother-to-child transmission of HIV-1: timing and implications for prevention. Lancet Infect Dis 6:726–732
12. Breastfeeding and HIV International Transmission Study Group, Courtsoudis A et al (2004) Late postnatal transmission of HI-1 in breast-fed children: an individual patient data meta-analysis. J Infect Dis 189:2154–2166
13. Taha TE, Kumwenda NI, Hoover DR et al (2004) Nevirapine and zidovudine at birth to reduce perinatal transmission of HIV in an African setting: a randomized controlled trial. JAMA 292:202–209
14. Guay LA, Musoke P, Fleming T et al (1999) Intrapartum and neonatal single-dose nevirapine compared with zidovudine for prevention of mother-to-child transmission of HIV in Kampala, Uganda: HIVNET 012 randomized trial. Lancet 354:795–802
15. The Petra study team (2002) Efficacy of the three short-course regimens of zidovudine and lamivudine in preventing early and late transmission from mother to child in Tanzania, South Africa, and Uganda [Petra Study]: a randomized, double-blind, placebo-controlled trial. Lancet 359:1178–1186
16. The International Perinatal HIV Group (1999) The mode of delivery and the risk of vertical transmission of human immunodeficiency virus type 1. N Engl J Med 340:977–987
17. Kind C, Rudin C, Siegrist CA et al (1998) Prevention of vertical HIV transmission. AIDS 12:205–210
18. Ford N, Mofenson L, Kranzer K et al (2010) Safety of efavirenz in first trimester of preg-

nancy: a systematic review and meta-analysis of outcomes form observational cohorts. AIDS 24:1461–1470

19. Sibiude J, Le Chenadec J, Bonnet D et al (2015) In utero exposure to zidovudine and heart anomalies in the ANRS-EPF French Perinatal Cohort and the nested PRIMEVA randomized trial. Clin Infect Dis 61:270–280

20. Owor M, Mwatha A, Donnell D et al (2013) Long-term follow-up of children in the HIVNET 012 perinatal prevention trial: five-year growth and survival. J Acquir Immune Defic Syndr 64:464–471

21. Kourtis AP, Bulterys M, Nesheim R, Lee FK (2001) Understanding the timing of HIV transmission from mother to infant. JAMA 285:709–712

22. Li N, Sando MM, Spiegelman D et al (2016) Antiretroviral therapy in relation to birth outcomes among HIV-infected women: a cohort study. J Infect Dis 213:1057–1064

23. Sibiude J, Warszawski J, Tubiana R et al (2012) Premature delivery in HIV-infected women starting protease inhibitors during pregnancy: role of the ritonavir boost? Clin Infect Dis 54:348–360

24. Fowler MG, Qin SA, Fiscus JS et al (2016) Benefits and risks of antiretroviral therapy for perinatal HIV prevention. N Engl J Med 375:1726–1737

25. World Health Organization. Antiretroviral drugs for treating pregnant women and preventing HIV infection in the infants. Recommendation for a public health approach 2010 revision. http://whqlibdoc.who.int/publications/2010/9789241599818-eng.pdf

26. Government of Malawi Ministry of Health. Integrated HIV program report July-September 2012. http://www.hivunitmohmw.org/uploads/Main/Quarterly-HIV-Programme-Report-2012-q3.pdf

27. World Health Organization (June 2013) Consolidated guidelines on use of antiretroviral drugs for treating and preventing HIV infection: recommendation for a public health approach. http://apps.who.int/iris/bitsstream/10665/85321/1/9789241505727-eng.pdf

28. Nduati R, John G, Mbori-Ngachi D et al (2000) Effect of breastfeeding and formula feeding on transmission of HIV-1: a randomized clinical trial. JAMA 283:1167–1174

29. Coutsoudis A, Dabis F, Fawzi W et al (2004) Late postnatal transmission of HIV-1 in breastfed children: an individual patient data meta-analysis. J Infect Dis 189:2154–2166

30. Thior I, Lockman S, Smeaton LM et al (2006) Breastfeeding plus infant zidovudine prophylaxis for 6 months vs formula feeding plus zidovudine for 1 month to reduce mother-to-child HIV transmission in Botswana. JAMA 296:794–805

31. Fawzy A, Arpadi S, Kankasa C et al (2011) Early weaning increases diarrhea mortality and morbidity among uninfected children born to HIV-infected mothers in Zambia. J Infect Dis 203:1222–1230

32. Jamieson DJ, Chasela CS, Hudgens MG et al (2012) Maternal and infant antiretroviral regimens to prevent postnatal HIV-1 transmission: 48 weeks follow-up of the BAN randomized controlled trial. Lancet 379:2449–2458

33. Nagot N, Kankasa C, Tumwine JK et al (2016) Extended pre-exposure prophylaxis with Lopinavir-ritonavir versus lamivudine to prevent HIV-1 transmission through breast-feeding up to 50 weeks in infants in Africa [ANRS 12174]: a randomized controlled trial. Lancet 387:566–573

34. Coovadia HM, Rollins NC, Bland RM et al (2007) Mother-to-child transmission of HIV-1 during exclusive breast-feeding in the first 6 months of life: an interventional cohort study. Lancet 369:1107–1116

35. Johnson G, Levinson J, Malek J (2016) Should providers discuss breast-feeding with women living with HIV-infection in high-income countries? An ethical analysis. Clin Infect Dis 63:1368–1372

36. Shapiro RL, Hughes MD, Ogwu A et al (2010) Antiretroviral regimens in pregnancy and breast-feeding in Botswana. N Engl J Med 362:2282–2294

37. Taha T, Flynn P, Cababasay M et al (2016) Comparing maternal triple antiretrovirals and infant nevirapine prophylaxis for the prevention of mother-to-child transmission of HIV during breast-feeding. International AIDS Society, Durham

38. McClure HM, Anderson DC, Ansari AA, Fultz PN, Klumpp SA, Schinazi RF (1990) Nonhuman primate models for evaluation of AIDS therapy. Ann N Y Acad Sci 616:287–298

39. Martin LN, Murphy-Corb M, Soike KF, Davidson-Fairburn B, Baskin GB (1993) Effects of initiation of 3'-azido,3'-deoxythymidine [zidovudine] treatment at different times after infection of rhesus monkeys with simian immunodeficiency virus. J Infect Dis 168:825–835

40. Irvine C, Egan KJ, Shubber Z, Van Rompay KK, Beanland RL, Ford N (2015) Efficacy of HIV postexposure prophylaxis: systematic review and meta-analysis of nonhuman primate studies. Clin Infect Dis 60(S3):S165–S169

41. Tsai C-C, Emau P, Follis KE et al (1998) Effectiveness of postinoculation [R]-9-[2phosphonylmethoxypropyl] adenine treatment for prevention of persistent simian immuno-deficiency virus SIV infection depends critically on timing and duration of treatment. J Virol 72:4265–4273

42. Bell DM (1997) Occupational risk of human immunodeficiency virus infection in health-care

workers: an overview. Am J Med 102:9–15
43. Cardo DE, Culver DH, Ciesielski CA et al (1997) A case-control study of HIV seroconversion in health-care workers after percutaneous exposure. N Engl J Med 337:1485–1490
44. Ippolito G, Puro V, De Carli G, Italian Study Group on Occupational Risk of HIV infection (1993) The risk of occupational human immunodeficiency virus infection in health care works: Italian multicenter study. Arch Intern Med 153:1451–1458
45. Kuhar DT, Henderson DK, Struble KA et al (2013) Updated US public health service guidelines for the management of occupational exposures to human immunodeficiency virus and recommendations for postexposure prophylaxis. Infect Control Hosp Epidemiol 34:875–892
46. Wang SA, Panlilio AL, Doi PA, White AD, Stek M Jr, Saah A (2000) Experience of healthcare workers taking postexposure prophylaxis after occupational HIV exposures: findings of the postexposure prophylaxis registry. Infect Control Hosp Epidemiol 21:780–785
47. Powers KA, Poole C, Pettifor AE, Cohen MS (2008) Rethinking the heterosexual infectivity of HIV-1: a systematic review and meta-analysis. Lancet Infect Dis 8:553–563
48. Doeskun O, Fox J (2010) An overview of the relative risks of different sexual behaviors on transmission. Curr Opin HIV AIDS 5:291–297
49. Varghese B, Maher J, Peterman TY, Branson B, Steketee R (2002) Reducing the risk of sexual HIV transmission: quantifying the per-act risk for HIV on the basis of choice of partner, sex act, and condom use. Sex Trans Dis 29:38–43
50. Bagglaley RF (2006) Risk of HIV-1 transmission for parenteral exposure and blood transfusion. AIDS 20:805
51. Patel P, Borkowf CB, Brooks JT, Lasry A, Lansky A, Mermin J (2014) Estimating per-act HIV transmission risk: a systematic review. AIDS 28:1509–1519
52. del Romano J (2002) Evaluating the risk of HIV transmission through unprotected orogenital sex. AIDS 16:1296
53. Jin F, Jansson J, Law M et al (2010) Per-contact probability of HIV transmission in homosexual men in Sydney in the era of HAART. AIDS 24:907–913
54. Lifson AR, O'Malley PM, Hessol NA, Buchbinder SP, Cannon L, Rutherford GW (1990) HIV seroconversion in two homosexual men after oral intercourse with ejaculation: implications for counseling concerning safe sexual practices. Am J Public Health 80:1509–1511
55. Lurie P, Miller S, Hecht F, Chesney M, Lo B (1998) Postexposure prophylaxis after nonoccupational HIV exposure. JAMA 280:1769–1773
56. Kalan EH, Heimer R (1992) A model-based estimate of HIV infectivity via needle sharing. J Acquir Immune Defic Syndr 5:1116–1118
57. Quinn TC, Wawer MJ, Sewankambo NK et al (2000) Viral load and heterosexual transmission of human immunodeficiency virus type 1. Rakai Project Study Group. N Engl J Med 342:921–929
58. Wawer MJ, Gray RH, Sewankambo NK et al (2005) Rates of HIV-1 transmission per coital act, by stage of HIV-1 infection, in Rakai, Uganda. J Infect Dis 191:1403–1408
59. Lingappa JR, Hughes JP, Wang RS et al (2010) Estimating the impact of the plasma HIV-1 RNA reductions on heterosexual HIV-1 transmission risk. PLoS One 5:e12598
60. Morrison CS, Demers K, Kwok C et al (2010) Plasma and cervical viral loads among Ugandan and Zimbabwean women during acute and early HIV-1 infection. AIDS 24:573–582
61. Baeten JM, Kahle E, Lingappa JR et al (2011) Genital HIV-1 RNA quantity predicts risk of heterosexual HIV-1 transmission. Sci Transl Med 3:77ra29
62. Vernazza PL, Troin L, Flepp MJ et al (2000) Potent antiretroviral treatment of HIV-infection results in suppression of the seminal shedding of HIV. The Swiss HIV Cohort Study. AIDS 14:117–121
63. Sheth PM, Kovacs C, Kemal KS et al (2009) Persistent HIV RNA shedding in semen despite effective antiretroviral therapy. AIDS 23:2050–2054
64. King CC, Ellington SR, Davis NL et al (2017) Prevalence, magnitude, and correlates of HIV-1 genital shedding in women on antiretroviral therapy. J Infect Dis 216:1534–1540
65. Prazuck T, Chaillon A, Avettand-Fenoel V et al (2013) HIV-DNA in the genital tract of women on long-term effective therapy is associated to residual viremia and previous AIDS-defining illnesses. PLoS One 8:e69686
66. Abrahams MR, Anderson JA, Giorgi EE et al (2009) Quantitating the multiplicity of infection with human immunodeficiency virus type 1 subtype C reveals a non-Poisson distribution of transmitted variants. J Virol 83:3556–3567
67. Royce RA, Sena A, Cates W Jr, Cohen MS (1997) Sexual transmission of HIV. N Engl J Med 336:1072–1078
68. Masson I, Passmore JAS, Liebenberg LJ et al (2015) Genital inflammation and the risk of HIV acquisition in women. Clin Infect Dis 61:260–269
69. Haaland RE, Hawkins PA, Salazar-Gonzalez J et al (2009) Inflammatory genital infections mitigates severe genetic bottleneck in heterosexual transmission of subtype A and C HIV-1. PLoS Pathog 5:e1000274
70. Selhorst P, Masson L, Ismail SD et al (2017) Cervicovaginal inflammation facilitates acquisition of less infectious HIV variants. Clin Infect Dis 64:79–82

71. Miller CJ, Alexander NJ, Sutjipto S et al (1989) Genital mucosal transmission of simian immunodeficiency virus: animal model for heterosexual transmission of human immunodeficiency virus. J Virol 63:4277–4284

72. Spira AI, Marx PA, Patterson BK et al (1996) Cellular targets of infection and route of viral dissemination after intravaginal inoculation of simian immunodeficiency virus into rhesus macaques. J Exp Med 183:215–225

73. Hu J, Gardner MB, Miller CJ (2000) Simian immunodeficiency virus rapidly penetrates the cervicovaginal mucosa after intravaginal inoculation and infects intraepithelial dendritic cells. J Virol 74:6087–6095

74. Miller CJ, Li Q, Abel K et al (2005) Propagation and dissemination of infection after vaginal transmission of simian immunodeficiency virus. J Virol 79:9217–9227

75. Lundgren JD, Babiker AG, Gordin F et al (2015) Initiation of antiretroviral therapy in early asymptomatic HIV infection. N Engl J Med 373:759–807

76. Group TTAS (2015) A trial of early antiretrovirals and isoniazid preventative therapy in Africa. N Engl J Med 373:808–822

77. Cohen MS, Chen YQ, McCauley M et al (2011) Prevention of HIV-1 infection with early antiretroviral therapy. N Engl J Med 365:493–505

78. Vernazza P, Hirschel B, Bernasconi E, Flepp M (2008) Les personnes seropositives ne souffrant d'aucune autre MST et suivant un traitement antiretroviral efficace ne transmettent pas le VIH par voie sexuelle. Bull Med Suisses 89:165–169

79. Wilson DP, Law MG, Grulich AE, Cooper DA, Kaldar JM (2008) Relationship between HIV viral load and infectiousness: a model-based analysis. Lancet 372:314–320

80. Rodger AJ, Cambiano V, Bruun T et al (2016) Sexual activity without condoms and risk of HIV transmission in serodifferent couples when the HIV-positive partner is using antiretroviral therapy. JAMA 316:171–181

81. Lasry A, Sansom SL, Wolitski RJ, Green TA, Borkowf CB, Patel P, Mermin J (2014) HIV sexual transmission risk among serodiscordant couples: assessing the effects of combining preventative strategies. AIDS 28:1521–1529

82. Crepaz N, Tang T, Marks G, Mugavero MJ, Espinoza L, Hall HI (2016) Durable viral suppression and transmission risk potential among persons with diagnosed HIV infection: United States, 2012-2013. Clin Infect Dis 63:976–983

83. Katz MH, Gerberding JL (1997) Postexposure treatment of people exposed to the human immunodeficiency virus through sexual contact or injection-drug use. N Engl J Med 336:1097–1099

84. Otten RA, Smith DK, Adams DR et al (2000) Efficacy of postexposure prophylaxis after intravaginal exposure of pig-tailed macaques to a human-derived retrovirus [human immunodeficiency virus type 2]. J Virol 74:9771–9775

85. Roland ME, Neilands TB, Krone MR et al (2005) Seroconversion following nonoccopational postexposure prophylaxis against HI V. Clin Infect Dis 41:1507–1513

86. Foster R, McAllister J, Read TR, Pierce AB, Richardson R, McNulty A, Carr A (2015) Single-tablet emtricitabine-rilpivirine-tenofovir as HIV postexposure prophylaxis in men who have sex with men. Clin Infect Dis 61:1336–1341

87. Ford N, Irvine C, Shubber Z et al (2014) Adherence to HIV postexposure prophylaxis: a systematic review and meta-analysis. AIDS 28:2721–2727

88. Ford N, Venter F, Irvine C, Beanland RL, Shubber Z (2015) Starter packs versus full prescription of antiretroviral drugs for postexposure prophylaxis: a systematic review. Clin Infect Dis 60(S3):S182–S186

89. Malinverni S, Libois A, Gennotte A-F, La Morte C, Mols P (2016) Prescription of non-occupational postexposure HIV prophylaxis by emergency physicians: an analysis on accuracy of prescription and compliance. PLoS One 11(4):e0153021

90. Hammer SM, Squires KE, Hughes MD et al (1997) A controlled trial of two nucleoside analogues plus indinavir in persons with human immunodeficiency virus infection and CD4 cell count of 200 per cubic millimeter or less. AIDS Clinical Trials Group 320 Study Team. N Engl J Med 337:725–733

91. Montaner JS, Squires KE, Cooper D et al (1998) A randomized, double-blind trial comparing combinations of nevirapine, didanosine, and zidovudine for HIV-infected patients: the INAS Trial. Italy, The Netherlands, Canada and Australia Study. JAMA 279:930–937

92. WHO (2013). http://www.who.int/hiv/pub/guidelines/arv2013/download/en

93. Rohan LC, Moncla BJ, Kunjara NA, Avudhya RP et al (2010) In vitro and ex vivo testing of tenofovir shows it is effective as an HIV microbicide. PLoS One 5:e9310

94. Parikh UM, Dobard C, Sharma S et al (2009) Complete protection from repeated vaginal SHIV exposures in macaques by a topical gel containing tenofovir alone or with emtricitabine. J Virol 83:10358–10365

95. Cranage M, Sharpe S, Herrera C et al (2008) Prevention of SIV rectal transmission and priming of T cell responses in macaques after pre-exposure application of tenofovir gel. PLoS Med 5:e157

96. Dobard CW, Sharma S, Cong ME et al (2015) Efficacy of topical tenofovir against transmis-

sion of a tenofovir-resistant SHIV in macaques. Retrovirology 12:69

97. Abdool Karim Q, Abdool Karim SS, Frohlich JA et al (2010) Effectiveness and safety of tenofovir gel, an antiretroviral microbicide, for the prevention of HIV in women. Science 329:1168–1174

98. Rees H, Delaney-Moretlwe S, Baron D, et al. FACTS 001 Phase III trial of pericoital tenofovir 1% gel for HIV prevention in women [abstract 26LB]. In: Program and abstracts of the 2015 Conference on Retroviruses and Opportunistic Infections [CROI]. CROI, Seattle

99. Smith JM, Rastogi R, Teller RS et al (2013) Intravaginal ring eluting tenofovir disoproxil fumarate completely protects macaques from multiple vaginal simian-HIV challenges. Proc Natl Acad Sci U S A 110:16145–16150

100. Smith JM, Srinivasan P, Teller S et al (2015) Tenofovir disoproxil fumarate intravaginal ring protects high-dose medroxyprogesterone acetate-treated macaques from multiple SHIV exposures. J Acquir Immune Defic Syndr 68:1–5

101. Srinivasan P, Moss J, Gunawardana M et al (2016) Topical delivery of tenofovir disoproxil fumarate and emtricitabine from pod-intravaginal rings protects macaques from multiple SHIV exposures. PLoS One 11(6):e0157061

102. Nel A, van Niekerk N, Kapiga S et al (2016) Safety and efficacy of a dapivirine vaginal ring for HIV prevention in women. N Engl J Med 375:2133–2143

103. Baeten JM, Palanee-Phillips T, Brown ER et al (2016) Use of a vaginal ring containing dapivirine for HIV-1 prevention in women. N Engl J Med 375:2121–2132

104. Garcia-Lerma JG, Cong M-E, Mitvhell J et al (2010) Intermittent prophylaxis with oral truvada protects macaques from rectal SHIV infection. Sci Trnsl Med 2:14ra4

105. Garcia-Lerma JG, Otten RA, Qari SH et al (2008) Prevention of rectal SHIV transmission in macaques by daily or intermittent prophylaxis with emtricitabine and tenofovir. PLoS Med 5:e28

106. Subbarao S, Otten RA, Ramos A et al (2006) Chemoprophylaxis with tenfovir disoproxil fumarate provided protection against infection with simian human immunodeficiency virus in macaques given multiple virus challenges. J Infect Dis 194:904–911

107. Radzio J, Aung W, Holder A et al (2012) Prevention of vaginal SHIV transmission in macaques by a coitally-dependent truvada regimen. PLoS One 7(12):e50632

108. Radzio J, Henning T, Jenkins L et al (2016) Combination emtricitabine and tenofovir disoproxil fumarate prevents vaginal simian/human immunodeficiency virus infection in macaques harboring *Chlamydia trachomatis* and *Trichomonas vaginalis*. J Infect Dis 213:1541–1545

109. Grant RM, Lama JR, Anderson PL et al (2010) Preexposure prophylaxis for HIV prevention in men who have sex with men. N Engl J Med 363:2587–2599

110. Grant RM, Anderson PL, McMahan V et al (2014) Uptake of pre-exposure prophylaxis, sexual practices, and HIV-1 infection in men and transgender women who have sex with men: a cohort study. Lancet Infect Dis 14:820–829

111. Fonner VA, Dalglish SL, Kennedy CE et al (2016) Effectiveness and safety of oral HIV preexposure prophylaxis for all populations. AIDS 30:1973–1983

112. Liu AY, Cohen SE, Vittinghoff E et al (2016) Preexposure prophylaxis for HIV infection integrated with municipal- and community-based sexual health services. JAMA Intern Med 176:75–84

113. Volk JE, Marcus JL, Phengrasamy T et al (2015) No new HIV infections with increasing use of HIV preexposure prophylaxis in a clinical practice setting. Clin Infect Dis 61:1601–1603

114. Hoots BE, Finlayson T, Nerlander L, Paz-Bailey G, National Behavioral Surveillance Study Group (2016) Willingness to take, use of, and indication for pre-exposure prophylaxis among men who have sex with men---20 US cities, 2014. Clin Infect Dis 63:672–677

115. Kelley CF, Kahle E, Siegler A, Sanchez T, del Rio C, Sullivan PS, Rosenberg ES (2015) Applying a PrEP continuum of care for men who have sex with men in Atlanta, Georgia. Clin Infect Dis 61:1590–1597

116. Drobo EF, Hay JW, Vardavas R, Wagner ZR, Sood N (2016) A cost-effectiveness analysis of preexposure prophylaxis for the prevention of HIV among Los Angeles County men who have sex with men. Clin Infect Dis 63:1495–1504

117. Kessler J, Myers JE, Nucifora KA et al (2014) Evaluating the impact of antiretroviral preexposure prophylaxis in New York. AIDS 28:2683–2691

118. Cambriano V, Miners A, Phillips A (2016) What do we know about the cost-effectiveness of HIV preexposure prophylaxis, and is it affordable? Curr Opin HIV AIDS 11:56–66

119. Juusola JL, Brandeau ML, Owens DK, Bendavid E (2012) The cost-effectiveness of preexposure prophylaxis for HIV prevention in the United States in men who have sex with men. Ann Intern Med 156:541–550

120. Molina JM, Capitant C, Spire B et al (2015) On-demand preexposure prophylaxis in men at high risk for HIV-1 infection. N Engl J Med 373:2237–2246

121. Parsons JT, Rendina HJ, Grov C, Vetuneaac A, Mustanski B (2015) Accuracy of highly sexually active gay and bisexual men's prediction of their daily likelihood of anal sex and its relevance for intermittent event-driven HIV pre-exposure prophylaxis. J Acquir Immun Defic

Sydr 68:449–455

122. Choopanya K, Martin M, Suntharasamai P et al (2013) Antiretroviral prophylaxis for HIV infection in injecting drug users in Bangkok, Thailand [the Bangkok Tenofovir Study]: a randomized, double-blind, placebo-controlled phase 3 trial. Lancet 381:2083–2090

123. Martin M, Vanichseni S, Suntharasamai P et al (2015) The impact of adherence to preexposure prophylaxis on the risk of HIV infection among people who inject drugs. AIDS 29:819–824

124. Baeten JM, Donnell D, Ndase P et al (2012) Antiretroviral prophylaxis for HIV prevention in heterosexual men and women. N Engl J Med 367:399–410

125. Beaten JM, Heffron R, Kidoguchi L et al (2016) Integrated delivery of antiretroviral treatment and pre-exposure prophylaxis to HIV-!-serodiscordant couples: a prospective implementation study in Kenya and Uganda. PLoS Med 13:e1002099. https://doi.org/10.1371/journal.pmed.1002099

126. Thigpen MC, Kebaabetswe P, Paxton LA et al (2012) Antiretroviral preexposure prophylaxis for heterosexual transmission in Botswana. N Engl J Med 367:423–434

127. Van Damme L, Corneli A, Ahmed K et al (2012) Preexposure prophylaxis for HIV infection among African women. N Engl J Med 367:411–422

128. Marrazzo JM, Ramjee G, Richardson BA et al (2015) Tenofovir-based preexposure prophylaxis for HIV infection among African women. N Engl J Med 372:509–518

129. Rerks-Ngarm S, Pitissuttithum P, Nitayaphan S et al (2009) Vaccination with ALVAC and AIDSVAX to prevent HIV-1 infection in Thailand. N Engl J Med 36:2209–2220

130. Haynes BF, Gilbert PB, McElrath MJ et al (2012) Immune correlates analysis of a HIV-1 vaccine efficacy trial. N Engl J Med 366:1275–1286

131. Fauci A (2016) An HIV vaccine mapping uncharted territory. JAMA 316:143–144

132. Kano M, Matano T, Nakakamura H et al (2010) Elicitation of protective immunity against simian immunodeficiency virus infection by recombinant Sendai virus expressing the gag protein. AIDS 14:1281–1282

133. Nyombayire J, Anzala O, Gazzard B et al (2017) First-in-human evaluation of the safety of an intranasal administered replication-competent Sendai virus-vectored HIV type 1 Gag vaccine: induction of potent T-cell or antibody responses in prime-boost regimens. J Infect Dis 215:95–104

134. Liao HX, Lynch R, Zhou T et al (2013) Co-evolution of a broadly neutralizing HIV-1 antibody and founder virus. Nature 496:469–476

135. Van Gils MJ, Sanders RW (2014) In vivo protection by broadly neutralizing antibodies. Trends Microbiol 22:550–551

136. ScheidJF MH, Feldhahn N et al (2009) A method for identification of HIV gp140 binding memory B cells in human blood. J Immunol Methods 343:65–67

137. Klein F, Mouquet H, Dosenovic P, Scheid JF, Scharf L, Nussenzweig MC (2013) Antibodies in HIV development and therapy. Science 341:1199–1204

138. Gautman R, Nishimura Y, Pegu A et al (2016) A single injection of anti-HIV-1 antibodies protects against repeated SHIV challenges. Nature 533:105–109

139. Wang CY, Wong W-W, Tsai H-C et al (2019) Effect of anti-CD4 antibody UB-421 on HIV-1 rebound after treatment interruption. N Engl J Med 380:1535–1545

140. Fauci AS, Folkers GK, Marston HD (2014) Ending the global HIV/AIDS pandemic: the critical role of an HIV vaccine. Clin Infect Dis 59(S2):S80–S84

141. Hansen SG, Piatak M Jr, Ventura AB et al (2013) Immune clearance of highly pathogenic SIV infections. Nature 502:100–104

142. Siemieniuk RA, Foroutan F, Mirza R et al (2017) Antiretroviral therapy for pregnant women living with HIV or hepatitis B: a systematic review and meta-analysis. BMJ Open 7:eo19022. https://doi.org/10.1136/bmjopen-2017-019022

143. Panel on Treatment of Pregnant Women with HIV Infection and Prevention of Perinatal Transmission. Recommendations for use of antiretroviral drugs in transmission in the United States. http://aidsinfo.nih.gov/contentfiles/lvguidelines/PerinatalGL.pdf. Accessed 26 Jan 2018

144. Pintye J, Baeten JM, Celum C et al (2017) Maternal tenofovir disoproxil fumarate use during pregnancy is not associated with adverse perinatal outcomes among HIV-infected East African women: a prospective study. J Infect Dis 216:1561–1568

145. Rough K, Seage GR III, Williams PL et al (2018) Birth outcomes for pregnant women with HIV using tenofovir-emtricitabine. N Engl J Med 378:1593–1603

146. Zash R, Holmes L, Diseko M et al (2019) Neural-tube defects and antiretroviral treatment regimens in Botswana. N Engl J Med 381:827–840

147. Hosek S, Rudy B, Landovitz R et al (2017) An HIV pre-exposure prophylaxis [PrEP] demonstration project and safety study for young MSM. J Acquir Immune Defic Syndr 74:21–29

148. Hosek SG, Landovitz R, Kapogiannis B et al (2017) Safety and feasibility of antiretroviral preexposure prophylaxis for adolescent men who have sex with men aged 15 to 17 years in the United States. JAMA Pediatr 17:1063–1071

149. Andrews CD, Yueh YL, Spreen WR et al (2015) A long-acting integrase inhibitor protects female macaques from repeated high-dose intravaginal SHIV challenge. Sci Transl Med

7(270):270ra4

150. Jackson A, McGowan I (2015) Long-acting rilpivirine for HIV prevention. Curr Opin HIV AIDS 10:253–257

151. UNAIDS (2014) Fast-track---ending the AIDS epidemic by 2030. http://www.unaids.org/en/resources/documents/2014/fast-track

152. Scott N, Stoove M, Kelly S, Wilson DP, Hellard ME (2018) Achieving 90-90-90 human immunodeficiency virus [HIV] targets will not be enough to achieve the HIV incidence reduction in Australia. Clin Infect Dis 66:1019–1026

153. Traegger MW, Schroeder SE, Wright EJ, Hellard ME, Cornelisse VJ, Doyle JS, Stoove MA (2018) Effects of pre-exposure prophylaxis for the prevention of human immunodeficiency virus infection on sexual risk behavior in men who have sex with men: a systematic review and meta-analysis. Clin Infect Dis 67:676–686

154. Price JC, McKinney JE, Crough PC, Dillon SM, Radix A, Stivala A, Carillo JR, Fierer DS (2019) Sexually acquired hepatitis C infection in HIV uninfected men who have sex with men using pre-exposure prophylaxis against HIV. J Infect Dis 19:1373–1376

155. Colby DJ, Kroon E, Sacdalan C et al (2018) Acquisition of multidrug-resistant human immunodeficiency virus type 1 infection in a patient taking preexposure prophylaxis. Clin Infect Dis 67:962–964

156. Serota DP, Rosenberg ES, Lockard AM et al (2018) Beyond the biomedical: preexposure prophylaxis failures in a cohort of young black men who have sex with men in Atlanta, Georgia. Clin Infect Dis 67:956–970

157. Hayes RJ, Donnell D, Floyd S et al (2019) Effect of universal testing and treatment on HIV incidence---HPTN 071 [Pop ART]. N Engl J Med 381:207–218

158. Dash PK, Kaminski R, Bella R et al (2019) Sequential LASER ART and CRISPR treatments eliminated HIV-1 in a subset of infected humanized mice. Nat Commun. https://doi.org/10.1038/s41467-019-10366-y

159. Cohen MS, Chen YQ, McCauley M et al (2016) Antiretroviral therapy for prevention of HIV-1 transmission. N Engl J Med 375:830–839

160. Ford N, Mayer KH, World Health Organization Postexposure Prophylaxis Guideline Development Group (2015) World Health Organization guidelines on postexposure prophylaxis for HIV: recommendations for a public health approach. Clin Infect Dis 60(suppl 3):S161–S164

161. McCormack S, Dunn DT, Desai M et al (2016) Pre-exposure prophylaxis to prevent the acquisition of HIV-1 infection [PROUD]: effectiveness results from the pilot phase of a pragmatic open-label randomized trial. Lancet 387:53–60

第 **2** 章

免疫重建炎症综合征和逆向反应

2.1 引言

在获得性免疫缺陷综合征(AIDS)和人类免疫缺陷病毒(HIV)感染者中引入高效抗反转录病毒治疗(ART)后不久,某些正在接受机会性感染治疗的患者在早期免疫力改善阶段出现了逆向炎症反应,这并非是由治疗失败或耐药导致的,被称为免疫重建(或恢复)炎症综合征(IRIS)[1,2]。自 2000 年以来,关于该主题已经发表了许多文章,该综合征已经扩展到实体器官移植或自身免疫性疾病患者在停止免疫抑制治疗后,接受感染治疗时出现的逆向反应。此外,一些研究人员将 IRIS 术语应用于并非由药物反应,或者耐药性、继发性和重复性感染导致的抗菌治疗失败引起的,某些事先未知的免疫抑制的感染的逆向反应。本章提出了一种分类方法,用于区分以下 3 种主要的类似情况:HIV-IRIS、免疫抑制-IRIS 和正常宿主中的逆向反应综合征(PRS)。

2.2 逆向反应综合征

在 AIDS 大流行之前的很多年,人们已经认

识到与耐药或药物反应所致治疗失败无关的,在开始各种传染性病原体治疗后出现的逆向反应。早在 1 个多世纪前,赫氏反应(JHR)就已经被描述,但其病理生理机制仍不清楚[3]。JHR 最初是在早期和晚期梅毒治疗期间被描述的,与短暂的免疫学现象有关,患者伴有发热、寒战、头痛、肌痛、原有皮肤病灶加重等短期全身症状,在一些神经梅毒患者中,很少有中枢神经系统(CNS)恶化的症状和体征。在治疗疏螺旋体病、布鲁菌病、伤寒和旋毛虫病时,这种反应较少见[4]。PRS 先前被认为是由脂多糖(LPS)或其他具有超免疫炎症反应的微生物抗原的释放导致的。多年来,皮质类固醇被用于救治 PRS,但仍缺乏随机对照试验来验证其治疗效果。

在发现 AIDS 之前,另一个多年来被广泛认可的 PRS 是在治疗期间或治疗后最常见的麻风反应。多菌型麻风患者有发生 PRS 的风险,而细菌量很低的结核样型麻风患者通常不会出现 PRS。存在以下两种类型的逆向反应:逆转反应(1 型麻风反应)是一种迟发超敏反应;麻风结节性红斑(2 型麻风反应)是一种免疫复合物反应[5]。逆转反应是由于 Th1 细胞免疫反应增强,对皮肤

和神经中的麻风分枝杆菌产生强烈宿主免疫反应,局部产生干扰素 γ(IFN-γ)、肿瘤坏死因子(TNF)和细胞毒性 CD4 T 细胞[6]。也有证据表明,Th17 细胞参与了炎症反应,减少了调节性 T 细胞;而且代谢途径的失调导致过多的促炎脂质介体[7]。临床表现为红斑增多、发热、水肿,偶有斑块和结节溃疡,伴有神经肿痛和神经炎症状[5]。1 型麻风反应最常见于界线类麻风或妊娠/分娩后,可能会在治疗后 2 年内出现。2 型麻风反应的发病机制尚不完全清楚,但认为是由抗原抗体介导的免疫复合物在皮肤中沉积,随后激活补体所致[5,6]。最常见的是成簇的皮下结节,可累及多个器官,表现为关节痛或关节炎、指炎、严重的神经炎、眼病、淋巴结炎、鼻腔受累、肾炎、睾丸炎、面部和四肢水肿[5]。患者出现体温 40℃的高热症状很常见,但很少像败血症一样危及生命。这个反应最常见于瘤型麻风和界线类偏瘤型麻风,通常在开始治疗后的前 2 年单次发作或多次复发。在印度的队列研究中,有 62.5% 的病例表现为慢性形式[5],表明存在遗传易感性。很少见到与 1 型和 2 型 PRS 有明显区别的反应,最常见于拉丁美洲(主要是哥斯达黎加和墨西哥),伴有称为 Lucio 现象或坏死性红斑的弥散性瘤型麻风反应[5]。该反应伴有全身症状和白细胞增多的紫癜性、出血性或溃疡性斑块,导致多发性梗死性脉管炎。肝脾大和淋巴结病变可能与 Lucio 现象有关,因为可能导致死亡,应立即应用大剂量类固醇进行治疗。病变活检显示,小血管的纤维蛋白样坏死,内皮细胞中有抗酸杆菌聚集,大量巨噬细胞积聚,血管紧张素转换酶和溶菌酶水平高[6]。1 型麻风反应可用泼尼松(1mg/kg)缓慢减量来治疗,可以联合氯法齐明以延长疗程。2 型麻风反应也可以用泼尼松治疗,但对严重的难治性病变可能需要 100mg 沙利度胺进行治疗,每天 4 次,然后逐渐减量。

另一种在热带和亚热带国家中发现的 PRS 是黑热病后皮肤利什曼病(PKDL),其发病机制尚不清楚。在印度,5%~10% 由杜氏利什曼原虫引起的内脏利什曼病患者在接受治疗后 2~4 年内发生 PKDL;在苏丹,治疗后 6 个月内,多达 50% 的病例出现 PKDL[8]。在应用 5 价锑制剂治疗后更常见。在苏丹,慢性皮损可能会持续数月到 1 年,而在印度,可能长达 20 年。皮损可见于面部、躯干、四肢、口腔黏膜和生殖器,伴有低色素或高色素的斑疹、丘疹、结节或疣。在苏丹,80% 的患者可以通过皮肤活检检测到无鞭毛体。在印度,对 PKDL 患者通常需要采取抗利什曼原虫治疗,但在苏丹,PKDL 患者可自发消退,尽管严重病例仍需治疗[8]。PKDL 是免疫恢复后的 PRS 的典型实例,是内脏利什曼病成功治疗和免疫恢复后产生的新的疾病,其抗炎细胞因子模式被治疗诱导的促炎细胞因子、肉芽肿形成和病灶愈合所取代[9]。最近,PKPL 被描述为在接受 ART 治疗的患者中出现的 HIV-IRIS。

Mazzotti 反应(早在 AIDS 之前已被描述过)被认为是治疗的副反应,但可能是对被杀死的微生物产生的逆向反应。这是用乙胺嗪治疗盘尾丝虫病期间产生的反应,包括强烈的瘙痒性皮疹,有时伴有发热、全身乏力、淋巴结肿大、关节痛、心动过速、低血压和嗜酸性粒细胞增多症[4]。患者眼内可出现大量微丝蚴,可导致失明。Mazzotti 反应可能今后不会再发生,因为目前应用伊维菌素和多西环素的治疗与类似的反应无关。治疗高水平微丝蚴(>2500/mL)感染的罗阿丝虫病患者可产生与乙胺嗪类似的逆向反应,因为大量的微丝蚴被快速分解,存在发生肾脏和 CNS 并发症(脑病)的高风险[10]。轻微的逆向反应会在低水平微丝蚴感染患者中发生,如卡拉巴肿、瘙痒和眼睛受累沉淀。应用抗组胺药和皮质类固醇治疗这些反应。

自从显性或亚临床机会性感染的 HIV 患者接受 ART 后发生 HIV-IRIS 被描述以来,已经有一些报道和研究表明,PRS 发生在具有各种感染且既往未进行免疫抑制的非 HIV 感染患者中。看似正常的宿主在抗结核治疗过程中出现的异常恶化或反应最常被报道。2002 年,对总计 122 次事件进行了回顾，其中 101 例(82.8%)与肺外结核(TB)相关[11]。CNS 出现临床症状的中位时间(63 天)长于其他部位出现症状的时间。据报道，25.4%的病例除最初出现的症状外，在解剖部位出现新病灶,95%的结核分枝杆菌分离株对一线药物敏感。逆向反应的治疗包括类固醇(39.3%)和外科手术干预(60.7%)。在一项纳入 104 例确诊的 TB 患者的队列研究中,15.4%的患者发生逆向反应恶化，危险因素包括肺外病变,基线淋巴细胞计数较低且在治疗期间激增[12]。结核淋巴结炎的逆向反应恶化似乎是最常见的表现，发生在 18%~25%经过治疗的正常宿主中(重复培养阴性)[13-15]。大多数病例发生在治疗早期(69%),31%发生在治疗晚期，中位时间为 12 个月[14]。据报道,9.8%主要为肺部受累的儿童发生抗结核治疗的逆向反应[16]。儿童中最常见的 PRS 是原有肺部病变恶化(75%),没有接种过卡介苗(BCG)的儿童年龄越小,其反应越严重[17]。

在接受抗结核治疗后，具有免疫力的患者的逆向反应发生率差异很大，这可能是由回顾性病例系列的报道偏倚、病例定义或不同人群之间的固有差异所致。在非洲的前瞻性研究中,253 例有或没有 HIV 感染的患者接受了肺结核或肺外结核治疗,1.2%(1/86)的非 HIV 感染者发生了逆向反应,13%(21/167)的 HIV 感染者发生了 IRIS[18]。同样，英国的一项包含 1817 例结核病患者的大型病例对照研究显示,3.8%(64/1692) 的非 HIV 感染者发生 PRS,14.4%(18/125) 的 HIV 感染者发生 IRIS[19]。在多变量分析中，出现逆向反应的风险是 HIV 感染的 5 倍、是结核淋巴结炎的 60 倍、是结核培养阳性的 6 倍以上,但糖尿病显著降低了 PRS 的发生风险。

关于 TB-PRS 的首次报道，见于 1974 年对非 HIV 结核瘤患者[20]和 1980 年对脑膜炎患者[21]进行的 CNS TB 治疗中，治疗后发现新发结核瘤和基底蛛网膜炎进展。据一项综述报道,156 例非 HIV 感染的结核性脑膜炎患者在抗结核治疗初步改善后发生 PRS[22]。多种不良事件被列为逆向反应，如原有结核瘤增大、出现新病灶和临床恶化伴逆向的脑脊液变化。以下是公认的脑膜炎并发症，可能不应该被认为是 PRS:脑积水、血管炎伴脑梗死、神经根脊髓炎、脊髓空洞症和脊髓炎。TB-PRS 的发病机制尚不清楚，但推测与接受抗结核治疗的患者对机体抗原的过度免疫反应相关，而非与不受控制的分枝杆菌复制有关[22]。

另一种分枝杆菌感染是由溃疡分枝杆菌引起的布鲁里溃疡病，主要见于中非的热带国家，在东南亚、澳大利亚、中美洲和南美洲较少见。在过去 10 年中，在接受 8 周标准治疗后具有免疫力的患者中发现了逆向反应。据报道,22%具有较大病灶(尤其是在躯干部位)的患者在治疗期间出现逆向型临床恶化，这与遗传易感性有关——SLC11A1 基因的多态性[23]。该基因以前被认为与布鲁里溃疡病的易感性增加相关。在另一项针对 151 例布鲁里溃疡病患者的大型研究中，逆向反应在开始治疗后的第 8 周达到峰值，在治愈之前,新溃疡或进行性溃疡非常常见，因此不应误认为治疗失败[24]。

惠普尔病是由惠普尔养障体引起的罕见病，应用抗生素可以有效治疗，但在治疗初步改善后偶尔会出现炎症复发或恶化，被解释为顽固性或复发性疾病。但是，在某些情况下,PCR 无法检测到细菌,类固醇(而不是重复抗生素治疗)对再发炎症有效。在包含 142 例患者的队列研究中,15 例(10.5%)经过治疗的患者发生了免疫重建或逆向反应[25]。PRS 的症状包括发热、胸膜炎、结节性红斑、炎性眼病、小肠穿孔和下丘脑紊乱。并发症程度从轻到重，有 2 例患者死亡，类固醇治疗对大多数患者有效。早期进行免疫抑制是逆向反应的危险因素，在较小的病例系列研究中也得出这个结果[26]。更深入地研究惠普尔病患者发生 PRS 的免疫病理发现，该反应是由非特异性激活的 CD4+ T 细胞介导的，不会被调节性 T 细胞所抵消，也不是由病原体特异性免疫反应的暴发所致[27]。

总体而言,各种感染的 PRS 机制可能与有效抗生素治疗后病原体诱导的免疫抑制逆转有关,随后宿主炎症反应转移或反弹引起病理改变。PRS 的清单如表 2.1 所示。

2.3　免疫抑制-IRIS

在使用免疫抑制剂的患者中,病原体(机会性感染)治疗通常包括停用或减量使用免疫抑制剂和使用抗菌药,随后免疫功能重建,由于宿主的病理作用使免疫反应增强(IRIS),可能会导致某些患者的症状恶化。免疫抑制-IRIS 有两种主要类型,包括器官移植受体和使用免疫抑制生物制剂的自身免疫性疾病患者。在中性粒细胞减少症恢复的患者和产后女性中,相似的反应类型也被描述[28],由于它们并不代表真正的免疫抑制-IRIS,故本章内容未涉及。

2.3.1　移植-IRIS

移植-IRIS 是一种逐渐被认可的疾病概念,与广泛的免疫抑制治疗相关的机会性感染、自身炎症性疾病和药物反应并发病毒再激活有关[29]。以下患者中的 IRIS 已被描述:感染性疾病,如隐球菌、结核、带状疱疹、单纯疱疹和巨细胞病毒等;

非感染性疾病,如结节病和危及生命的多器官功能障碍的药物超敏反应综合征[29]。

类似 HIV-IRIS,免疫抑制-IRIS 的发病机制没有被深入研究,尚不清楚两者的机制是否相似。已经进行过一些动物研究,但是使用免疫抑制剂的数量有限。在类固醇诱导的免疫抑制的兔结核模型中,停用地塞米松导致淋巴功能恢复,一些动物发展为多中心大干酪样肉芽肿[30]。IRIS 的发展和严重程度取决于免疫抑制时的抗原载量和随后的细菌复制。在隐球菌感染的淋巴细胞缺陷 RAG-1 小鼠模型中,发生感染 4 周后,纯化的 CD4+ 细胞被过继转移到小鼠中[31]。CD4+ 细胞的重建足以诱导类似于临床 IRIS 的严重炎症性疾病。多器官功能障碍和炎症与不同的促炎细胞因子、IFN-γ、白介素(IL)-6 和肿瘤坏死因子-α (TNF-α)的释放有关。然而,IFN-γ-介导作用不是诱导 IRIS 所必需的。然而,此模型可能更适用于 HIV 相关的 IRIS,而非免疫抑制-IRIS。

移植受体的免疫抑制剂主要靶向 Th1 和 Th17 细胞(同种异体移植物排斥的主要介质),而调节性 T 细胞(Tregs)和 Th2 细胞(主要分泌抗炎细胞因子 IL-4 和 IL-10)促进移植耐受[32,33]。皮质类固醇减少 Th1 和 Th17 细胞,并最低限度地增

表 2.1　逆向反应综合征(PRS):与免疫抑制无关

病原体	反应类型	特征	治疗
梅毒螺旋体(梅毒)	赫氏反应	发热、皮疹加重、增多	类固醇
麻风杆菌(疏螺旋体、伤寒等罕见)	1 型迟发超敏反应	CNS、红斑增加、皮疹、神经炎	类固醇、氯法齐明
多种杆菌	2 型免疫复合物反应	麻风结节性红斑	类固醇、沙利度胺
杜氏利什曼原虫	黑热病后皮肤利什曼病(PKDL)	慢性皮疹、丘疹或结节	抗利什曼原虫治疗
盘尾丝虫(治疗内脏利氏曼病后)(乙胺嗪治疗盘尾丝虫病后)	Mazzotti 反应	瘙痒性皮疹、发热、淋巴腺炎	类固醇
结核分枝杆菌	TB-PRS	淋巴腺炎增加、病灶增加	类固醇
溃疡分枝杆菌	布鲁里溃疡病-PRS	新溃疡或进行性溃疡	持续治疗
惠普尔养障体	惠普尔-PRS	发热、胸膜炎、结节性红斑和其他	类固醇

加 Th2 和 Treg 细胞[34,35]。钙调神经磷酸酶抑制剂可有效抑制 Th1 和 Th17 细胞及其功能(他克莫司比环孢素更有活性),并增强 Th2 细胞[36]。霉酚酸酯和西罗莫司均能抑制 Th1、Th17 和 Th2 细胞,但后者能促进 Treg[36]。一般而言,免疫抑制-IRIS 与抗炎状态(免疫抑制中止或减少)在行抗菌药物治疗后逆转为促炎反应有关,并且可能与病原体诱导的免疫抑制的逆转有关[37]。

隐球菌病是移植-IRIS 中最常见的机会性感染,部分归因于其自身的免疫抑制作用,可以通过抗真菌治疗和细胞壁有效的促有丝分裂活性逆转[37,38]。在患有隐球菌病的实体器官移植受体中,5%~14%的患者可能会在接受抗真菌治疗后发展为 IRIS,在更强的免疫抑制(联合使用他克莫司、霉酚酸酯和泼尼松)和播散性疾病患者中更为普遍[36]。一项研究显示,在 89 例患有隐球菌病的实体器官移植受体中,有 13 例(14%)发展为 IRIS,主要风险因素是停用钙调神经磷酸酶抑制剂(风险增加 5 倍)和中枢神经系统感染[39]。IRIS 最常见于启动抗真菌治疗后 4~6 周,但可能晚至 9 个月后发生[36]。IRIS 的表现可能包括:淋巴结炎、蜂窝织炎、无菌性脑膜炎、脑部病变恶化、脑积水、脊髓蛛网膜炎和肺结节。隐球菌病-IRIS 的最适合疗法尚不清楚;与未发生 IRIS 的患者相比,合并 IRIS 患者的 90 天死亡率没有增加[36]。其他与移植-IRIS 相关的侵袭性真菌病较少被报道,包括曲霉菌病(与中性粒细胞减少和干细胞移植有关)、念珠菌病、组织胞浆菌病和其他罕见的真菌感染[36]。

器官移植受体并发结核病的风险比一般人群高 36~74 倍,发病率为 1.2%~6.4%,在高风险地区,发病率高达 15%[40]。Th1 细胞和产生 IFN-γ 的细胞具有对结核病的抗性,而 Th2 细胞抑制对移植体的免疫反应[41]。与隐球菌相似,结核分枝杆菌可通过诱导 Th2 细胞和 Treg 细胞削弱免疫反应[42],抗结核治疗可能会逆转免疫抑制并导致严重的炎症反应。这被认为是正常宿主在结核病治疗期间 PRS 发生的机制,也可能在免疫抑制或 HIV 相关的 TB-IRIS 中发挥作用。在一项研究中,对连续 64 例患结核病的器官移植受体随访了 12 个月,其中 14%发展为 IRIS,中位数为抗结核治疗开始后 47 天[43]。但是,数据不足以确定移植 TB-IRIS 的发病率是否明显高于被报道的正常受试者的 TB-PRS 发病率。移植 TB-IRIS 的临床表现与 TB-PRS 类似,例如,在没有发生耐药或无法抑制分枝杆菌生长的情况下,新发或恶化的胸膜积液、肺部病变恶化、不明原因的发热、新发的心包积液、新发的淋巴结炎、恶化或新发的脑结核瘤和脑积水[43]。IRIS 的风险与肝移植、巨细胞病毒感染和利福平的使用有关。

尽管在移植受体中,疱疹病毒和由这些病原体引起的疾病重新激活概率很高,但病毒相关的 IRIS 很少被报道。巨细胞病毒(CMV)是导致移植受体发病和死亡的重要原因,且伴有器官广泛受累,但只有少数 CMV-IRIS 病例被报道。移植受体中的 CMV-IRIS 被认为是由 Th17 细胞大量消耗和抗-CMV CD4+ T 细胞弱应答所致,但 Tregs 细胞无损伤[44]。移植受体中的 CMV-IRIS 主要表现为脉络膜视网膜炎恶化,但在这些患者中是罕见的,与 AIDS 患者不同,CMV 疾病是其最常见的临床表现之一。据报道,在 18 例患有 CMV 视网膜炎的 HIV 阴性免疫抑制患者中 (10 例移植受体),IRIS 的发病率为 13%[45]。BK 病毒(一种多瘤病毒)偶尔会在肾移植患者中引起肾病,减少免疫抑制药物后肾功能恶化可归因于 IRIS[46]。异体移植物活检显示大量淋巴细胞浸润,伴随特异性抗体和 T 细胞的出现。

移植-IRIS 的最佳治疗方法尚未明确,但包括皮质类固醇、非甾体抗炎药、静脉注射 IgG 和手术(玻璃体切割术)[36]。在治疗机会性感染时,应避免完全停用免疫抑制剂,逐渐减量可能会降低发生 IRIS 的风险。

2.3.2　生物治疗–IRIS

自 20 世纪 90 年代后期以来,治疗自身免疫性疾病、癌症和特发性炎症的生物制剂大量出现,彻底改变了这些领域的治疗方案。但是,应用这些生物制剂治疗带来了发生机会性感染的风险,随后停用药物可能会导致严重的 IRIS。临床使用的主要生物制剂是人源化单克隆抗体或小分子激酶抑制剂,通过以下 3 种方式产生作用:干扰细胞因子的功能或产生,抑制 T 细胞激活所需的"第二信号",以及耗竭 B 细胞[47]。

那他珠单抗是人源化单克隆 IgG4k 抗体,可与淋巴细胞表达的 α4/β1 异二聚体整联蛋白 α4 亚基结合,并可能通过阻止淋巴细胞从血流中迁移并穿过血脑屏障而发挥作用[48]。它还会影响 T 细胞受体的功能[49],并用于治疗多发性硬化症(MS)和克罗恩病。那他珠单抗治疗 MS 的主要并发症之一是由约翰·坎宁安多瘤病毒(JCV)重新激活引起的进行性多灶性白质脑病(PML)。一旦诊断为 PML,该药将被停用或通过血浆交换(PLEX)或免疫吸附(IA)移除,因为它最多可以保持 3 个月活性[50]。在停用那他珠单抗后,40 例病例中的 23 例被报道为 PML-IRIS,表现为恶化的神经功能缺损和神经影像学上的炎症改变;在停用那他珠单抗前,42 例中有 17 例发现 PML 病灶的对比增强[51]。在这篇报道中,皮质类固醇治疗与更好的结局有关。最近的综述表明,停用那他珠单抗后,几乎所有 PML 患者都会发展为 IRIS[52]。由于其他原因停用该生物制剂后,也可能发生亚临床 PML。从人体内移除那他珠单抗,淋巴细胞返回大脑和免疫力恢复后,PML-IRIS 很快发生。JCV 特异性 CD4+ T 细胞在消除病毒方面发挥重要作用,但也会造成大量炎症,通常导致 PML-IRIS 患者的致命性结局[53]。组织学上,PML 通常以没有炎症反应和白质病变为特征。然而,PML-IRIS 的特征在于明显的炎症,伴有 CD8+ T 细胞、巨噬细胞和浆细胞增加,无或少量病毒感染的细胞,以及有限的 CD4+细胞[54]。皮质类固醇与那他珠单抗所致 PML-IRIS 的最佳反应有关,高剂量持续治疗 3~5 天后逐渐减量使用 6~8 周[52]。

TNF-α 抑制剂用于治疗几种自身免疫性和炎性疾病,如类风湿关节炎(RA)、银屑病和银屑病关节炎、脊椎关节病和炎性肠病。TNF-α 是 Th1 淋巴细胞产生的关键促炎细胞因子,在免疫细胞聚集、巨噬细胞活化和肉芽肿形成中起重要作用[55]。诱导 Th1 细胞以维持肉芽肿来隔离分枝杆菌和控制感染是必要的[55,56]。目前有 5 种 TNF-α 抑制剂被用于治疗,使用这些药物(例如,阿达木单抗、英夫利昔单抗和依那西普)治疗与结核病的再激活有关[52]。最近,有多篇报道指出,在开始抗结核治疗和停用 TNF-α 抑制剂后,TB-IRIS 导致结核病发生临床恶化[57-62]。逆向恶化可能在初步改善后的 5~20 周发生,伴有发热、全身乏力、巨大的淋巴结肿大和新发肺浸润[52]。停用 TNF-α 抑制剂英夫利昔单抗 (每 8 周给药一次)后发生 IRIS 的时间比停用阿达木单抗和依那西普后发生 IRIS 的时间更长,后者清除更快且给药更频繁[60,61]。治疗 TB-IRIS 通常需要启动类固醇来控制炎症反应,继续抗结核治疗并恢复较低剂量的抗-TNF 治疗可能会有所帮助。

停用 TNF-α 抑制剂治疗侵袭性真菌感染后,有报道称出现了逆向反应。在 19 例组织胞浆菌病患者中,有 8 例(42%)在停用 TNF-α 抑制剂后,出现临床恶化并发生 IRIS[63]。这些患者通常表现为重症肺炎,在抗真菌治疗初期改善,而后又恶化,甚至在最后一次使用抗-TNF 抑制剂并持续使用抗真菌药 10 周后恶化。与器官移植免疫抑制相比,隐球菌病似乎是 TNF-α 抑制剂的少见并发症,隐球菌-IRIS 很少被报道,类风湿关节炎患者停用阿达木单抗后,肺浸润恶化[64]。

利妥昔单抗是嵌合型 IgG1 单克隆抗体,可通过靶向 B 细胞上的 CD20 耗竭 B 细胞[47],可用于治疗淋巴组织增生性疾病、MS、免疫性血小板减少性紫癜(ITP)和几种风湿性疾病。也有证据表明,其损害了 Th17 细胞应答并增加对 T 细胞相关感染的敏感性[65]。到 2008 年,76 例使用利妥昔单抗的 PML 已被报道,但罕有关于 IRIS 的报道[52]。应用含利妥昔单抗的疗法完成淋巴瘤治疗后,有关于 TB-IRIS 的报道[66]。

阿仑单抗是一种 IgG1 单克隆抗体,可通过靶向 B 细胞和 T 细胞上表达的 CD5 耗竭这些细胞,可用于治疗慢性 B 细胞白血病和 MS(加拿大和欧洲)。机会性感染包括 PML 和隐球菌病,但很少有关于感染-IRIS(隐球菌病)的报道[67]。由于不明原因,这种生物制剂通常与自身免疫-IRIS 相关。在 MS 治疗的临床试验中,阿仑单抗增加了抗体介导的自身免疫性疾病的发病率,高达 20%,最常见的是格雷夫斯病[52]。其他非感染性 IRIS 包括 ITP、结节病和肾小球病。

尽管停用了致病药物,IRIS 患者仍可出现药物诱发的超敏反应综合征,伴有高热、严重皮疹、频繁复发及严重的器官衰竭[68]。表 2.2 总结了器官移植和使用生物制剂进行免疫抑制后出现的 IRIS。相反,近期的小样本观察性研究显示,用于重新激活针对多种癌症的抗肿瘤细胞活性的免疫抑制剂,如派姆单抗或纳武单抗,对治疗 PML 有益[69,70]。这些药物似乎通过阻断程序性细胞死亡蛋白-1(PD-1)来增加 JC 病毒特异性 CD8+ T 细胞。

2.4 HIV-IRIS

CD4+ T 细胞的耗竭是导致 AIDS 患者严重免疫缺陷和易患各种机会性感染的主要因素。然而,自从高效 ART 出现以来,CD4 细胞计数的增加和 HIV 病毒载量的下降与一些患者机会性感染的逆向恶化有关(在原始位点或新位点),或与启动 ART 后不久,隐匿性亚临床感染的发生相关。在启动 ART 的人群中,IRIS 的发病率为 10%~23%;在已有机会性感染患者中,发病率为 8%~43%[71]。然而,仍然没有有效的病例定义或被普遍

表 2.2 免疫抑制-IRIS

移植-IRIS
  感染:隐球菌病(最常见的 IRIS)、结核、带状疱疹、
    单纯疱疹、巨细胞病毒、BK 病毒等
  自身炎症:结节病、甲状腺炎、格雷夫斯病
  严重的药物超敏反应
生物治疗-IRIS
  那他珠单抗——损害 T 细胞功能;最常与 PML-
    IRIS 有关
  TNF-α 抑制剂(英夫利昔单抗、阿达木单抗、依那
    西普)——最常与 TB-IRIS 有关,罕见与 CM-
    IRIS 有关利妥昔单抗,耗竭 B 细胞——罕见与
    PML-IRIS 和 TB-IRIS 相关
  阿仑单抗——耗竭 B 淋巴细胞和 T 淋巴细胞,罕
    见与 IRIS(CM、PML)相关,最常见与自身免疫-
    IRIS(格雷夫斯病、ITP、结节病)相关

CM,隐球菌性脑膜炎;PML,进行性多灶性白质脑病;TB,结核病。

接受的标准。French 等[2]于 2000 年制订的诊断标准基于 2 个主要标准和 3 个次要标准,包括在对 ART 出现治疗应答的同时(病毒载量下降 1log 以上),出现机会性感染或肿瘤的非典型恶化,或满足 2 个次要标准(CD4 细胞计数增加、症状缓解或病原体特异性免疫反应)。AIDS 临床试验小组采用了 Shelbourne 等于 2002 年提出的定义[72],其中包括启动 ART 后感染或炎症症状出现新的恶化;新发获得性感染、既往感染预期病程或药物不良反应无法解释的症状;病毒载量下降超过 $1log_{10}$ 拷贝/毫升。然而,在比较两种病例定义,并评估了南非一项包含接受 ART 的 495 例成年患者的前瞻性队列研究的专家意见后,Haddow 等[71]提出了适用于逆向型和暴露型 IRIS 的修订定义。为使定义更加翔实,国际 HIV 研究网络提出了其对 HIV TB-IRIS 做出的定义[73]。

2.4.1 HIV-IRIS 的发病机制

HIV-IRIS 的发病机制尚未完全明确,关于这些机制还没有形成一致的意见。此外,目前尚不

清楚 HIV 感染相关的 IRIS 机制是否与免疫抑制-IRIS 类似。一般而言,IRIS 的特征是对死亡或潜在的生物体的强烈炎症反应,有时是对自身抗原增强但失调的免疫应答,与组织破坏和临床疾病有关。有观点认为,IRIS 是由对共同感染的机会性病原体特异的 CD4+ T 细胞群不断扩增失调引起的。但是,其他学者不认可该观点,并提出无论病原体是什么,其机制都是共享的。通过回顾动物模型、临床经验和人体免疫反应的研究,可以了解 HIV-IRIS 的发病机制。

在多项临床研究中,已确定 HIV-IRIS 的危险因素,CD4+ T 细胞计数严重耗竭与 IRIS 的发展密切相关,淋巴细胞减少症患者(CD4 细胞计数<50 个/毫升)风险最高[74-77]。在开始 ART 时发生机会性感染将显著增加 IRIS 的发生风险[75,76]。尽管 HIV-IRIS 与多种病原体和肿瘤有关,但最常见的报道为 CMV 视网膜炎(37.7%)、隐球菌性脑膜炎(19.5%)、结核病(15.7%)和 PML(16.7%)[77]。

T 细胞耗竭的小鼠模型已被用于研究与卡氏肺孢子菌、鸟分枝杆菌和新生隐球菌有关的 IRIS 的机制[31,78,79]。CD4+ T 细胞的重建足以驱动 IRIS 的炎症反应。多器官炎症与全身促炎性细胞因子、IFN-γ、IL-6 和 TNF-α 的释放相关[31]。IRIS 的发展需要 T 细胞识别抗原和抗原驱动的 CD4+ T 细胞应答[31,79]。但是疾病与 T 细胞的扩增和功能受损而非增强有关,并且不依赖于淋巴细胞减少症诱导的 T 细胞增殖[79]。在鸟分枝杆菌感染的 T 细胞耗竭小鼠中,CD4+ T 细胞重建时发生了致命的炎症性疾病,但 IL-6 的中和作用延长了生存期并减轻了消耗性疾病;消耗性疾病发作后,IL-6 和 IFN-γ 的联合阻断进一步减轻了 IRIS[80],证实了 IL-6 和 IFN-γ 在 IRIS 发病机制中的作用。

针对 HIV-IRIS 的人体研究也支持动物实验的结果。在对刚开始启动 ART 的 TB/HIV 感染者进行的前瞻性研究中,在发生 IRIS 之前的 4 周,CD4+ T 细胞激活,TB 特异性多功能 T 细胞应答迅速扩增,炎症细胞因子和趋化因子增加(IL-6、

TNF-α、IFN-γ 诱导蛋白和 IL-7)[81,82]。在一项针对 TB 脑膜炎 HIV-IRIS 的研究中,中性粒细胞及其介质也与 IRIS 中枢神经系统炎症密切相关,基线 TB 抗原载量高更能预测逆向反应[83]。其他研究也将颗粒胞吐途径与 TB-IRIS 病理生理学联系起来[84]。HIV 相关的 TB-IRIS 的特征是 Toll 样受体信号转导和炎性小体 TREM-1 激活[85]。最近的研究证实,TB-脑膜炎-IRIS 的特征是中性粒细胞和炎性小体介导的炎症反应,与大脑高度隔离;在抗 TB 治疗和 IRIS 之前检测到早期中性粒细胞激活,可用于预测有 CNS TB-IRIS 风险的患者[86]。在隐球菌性脑膜炎患者中,进行 ART 前,血浆 IL-5 和 IL-7 水平高与 IRIS 风险增加相关,可能提示 Th2 细胞环境在隐球菌清除受损和 T 细胞通路功能障碍方面的作用[87]。最新数据指出,MAC-IRIS 患者的多功能 MAC 特异性 T 淋巴细胞 CD4+ 的扩增、单核细胞反应的恢复和细胞因子的大量生成彻底破坏了调节和抑制机制[88]。

根据动物实验和人体研究的累积证据,美国国立卫生研究院(NIH)的研究者提出了 HIV 和免疫抑制-IRIS 的共同机制:IRIS 是病原体感染宿主中各种形式的免疫抑制逆转后,先天免疫系统对 T 细胞的免疫抑制过度反应的产物[89]。这种机制可以解释 IRIS 的多种表现形式。

2.5　HIV-IRIS 的临床类型

HIV-IRIS 的临床亚型主要根据机会性病原体来分类,见表 2.3,但有时会根据累及的具体器官进行分类,如神经系统或 CNS-IRIS。

2.5.1　HIV TB-IRIS

与 HIV 相关的 TB-IRIS 最常出现在 TB 合并 HIV-1 感染病例最多的地区——非洲,占 HIV-TB 共感染病例总数的 78%[90]。据估计,2013 年有 900 万例活动性 TB 病例,其中有 110 万例(占 13%)合并 HIV 感染[91]。与未感染 HIV 者相比,HIV 感染者发生活动性 TB 的风险增加了 26~31

倍；即使控制 CD4+ T 细胞计数，进展仍较快，存活率较低[92]。活动性 TB 本身具有免疫抑制作用，并可在没有 HIV 或免疫抑制时，引起淋巴细胞减少症。HIV 感染并耗竭 CD4+ T 细胞，包括结核分枝杆菌特异性 CD4+ T 细胞，导致对两种病原体具有重要控制作用的细胞因子（TNF-α、IFN-γ 等）减少。亚洲的一项研究表明，HIV 相关的 TB-IRIS 与免疫相关基因的多态性有关，但在不同种族之间并不常见[93]。

最近的一项对 40 项研究的综述及荟萃分析显示，在 HIV 相关 TB 患者中，IRIS 的发病率约为 18%，TB-IRIS 的可归因死亡率约为 2%[94]。然而，TB 脑膜炎患者发生 IRIS 的风险更高（31%~47%），在发展为 IRIS 后，死亡率高达 30%[90,95]。然而，一项针对 806 例 HIV-TB 共感染患者的前瞻性研究报道，CNS TB-IRIS 并不常见（6.6%）[96]。除了低 CD4+ T 细胞计数（<50 个/微升）

外，随机对照研究表明，TB-IRIS 的一个危险因素与开始抗结核治疗后不久启动的 ART 有关[96-98]。然而，对于 CD4+ T 细胞计数非常低（<50 个/微升）的受试者，开始早期 ART 在降低死亡率和机会性感染方面的益处大于发生 TB-IRIS 的风险[89]。然而，对于结核性脑膜炎患者，立即进行 ART 并不能改善死亡率，且与 4 级以上不良事件的发生有关[99]。因此，对于 HIV 相关结核性脑膜炎患者，应在开始抗结核治疗后，延迟至少 2 周或更长时间再进行 ART。对于 CD4+ T 细胞计数>100 个/微升的患者，可在 2~12 周后开始接受 ART 治疗。HIV 病毒载量高、肺外和播散性结核病（可能与细菌高负荷有关）是 TB-IRIS 的其他危险因素[90,99]。HIV 相关 TB-IRIS 的表现类似于没有基础疾病或免疫抑制的患者中 TB-PRS 的临床表现。例如，反复发作、持续发热、淋巴结炎加重或化脓性淋巴结炎、肺部病变或胸腔积液恶化，颅内病变

表 2.3　HIV-IRIS 亚型

病原体	术语	特征
结核分枝杆菌	TB-IRIS（≈18%）	主要是逆向恶化的腺炎、↑病变、CNS 症状等
新生隐球菌	CM-IRIS（13%~20%）	恶化的脑膜炎，腺炎，CNS 肿块，肺、眼、皮肤病变等
	20% 暴露型 CM	
JC 病毒	PML-IRIS（≈30%）	↑病变、增强 MRI，↑结局
巨细胞病毒	CMV-IRIS（高达 70%）	>60%揭露，↑视网膜炎，葡萄膜炎
人类疱疹病毒-8	KS-IRIS（≈14%）	↑病变、溃疡、水肿、内脏
	非洲风险更大	
MAC	MAC-IRIS（暴露型或逆向型反应）	↑腺炎、脓肿，累及器官
PJP	PJP-IRIS（4%~5%）	浸润逆向恶化
卡介苗	BCG-IRIS（≈8%）	坏死性淋巴结炎
水痘带状疱疹病毒	VZV-IRIS（常见暴露型）	皮节、多皮节，罕见脊髓炎
爱波斯坦-巴尔病毒	淋巴瘤-IRIS	暴露与↑淋巴结、发热
HBV/HCV	HBV 或 HCV-IRIS	更严重的 HBV、肝炎暴发、↑ALT
HSV、MCV、HPV	黏膜皮肤-IRIS	常见的暴露：溃疡、疣等
HIV	HIV-神经-IRIS（罕见）	恶化的认知能力、局部症状、T 细胞脑炎
	暴露数月至数年	
药物	超敏反应	皮疹、发热，可能有嗜酸性粒细胞增多症

HBV，乙型肝炎病毒；HCV，丙型肝炎病毒；HSV，单纯疱疹病毒；MAC，鸟分枝杆菌复合体；HPV，人乳头状瘤病毒；MCV，传染性软疣病毒；NHL，非霍奇金淋巴瘤；PJP，卡氏肺孢子菌肺炎；↑，升高。

和并发症增加。在大多数情况下,TB-IRIS 发生在确诊为 TB 的患者中,治疗后最初改善,开始 ART 后 2 周出现症状暴发。不太常见的是在先前未经诊断和治疗的 TB 患者中发生揭露型 TB-IRIS,在启动 ART 后表现为活动性结核分枝杆菌感染具有明显的炎症特征[73]。为诊断 TB-IRIS,排除耐药结核分枝杆菌,存在其他机会性感染、药物依从性差和药物不良反应的情况是很重要的。尽管大多数研究和病例报道都涉及成年人,但 HIV-TB-IRIS 在儿童中也有相关报道。在对 303 例 TB-IRIS 儿童的回顾性研究中,大多数病例(270/303,89%)表现为揭露型 TB-IRIS[100]。

在最近开展的一项包含 240 例受试者的 RCT 中,与安慰剂组相比,活动性结核合并 HIV 感染的患者在启动 ART 治疗后的前 4 周内使用泼尼松,可降低 IRIS 的发生风险,且不会增加重症感染的发生风险[101]。TB-IRIS 的绝对风险降低了 14.2%,相对风险降低了 30%,主要是淋巴结受累或脓肿形成,以及 X 线片上出现新发或恶化的特征。在安慰剂组中,使用开放标签的泼尼松治疗 IRIS 的比例为 28.3%,在治疗组中为 13.3%[101]。因为>70%的未经治疗的患者不需要接受 IRIS 治疗,所以这项试验没有为预防性使用泼尼松提供强有力的论据。

2.5.2 HIV 相关的隐球菌-IRIS

隐球菌性脑膜炎(CM)在世界范围内的晚期 AIDS 患者中很常见,大多数感染患者的 CD4+ T 细胞计数<100 个/微升。CM 是撒哈拉以南非洲地区感染 HIV 的成年人发生脑膜炎的最常见原因,占 AIDS 相关死亡的 20%~25%[102]。在一项包含来自非洲和亚洲的 501 例 HIV-CM 患者的前瞻性观察研究中,13%的病例发展为 CM-IRIS,与脑脊液(CSF)真菌载量高有关,而与 ART 的启动时间无关[103]。此前非洲的一项单中心小型前瞻性随机研究报道指出,与延迟启动 ART(单独使用氟康唑 10 周后)相比,早期启动 ART(在确诊 CM

后 72 小时内)后患者的死亡率更高[104]。早期死亡率增加的原因尚不清楚,但推测是继发于 CM-IRIS。来自乌干达和南非的一项关于 HIV 相关 CM 的更大型的研究(177 例参与者)证实了该观察结果。早期启动 ART(确诊 CM 后 1~2 周)后患者的死亡率为 45%,而延迟启动 ART(应用两性霉素 B 和氟康唑治疗 5 周后)后患者的死亡率为 30%(P=0.03)[105]。脑脊液白细胞少见(<5 个/毫升),与早期启动 ART 后患者的过高死亡率密切相关。接受早期启动 ART 患者的 CM-IRIS 发病率(20%)高于接受延迟 ART 患者的发病率(13%),但差异没有统计学意义,可能是由于检验效率不足。然而,尚不清楚早期 ART 组的超额死亡是由 CM 后遗症直接引起的,还是归因于 IRIS。

多数逆向型 CM 病例发生在 ART 开始后的 1~2 个月,与诊断为脑膜炎时的基线水平相比,无菌性脑膜炎恶化,脑脊液炎症变化增加;其他表现包括隐球菌瘤、淋巴结炎、肺炎、皮肤、软组织、骨骼和关节病变,以及脉络膜视网膜炎等[105]。在撒哈拉以南非洲地区,20%~33%的 CM 病例在启动 ART 后的前 2 个月内,发生暴露型 CM-IRIS[106]。这些因 ART 启动而出现 CM 的病例可能源于早期亚临床真菌感染,因为进行隐球菌抗原的血液筛查可以高效地识别出开展 ART 时存在 CM 发生风险的患者[107]。尽管在启动 ART 之前和之后发生感染的患者中,急性 CM 的死亡率相似,但接受 ART 患者的 1 年生存率显著更高[108]。在 HIV 患者中,CM-IRIS 公认的危险因素包括脑脊液中真菌高负荷,无脑脊液炎症,CD4 细胞计数极低且启动 ART 后恢复不良;对隐球菌抗原的低抗体反应似乎也是 CM-IRIS 的预测因子[109]。

HIV 相关的 PML-IRIS

在高效 ART 出现之前,AIDS 患者通常在诊断后 6 个月内发生普遍致命的 PML。在 AIDS 并发症发生之前,早期启动 ART 可大幅降低 PML 的发生率。近 1/3 的 PML 患者在启动 ART 后发展为 IRIS,PML-IRIS 患者的生存率似乎比没有发生 IRIS 的患者高[110]。在 ART 治疗中,发生 PML-IRIS 患者的基线 CD4+ T 细胞计数更低,HIV-RNA 水平下降幅度更大。30.5% 的 PML-IRIS 患者行 MRI 显示钆增强,在没有 IRIS 的 PML 患者中,该比例为 2.5%。这种炎症反应之前被认为与脑损伤中的 CD8+ T 细胞和 JCV 感染的控制有关[111]。

2.5.3 无机会性感染的 HIV CNS-IRIS

在存在 CNS 机会性感染并启动 ART 的 AIDS 患者中,影响大脑的 IRIS 常见,通常在启动 HIV 治疗后数周至数月发生。急性暴发形式是靶向机会性微生物制剂的免疫反应增强的结果,使大脑遭受附带损害。尽管充分控制大脑中 HIV 的复制,一些患者仍会出现慢性 T 细胞脑炎,似乎是由 HIV-Tat 蛋白的持续产生所驱动的[112]。这种罕见疾病的潜伏期从 1 个月至 2 年以上不等,同时 CD4+ T 细胞计数增加[113,114]。患者可表现为慢性或亚急性脑病/脑炎、脱髓鞘病变、头痛、语言或听力受损、无力、定向障碍和共济失调[115]。脑活检病理显示,在实质和血管周围区域有强烈的 CD8+淋巴细胞浸润,反应性星形细胞增多和小胶质细胞活化;并且部分患者可能表现为轴突损伤和髓磷脂丢失[113]。在极少数情况下,患者在启动 ART 后的 3 个月内出现急性严重神经系统损害,免疫系统快速恢复并对皮质类固醇有反应;在启动 ART 后 10 年,在对皮质类固醇的反应后会出现复发性神经系统并发症,并通过脑活检证实为 CD8+ T 细胞脑炎[115]。

2.5.4 HIV CMV-IRIS

CMV 疾病,尤其是视网膜炎,曾经是 AIDS 的常见并发症,但最近使用 ART 进行早期治疗使其已成为罕见的并发症。在 2003—2012 年的单中心研究中,对 116 例 ART 开始时或随后的 6 个月内出现 HIV 相关 CMV 视网膜炎患者进行了回顾性分析[116]。在纳入分析的 75 例患者中,55 例(73.3%)出现了 CMV-IRIS,其中 35 例在启动

ART 后(暴露型 CMV-IRIS 发生),20 例发生视网膜炎逆向临床恶化(逆向型 CMV-IRIS)。大多数病例在启动 ART 的 3 个月内出现 CMV-IRIS,伴有视网膜炎导致视力恶化的临床证据。6 例 CMV-IRIS 患者后来发展为免疫恢复性葡萄膜炎。在这项研究中,使用类固醇被认为是禁忌证,因其可以激活 CMV 感染。

HIV 卡波西肉瘤-IRIS

卡波西肉瘤(KS)是由人类疱疹病毒 8 型或卡波西肉瘤疱疹病毒(KSHV)引起的,与原发性淋巴瘤积液和多中心的卡斯尔曼病有关[117-119]。与其他 AIDS 定义性疾病一样,在过去的 10~15 年中,KS 的发病率显著下降,与 HIV 感染的早期治疗直接相关。2013 年,针对 HIV 感染患者(n=66 369)的大型队列分析表明,在启动 ART 的前 3 个月内,每 1000 人年增加 1.6 例 KS 病例,提示 IRIS 可能导致治疗过程中出现 KS 的风险[120]。在同一时期的另一项研究中,对针对撒哈拉以南非洲地区接受初治 ART 的合并 KS 的 HIV 感染者的 3 项前瞻性队列研究,以及英国 1 项针对 KS-IRIS 发病率的研究进行了汇总分析[121]。417 例患者中有 58 例(13.9%)出现 KS-IRIS,非洲队列的发病率比欧洲高出 2.5 倍(P=0.01)。此外,非洲 KS 患者的死亡率比欧洲高出 3.3 倍。这种差异与非洲的 KS 分期和化疗可获得性较低相关。KS 晚期、血浆 HIV1 RNA 载量高,以及在基线时可检测到血浆 KSHV DNA 是 IRIS 的预测因子。最近的一项研究还报道了,使用皮质类固醇(用于治疗肺孢子菌肺炎)会增加 KS-IRIS 的发生风险(37%)和 KS 相关死亡率[122]。

最近,NIH 的研究人员发现并定义了一种新的综合征,称为 KSHV-炎性细胞因子综合征(KICS),其具有 IRIS 的某些特征,但未被归为 KS-IRIS[123]。报道中描述的 10 例患者都感染了 HIV,有 8 例接受 ART,其中 5 例的 HIV 病毒载量<50 拷贝/毫升。所有患者均出现多种症状,包括胃肠道紊乱、水肿、呼吸系统症状和积液,伴有

C-反应蛋白、Il-6 和 IL-10 水平升高的迹象。报道的死亡率很高,有 6 例患者死亡,中位生存时间为 13.6 个月。实验室检查异常包括贫血、低白蛋白血症和血小板减少症,血浆中 KSHV 病毒载量高(>1000 拷贝/毫升),影像学证据包括淋巴结肿大、脾大和肝大。目前尚不清楚 KICS 是否为 KS-IRIS 的严重形式,因为某些患者没有进行 ART,但可能存在一些重叠 (与 NIH 的 Robert Yoachoan 的个人沟通)。

混杂的 HIV-IRIS

除 KS 外,多种感染合并 HIV/AIDS 和恶性肿瘤可以表现为 IRIS(表 2.3)。美国的一项大型前瞻性队列研究纳入了 2610 例在 1996—2007 年启动 ART 的 HIV 感染者,在开始治疗后的 7~180 天内对这些患者进行了 IRIS 评估[124]。10.6%的患者发生 IRIS,口腔黏膜(包括食管和阴道)念珠菌病是最常见的表现。已存在的机会性感染的逆向恶化没有被评估,只有启动 ART 1 周后新出现的黏膜念珠菌病被列为 IRIS,可能与免疫恢复前的 HIV 免疫抑制有关。此外,将阴道念珠菌病归为 IRIS 是存疑的,因为这种情况在正常宿主中经常发生,可能是启动 ART 后偶然发生的。在该研究中,其他 IRIS 的诊断包括 CMV、鸟分枝杆菌复合体(MAC)、肺孢子菌肺炎、水痘带状疱疹、KS、非霍奇金淋巴瘤(NHL)和 1 例 TB-IRIS。南非的一项较小型的前瞻性研究纳入了 498 例成年患者,启动 ART 后,22.9%的患者发生 IRIS(36%为矛盾型,64%为暴露型),皮肤黏膜疾病占 IRIS 的 68%,主要包括毛囊炎、疣、生殖器溃疡、带状疱疹;结核病占 IRIS 的 25%[125]。仅有 4%的病例发生了与 IRIS 相关的肺孢子菌肺炎[126],播散性 MAC 罕见。MAC-IRIS 最常见的表现为淋巴结炎(外周、腹部或胸部)、脓肿、肺受累,其病程和结局不同[127]。脑弓形虫病很少被报道表现为 HIV-IRIS。

大多数 AIDS 的癌症风险(KS 和 NHL)是由启动 ART 前的免疫缺陷引起的,然而,在治疗的

前 3 个月内癌症风险增加,比值比为 2.31,置信区间为 1.33~4.0[128]。在 HIV 感染者中,NHL 的发病率在启动 ART 的前 6 个月内最高,尤其是 CD4 计数低的患者。在开始 ART 的几周内发生淋巴瘤被认为是"淋巴瘤-IRIS"。在一项研究中,482 例伴 NHL 的 HIV 感染者中,有 12%的患者被诊断为淋巴瘤-IRIS[129]。

据报道,由单纯疱疹病毒(HSV)2 型引起的生殖器溃疡疾病(GUD)在启动 ART 的前 1~3 个月内增加,尤其是在 CD4 +计数非常低的女性患者中,被认为是 IRIS 的一种形式。在一项针对 3381 例 HIV/HSV-2 共感染个体的研究中,GUD 的发病率从启动 ART 前的 15.0 次发作/100 人年增加到启动 ART 后的前 3 个月内的 26.9 次发作/100 人年(P=0.03)[130]。

HIV 与 HBV 和 HCV 的合并感染很常见,这些病毒导致免疫激活、发病和死亡。但是,有限的数据表明,HCV 合并感染会在 ART 治疗中减弱 CD4+ T 细胞的恢复[131]。因此,HIV 感染者可能很少会发生丙型肝炎-IRIS。但是,启动 ART 后的 3~4 级肝毒性在合并 HBV 或 HCV 感染的患者中更为常见,可能由包括 IRIS 和药物毒性在内的多因素所致[132]。丙型肝炎-IRIS 可被定义为启动ART 后的临床肝炎,与 HIV 病毒载量下降、CD4+ 和 CD8+ T 细胞显著增加、HCV RNA 增加,以及丙氨酸氨基转移酶(ALT)显著增加有关。在泰国[替诺福韦治疗合并感染(TICO)研究],如果 HIV-HBV 患者在治疗 3 个月内出现异常,ALT 超过正常上限的 5 倍或比基线水平高出 100IU/L 以上,则被定义为肝炎暴发[133]。在启动 ART 后,HCV RNA 短暂增加,HCV 清除很少被描述,临床肝炎暴发非常少见[132]。HBV 暴发或 HBV-IRIS 通常比 HCV-IRIS 更常见。据一项前瞻性随机研究报道,26%的合并感染患者发生 HBV-IRIS[133,134]。危险因素为晚期 HIV 感染(中位 CD4+ T 细胞计数为 36 个/微升),基线 HBV DNA 和 ALT 水平较高。HBV-IRIS 之后可能出现抗-HBVe,但很少出现

抗-HBsAg 血清学转化。在 TICO 研究中,33%的患者获得 HBeAg 清除,8%的患者获得 HBsAg 清除[132]。然而,对于潜在的肝硬化患者,HBV-IRIS 可导致肝脏失代偿,甚至死亡[132]。

在 TB 中度或高度流行的发展中国家,出生后进行卡介苗免疫接种是常规措施。疫苗由减毒牛型结核杆菌 Calmette-Guerin 活菌组成,对新生儿期启动 ART 治疗会引起严重反应或 BCG-IRIS 的风险。据报道,在开始 ART 后不久,婴儿即出现卡介苗严重反应,世界卫生组织不建议 HIV 感染儿童接种卡介苗[135]。在南非的一项前瞻性研究中,在早期 ART 和延迟 ART 治疗试验中,369 例婴儿接受了 IRIS 评估,所有婴儿出生后均接种了卡介苗[136]。有 32 例(8.7%)婴儿在接受 ART 治疗的 6 个月内发生 BCG-IRIS,其中 88% 在前 2 个月发生,主要表现为局部腺炎。低 CD4+ 计数和 HIV-1 RNA 载量高是 BCG-IRIS 的最强危险因素。

热带和亚热带国家报道的其他形式的 HIV-IRIS 包括:麻风反应、利什曼病-IRIS 和血吸虫病-IRIS[137,138]。而在工业化国家中,自身免疫性疾病,如结节病、多发性硬化症和格雷夫斯病,可在 HIV 感染者开始 ART 治疗后作为免疫恢复疾病出现[139]。此外,IRIS 在 HIV 感染者中可表现为严重药物超敏反应,包括表现为嗜酸性粒细胞增多和全身症状的药物反应(DRESS),以及 Sweet 综合征[140-142]。

2.5.5 HIV-IRIS 的管理

HIV-IRIS 的治疗取决于疾病的严重程度和与反应有关的感染亚型。尽管皮质类固醇常被用于 IRIS 治疗,但仅在一项针对 TB-IRIS 患者的随机试验中被证明是有益的。在安慰剂随机对照试验中,110 例逆向型 TB-IRIS 的受试者中有 55 例接受泼尼松治疗 4 周,55 例接受安慰剂治疗。研究发现,泼尼松可以减少患者对住院和治疗程序的需求,改善患者的临床症状并提高其生活质量,但继发感染的风险较高[143]。对于非结核病或 MAC-IRIS,皮质类固醇已被用于病例系列研究,已有一些有利报道,但相关研究中也应用了非甾体抗炎药(NSAID)、手术引流或淋巴结切除[144]。

在病毒诱导的 IRIS 中(如 CMV-IRIS),通常避免全身使用皮质类固醇,但已将其用于 HIV 相关的 T 细胞脑炎(HIV-神经-IRIS),并报道了其临床改善[145]。于眼球筋膜鞘局部应用皮质类固醇最常见,据报道,在 10 例 CMV-RIS 患者中,有 9 例患者的视力得到改善[146]。

CM-IRIS 与过高发病率和死亡率相关,最佳治疗方法尚不清楚。控制颅内高压的措施(>25mmH₂O)应包括反复脑脊液引流(每天或隔天引流 15~20mL),如果不成功,则采用腰椎引流。尽管有使用皮质类固醇后症状得到改善的报道,但应避免使用。在随机对照试验中,与安慰剂组相比,在 CM(非特异性 IRIS)患者中使用地塞米松治疗,与更严重的残疾、不良事件和延迟的真菌清除有关[147]。

对于 PML-IRIS,最好避免使用皮质类固醇,因为逆向反应似乎可以改善 PML 清除,此类药物应用于严重的神经功能缺损,如脑水肿或有发生脑疝的征象。对 KS-IRIS 患者也应避免使用皮质类固醇,因其可能导致疾病进展和恶化。应当继续进行 ART,化疗和局部放疗可用于控制疾病。

对于乙型肝炎-IRIS 或丙型肝炎-IRIS,不推荐使用皮质类固醇或其他免疫抑制剂[144]。ART 治疗可能因肝脏失代偿和暴发性肝衰竭而暂时中断,所有潜在的肝毒性药物都应停止使用。在 HBV 合并感染中,应继续使用有效的 HBV 药物,以防止病毒反弹。一旦肝酶恢复到正常水平、HBV DNA 下降,可以重新启动 ART。有学者建议(但未经证实),对于伴有潜在肝硬化的 IRIS 高风险患者(CD4+计数非常低且肝炎病毒载量高),可在启动 ART 前,首先开始治疗肝炎病毒,以减少病毒载量,使患者受益。

2.6　讨论与未来方向

Haddow 等[71]提出,对于暴露型 HIV-IRIS,应该在启动 ART 后设置一个潜伏期,然后考虑或将其标记为 IRIS,而不应在预期或显示免疫恢复后的 3 个月内进行。启动 ART 后 1 周,免疫恢复不太可能发生。还需要制订一个世界卫生组织认可的关于 HIV-IRIS 的国际共识准则或定义。

由于 IRIS 不常见,不可能针对任何形式的 IRIS 开展大型治疗试验。但是,对于不推荐使用皮质类固醇的严重反应,应使用新的抗细胞因子

药物(用于治疗炎症)进行初步研究。托西珠单抗是一种用于治疗类风湿关节炎的 IL-6 抑制剂,可能是治疗严重 IRIS 的合适候选药物。沙利度胺(未上市)和米诺环素具有抗炎和免疫调节活性,是其他潜在的 IRIS 治疗药物,尤其是用于 KS 或 PML-IRIS。米诺环素的作用机制和近期证据表明,米诺环素对早期多发性硬化症有益,因此,在重度 PML-IRIS 的前瞻性试点试验中,米诺环素尤其值得被评估[148]。

(景文展　梁万年　译)

参考文献

1. DeSimone JA, Pomerantz RJ, Babinchak TJ (2000) Inflammatory reactions in HIV-1-infected persons after initiation of highly active antiretroviral therapy. Ann Intern Med 133:447–454
2. French MA, Lenzo N, John M et al (2000) Immune restoration disease after the treatment of immunodeficient HIV-infected patients with highly active antiretroviral therapy. HIV Med 1:107–115
3. Belum GR, Belum VR, Chaitanya Arudra SK, Reddy BS (2013) The Jarisch-Herxheimer reaction revisited. Travel Med Infect Dis 11:231–237
4. Anderson DM, Keith J, Novak PD (2000) Reaction. In: Dorland's illustrated medical dictionary, 29th edn. W. B. Saunders Co., Philadelphia, pp 1535–1538
5. Renault CA, Ernest JA (2015) *Mycobacterium leprae* [leprosy]. In: Mandell, Douglas and Bennett's, principles and practice of infectious diseases, 8th edn. Elsevier Saunders, Philadelphia, pp 2819–2831
6. Kamath S, Vacarro SA, Rea TH, Ochoa MT (2014) Recognizing and managing the immunologic reactions in leprosy. J Am Acad Dermatol 71:795–803
7. Silva CAM, Webb K, Andre BG et al (2017) Type 1 reaction in patients with leprosy corresponds to a decrease in proresolving lipid mediators and an increase in proinflammatory lipid mediators. J Infect Dis 215:431–439
8. Magill AJ (2015) Leishmania species: visceral [Kala-Azar], cutaneous and mucosal leishmaniasis. In: Mandell, Douglas and Bennett's, principles and practice of infectious diseases, 8th edn. Elsevier Saunders, Philadelphia, pp 3091–3107
9. Khalil EA, Khidir SA, Musa AM et al (2013) Post-Kala-Azar Dermal Leishmaniasis: a paradigm of paradoxical immune reconstitution syndrome in non-HIV/Aids patients. J Trop Med 2013:275253
10. Kruzura JW (2015) Tissue nematodes [Trichinellosis, Dracunculiasis, Filariasis, Loiasis, and Onchocerciasis]. In: Mandell, Douglas and Bennett's, principles and practice of infectious diseases, 8th edn. Elsevier Saunders, Philadelphia, pp 3208–p3215
11. Cheng VC, Hop PL, Lee RA et al (2002) Clinical spectrum of paradoxical deterioration during antituberculosis therapy in non-HIV patients. Eur J Clin Microbiol Infect Dis 21:803–809
12. Cheng VC, Yam WC, Woo PC et al (2003) Risk factors for development of paradoxical response during antituberculosis therapy in HIV-negative patients. Eur J Clin Microbiol Infect Dis 22:597–602
13. Hawkey CR, Yap T, Pereira J et al (2005) Characterization and management of paradoxical upgrading reactions in HIV-uninfected patients with lymph node tuberculosis. Clin Infect Dis 40:1368–1371
14. Geri G, Passeron A, Heym B et al (2013) Paradoxical reactions during treatment of tuberculosis with extrapulmonary manifestations in HIV-negative patients. Infection 41:537–543
15. Yu SN, Cho OH, Park KH et al (2015) Late paradoxical lymph node enlargement during and after anti-tuberculosis treatment in non-HIV-infected patients. Int J Tuberc Lung Dis 19:1388–1394
16. Carazo Gallego B, Moreno-Perez D, Nunez Cuadros E et al (2016) Paradoxical reaction in immunocompetent children with tuberculosis. Int J Infect Dis 51:15–18
17. Olive C, Mouchet F, Toppet V, Haelterman E, Levy J (2013) Paradoxical reaction during

tuberculosis treatment in immunocompetent children: clinical spectrum and risk factors. Pediatr Infect Dis 32:446–449

18. Lorent N, Sebatunzi O, Mukeshimana G, Van den Ende J, Clerinx J (2011) Incidence and risk factors of serious adverse events during antituberculosis treatment in Rwanda: a prospective cohort study. PLoS One 6:e19566

19. Brown CS, Smith CJ, Breen RA et al (2016) Determinants of treatment-related paradoxical reactions during anti-tuberculosis therapy: a case control study. BMC Infect Dis 16:479

20. Thrush DC, Barwick DD (1974) Three patients with intracranial tuberculomas with unusual features. J Neurol Neurosurg Psychiatry 37:566–569

21. Lees AJ, Macleod AF, Marshall J (1980) Cerebral tuberculomas developing during treatment of tuberculosis meningitis. Lancet 1:1208–1211

22. Garg RK, Malhotra HS, Kumar N (2014) Paradoxical reaction in HIV negative tuberculous meningitis. J Neurol Sci 340:26–36

23. Baragui YT, Klis SA, Johnson RC et al (2016) Genetic susceptibility and predictors of paradoxical reactions in Buruli ulcer. PLoS Negl Trop Dis 10:e0004594

24. Nienhuis WA, Steinstra Y, Abass KM et al (2012) Paradoxical responses after start of antimicrobial treatment in *Mycobacterium ulcerans* infection. Clin Infect Dis 54:519–526

25. Feurle GE, Moos V, Schinnerling K et al (2010) The immune reconstitution inflammatory syndrome in Whipple disease: a cohort study. Ann Intern Med 153:710–717

26. Biaggi F, Trotta L, Di Stefano M et al (2012) Previous immunosuppressive therapy is a risk factor for immune reconstitution inflammatory syndrome in Whipple's disease. Dig Liver Dis 44:880–882

27. Moos V, Feurle GE, Schinnerling K et al (2013) Immunopathology of the immune reconstitution inflammatory syndrome in Whipple's disease. J Immunol 190:2354–2361

28. Sun HY, Singh N (2009) Immune reconstitution inflammatory syndrome in non-HIV immunocompromised patients. Curr Opin Infect Dis 22:394–402

29. Shiohara T, Kurata M, Miozukawa Y, Kano Y (2010) Recognition of immune reconstitution syndrome necessary for better management of patient with severe drug eruption and those under immunosuppressive therapy. Allergol Int 59:333–343

30. Manabe YC, Kesavan AK, Lopez-Molina J et al (2008) The aerosol rabbit model of TB latency, reactivation and immune reconstitution inflammatory syndrome. Tuberculosis 88:187–196

31. Eschke M, Piehler D, Schulze B et al (2015) A novel experimental model of Cryptococcus neoformans-related immune reconstitution inflammatory syndrome [IRIS] provides insights into pathogenesis. Eur J Immunol 45:3339–3350

32. Afzali B, Lombardi G, Lechler RI, Lord GM (2007) The role of T helper 17 [Th17] and regulatory T cells [Treg] in human organ transplantation and autoimmune disease. Clin Exp Immunol 148:32–46

33. Gorieley S, Goldman M (2008) Interleukin-12 family members and the balance between rejection and tolerance. Curr Opin Organ Transplant 13:4–9

34. Hodge S, Hodge G, Flower R, Han P (1999) Methyl-prednisolone up-regulates monocyte interleukin-10 production in stimulated whole blood. Scand J Immunol 49:548–553

35. Lionakis MS, Kontoyiannis DP (2003) Glucocorticoids and invasive fungal infections. Lancet 362:1828–1838

36. Sun H-Y, Singh N (2011) Opportunistic infection-associated immune reconstitution syndrome in transplant recipients. Clin Infect Dis 53:168–176

37. Singh N, Perfect JR (2007) Immune reconstitution syndrome associated with opportunistic mycoses. Lancet Infect Dis 7:395–401

38. Moody CH, Wood CJ, Syme RM, Spurrell JC (1999) The cell wall and membrane of *Cryptococcus neoformans* possess a mitogen for human T lymphocytes. Infect Immun 67:936–941

39. Sun HY, Alexander BD, Huprikar S et al (2015) Predictors of immune reconstitution syndrome in organ transplant recipients with cryptococcosis: implications for the management of immunosuppression. Clin Infect Dis 60:36–44

40. Singh N, Peterson DL (1998) *Mycobacterium tuberculosis* infection in solid-organ transplant recipients: impact and implications for management. Clin Infect Dis 27:1266–1277

41. Flynn JL, Chan J (2001) Immunology of tuberculosis. Annu Rev Immunol 19:93–129

42. Chen X, Zhou B, Li M et al (2007) CD4[+]CD25[+]FoxP3[+] regulatory T cells suppress *Mycobacterium tuberculosis* immunity in patients with active disease. Clin Immunol 123:50–59

43. Sun HY, Munoz P, Torre-Cisneros J et al (2013) *Mycobacterium tuberculosis* associated immune reconstitution syndrome in solid-organ transplant recipients. Transplantation 95:1173–1181

44. Hartigan-O'Connor DJ, Jacobson MA, Tan QX, Sinclair E (2011) Development of cytomegalovirus [CMV] immune recovery uveitis associated with Th17 cell depletion and poor systemic CMV-specific T cell responses. Clin Infect Dis 52:409–417

45. Kuo IC, Kempen JH, Dunn JP, Vogelsang G, Jabs DA (2004) Clinical characteristics and out-

come of cytomegalovirus retinitis in persons without human immunodeficiency virus infection. Am J Ophthalmol 138:338–346

46. Schaub S, Mayr M, Egli A et al (2007) Transient allograft dysfunction from immune reconstitution in a patient with polyoma BK-virus-associated nephropathy. Nephrol Dial Transplant 22:386–390
47. Furst DE (2016) Overview of biologic agents and kinase inhibitors in the rheumatic diseases. In: Schur PH, Romain PL (eds) UpToDate. Wolters Kluwer, Alphen aan den Rijn
48. Benkert TF, Dietz L, Hartmann EM et al (2012) Natalizumab exerts direct signaling capacity and supports pro-inflammatory phenotype in some patients with multiple sclerosis. PLoS One 7:e52208
49. Warnke C, Mausberg AK, Stettner M et al (2013) Natalizumab affects the T-cell receptor repertoire in patients with multiple sclerosis. Neurology 81:1400–1440
50. Fox R (2011) Advances in the management of PML: focus on natalizumab. Cleve Clin J Med 78(Suppl 2):S33–S37
51. Tan IL, McArthur JC, Clifford DB, Major EO, Nath A (2011) Immune reconstitution inflammatory syndrome in natalizumab-associated PML. Neurology 77:1061–1067
52. Gupta M, Jafri K, Sharim R, Silverman S, Sindher SB, Shahane A, Kwan M (2015) Immune reconstitution inflammatory syndrome associated with biologic therapy. Curr Allergy Asthma Rep 15:499
53. Aly L, Yousef S, Sxchippling S et al (2011) Central role of JC virus-specific CD4+ lymphocytes in progressive multi-focal leucoencephalopathy-immune reconstitution inflammatory syndrome. Brain 134:2687–2702
54. Metz I, Radue EW, Oteerino A et al (2012) Pathology of immune reconstitution inflammatory syndrome in multiple sclerosis with natalizumab-associated progressive multifocal leucoencephalopathy. Acta Neuropathol 123:235–245
55. Roach DR, Bean AG, Demangel C, France MP, Briscoe H, Britton WJ (2002) TNF regulates chemokine induction essential for cell recruitment, granuloma formation, and clearance of mycobacterial infection. J Immunnol 168:4620–4627
56. Flynn JL, Goldstein MM, Chan J et al (1995) Tumor necrosis factor-alpha is required in the protection against *Mycobacterium tuberculosis* in mice. Immunity 2:561–572
57. Garcia Vidal C, Rodriguez Fernandez S, Martinez Lacasa J et al (2005) Paradoxical response to antituberculous therapy in infliximab-treated patients with disseminated tuberculosis. Clin Infect Dis 40:756–759
58. Melboucy-Belkhir S, Flexor G, Stirnemann J et al (2010) Prolonged paradoxical response to antituberculous treatment after infliximab. Int J Infect Dis 14:e333–e334
59. Debeuckelaere C, De Munter P, Van Bleyenbergh P et al (2014) Tuberculosis infection following anti-TNF therapy in inflammatory bowel disease, despite negative screening. J Crohns Colitis 8:550–557
60. Wallis RS, van Vuuren C, Potgieter S (2009) Adalimumab treatment of life threatening tuberculosis. Clin Infect Dis 48:1429–1432
61. Rivoisy C, Amrouche L, Carcelain G, Sereni D, Bourgarit A (2011) Paradoxical exacerbation of tuberculosis after TNF alpha antagonist discontinuation: beware of immune reconstitution syndrome. Joint Bone Spine 78:312–315
62. Sm A, Leyten EM, Franken WP, Huisman EM, van Dissel JT (2007) A patient with de novo tuberculosis during anti-tumor necrosis factor-alpha therapy illustrating diagnostic pitfalls and paradoxical response to treatment. Clin Infect Dis 45:1470–1475
63. Hage CA, Bower S, Tarvin SE, Helper D, Kleiman MB, Wheat LJ (2010) Recognition, diagnosis, and treatment of histoplasmosis complicating tumor necrosis factor blocker therapy. Clin Infect Dis 50:85–92
64. Cadena J, Thompson GR III, Ho TT, Medina E, Hughes DW, Patterson TF (2009) Immune reconstitution inflammatory syndrome after cessation of the tumor necrosis factor-α blocker adalimumab in cryptococcal pneumonia. Diag Microbiol Infect Dis 64:327–330
65. Van de Veerdonik FL, Lauwerys B, Marijnissen RJ et al (2011) The anti-CD20 antibody rituximab reduces the Th17 cell response. Arthritis Rheum 63:1507–1516
66. Canaani J, Amit S, Ben-Ezra J et al (2013) Paradoxical immune reconstitution inflammatory syndrome associated with rituximab-containing regimen in a patient with lymphoma. J Clin Oncol 31:178–180
67. Ingram PR, Howman R, Leahy MF, Dyer JR (2007) Cryptococcal immune reconstitution inflammatory syndrome following alemtuzumab therapy. Clin Infect Dis 44:e115–e117
68. Sueki H, Mizukawa Y, Aoyama Y (2018) Immune reconstitution inflammatory syndrome in non-HIV immunosuppressed patients. J Dermatol 45:3–9
69. Cortese I, Muranski P, Enose-Akahata Y et al (2019) Pembrolizumab treatment for progressive multifocal leukoencephalopathy. N Engl J Med 380:1597–1605
70. Koralnik IJ (2019) Can immune checkpoint inhibitors keep JC virus in check? N Engl J Med 380:1667–1668
71. Haddow LJ, Easterbrook PJ, Mosam A, Khanyile NG, Parboosing R, moodley P, Moosa M-HS (2009) Defining immune reconstitution inflammatory syndrome: evaluation of expert

opinion versus 2 case definitions in a south African cohort. Clin Infect Dis 49:1424–1432

72. Shelbourne SA 3rd, Hamill RJ, Rodriguez-Barradas MC et al (2002) Immune reconstitution inflammatory syndrome: emergence of a unique syndrome during highly active antiretroviral therapy. Medicine 1:213–227

73. Meintjes G, Lawn SD, Scano F et al (2008) Tuberculosis-associated immune reconstitution inflammatory syndrome: case definitions for use in resource-limited settings. Lancet Infect Dis 8:516–523

74. Manabe YC, Campbell JD, Sydor E, moore RD (2007) Immune reconstitution inflammatory syndrome: risk factors and treatment implications. J Acquir Immune Defic Syndr 46:456–462

75. Murdoch DM, Venter WDF, Feldman C, Van Rie A (1998) Incidence and risk factors for the immune reconstitution inflammatory syndrome in HIV patients in South Africa: a prospective study. AIDS 22:601–610

76. Grant PM, Komarow L, Andersen J et al (2010) Risk factor analysis for immune reconstitution inflammatory syndrome in a randomized study of early vs. deferred ART during an opportunistic infection. PLoS One 5:e11416

77. Mueller M, Wandel S, Colebunders R, Attia S, Furrer H, Egger M (2010) Immune reconstitution inflammatory syndrome in patients starting antiretroviral therapy for HIV infection: a systemic review and meta-analysis. Lancet Infect Dis 10:251–261

78. Roths JB, Sidman CL (1992) Both immunity and hyperresponsiveness to *Pneumocystis carinii* result from transfer of CD4 but not CD8 T cells into severe combined immunodeficiency mice. J Clin Invest 90:673–678

79. Blood DL, Mayer-Barber KD, Antonelli LR et al (2010) Th1-driven immune reconstitution disease in *Mycobacterium avium*-infected mice. Blood 116:3485–3493

80. Barber DL, Andrade BB, McBerry C, Sher A (2014) Role of Il-6 in Mycobacterium-associated immune reconstitution inflammatory syndrome. J Immunol 192:676–682

81. Chakrabarti LA, Boucherie C, Bugault F et al (2014) Biomarkers of CD4+ T cell activation as risk factors for tuberculosis-associated immune reconstitution inflammatory syndrome. AIDS 28:1593–1602

82. Ravimohan S, Tamuhla N, Nfanyana K et al (2016) Robust reconstitution of tuberculosis-specific polyfunctional CD4+ T-cell responses and rising systemic interleukin-6 in paradoxical tuberculosis-associated immune reconstitution inflammatory syndrome. Clin Infect Dis 62:795–803

83. Marais S, Wilkinson KA, Lesosky M et al (2014) Neutrophil-associated central nervous system inflammation in tuberculosis meningitis immune reconstitution inflammatory syndrome. Infect Dis 59:1638–1647

84. Wilkinson KA, Walker NF, Meintjes G et al (2015) Cytotoxic mediators in paradoxical HIV-tuberculosis immune reconstitution inflammatory syndrome. J Immunol 194:1748–1754

85. Lai RP, Meintjes G, Wilkinson KA et al (2015) HIV-tuberculosis-associated immune reconstitution syndrome is characterized by Toll-like receptor and inflammasome signaling. Nature 6:8451

86. Marais S, Lai RP, Wilkinson KA, Meintjes G, O'Garra A, Wilkinson RJ (2017) Inflammasome activation underlying central nervous system deterioration in HIV-associated tuberculosis. J Infect Dis 215:677–686

87. Akilimali NK, Chang CC, Muema DM et al (2017) Plasma but not cerebrospinal fluid interleukin 7 and interleukin 5 levels pre-antiretroviral therapy commencement predict cryptococcosis-associated immune reconstitution inflammatory syndrome. Clin Infect Dis 65:1551–1559

88. Hsu DC, Breglio KF, Pei L et al (2018) Emergence of polyfunctional cytotoxic CD4+ T cells in *Mycobacterium avium* immune reconstitution syndrome in human immunodeficiency virus-infected patients. Clin Infect Dis 67:437–446

89. Barber DL, Andrade BB, Sereti I, Sher A (2012) Immune reconstitution inflammatory syndrome: the trouble with immunity when you had none. Nat Rev Microbiol 10:150–156

90. Lai RPJ, Meintjes G, Wilkinson RJ (2016) HIV-1 tuberculosis-associated immune reconstitution inflammatory syndrome. Semin Immunopathol 38:185–198

91. WHO (2014) World Health Organization: Global tuberculosis report. http://www.who.int/tb/publications/global_report/en/

92. Whalen C, Horsburgh CR, Hom D, Lahart C, Simberkoff M, Ellner J (1995) Accelerated course of human immunodeficiency virus infection after tuberculosis. Am J Respir Crit Care Med 151:129–135

93. Affandi JS, Kumar M, Agarwal U, Singh S, Price P (2013) The search for a genetic factor associating with immune restoration disease in HIV patients co-infected with *Mycobacterium tuberculosis*. Dis Markers 34:445–449

94. Namale PE, Abdullahi LH, Fine S, Kamkuemah M, Wilkinson RJ, Meintjes G (2015) Paradoxical TB-IRIS in HIV-infected adults: a systematic review and meta-analysis. Future Microbiol 10:1077–1099

95. Singh AK, Malhortra HS, Garg RK et al (2016) Paradoxical reaction in tuberculous meningitis: presentation, predictors and impact on prognosis. BMC Infect Dis 16:306

96. Luetkemeyer AF, Kendall MA, Nyirenka M et al (2914) Tuberculosis immune reconstitution inflammatory syndrome in A5221 Stride: timing, severity, and implications for HIV-TB programs. J Acquir Immune Defic Syndr 65:423–428

97. Naidoo K, Yende-Zuma N, Padayatchi N et al (2012) The immune reconstitution inflammatory syndrome after antiretroviral therapy initiation in patients with tuberculosis: findings from the SAPiT trial. Ann Intern Med 157:313–324

98. Laureillard D, Maercy O, Madec Y et al (2013) Paradoxical tuberculosis-associated immune reconstitution inflammatory syndrome after early initiation of antiretroviral therapy in a randomized clinical trial. AIDS 27:2577–2586

99. Torok ME, Yen NTB, Chau TTH et al (2011) Timing of initiation of antiretroviral therapy in human immunodeficiency virus [HIV]-associated tuberculous meningitis. Clin Infect Dis 52:1374–1383

100. Link-Gelles R, Moultrie H, Sawry S, Murdoch D, Van Rie A (2014) Tuberculosis immune reconstitution inflammatory syndrome in children initiating antiretroviral therapy for HIV infection: a systematic literature review. Pediatr Infect Dis 33:499–503

101. Meintjes G, Stek C, Blumenthal L et al (2018) Prednisone for prevention of paradoxical tuberculosis-associated IRIS. N Engl J Med 379:1915–1925

102. Park BJ, Wannemuehler KA, Marston BJ, Govender N, Pappas PG, Chiller TM (2009) Estimation of the current global burden of cryptococcal meningitis among persons living with HIV/AIDS. AIDS 23:525–530

103. Jarvis JN, Bicanic T, Loyse A et al (2013) Determinants of mortality in a combined cohort of 501 patients with HIV-associated cryptococcal meningitis: implications for improving outcomes. Clin Infect Dis 58:736. https://doi.org/10.1093/cid/cit794

104. Makadanzange A, Ndhlovu CE, Takarinda K, Reid M, Kurangwa M, Gona P, Hahim JG (2010) Early versus delayed initiation of antiretroviral therapy for concurrent cryptococcal meningitis in sub-Saharan Africa. Clin Infect Dis 50:1532–1538

105. Boulware DR, Meya DB, Muzoora C et al (2014) Timing of antiretroviral therapy after diagnosis of cryptococcal meningitis. N Engl J Med 370:2487–2498

106. Longley N, Harrison TS, Jarvis JN (2013) Cryptococcal immune reconstitution inflammatory syndrome. Curr Opin Infect Dis 26:26–34

107. Jarvis JN, Lawn SD, Wood R, Harrison TS (2010) Cryptococcal antigen screening for patients initiating antiretroviral therapy: time for action. Clin Infect Dis 51:1463–1465

108. Bicanic T, Meintjes G, Wood R et al (2007) Fungal burden, early fungicidal activity, and outcomes in cryptococcal meningitis in antiretroviral-naïve or antiretroviral-experienced patients treated with amphotericin B or fluconazole. Clin Infect Dis 45:76–80

109. Yoon HA, Nakouzi A, Chang CC et al (2019) Association between plasma antibody responses and risk for Cryptococcus-associated immune reconstitution inflammatory syndrome. J Infect Dis 219:420–428

110. Sainz-de-la-Maza S, Casado JL, Perez-Elias MJ et al (2016) Incidence and prognosis of immune reconstitution inflammatory syndrome in HIV-associated progressive multifocal leucoencephalopathy. Eur J Neurol 23:919–925

111. Martin-Blondel G, Bauer J, Cuvinciuc V et al (2013) In situ evidence of JC virus control by CD8+ T cells in PML-IRIS during HIV infection. Neurology 81:964–970

112. Johnson TP, Patel K, Johnson KR et al (2013) Induction of IL-17 and nonclassical T-cell activation by HIV-Tat protein. Proc Natl Acad Sci U S A 110:13588–13593

113. Gray F, Lescure FX, Adle-Biassette H et al (2013) Encephalitis with infiltration by CD8+ lymphocytes in HIV patients receiving combination antiretroviral treatment. Brain Pathol 23:525–533

114. Lescure FX, Moulignier A, Savatovsky J et al (2013) CD8 encephalitis in HIV-infected patients receiving cART: a treatable entity. Clin Infect Dis 57:525–533

115. Johnson TP, Nath A (2014) New insights into immune reconstitution inflammatory syndrome of the central nervous system. Curr Opin HIV AIDS 9:572–578

116. Ruiz-Cruz M, Alvarado-de la Barrera C, Ablanedo-Terrazas Y, Reyes-Teran G (2014) Proposed clinical case definition for cytomegalovirus-immune recovery retinitis. Clin Infect Dis 59:298–303

117. Chang Y, Cesarman E, Pessin MS et al (1994) Identification of herpesvirus-like DNA sequences in AIDS-associated Kaposi sarcoma. Science 266:1865–1869

118. Cesarman E, Chang Y, Moore PS, Saiod JW, Knowles DM (1995) Kaposi sarcoma-associated herpesvirus-like DNA sequences in AIDS-related body-cavity-based lymphomas. N Engl J Med 332:1186–1191

119. Soulier J, Grollet L, Oksenhendler E et al (1995) Kaposi sarcoma-associated herpesvirus-like DNA sequences in multicentric Castleman's disease. Blood 86:1276–1280

120. Lacombe JM, Boue F, Graber S et al (2013) Risk of Kaposi sarcoma during the first months on combination antiretroviral therapy. AIDS 27:635–643

121. Letang E, Lewias JJ, Boqwer M et al (2013) Immune reconstitution inflammatory syndrome associated with Kaposi sarcoma: higher incidence and mortality in Africa than in UK. AIDS 27:1603–1613

122. Fernandez-Sanchez M, Iglesias MC, Ablannedo-Terrazas Y, Ormsby CE, Alvarado-de-la Barrera C, Reyes-Taran G (2016) Steroids are a risk factor for Kaposi's sarcoma-immune reconstitution inflammatory syndrome and mortality in HIV-infection. AIDS 30:909–914

123. Polizzotto MN, Uldrick TS, Wyvill KM et al (2016) Clinical features and outcomes of patients with symptomatic Kaposi sarcoma herpesvirus [KSHV]-associated inflammation: prospective characterization of KSHV inflammatory cytokine syndrome [KICS]. Clin Infect Dis 62:730–738

124. Novak RM, Richardson JT, Buchacz K et al (2012) Immune reconstitution inflammatory syndrome: incidence and implications for mortality. AIDS 26:721–730

125. Haddow LJ, Moosa MY, Mosam P, Parboosing R, Easterbrook PJ (2012) Incidence, clinical spectrum, risk factors and impact of HIV-associated immune reconstitution inflammatory syndrome in South Africa. PLoS One 7:e40623

126. Achenbach CJ, Harrington RD, Dhanireddy S, Crane HM, Casper C, Kitahata MM (2012) Paradoxical immune reconstitution inflammatory syndrome in HIV-infected patients treated with combination antiretroviral therapy after AIDS-defining opportunistic infection. Clin Infect Dis 54:424–433

127. Phillips P, Bonner S, Gataric N et al (2005) Nontuberculous mycobacterial immune reconstitution syndrome in HIV-infected patients: spectrum of disease and long-term follow-up. Clin Infect Dis 41:1483–1497

128. Jaffe HW, De Stavola BL, Carpenter LM, Porter K, Dr C (2011) Immune reconstitution and risk of Kaposi sarcoma and non-Hodgkin lymphoma in HIV-infected adults. AIDS 25:1395–1403

129. Gopal S, Patel MR, Achenbach CJ et al (2014) Lymphoma immune reconstitution inflammatory syndrome in the center for AIDS network of integrated clinical systems cohort. Clin Infect Dis 59:279–286

130. Fife KH, Mugwanya K, Thomas KK et al (2016) Transient increase in herpes simplex virus type 2 [HSV-2]-associated genital ulcers following initiation of antiretroviral therapy in HIV/HSV-2-coinfected individuals. J Infect Dis 213:1573–1578

131. Santin M, Mestre M, Shaw E et al (2008) Impact of hepatitis C virus coinfection on immune restoration during successful antiretroviral therapy in chronic human immunodeficiency virus type 1 disease. Eur J Clin Miocrobiol Infect Dis 27:65–73

132. Crane M, Matthews G, Lewin S (2008) Hepatitis virus immune restoration disease of the liver. Curr Opin HIV AIDS 3:446–452

133. Matthews GV, Avihingsanon A, Lewin SR et al (2008) A randomized trial of combination hepatitis B therapy in HIV/ HBV coinfected antiretroviral naïve individuals in Thailand. Hepatology 48:1062–1069

134. Peters MG, Anderson J, Lynch P et al (2006) Randomized controlled study of teonfovir and adefovir in chronic hepatitis B virus and HIV infection: ACTG A5127. Hepatology 44:1110–1116

135. Koppel A, Leonardo-Guerrero J, Rives S, Paniagua-Torres N, Sparrow C, Besk-Sague CM (2010) Immune reconstitution inflammatory syndrome due to *Mycobacterium bovis* Bacillus Calmette-Guerin in infants receiving highly active antiretroviral therapy: a call for universal rapid HIV testing prior to administration of BCG immunization of neonates. J Trop Pediatr 56:280–283

136. Rabie H, Violari A, Duong T et al (2011) Early antiretroviral treatment reduces risk of bacille Calmette-Guerin immune reconstitution adenitis. Int J Tuberc Lung Dis 15:1194–1200

137. Sanghi S, Grewal RS, Vasudevan B, Lodha N (2011) Immune reconstitution inflammatory syndrome in leprosy. Indian J Lepr 83:61–70

138. Ogola GO, Ouma C, Jura WG, Muok EO, Colebunders R, Mwinzi PN (2014) A non-synonymous polymorphism in IL-23R gene [rs1884444] is associated with reduced risk to schistosomiasis-associated immune reconstitution inflammatory syndrome in Kenyan population. BMC Infect Dis 14:316

139. Sheikh V, Dersimonian R, Richterman AG et al (2014) Grave's disease as immune reconstitution disease in HIV-positive patients is associated with naïve and primary thymic emigrant CD4+ T-cell recovery. AIDS 28:31–39

140. Almudimeegh A, Rioux C, Ferrand H, Crickx B, Yasdanpanah Y, Deschamps V (2014) Drug reaction with eosinophilia and systemic symptoms, or virus reactivation with eosinophilia and systemic symptoms as a manifestation of immune reconstitution inflammatory syndrome in a patient with HIV? Br J Dermatol 171:895–898

141. Kano Y, Ushigome Y, Horie C, Mizukawa Y, Shiohara T (2014) Immune reconstitution inflammatory syndrome observed in the setting of drug-induced hypersensitivity syndrome/drug reaction with eosinophilia and systemic symptoms [DIHS/DRESS]. Clin Translat Allergy 4(Suppl 3):148

142. Haddow LJ, Lebloenya R, Malaka S, Mahomed-Yunus SM (2011) Sweet syndrome: adverse drug reaction or novel manifestation of HIV-associated immune reconstitution inflammatory syndrome? J Am Acad Dermatol 65:e23–e25

143. Meintjes G, Wilkinson RJ, Morroni C et al (2010) Randomized placebo-controlled trial of

prednisone for paradoxical tuberculosis-associated immune reconstitution inflammatory syndrome. AIDS 24:2381–2390

144. Meintjes G, Scriven J, Marais S (2012) Management of the immune reconstitution inflammatory syndrome. Curr HIV/AIDS Rep 9:238–250

145. Costello DJ, Gonzalez G, Frosch MP (2011) Case 18-2011—a 35-year-old HIV-positive woman with headache and altered mental status. N Engl J Med 364:2343–2352

146. Arevalop JF, Mendoza AJ, Ferreti Y (2003) Immune recovery uveitis in AIDS patients with cytomegalovirus retinitis treated with highly active antiretroviral therapy in Venezuela. Retina 23:495–502

147. Beardsley J, Wolbers M, Kibengio FM et al (2016) Adjunctive dexamethasone in HIV-associated cryptococcal meningitis. N Engl J Med 374:542–554

148. Xia Z, Friedlander RM (2017) Minocycline in multiple sclerosis—compelling results but too early to tell. N Engl J Med 376:2191–2193

第 **3** 章

社区获得性肺炎的问题

3.1 引言

社区获得性肺炎(CAP)是世界上各个群体都会发生的常见传染病,主要发生在幼儿和老年群体中。肺炎是全球第三大常见死亡原因[1],重症社区获得性肺炎具有高死亡率和高患病率的特点。然而,目前仍然缺少关于全球或者地区 CAP 发病率和经济负担的数据资料。据估计,美国每年有400 万至 600 万 CAP 新发病例,其中 20%~25%的患者需要住院治疗[2,3]。美国每年约有 1000 万人次的 CAP 门诊治疗,而住院治疗人次每年达 60 万至 110 万,总计花费超过 170 亿美元[4,5]。荷兰 CAP 的年平均发病率约为 295/100 000,4 年病例数达1600 万至 1700 万,总计花费 7.11 亿欧元[6]。但是,上述数据只包括住院治疗的直接费用,并不包括失业造成的间接经济负担。目前,关于劳动年龄人口(18~64 岁)的 CAP 发病率和经济负担的数据仍然有限。美国的一项研究表明,劳动年龄人口(低风险组)的 CAP 总发病率是 10.6/1000 人年,其中有 19.5%的患者需要住院治疗[7]。CAP 患者住院管理成本的年平均增量为 39 889~113 837美元,而 CAP 患者门诊管理成本的年平均增量为4170~31 524 美元。

3.2 气道防御和发病机制

鼻咽部和正常的呼吸道有一系列复杂的机制,它们可以保护下呼吸道免受有害物质和微生物病原体的侵袭。这种防御机制包括鼻咽部的空气动力学阻碍、咳嗽反射和气管支气管的黏液纤毛运输系统。此外,局部呼吸道黏膜分泌的免疫球蛋白(IgA、IgG、IgE)提供了另一层抵御入侵微生物的保护罩。呼吸道中 IgA 和 IgG 的相对比例随着位置的不同而发生变化,如在鼻黏膜、气管、支气管树中,IgA 的比例较高;而在肺泡中,IgG 的比例较高[8]。IgA 可能在预防病毒感染方面有重要作用,因为它能够抵御几种呼吸道病毒,如鼻病毒、流感病毒和呼吸道合胞病毒[8],但它可能参与了优势细菌黏附的机制。然而,大多数缺乏 IgA 的个体发生呼吸道感染的概率并没有增加,而那些缺乏 IgG 或某些 IgG 亚型的个体却经常出现反复的呼吸道感染[8]。

IgG 通过调理素作用和补体的锚定来抵制微生物对上皮细胞的侵袭,在感染和血管通透性增加的情况下,呼吸道中的补体浓度可增加 100倍。保护呼吸道免受微生物入侵是一个复杂的过程,涉及许多免疫细胞,如树突状细胞、B 淋巴细胞、T 淋巴细胞、中性粒细胞、巨噬细胞及其分泌物(免疫球蛋白、细胞因子、调理素、酶和氧代谢物),还包括非免疫的调理素,如表面活性剂、纤维连接蛋白片段,可能还有 C-反应蛋白[8]。最近的研究表明,多种组织和细胞类型中表达的一种自分泌生长因子——颗粒蛋白前体,在抵抗细菌性肺炎的肺部免疫功能中起到一定作用[9]。在针对细菌性肺炎病例的临床和实验室研究中,研究者观察到颗粒蛋白前体的水平升高,它主要在革兰阳性菌和革兰阴性菌肺炎中介导宿主防御。

健康的黏膜上存在着复杂的微生物群,包括需氧菌和厌氧菌。这些微生物可能在抵抗病原体入侵中起着重要作用,它们是阻止感染发生的第一步,即防止入侵的病原微生物在呼吸道上皮定植。在过去 10 年间,人们对呼吸道正常菌群在健康和疾病中的作用十分感兴趣,并展开了相关研究,现代复杂分子技术和重组技术促进了相关研究的进展。最近,对包括呼吸道在内的人类微生物群进行了研究,发现常驻微生物群比人们之前了解的更丰富、更多样,其中包括多种不可培养的细菌、病毒、真菌和原生动物。目前的数据表明,肠道和肺部的微生物群可以通过免疫细胞和免疫介质相互关联,可能与呼吸系统疾病的发病机制有关[10-12]。支气管树约含有 500 种处于动态变化的复杂微生物群,它们与口腔微生物群有重叠[10]。肺部也有呼吸道微生物定植,它们与口腔微生物群相似,而与鼻部微生物群不同,其密度较低。很多研究已经将呼吸道微生物群的平衡失调与支气管哮喘和慢性肺部疾病联系起来,这些慢性肺部疾病包括囊性纤维化、支气管扩张和慢性阻塞性肺疾病(COPD),但现在还没有数据证明呼吸道微生物群平衡失调与急性肺炎有关[10-12]。

一般认为,在正常气道防御功能存在缺陷的情况下,吸入病原微生物并定植于鼻咽部会导致 CAP 的发生。促进肺炎发展的因素包括已有的上呼吸道病毒感染,近 50% 的细菌性 CAP 病例都是先感染了呼吸道病毒,这些轻微感染可导致黏膜纤毛功能和清除吸入细菌功能缺陷,并使病原体能够附着在黏膜上。上呼吸道的病毒感染很可能导致呼吸道共生微生物群的失调,而吸烟可以对气道防御产生类似的影响,即与常驻微生物群的失调有关。

3.3 社区获得性肺炎的病原微生物学

尽管多种(估计约 100 种)病原微生物可以导致肺部感染或者肺炎,但仅有几种会导致儿童或者成人 CAP。在临床实践中,仅在不到 30% 的 CAP 病例中可以识别出具体的致病微生物。这是因为痰培养通常是非特异性的,而且由于口咽共生微生物污染,检测结果往往很难解释;在细菌性肺炎患者中,仅有 5%~14% 的成人患者血液培养结果呈阳性,而儿童患者的阳性率更低[13]。与微生物培养相比,尿液肺炎链球菌的抗原检测或许可以提高检测的敏感性(70%~80%),但是在儿童中会出现假阳性[14]。近年来,有研究将分子生物学分析应用于病毒和细菌的微生物诊断,结果表明,CAP 的病因可能因年龄而异。

导致 5 岁以下儿童患 CAP(尤其是那些没有肺叶实变和积液的病例)的常见微生物是病毒,主要是呼吸道合胞病毒(RSV)[15],尽管进行了大量病原体检测,在 14%~23% 的 CAP 患儿中仍无法检出具体的病原微生物[16,17]。在最近的一项研究中,研究对象为 70 例不明病因的 5 岁以下 CAP 住院患儿和 90 例无症状对照儿童,研究结果表明,宏基因组学(下一代测序)和泛病毒 PCR 能够从 34% 未明确病因患者的鼻咽和口咽拭子中检出可疑病原体[18],这些可疑病原体包括人副流感病毒 4、人博卡病毒、柯萨奇病毒,以及鼻病毒 A 和鼻病毒 C,其中人博卡病毒是最常见的病毒(占 19%)。这些病毒引起的上呼吸道疾病极有可能是导致细菌性 CAP 的原因。目前,尽管进行了细菌性病原体的培养和 PCR,但仍未常规采集支气管分泌物。一项荟萃分析对利用 PCR 技术诊断儿童 CAP 病毒的病原体进行了研究,合计感染率为 57.4%,混合感染率为 29.3%[19]。鼻病毒、呼吸道合胞病毒和博卡病毒是导致儿童 CAP 最常见的 3 种病毒。在 CAP 患儿中,呼吸道病毒在不同年龄所占比例不同:在 ≤1 岁患儿中为 76.1%,在 2~5 岁患儿中为 63.1%,在 ≥6 岁患儿中为 27.9%[19]。据估计,一半以上的病毒感染可能与细菌感染同时发生,而目前对 CAP 患儿的上呼吸道病毒感染的病因学推断仍不清楚。与对照组相比,尽管肺炎患儿的某些病毒种类具有更高的病毒载量,但是运用定量 PCR 技术诊断病毒性肺炎的结果仍不明确[20]。

专家们仍然认为,大多数 CAP 患儿 X 线片上的肺泡浸润是由细菌引起的,且主要是由肺炎链球菌引起的。以前的研究已经报道过上呼吸道肺炎链球菌密度与肺炎球菌肺炎的关系,相比未感染病毒的儿童,合并病毒感染的患儿的鼻咽部肺炎球菌载量明显更高[21]。一项在 7 个发展中国家开展的病例对照研究表明,已确诊的肺炎球菌肺炎患儿(<5 岁)和对照组患儿的上呼吸道肺炎链球菌的定植密度不同[22]。>6.9log$_{10}$ 拷贝/毫升的肺炎链球菌定植密度与确诊的肺炎球菌肺炎显著相关,敏感性为 64%,特异性为 92%,但是以此作为临床诊断依据还不够精确。该研究人员还评估了上呼吸道肺炎链球菌定植密度与流感嗜血杆菌、卡他莫拉菌、金黄色葡萄球菌以及肺孢子菌引起的肺炎之间的关系,其发现定植密度为 5.9log$_{10}$ 拷贝/毫升的肺炎链球菌与流感嗜血杆菌引起的肺炎有关,敏感性为 86%,特异性为 77%,而与其他呼吸道病原体的关系仍不能确定[23]。

美国的两项前瞻性研究利用常规微生物学检测方法、尿液抗原检测、商业 PCR 病毒检测对成人 CAP 患者进行微生物学诊断,结果均不理想[24,25]。在两项研究中,在 55%~62% 的病例中均未检出呼吸道病原体,仅在 <10% 的病例中发现肺炎链球菌,在 20%~27% 的病例中发现呼吸道

病毒,其中一项研究发现,约 5% 的病例存在非典型病原体[25]。荷兰的一项包含 505 例住院CAP患者的前瞻性研究采用了类似的研究方法,但对非典型病原体(肺炎支原体、嗜肺军团菌、贝纳柯克斯体和肺炎衣原体)增加了实时 PCR 检测,结果显示,25% 的病例有肺炎链球菌,6% 的病例有贝纳柯克斯体,5% 的病例有流感嗜血杆菌,9% 的病例有含嗜肺军团菌在内的非典型细菌[26]。一些欧洲国家的研究使用了先进的微生物学技术进行鉴定,在 30%~64% 的病例中检出了肺炎链球菌,在 63% 的病例中检出了一种病原体[27,28]。挪威的一项研究显示,在 47% 的病例中检出了细菌,在 34% 的病例中检出了病毒,也发现了同时感染病毒和细菌的病例[28]。中国的一项前瞻性研究除了进行病毒培养和核酸序列扩增之外,还对配对血清进行了抗体反应分析,在 34.9% 的 CAP 病例中检出了病毒[29]。一篇关于成人 CAP 病毒感染发生率的系统综述和荟萃分析表明,病毒感染的发生率为 8.6%~56.2%,且下呼吸道样本的病毒载量更高,其中最主要的 3 种病毒为流感病毒、鼻病毒和冠状病毒[30]。一篇类似综述的结果显示,在不同研究中合并病毒感染的 CAP 患者比例相似,约为 24.5%,而在使用下呼吸道样本的研究中,这个比例增加至 44.2%[31]。

英国一项最新研究分析了两家三级护理医院中的 325 例成人肺炎住院患者,对他们的痰液标本(96%)和气道内吸入物(4%)进行了微生物培养和全面的分子生物学检测(对 26 种呼吸道病毒和细菌展开多重实时 PCR 检测)[32]。结果显示,以培养为基础的检测方法仅在 39% 的病例中检出病原体,而分子生物学检测技术在 87% 的病例中检出病原体。其中 PCR 技术在 78% 的病例中检出细菌,痰培养在 32% 的病例中检出细菌,大多数患者(85%)在入院前就已进行过抗生素治疗。30% 的病例出现了病毒感染,其中 82% 是与细菌一同被检出的。在 40.2% 的病例中发现流感嗜血杆菌,其是本次研究中最常见的细菌,其次

是肺炎链球菌(35.6%)、卡他莫拉菌(13.6%)、金黄色葡萄球菌(10.2%)、肺炎克雷伯菌(4%)和非典型病原体(<5%)[32]。除非有急性免疫反应的证据，否则单凭病原体检测的结果不足以确定疾病的因果关系，这是因为大多数样本是痰标本，而且气道内分泌物的收集过程并不是无菌过程。流感嗜血杆菌的高感染率可以解释非典型菌株的口咽部定植情况、COPD 的高发病率（约 40%）和 65 岁以上患者的高比例(56.3%)。非典型病原体(肺炎支原体和肺炎衣原体)的流行率较低，这是因为重症肺炎患者往往需要住院治疗。在接受门诊治疗的轻中度 CAP 患者中，非典型细菌比例可能较高。日本的一项小型研究利用常规方法和实时 PCR 对痰和鼻咽拭子标本进行检测，以做出 CAP 诊断(n=92)。结果显示，利用分子生物学技术可检出 72% 的病例的致病微生物，而采用常规方法只能检出 57% 的病例的致病微生物[33]。其中最常见的是肺炎链球菌，其次是流感嗜血杆菌和肺炎支原体(5%)。

肺炎链球菌是引起 CAP 最主要的细菌，其导致大多数 CAP 重症患者死亡，检出率为 8%~48%。快速诊断出肺炎链球菌有助于早期采取窄谱抗生素(如青霉素)治疗，除了可以节省成本外，还可以避免艰难梭菌的重复感染，降低多重耐药菌感染的发生率。痰液革兰染色是一种价廉、迅速、易于操作的检测方法，在临床上被用来辅助 CAP 的诊断和治疗。在一项纳入 670 例肺炎患者(328 例 CAP)的前瞻性研究中，采用痰液革兰染色法对 478 份优质标本进行了分析。结果显示，不同细菌检测的敏感性和特异性不同，肺炎链球菌为 62.5% 和 91.5%，流感嗜血杆菌为 60.9% 和 95.1%，卡他莫拉菌为 68.2% 和 96.1%，肺炎克雷伯菌为 39.5% 和 98.2%，金黄色葡萄球菌为 9.1% 和 100%[34]。不幸的是，约 30% 的肺炎患者缺乏痰标本或标本质量差，从而影响整体的诊断价值。因此，只要可以获得脓痰标本，这种简单的检测方法就可以作为常规方法来诊断 CAP。利用免疫色谱法检测尿液中的肺炎链球菌 C-多糖，已经被越来越多地运用到 CAP 患者的评估中。在一项大型的观察性、多中心、前瞻性研究中，共纳入了 3874 例 CAP 住院患者,21% 的患者被诊断为肺炎链球菌感染，其中 71% 的病例诊断完全是通过尿液抗原检测方法获得的[35]。上述方法的敏感性和特异性分别为 66% 和 99.7%。不同方法的联合使用会提高检测敏感性。利用血液样本的定量 PCR、尿抗原的多重免疫分析法，以及 14 种血清型抗体的多重免疫分析法，可以检出 47% 的病例的肺炎链球菌，相比常规方法，可额外检出 56% 的患者[36]。但是，血液样本的定量 PCR 方法的敏感性不如血液培养技术高。

病原微生物学的小结

我们如何应用分子生物学技术进行 CAP 病原学诊断的研究？从鼻咽部和痰标本中获得的病毒或致病菌可能无法证明其与肺炎之间的关系，这是因为它们可能仅导致上呼吸道感染，或者只是定植，不会引起下呼吸道疾病。但是,如果在这些标本中没有发现任何特定的病原体，则可以有效地排除它们作为病原体的可能性,因为几乎所有 CAP 都是因吸入了上呼吸道微生物而发生的。痰培养和革兰染色、血液培养、尿抗原以及微生物抗体反应等方法的联合检测，可能是确定因果关系最明确、最可靠的方法，但是其敏感性不高、耗时长,从而影响实施。之后的研究应该关注快速、方便、价廉的 CAP 病原学检测方法，这种方法可以在急诊中应用。可以利用免疫分析技术,利用试纸半定量地检出痰、血液和尿液中的各种致病菌和抗原,类似于尿液分析检测。

3.4　社区获得性肺炎的诊断

大多数 CAP 病例的诊断是很明确的,而自从胸片出现以来,CAP 的诊断技术却没有显著性进展。典型轻症 CAP 患者的临床症状包括:近期咳嗽、发热和胸痛,可以在没有进行胸部 X 线检查和血液检测的情况下采取经验性治疗。尽管约 50% 的 CAP 患者的胸片检查结果显示正常,胸部 X 线检查仍是确诊肺炎疑似病例的标准方法,并且即便存在典型的肺部症状,也应该在中度至重症 CAP 患者中进行胸部 X 线检查,这是为了确定肺脏受累的程度,评估是否存在胸腔积液或脓胸,以及是否存在肺空洞或肺脓肿。坏死性肺炎的病原学诊断局限于少数细菌,而且通常需要更长的治疗时间。

诊断一些复杂的 CAP 病例较为困难,这些严重病例通常涉及多器官衰竭或者功能紊乱,需要重症监护。在这些情况下,对胸片进行解释存在一定的困难,将肺炎与肺水肿、肺出血、肺不张和急性呼吸窘迫综合征(ARDS)进行鉴别也存在一定难度。电子计算机断层扫描(CT)或许能够区分这些情形;床旁超声检查已被用于肺炎的诊断,但是可靠度较 X 线片低,敏感性为 57%~100%,特异性为 54%~99%[37]。超声检查在判断是否存在胸腔积液以及判定积液严重程度方面较为有效。研究者还测量了重症患者的分子生物学标志物,以鉴别 CAP 与非感染病因导致的肺部浸润。一项针对 234 例重症监护室(ICU)的 CAP 疑似病例的研究表明,通过进行血液白细胞全基因组转录的分析发现,CAP 患者和非 CAP 患者体内促炎和抗炎的通路相似,而且生物学标志物(如降钙素原、IL-6 和 IL-8)的血液浓度也没有差异[38]。进一步分析发现了 FAIM3 和 PLAC8 这两个基因的作用,通过两者的比例可以很好地鉴别 CAP 和非 CAP 患者。FAIM3:PLAC8 比值的阳性预测值为 83.1%,阴性预测值为 81.3%。然而,对其在重症患者临床管理中的效用还存在疑问,需要进一步研究。

3.5 影响社区获得性肺炎预后的因素

高龄、合并症的数量、吸烟,以及上述因素共同作用都是成人 CAP 和侵入性肺炎感染的危险因素[39]。质子泵抑制剂(PPI)作为一种常用的处方药,会增加高危人群患 CAP 的风险。对 26 项研究、226 769 例 CAP 病例进行系统综述后发现,服用 PPI 的人群患 CAP 的风险增加了 1.5 倍,在开始服用 PPI 之后的 30 天内风险最高[40]。

CAP 是导致患者进入 ICU 最常见的感染性疾病,也是导致感染者死亡的主要病因[41]。在医院中,1/3 的 CAP 患者可能出现严重脓毒症。因此,患者进入急诊科后,最重要的任务是评估严重脓毒症的预测因子,以利于快速治疗和密切监测,从而避免患者死亡。一项前瞻性多中心队列研究表明,在 4070 例 CAP 住院患者中,有 37.6% 的患者出现严重脓毒症[42]。CAP 患者发生严重脓毒症与 >65 岁、乙醇滥用(OR=1.31)、COPD(OR=1.75)、肾脏疾病(OR=1.57)、肺炎链球菌(OR=1.59)、混合微生物病原体感染(OR=1.65)及菌血症(OR=1.37)独立相关,而前期进行抗生素治疗具有保护性作用[42]。

其他共患病(如心血管疾病)可能不会引发严重脓毒症,但是会导致 CAP 的发病率和死亡率较高。先前的研究表明,CAP 与心血管并发症的增加有关。在纳入 1182 例 CAP 住院患者的多中心、前瞻性队列研究中,有 32.2% 的患者发生心血管疾病并发症,包括心力衰竭(23.8%)、心房颤动(9.2%)、心肌梗死(8%)、缺血性卒中(0.9%)和深静脉血栓形成(0.1%)[43]。与没有心血管疾病并发症的患者(4.55%)相比,出现心血管疾病并发症患者的 30 天死亡率(17.7%)显著上升(P<0.001)。有研究报道,缺乏维生素 D 的患者的死亡率也会增加[44]。在 CAP 的发展过程中,患者还会出现异常消瘦,即体重指数(BMI)<16kg/m² 的情况[45]。

多种评分系统和生物标志物已经得到发展,它们被用来诊断重症 CAP、评估预后和死亡风险,以及辅助内科医生做出住院和收住 ICU 的决定。这些评分系统是为非免疫抑制患者设计的,其中最常用的是 CURB-65 评分系统,它包括 5

个容易测量的指标(表 3.1)。存在一个因素即赋值 1 分,最高 5 分。对于一项包含 718 例患者的衍生队列和独立验证队列研究,当存在 0、1、2、3 和 4 个因素时,30 天死亡率分别为 0.6%~0.7%、1.7%~2.1%、9.2%、14.5% 和 40%[46]。基于这些资料,建议评分为 0~1 分的 CAP 患者接受门诊治疗,评分为 2 分的 CAP 患者接受住院治疗,而评分达到 3 分及以上的 CAP 患者需要接受 ICU 护理。然而,另一项包含 3181 例患者的大型研究报道了 CURB-65 评分为 1 分的患者的死亡率为 3.0%,也就是说,即便患者的评分为 1 分,也应该接受住院治疗[47]。但是如果没有其他危险因素和其他严重的共患病,65 岁的患者可以只接受门诊抗生素治疗。在最近的一项研究中,CURB-65 评分系统在预测 7952 例患者的 30 天死亡率中表现出很好的精度,这些患者是从急诊室转出的[48]。在所有经过急诊转诊的患者中,将 CURB-65 评分为 1 分设为阈值,其预测死亡率的敏感性为 92.8%,特异性为 38.0%,阴性预测值达 99.9%。

CRB-65 评分系统是一种可以不进行血液检测来测量血尿素氮(BUN)的简化方法,医生在办公室内即可用它来评估 CAP 患者病情的严重程度。如果评估等级为 Ⅰ 级或者更高,患者需住院治疗。CRB-65 评分系统目前尚未被广泛应用,但是已经证实其在 670 例 CAP 患者中具有良好的预测价值[49]。

肺炎严重指数(PSI)是一个基于 20 个变量的评估体系,它将报道的短期死亡率分为 5 个风险递增的层级[50]。累计死亡率<1% 的低风险患者被归为 Ⅰ~Ⅲ 级,Ⅳ 级和 Ⅴ 级患者有更高的死亡风险,死亡率为 9%~30%。尽管一些大型研究已经验证了 PSI 的预测功效,但是此方法计算起来很复杂,反而是 CURB-65 评分系统更方便,而且前瞻性研究结果显示,两者的预测性能类似[47]。因此,急诊医生常使用 CURB-65 评分系统来评估 CAP 的严重程度。在英国胸科学会和英国国家健康与临床卓越研究所(NICE)的指南中,推荐使用 CURB-65 和 CRB-65 评分系统对 CAP 严重程度进行评估[51,52]。

对于住院 CAP 患者,风险预测可以用来评估 ICU 护理、机械通气的需求及死亡率。住院治疗期间,监测 C-反应蛋白(CRP)水平可以预测疗效和死亡风险。一项前瞻性多中心研究纳入了荷兰 3 家医院收治的 814 例 CAP 患者,结果显示,不考虑实际值和初始 CURB-65 评分的情况下,治疗 3 天后,CRP 未下降 50% 的患者的死亡风险最高[53]。目前还需要更大型的前瞻性研究来验证此项研究的结果。

目前,已经有 3 种评分系统被用来确定严重的 CAP 住院患者和 ICU 护理需求,分别是重症社区获得性肺炎评分(SCAP)、SMART-COP 和美国感染病学会/美国胸科学会(IDSA/ATS)制订的严重程度标准(表 3.2)。这 3 个评分系统结合了临床标准(休克、精神状态改变和呼吸衰竭)、血常规检测和动脉血气结果。在预测疾病进展为更严重的肺炎方面,SCAP 评分≥10 分(至少 1 个主要和 2 个次要标准)比 CURB-65 评分系统更具优势[54]。进一步的验证研究表明,在预测 ICU 护

表 3.1　CURB-65 评分

序号	评价指标	累计评分(每个因素 1 分)	死亡风险(%)
1	意识障碍(心理测试或定向障碍)	0	0.7
2	尿素(BUN>7mmol/L 或 20mg/dL)	1	2.1
3	呼吸频率≥30 次/分	2	9.2
4	血压(收缩压<90mmHg 或舒张压≤60mmHg)	3	14.5
5	年龄≥65 岁	4	40

基于总分的患者处理:0~1 分,门诊治疗;≥2 分,住院治疗。1mmHg≈0.133kPa。

表 3.2　IDSA/ATS 的 ICU 管理指南

主要标准(满足任何 1 个)

脓毒性休克,需要血管升压药支持

呼吸衰竭,需要机械通气

次要标准(至少满足 3 个)

精神状态的改变

低血压,需要液体支持

体温<36℃(96.8℉)

$PaO_2/FiO_2 \leqslant 250$

血尿素氮≥20mg/dL 或 7mmol/L

白细胞计数<4.0×10^3 个/微升

血小板计数<1.0×10^5 个/毫升

多肺叶浸润

PaO_2,动脉血氧分压;FiO_2,吸入氧浓度,即吸入气体中氧气的百分数或用小数表示的百分数。

计算鼻导管或简单面罩的吸入氧浓度,在前 3L 中,每分钟每升气体中有 4% 的氧气,之后的气体中只有 3% 的氧气。例如,使用氧流量为 4L/min 的鼻导管,FiO_2 为:21%+(3×4%)+(1×3%)=36%,可表示为 0.36 进行计算。

理需求、进展为严重脓毒症、治疗失败和机械通气需求方面,SCAP 评分和其他预测评分系统一样精确[55]。一项前瞻性研究采用 SMART-COP 评分系统对 882 例需要住院的 CAP 患者进行了评估,其中 75% 以上的患者年龄>50 岁[56]。结果显示,除低收缩压、低氧饱和度和低动脉血 pH 值外,每个因素得 1 分。在接受强化呼吸系统或血管升压支持的患者中,92% 的患者的 SMART-COP 评分≥3 分[56]。在<50 岁的成年人中,SMART-COP 的预测精确性较差,这是因为在 15% 的<50 岁的患者中,评分系统所涉及的这些决定性指标不能被识别[57]。IDSA/ATS 严重程度系统以 2 个主要标准和 9 个次要标准为基础[58]。达到任何一个主要标准(即脓毒性休克需要使用血管升压药和机械通气),都得到了普遍认可。而达到 3 个及以上的次要标准则表明需要进行 ICU 护理。一项纳入了 1062 例 CAP 患者的验证性研究表明,在预测机械通气、血管升压支持和 ICU 护理的需求方面,即便不满足主要标准,满足次要标准的 IDSA/

ATS 严重程度系统评分与 SMART-COP 评分系统相当[59]。近来,其他研究者通过剔除 4 种罕见的变量(白细胞减少、低体温、低血压和血小板减少),并增加了年龄≥65 岁这一变量,修正了 IDSA/ATS 的次要标准[60]。修正标准能很好地预测死亡率,但是能否有效地预测 ICU 护理需求和血管升压/通气支持需求尚不清楚。

目前,多种被用来预测 CAP 预后效果的血液生物标志物已经被研究,包括降钙素原(PCT)、CRP、肾上腺髓质素前体(pro-ADM)、可溶性 CD14 亚型(sCD14-ST)、肽素和皮质醇。降钙素原是研究最广泛的生物标志物,共涉及 21 项研究、6007 例肺炎患者。尽管 PCT 水平升高是 CAP 患者(尤其是那些 CURB-65 评分低的患者)死亡的危险因素之一,但是最常使用的截断值——0.5ng/mL 在鉴别有死亡风险的患者时敏感性不高[61]。对 CAP 患者多种生物标志物的预测价值进行系统综述和荟萃分析[62],共纳入了 10 319 例患者,结果证实,生物标志物在预测死亡率方面具有较好的精确性,但是与特异性 CAP 评分系统相比,并没有表现出明显的优势。

预测评分的小结

CURB-65 评分系统应该作为评估医院急诊室 CAP 患者情况的标准预测评分,其中最具争议的问题是评分为 1 分的患者是否应该被当作门诊患者进行治疗。除年龄为 65 岁外,满足 1 个因素的患者是有理由被要求住院的;仅凭年龄就建议患者住院,无法作为所有医学疾病的支持性证据。但是,如果年龄≥65 岁的患者存在严重的共患病,如潜在的心血管疾病,应住院治疗并实时监测。一旦患者住院,IDSA/ATS 指南便是决定其是否需要被转入 ICU 的最合适方法,尽管 SCAP 和 SMART-COP 评分也很适合。

3.6　社区获得性肺炎的治疗

CAP 的经验性治疗是指处理常见的呼吸道

细菌(如肺炎链球菌、流感嗜血杆菌)和非典型细菌(如肺炎支原体和肺炎衣原体),但是最近的病原学研究提示,很大一部分 CAP 是由儿童和成人单纯感染病毒引起的。因此,任何医院都需要一种可以鉴别病毒和细菌感染的有效检测方法,有利于节省成本,并且可以减少抗生素的过度使用。为实现这一目标,目前已经在研究血清降钙素原(PCT)水平。有研究将截断值设定为 0.10ng/mL,检测了 453 例急诊室患者的 PCT 浓度,以区分急性心力衰竭和肺炎[62]。结果显示,肺炎患者 PCT 浓度的中位数 (0.38ng/mL) 显著高于非肺炎患者 (0.06ng/mL)。另一项研究结果表明,临床上,在发生心力衰竭可能性>75% 的患者中,0.10ng/mL 的 PCT 浓度鉴别肺炎患者的敏感性为 95%,阴性预测值为 99%;而在心力衰竭发生风险低的患者中,这个 PCT 浓度截断值的敏感性只有 85%,阴性预测值降至 95%[63]。在一项大型的前瞻性多中心研究[64]中,共纳入 1735 例 CAP 成人患者,研究者对鉴别细菌和病毒的 PCT 浓度的准确性进行了估计。结果显示,一共检出 37% 的患者的病原体,其中 10% 的患者的病原体为典型细菌,4% 为非典型细菌,24% 为单纯病毒。感染病毒患者的 PCT 浓度中位数最低,为 0.09ng/mL,其次是非典型细菌(0.2ng/mL),最高的是典型细菌(2.5ng/mL)。0.1ng/mL 的 PCT 浓度对任何一种细菌的检测敏感性为 80.9%,特异性为 51.6%。没有一个 PCT 阈值在鉴别病毒和细菌病原体方面,具有很高的敏感性和特异性[64]。

在 CAP 的经验性处理中,由于肺炎支原体和肺炎衣原体感染通常被认为是可以恢复的自限性过程,因此,使用大环内酯类对非典型细菌进行常规治疗一直是一个备具争议的问题。对于进行门诊治疗的 CAP 患者,北美指南将大环内酯类抗生素列为首选药物[65]。相反,欧洲指南认为,大环内酯类药物应该是青霉素过敏患者的第二选择[52]。此外,在 CAP 患者管理中将非典型细菌纳入常规治疗范围,目前还未得到结果有益的证

明。对 28 个随机化研究(共 5939 例患者)进行系统综述,研究的主要结局是死亡率和临床疗效,结果发现覆盖非典型细菌的治疗方法并无优势[66]。尽管大环内酯类抗生素的临床意义尚不明确,但由于细菌对大环内酯类抗生素的耐药性不断升高(目前已经达到 35%),如果单独使用其治疗 CAP,可能不足以覆盖肺炎球菌[67]。

对于中度至重症 CAP 住院患者,北美和欧洲的指南[51,52,65]都建议早期使用 β-内酰胺类抗生素(常用头孢曲松钠)进行广谱抗菌治疗,以及单独使用大环内酯类或呼吸氟喹诺酮类。大环内酯类抗生素有免疫调节和抗感染作用,或许可以改善感染结局,甚至是肺炎球菌的感染。据报道,即使对于革兰阴性菌引起的脓毒症和需要机械通气的肺炎患者,克拉霉素也可以恢复免疫麻痹并改善治疗结局[68]。最近发表的一篇系统综述对成人 CAP 住院患者的抗生素治疗进行分析[69],总结了抗生素治疗的几个关键:①8 项观察性研究表明,入院后 4~8 小时内开始使用抗生素治疗可以降低死亡率;②一旦患者病情稳定,将静脉注射改为口服治疗可以缩短住院时间且不影响治疗结局;③依据结果选择的经验性抗生素治疗是一种混合而疗效不确定的疗法。8 项低质量观察性研究中的 6 项(共计 24 780 例患者)发现,相比单独 β-内酰胺治疗,联合使用 β-内酰胺类和大环内酯类抗生素可进一步降低短期死亡率。在这 6 项研究中,3 项最大型的研究都是回顾性研究,另 3 项研究主要是前瞻性的观察性研究。这 3 项前瞻性研究发现,相比单独应用 β-内酰胺类抗生素,只使用氟喹诺酮类抗生素会降低死亡率[69]。

然而,前瞻性随机对照试验结果显示,现有证据仍无法证实联合使用大环内酯类和氟喹诺酮类的效果优于 β-内酰胺类抗生素的单一疗法。瑞士的一项试验纳入了 6 家急诊医院 580 例中度至重症 CAP 成人患者,随机将其分成两组,一组采取 β-内酰胺类抗生素单一疗法,另一组联合使用 β-内酰胺类和大环内酯类抗生素。最

终的治疗效果显示,在死亡率、入住 ICU、住院时长和肺炎 3 个月内复发率等方面,两组并无差异[70]。荷兰的一项前瞻性多中心试验对 2283 例非 ICU 病房的 CAP 患者进行了研究,研究者采取了整群随机交叉设计,将患者分成 3 组,4 个月后进行轮换[71]。在 3 个月死亡率、住院时长和并发症方面,β-内酰胺类抗生素单一疗法的治疗效果并不比 β-内酰胺类和大环内酯类抗生素联合治疗的效果差。因为氟喹诺酮类抗生素是完全生物可利用的,所以如果患者可以接受口服药物治疗,应该在一开始就口服氟喹诺酮类药物。IDSA 指南建议,对重症肺炎患者开始治疗时就采取静脉注射疗法,但是质量较高的观察性研究认为,静脉注射对重症 CAP 患者而言是不必要的[72]。

关于 CAP 的治疗时长尚无统一标准。IDSA/ATS 指南[65]建议,对于病情稳定且发热症状消失 48 小时以上的患者,治疗至少应持续 5 天。英国指南[51]建议,轻至中度 CAP 患者需治疗 7 天,中度至重症 CAP 患者需治疗 7~10 天。而 NICE 指南[52]则建议轻症患者治疗 5 天,中度至重症 CAP 患者需治疗 7~10 天。一项多中心随机对照试验对西班牙 4 所教学医院的 312 例 CAP 住院患者进行了抗生素治疗持续时间的研究[73]。在治疗 5 天后,如果干预组患者的发热症状消失 48 小时,且含有至多 1 个 CAP 相关的不稳定信号,应停止抗生素治疗;对照组抗生素治疗的持续时间由内科医生决定。最终,两组结局无显著差异。因此,对 CAP 住院患者使用 IDSA/ATS 是安全的。

社区获得性肺炎治疗小结

现有资料表明,轻度至中度 CAP 患者门诊治疗的首选方法为服用 5 天阿莫西林。由于肺炎球菌具有高耐药性且有可能增强,应该避免使用大环内酯类抗生素的单一疗法。此外,通过分析耐药突变基因发现,肺炎支原体对大环内酯类抗生素中度耐药[74]。对于老年患者及患有 COPD 或慢性支气管炎的患者,阿莫西林/克拉维酸可能比

β-内酰胺类抗生素有更广的细菌谱,覆盖了流感嗜血杆菌和卡他莫拉菌。对于不需要 ICU 护理的中度至重症 CAP 住院患者,可使用 β-内酰胺类抗生素单一疗法(通常是头孢曲松钠)进行治疗,也可应用阿莫西林/克拉维酸或口服呼吸氟喹诺酮。一旦肺炎球菌被敏感确定为病原体,就应当使用青霉素,因为没有证据表明对青霉素不敏感的 CAP 患者(甚至是伴有菌血症的 CAP 患者)使用青霉素后会有不良结局。

对于需要 ICU 护理的重症 CAP 患者,采取大环内脂类和 β-内酰胺类(头孢曲松钠)抗生素联合治疗,或者单独的氟喹诺酮治疗都是适合的。在治疗嗜肺军团菌感染的过程中,需要一直使用大环内酯类抗生素,直到嗜肺军团菌被完全清除。

3.7 重症社区获得性肺炎的辅助治疗

即使充分采取抗生素治疗,重症 CAP 患者的死亡率仍较高,约为 38%,为了改善结局,辅助治疗手段被广泛研究并经验性地应用于临床。辅助治疗和大环内酯类抗生素联合应用可以治疗对大环内酯类抗生素耐药的细菌。比较重症 CAP 患者与其他程度 CAP 患者的免疫反应,有利于指导辅助治疗的应用。在一项相关研究中,重症 CAP 患者血浆中的促炎细胞因子和抗炎细胞因子水平更高,痰液中的促炎细胞因子浓度更低[75]。此外,相比非重症患者,重症患者体内中性粒细胞的呼吸暴发活力降低。这些结果表明,重症 CAP 患者不能产生局部炎症反应,反而产生了较强的全身炎症反应[75]。

常用于治疗血脂异常和心血管疾病的他汀类药物,可能对细胞因子级联反应有调节作用,从而有效治疗重症 CAP。一篇综述梳理了 17 项实验室研究和 17 项临床研究,总结了他汀类药物对 CAP 患者的免疫调节影响,发现他汀类药物通过减少细胞因子的释放和表达,调节中性粒

细胞的功能，以及保护肺的完整性来减轻肺部炎症[76]。观察性研究指出，服用他汀类药物的CAP患者的死亡率降低，不过尚无随机对照试验予以支持[76]。西班牙的研究者原本计划对辛伐他汀治疗CAP的效果展开随机、双盲、安慰剂对照试验，但是在纳入 34 例患者后，由于入组进程过慢而中止研究[77]。在已经进行的试验中，研究者发现，相比服用安慰剂，服用他汀类药物 48 小时后，患者的细胞因子浓度并无差异。因此，他汀类药物对CAP的治疗效果仍不清楚。

为了降低CAP的死亡率和ARDS的发病率，确定机械通气和ICU护理需求，许多学者对类固醇的抗感染效果进行了研究，但是没有得出明确的结论。尽管在肺孢子菌肺炎中，类固醇可以改善治疗结局并降低呼吸衰竭的发生风险，但在一项关键的权威性随机对照试验中，其没有改善脓毒血症患者的结局[78]。关于类固醇，2014 年的一篇综述指出，由于对患者有利的证据不充分，而且并不清楚是否存在潜在危害，CAP患者不应该使用类固醇[79]。此后，又有两项随机、安慰剂对照试验展开了类似研究。第一个试验在西班牙进行，研究者将 120 例患者随机分组，试验组静脉注射甲泼尼龙 5 天，对照组静脉注射安慰剂 5 天[80]。结果显示，类固醇治疗组的早期治疗失败率（研究者定义的复合终点）较低，但两组的死亡率并无差异。第二个试验在瑞士进行，研究者将 785 例患者随机分为两组，试验组使用 7 天泼尼松（50mg/d），对照组使用 7 天安慰剂。结果发现，泼尼松可以使临床病情稳定时间缩短 1.5 天，且不会引起并发症，但是不能改善死亡结局[81]。在过去 2~3 年间，有 4 项系统综述和荟萃分析研究了类固醇对CAP的作用。第一项研究分析了包含 1780 例CAP住院患者的 10 项随机对照试验（RCT）结果，发现试验组中重症患者及需要ICU护理患者的死亡率有所下降，而且ICU住院时长减少 1.3 天，普通住院时长减少 1 天[82]。第二项研究在 2015 年进行，研究者对 12 个 RCT、共 1974

例患者进行分析，得到以下结论：类固醇可能使死亡率下降 3%，使机械通气的需求率下降 5%，还可能缩短住院时长（1 天）[83]。第三项研究仅分析了 8 个 RCT，共纳入 528 例病情更严重的CAP患者，最终结果表明，使用后，类固醇死亡率（P=0.003）、ARDS 的风险（P=0.02）及机械通气的需求（P=0.026）显著下降，住院时长明显缩短（4.7 天）（P=0.006）[84]。最后一项荟萃分析对 9 个 RCT（共 1667 例患者）和 6 个队列研究（共 4095 例患者）进行了梳理，发现类固醇治疗可以降低 ARDS 风险，缩短ICU住院时长，但对死亡率无影响[85]。除高血糖之外，4 项研究都没有发现类固醇的其他不良反应。

社区获得性肺炎辅助治疗小结

在中度至重症CAP患者中，增加大环内酯类药物是没有益处的。为了明确病情更严重的患者转入ICU的风险，还需要开展进一步的随机试验。使用类固醇可能有利于降低重症CAP患者的死亡率、ARDS 风险和机械通气需求，但是目前还不能断然下决定。因此，为重症CAP患者常规使用类固醇还为时过早，需要针对此亚组住院患者开展更大型的 RCT 研究。最近的一项系统综述和荟萃分析对CAP住院患者的类固醇使用情况进行了分析，包含 6 项研究、共 1506 例患者，结果显示，类固醇可以缩短临床病情稳定时间和住院时长（1 天），但是不能降低死亡率，也不能降低高血糖发生风险和CAP相关的再入院率[86]。目前的技术水平只能利用发生脓毒症/脓毒性休克时类固醇的使用数据，小型 RCT 结果指出，使用类固醇可有效降低死亡率，然而在大型的权威研究中却被证明无效。在 Clinical Trials.gov 网站上注册的研究中，至少有 3 个大型试验预计纳入共 2300 例患者，而且计划在 2018 年 10 月完成，它们将为类固醇治疗CAP的效果提供更权威的数据资料。以后的试验应该研究联合 NSAID 治疗CAP的效果。近期，中国香港进行的一个开放、随机对照试验对存在肺部浸润的重症 A 型流感 (H3N2) 住院患者进行了研究,结果发现,相比接受奥司他韦治疗的患者,接受萘普生-克拉霉素(2 天)+奥司他韦治疗的患者的 30 天死亡率显著下降,住院时长也显著缩短,两组患者均接受了 β-内酰胺类抗生素治疗[87]。

3.8　社区获得性肺炎的预防

在过去的 20~30 年中,全球 5 岁以下儿童肺炎的总负担和死亡率显著下降。其中一个因素便是低收入国家卫生保健和社会经济条件的改善,最主要的原因是疫苗接种率提高,包括麻疹疫苗、百日咳疫苗、肺炎球菌疫苗和 b 型流感嗜血杆菌联合疫苗。然而,成人 CAP 的发病率却未出现类似的下降趋势。戒烟可能会降低慢性吸烟者的 CAP 患病风险,但是永久戒烟很难实现。据 WHO 估计,全球约有 10 亿多吸烟人口,而吸烟是侵袭性肺炎球菌病和细菌性肺炎的一个重要危险因素[88]。

在大多数热带国家,CAP 的发病高峰出现在冬季,与流感的高峰季节一致。因此,每年广泛接种流感疫苗可以降低儿童流感、成人流感和细菌性肺炎的发病率,从而降低 CAP 的发病率。既往的研究显示,接种流感疫苗可有效降低与流感相关的急性呼吸系统疾病的住院率。儿童接种流感疫苗后,住院率下降 53%~67%;在成人中,住院率下降 54%~71%;在 65 岁以上老年人中,住院率下降 42%~61%[89-92]。但是,大多数研究并没有明确地评估流感疫苗对 CAP 流行的影响。在美国 4 个地区展开的前瞻性、多中心、观察性研究对超过 2.5 年的 CAP 住院情况进行了统计分析,一共 2767 例患者因 CAP 住院。在儿童和成人中,只有确诊为流感相关肺炎的患者的流感疫苗接种率较低[93]。这表明,接种流感疫苗可以降低因流感并发症引起的 CAP,包括继发性细菌性肺炎引起的

CAP 的发病率。

在资源丰富的国家引入儿童 7 价和 13 价肺炎链球菌联合疫苗(PCV13)后发现,通过群体保护接种,儿童和成人肺炎链球菌肺炎的发病率均有所下降[94]。23 价肺炎球菌多糖疫苗(PPV23)已经有 30 多年的应用历史,且许多国家都推荐高风险患者进行接种,但是其预防 CAP 的效果还有待商榷。关于 PPV23 疫苗预防成人肺炎球菌性 CAP 的效果,近期发表的 3 项综述和荟萃分析得出了不一致的结论:其中一项研究发现,没有证据表明 PPV23 疫苗能够在老年人群中预防肺炎球菌性肺炎的发生[95];另一项研究对 7 个随机试验、共 156 010 例患者进行了分析,结论是 PPV23 疫苗对所有病因引起的肺炎具有弱保护作用[96]。最后一项研究报道,在队列研究中,PPV23 疫苗预防侵袭性肺炎链球菌肺炎的效力为 50%,在病例对照研究中为 54%[97]。此外,该研究还指出,PPV23 疫苗对 CAP 的预防作用较弱。在试验研究中,患病率仅下降 4%,在病例对照研究中则下降 7%,在队列研究中,治疗有效率为 17%。联合疫苗在成人中更为有效。在一项纳入 84 496 例 65 岁及以上成人的大型随机、安慰剂对照试验中,研究者开展了成人社区获得性肺炎免疫试验(CAPiTA),随后评估了 PCV13 疫苗的效果[98]。结果显示,PCV13 疫苗对肺炎球菌类型肺炎的保护率为 45.6%~75%,对侵袭性肺炎球菌疾病的保护率为 75%,对任何病因导致的 CAP 并没有保护效果。

社区获得性肺炎预防小结

为了预防肺癌、心血管疾病、COPD,以及许多相关肿瘤及疾病(包括可能的 CAP)的发生,需要采取更有效的措施在全球范围内推行戒烟。尽管目前建议儿童和成人每年常规接种流感疫苗,全球各国的疫苗接种率仍然很低(20%~30%)。为了增加依从性和群体免疫,亟须研发改进的、更有效的长效流感疫苗(经鼻或经口途径)。同时,

医生应该鼓励所有患者每年接种流感疫苗。PCV13 疫苗应该向所有老年人、CAP 高风险成人提供。在开发和销售 23 价肺炎球菌联合疫苗时，应在接种数月后对 PPV23 疫苗接种者进行评估。

（汪亚苹　刘民　译）

参考文献

1. Global Burden of Diseases Study 2013 Collaboration (2015) Global, regional, and national incidence, prevalence, and years with disability for 301 acute and chronic diseases and injuries in 188 countries, 1990-2013: a systematic analysis for the global burden of diseases study 2013. Lancet 386:743–800
2. Niedrerman MS (2009) Community-acquired pneumonia: the US perspective. Semin Respir Crit Care Med 30:179–188
3. McLaughlin JM, Johnson MH, Kagan SA (2015) Clinical and economic burden of community-acquired pneumonia in the veterans health administration, 2011: a retrospective cohort study. Infection 43:671–680
4. File TM Jr, Marie TJ (2010) Burden of community-acquired pneumonia in North American adults. Postgrad Med 122:130–141
5. Centers for Disease Control and Prevention, National Center for Health Statistics (2010) National Hospital Discharge Survey. Centers for Disease Control and Prevention, National Center for Injury Prevention and Control, Atlanta
6. Rozenbaum MH, Mangen MJ, Huijts SM, van der Werf TS, Postma MJ (2015) Incidence, direct costs and duration of hospitalization of patients hospitalized with community acquired pneumonia: a nationwide retrospective claims database analysis. Vaccine 33:3193–3199
7. Broulette J, Yu H, Pyenson B, Iwasaki K, Sato R (2013) The incidence rate and economic burden of community-acquired pneumonia in a working-age population. Am Health Drug Benefits 6:494–503
8. Canto RG, Robinson GRII, Reynolds HY (1994) Defense mechanisms of the respiratory tract. In: Chmel H, Bendinelli M, Friedman H (eds) Pulmonary infections and immunity. Plenum Press, New York, pp 1–27
9. Zou S, Luo Q, Song Z, Zhang L, Xia Y, Xu H, Xiang Y, Yin Y, Cao J (2017) Contribution of progranulin to protective lung immunity during bacterial pneumonia. Clin Infect Dis 215:1764–1773
10. Shukla SD, Budden KF, Neal R, Hansbro PM (2017) Microbiome effects on immunity, health and disease in the lung. Clin Transl Immunol 6:e133. https://doi.org/10.1038/cti.2017.6
11. Hauptmann M, Schaible UE (2016) Linking microbiata and respiratory disease. FEBS Lett 590:3721–3738
12. Rogers GB, Shaw D, Marsh RL, Carroll MP, Serisier DJ, Bruce KD (2015) Respiratory microbiata: addressing clinical questions, informing clinical practice. Thorax 70:74–81
13. Jain S, Pavia AT (2016) The modern quest for the "Holy Grail" of pneumonia etiology. Clin Infect Dis 62:826–828
14. Bartlett JG (2011) Diagnostic tests for agents of community-acquired pneumonia. Clin Infect Dis 52(Suppl 4):S296–S230
15. Bradley JS, Byington CL, Shah SS, Pediatric Infectious Disease Society of America et al (2011) The management of community-acquired pneumonia in infants and children older than 3 months of age: clinical practice guidelines by the Pediatric Infectious Disease Society and the Infectious Disease Society of America. Clin Infect Dis 53:e25–e76
16. Pavia AT (2013) What is the role of respiratory viruses in community-acquired pneumonia in ambulatory pneumonia? What is the best therapy for influenza and viral causes of community-acquired pneumonia? Infect Dis Clin N Am 27:157–175
17. Jain S, Williams DJ, Arnold SR, CDC EPIC Study Team et al (2015) Community-acquired pneumonia requiring hospitalization among US children. N Engl J Med 372:835–845
18. Schlaberg R, Queen K, Simmon K et al (2017) Viral pathogen detection by metagenomics and pan-viral group polymerase chain reaction in children with pneumonia lacking identifiable etiology. J Infect Dis 215:1407–1415
19. Wang M, Cai F, Wu X, Wu T, Su X, Shi Y (2015) Incidence of viral infection detected by PCR and real-time PCR in childhood community-acquired pneumonia: a meta-analysis. Respirology 20:405–412
20. Feikin DR, Park DE, Shi Q et al (2017) Is higher viral load in the upper respiratory tract associated with severe pneumonia? Findings from the PERCH Study. Clin Infect Dis 64(S3):S337–S346
21. Vu HT, Yoshida LM, Suzuki M et al (2011) Association between nasopharyngeal load of Streptococcus pneumoniae, viral coinfection, and radiologically confirmed pneumonia in Vietnamese children. Pediatr Infect Dis J 30:11–18

22. Baggett HC, Watson NL, Knoll MD et al (2017) Density of upper respiratory colonization with *Streptococcus pneumoniae* and its role in the diagnosis of pneumococcal pneumonia among children aged <5 years in the PERCH Study. Clin Infect Dis 64(Suppl 3):S317–S327

23. Park DE, Beggett HC, Howie SR et al (2017) Colonization density of the upper respiratory tract as a predictor of pneumonia---*Haemophilus influenzae, Moraxella catarrhalis, Staphylococcus aureus,* and *Pneumocystis jirovecii.* Clin Infect Dis 64(S3):S328–S336

24. Musher DM, Roig IL, Cazares G, Stager C, Logan N, Safer H (2013) Can an etiologic agent be identified in adults who are hospitalized for community-acquired pneumonia: results of a one year study. J Infect Dis 67:11–18

25. Jain S, Self WH, Wunderink RG et al (2015) Community-acquired pneumonia requiring hospitalization among US adults. N Engl J Med 373:415–427

26. Spoorenberg SMC, Bos WJW, Heijligenberg R, Voom PGP, Rijkers GT, van de Garde EMW (2014) Microbial etiology, outcomes, and costs of hospitalization for community-acquired pneumonia; an observational analysis. BMC Infect Dis 14:335

27. Johansson N, Kalin M, Tiveljung-Lindell A, Giske CG, Hedlund J (2010) Etiology of community-acquired pneumonia: increased microbiological yield with new diagnostic methods. Clin Infect Dis 50:202–209

28. Holter JC, Muller F, Bjorang O et al (2015) Etiology of community-acquired pneumonia and diagnostic yields of microbiological methods: a three year prospective study in Norway. BMC Infect Dis 15:64. https://doi.org/10.1186/s12879-015-0803-5

29. Zhan Y, Yang Z, Chen R, Wang Y, Guan W, Zhao S (2014) Respiratory virus is a real pathogen in immunocompetent community-acquired pneumonia: comparing to influenza like illness and volunteer controls. BMC Pulm Med 14:144

30. Wu X, Wang Q, Wang M, Su X, Xing Z, Zhang W, Shi Y (2015) Incidence of respiratory viral infections detected by PCR and real-time PCR in adult patients with community-acquired pneumonia: a meta-analysis. Respiration 89:343–352

31. Burk M, El-Kersh K, Saad M, Wiemken T, Ramirez J, Cavallazzi R (2016) Viral infections in community-acquired pneumonia: a systematic review and meta-analysis. Eur Respir Rev 25:178–188

32. Gadsby NJ, Russell CD, McHugh MP, Mark H, Morris AC, Laurenson IF, Hill AT, Templeton KE (2016) Comprehensive molecular testing for respiratory pathogens in community-acquired pneumonia. Clin Infect Dis 62:817–823

33. Yoshii Y, Shiizu K, Morozumi M et al (2016) Identification of pathogens by comprehensive real-time PCR versus conventional methods in community-acquired pneumonia in Japanese adults. Infect Dis (Lond) 48:782–788

34. Fukuyama H, Yamashiro S, Kinjo K, Tamaki H, Kishaba T (2014) Validation of sputum gram stain for treatment of community-acquired pneumonia and healthcare-associated pneumonia: a prospective observational study. BMC Infect Dis 14:534

35. Molinas L, Zalacain R, Menendez R et al (2015) Sensitivity, and positivity predictors of the pneumococcal urinary antigen test in community-acquired pneumonia. Ann Am Thorac Soc 12:1482–1489

36. Elberse K, van Mens S, Cremers AJ et al (2015) Detection and serotyping of pneumococci in community-acquired pneumonia patients without culture using blood and urine samples. BMC Infect Dis 15:56

37. Llanas-Alvarez AM, Tenza-Lozano EM, Latour-Perez J (2017) Accuracy of lung ultrasonography in the diagnosis of pneumonia in adults: systematic review and meta-analysis. Chest 151:374–382

38. Scicluna BP, Klein Klouwenberg PM, van Vught LA et al (2015) A molecular biomarker to diagnose community-acquired pneumonia on intensive care unit admission. Am J Respir Crit Care Med 192:826

39. Curcio D, Cane A, Isturiz R (2015) Redefining risk categories for pneumococcal disease in adults: critical analysis of the evidence. Int J Infect Dis 37:30–35

40. Lambert AA, Lam JO, Paik JJ, Ugarte-Gil C, Drummond MB, Crowell TA (2015) Risk of community-acquired pneumonia with outpatient proton-pump inhibitor therapy: a systematic review and meta-analysis. PLoS One 10:e128004

41. Torres A, Peetermans WE, Viegi G, Blasi F (2013) Risk factors for community-acquire pneumonia in adults in Europe: a literature review. Thorax 68:1057–1065

42. Montull B, Menendez R, Torres A et al (2016) Predictors of severe sepsis among patients hospitalized for community-acquired pneumonia. PLoS One 11:e0145929

43. Violi F, Cangemi R, Falcone M et al (2017) Cardiovascular complications and short-term mortality risk in community-acquired pneumonia. Clin Infect Dis 64:1486–1493

44. Kim HJ, Jang JG, Hong KS, Park JK, Choi EY (2015) Relationship between serum vitamin D concentrations and clinical outcome of community-acquired pneumonia. Int J Tuberc Lung Dis 19:729–734

45. Lee J, Kim K, Jo YH, Lee JH, Chung H, Hwang JE (2015) Severe thinness is associated with mortality in patients with community-acquired pneumonia: a prospective observational study. Am J Emerg Med 33:209–213

46. Lim WS, van der Eerden MM, Laing R et al (2003) Defining community acquired pneumonia severity on presentation to hospital: an international derivation and validation study. Thorax 58:377

47. Aujesky D, Auble TE, Yearly DM et al (2005) Prospective comparison of three validated prediction rules for prognosis in community-acquired pneumonia. Am J Med 118:384

48. Sharp AL, Jones JP, Wu I, Huynh D, Kocher KE, Shah NR, Gould MK (2016) CURB-65 performance among admitted and discharged emergency department patients with community-acquired pneumonia. Acad Emerg Med 23:400–405

49. Bauer TT, Ewing S, Marre R et al (2006) CRB-65 predicts death from community-acquired pneumonia. J Intern Med 260:93

50. Fine MJ, Auble TE, Yealy DM et al (1997) A prediction rule to identify low risk patients with community-acquired pneumonia. N Engl J Med 336:243–250

51. Lim WS, Smith DL, Wise MP et al (2015) British Thoracic Society community acquired guideline and the NICE pneumonia guideline: how they fit together. Thorax 70:698

52. National Institute for Health Care Excellence. Diagnosis and management of community-acquire pneumonia in adults. https://www.nice.org.uk/guidance/cg191/evdence/full-guideline-193389085. Accessed 26 Jul 2017

53. Andersen SB, Baunbaek Egelund G, Jensen AV, Petersen PT, Ravan P (2017) Failure of CRP decline within three days of hospitalization is associated with poor prognosis of community-acquired pneumonia. Infect Dis (Lond) 49:251–260

54. Espana PP, Capelastegui A, Gorordo I et al (2006) Development and validation of a clinical prediction rule for severe community-acquired pneumonia. Am J Respir Crit Care Med 174:1249

55. Yandiola PPE, Capelastegui A, Quintana J et al (2009) Prospective comparison of severity scores for predicting clinically relevant outcomes for hospitalized with community-acquired pneumonia. Chest 135:1572

56. Charles PG, Wolfe R, Whitby M et al (2008) SMART-COP: a tool for predicting the need for respiratory or vasopressor support in community-acquired pneumonia. Clin Infect Dis 47:375–384

57. Chalmers JD, Singanayagam A, Hill AT (2008) Predicting the need for mechanical ventilation and/or inotropic support for young adults admitted to the hospital with community-acquired pneumonia. Clin Infect Dis 47:1571

58. Liapikou A, Ferrer M, Polverino E et al (2009) Severe community acquired pneumonia: validation of the infectious disease Society of America/American Thoracic Society guidelines to predict an intensive care unit admission. Clin Infect Dis 48:377–385

59. Chalmers JD, Taylor JK, Mandel P et al (2011) Validation of the Infectious Disease Society of America/American Thoracic Society minor criteria for intensive care unit admission in community acquired pneumonia patients without major criteria or contraindication to intensive care unit care. Clin Infect Dis 53:503

60. Li H, Guo Q, Song WD et al (2015) Modified IDSA/ATS minor criteria for severe community-acquired pneumonia best predicted mortality. Medicine (Baltimore) 94:e1474

61. Liu D, Su LX, Guan W, Xiao K, Xie LX (2016) Prognostic value of procalcitonin in pneumonia: a systematic review and meta-analysis. Respirology 21:280–288

62. Viasus D, Del Rio-Pertuz G, Simonetti AF, Garcia-Vidal C, Acosta-Reyes J, Garavito A, Carratala J (2016) Biomarkers for predicting short-term mortality in community-acquired pneumonia: a systematic review and meta-analysis. J Infect 72:273–282

63. Alba GA, Truong QA, Gaggin HK et al (2016) Diagnostic and prognostic utility of procalcitonin in patients presenting to the emergency department with dyspnea. Am J Med 129:96–104

64. Self WH, Balk RA, Grijalva CG et al (2017) Procalcitonin as a marker of etiology in adults hospitalized with community-acquired pneumonia. Clin Infect Dis 65:183–190

65. Mandell LA, Wunderink RG, Anzueto A et al (2007) Infectious Diseases Society of America/American Thoracic Society Consensus guidelines on the management of community-acquired pneumonia in adults. Clin Infect Dis 44(Suppl 2):S27–S72

66. Eliakim-Raz N, Robenshtock E, Shefet D, Gafter-Gvili A, Vidal L, Paul M, Leibovici L (2012) Empiric antibiotic coverage of atypical pathogens for community-acquired pneumonia in hospitalized adults (review). Cochrane Database Syst Rev 9:CD004418

67. Cilloniz C, Albert RK, Liapikou A et al (2015) The effect of macrolide resistance on the presentation and outcome of patients hospitalized for *Streptococcus pneumoniae* pneumonia. Am J Respir Crit Care Med 191:1265–1272

68. Spyridaki A, Raftogiannis M, Antonopoulou A et al (2012) Effect of clarithromycin in inflammatory markers of patients with ventilator-associated pneumonia and sepsis caused by gram-negative bacteria: results from a randomized clinical study. Antimicrob Agents Chemother 56:3819–3825

69. Lee JS, Giesler DL, Gellad WF, Fine MJ (2016) Antibiotic therapy for adults hospitalized with community-acquired pneumonia. A systematic review. JAMA 315:593–602

70. Garin N, Genne D, Carbello S et al (2014) β-lactam monotherapy vs β-lactam-macrolide combination treatment in moderately severe community-acquired pneumonia: a randomized non-

inferiority trial. JAMA Intern Med 174:1894–1901

71. Postma DF, van Werkhoven CH, van Elden LJR et al (2015) Antibiotic treatment strategies for community-acquired pneumonia in adults. N Engl J Med 372:312–323

72. Belforti RK, Lagu T, Haessler S et al (2016) Association between initial route of fluoroquinolone administration and outcomes in patients hospitalized for community-acquired pneumonia. Clin Infect Dis 63:1–9

73. Uranga A, Espana PP, Bilboa A et al (2016) Duration of antibiotic treatment in community-acquired pneumonia: a multicenter randomized clinical trial. JAMA Intern Med 176:1257–1265

74. Pereyre S, Goret J, Bebear C (2016) *Mycoplasma pneumonia*: current knowledge on macrolide resistance and treatment. Front Microbiol 7:974

75. Fernandez-Botran R, Uriate SM, Arnold FW et al (2014) Contrasting inflammatory responses in severe and non-severe community-acquired pneumonia. Inflammation 37:1158–1166

76. Troeman DP, Postma DF, van Werkhoven CH, Oosterheet JJ (2013) The immunomodulatory effects of statins in community-acquired pneumonia: a systematic review. J Infect 67:93–101

77. Viasus D, Garcia-Vidal C, Simonetti AF, Dorca J, Llopis F, Mestre M, Morandeira-Rego F, Carratala J (2015) The effect of simvastatin on inflammatory cytokines in community-acquired pneumonia: a randomized, double-blind, placebo-controlled trial. BMJ Open 5:e006251

78. Sprung CL, Annane D, Keh D et al (2008) Hydrocortisone therapy for patients with septic shock. N Engl J Med 358:111–124

79. Morton B, Pennington SH, Gordon SB (2014) Immunomodulatoy adjuvant therapy in severe community-acquired pneumonia. Expert Rev Respir Med 8:587–596

80. Torres A, Sibila O, Ferrer M et al (2017) Effect of corticosteroids on treatment failure among hospitalized patients with severe community-acquired pneumonia and high inflammatory response: a randomized clinical trial. JAMA 313:677–686

81. Blum CA, Nigro N, Briel M et al (2015) Adjunct prednisone therapy for patients with community-acquired pneumonia: a multicenter, double-blind, randomized, placebo-controlled trial. Lancet 385:1511–1518

82. Horita N, Otsuka T, Haranaga S et al (2015) Adjunctive systemic corticosteroids for hospitalized community-acquired pneumonia: systematic review and meta-analysis 2015 update. Sci Rep 5:14061. https://doi.org/10.1038/srep14061

83. Siemieniuk RA, Meade MO, Alonso-Coello P et al (2015) Corticosteroid therapy for patients hospitalized with community-acquired pneumonia: a systematic review and meta-analysis. Ann Intern Med 163:519–528

84. Bi J, Yang J, Wang Y, Mei J, Liu Y, Cao J, Lu Y (2016) Efficacy and safety of adjunctive corticosteroids therapy for severe community-acquired pneumonia in adults: an updated systematic review and meta-analysis. PLoS One 11:e0165942

85. Wan YD, Sun TW, Liu ZQ, Zhang SG, Wang LX, Kan QC (2016) Efficacy and safety of steroids for community-acquired pneumonia: a systematic review and meta-analysis. Chest 149:209–219

86. Briel M, Spoorenberg SMC, Snijders D et al (2018) Corticosteroids in patients hospitalized with community acquired pneumonia: systematic review and individualized patient data meta-anlysis. Clin Infect Dis 66:346–354

87. Hung IFN, To KW, Chan JFW et al (2017) Efficacy of clarithromycin-naproxen-oseltamivir combination in the treatment of patients hospitalized for influenza A [H3N2] infection. An open-label randomized, controlled, phase IIb/III trial. Chest 151:1069–1080

88. Nouri JP, Butler JC, Farley MM, Harrison LH, McGeer A, Kolczak MS, Breiman RF (2000) Cigarette smoking and invasive pneumococcal disease. Active Bacterial Core Surveillance Team. N Engl J Med 342:681–689

89. Belongia EA, Shay DK (2008) Influenza vaccine for community-acquired pneumonia. Lancet 372:352–354

90. Menniti-Ippolito F, Da Cas R, Traversa G et al (2014) Vaccine effectiveness against severe laboratory-confirmed influenza in children: results of two consecutive seasons in Italy. Vaccine 32:4466–4470

91. Puig-Barbera J, Diez-Domingo J, Arnedo-Pena A et al (2012) Effectiveness of the 2010-2011 seasonal vaccine in preventing confirmed influenza hospitalization in adults: a case-case comparison, case-control study. Vaccine 30:5714–5720

92. Kwong JC, Campitelli MA, Gubbay JB et al (2013) Vaccine effectiveness against laboratory-confirmed influenza hospitalization among elderly adults during the 2010-2011 season. Clin Infect Dis 57:820–827

93. Grijalva CG, Zhu Y, Williams DJ et al (2015) Association between hospitalization with community acquired laboratory-confirmed influenza pneumonia and prior receipt of influenza vaccination. JAMA 314:1488–1497

94. Rodrigo C, Bewick T, Sheppard C et al (2015) Impact of infant 13-valent pneumococcal conjugate vaccine on serotypes in adult pneumonia. Eur Respir J 45:1632–1641

95. Schiffner-Rohe J, Witt A, Hemmerling J, von Eiff C, Leverkus FW (2016) Efficacy of PPV23 in preventing pneumococcal pneumonia in adults at increased risk---a systematic review and meta-analysis. PLoS One 11:e0146338

96. Diao WQ, Shen N, Yu PX, Liu BB, He B (2016) Efficacy of 23-valent pneumococcal poly-saccharide vaccine in preventing community-acquired pneumonia among immunocompetent adults: a systematic review and meta-analysis of randomized trials. Vaccine 34:1496–1503

97. Kraicer-Melamed H, O'Donnell S, Quach C (2016) The effectiveness of pneumococcal poly-saccharide vaccine 23 [PPV23] in the general population of 50 years of age and older: a sys-tematic review and meta-analysis. Vaccine 34:1540–1550

98. Bonten MJ, Huijts SM, Bolkenbaas M et al (2015) Polysaccharide conjugate vaccine against pneumococcal pneumonia in adults. N Engl J Med 372:1114–1125

第 4 章

幽门螺杆菌感染：何时治疗？

4.1 背景

幽门螺杆菌(原名幽门弯曲菌)，于 1982 年在研究消化性溃疡时，从患者胃/十二指肠的黏膜组织中被分离出来。幽门螺杆菌的发现革新了传统的消化性溃疡治疗措施，并改变了人们对胃癌病因的理解。人类基因起源研究指出，在人类从非洲迁徙出之前，幽门螺杆菌就已经在人体中存在超过 6 万年了，目前已存在了 8.8 万至 11.6 万年[1]。系统地理学研究表明，不同地理区域存在着大量的基因变异，这种变异的全球分布情况反映了人类早期部落的古老迁移[2]。对全球分布的 60 株幽门螺杆菌序列进行全基因组分析，研究者发现这种微生物在人体内存在的时间至少是先前估计的 2 倍，自人属发展的早期便已存在[3]。

幽门螺杆菌是一种运动的、弯曲的、革兰阴性杆菌，在微氧环境中生长，可以产生大量的尿素酶、氧化酶和过氧化氢酶。幽门螺杆菌可以在黏液中自由生长，少数可以黏附在胃黏膜(胃体和胃底)上，偶尔黏附在十二指肠和食管上皮的类胃上皮细胞上[4]。幽门螺杆菌有 20 种菌株，因此单一个体可能被不止一种菌株感染。

幽门螺杆菌在全球的流行情况大不相同，在工业化国家的流行率较低，而在发展中国家则呈现出高流行态势，它的流行趋势与社会经济发展和卫生条件相关。最近一项系统综述研究了 60 个国家幽门螺杆菌感染/定植的患病率，估计约有 44 亿人(多于世界人口总数的一半)感染了幽门螺杆菌[5]。非洲的患病率最高，为 70.1%，其次是南美(69.4%)和西亚(66.6%)，患病率最低的是大洋洲(24.4%)、西欧(34.3%)和北美(37.1%)。数十年间，北美、西欧和日本的幽门螺杆菌感染率逐渐下降，但是北极地区和西伯利亚的本土居民的感染率仍然维持在较高水平[6]。即便是在各国内部，幽门螺杆菌的感染率分布也存在着极大的差异，处于较低的社会经济阶层和较低的社会地位的群体，如拉丁美洲裔人、非洲裔美国人和北美的印第安土著，他们的感染率更高。发展中国家人口出生后 1 年内即可发生幽门螺杆菌感染，70%的 10 岁以下儿童均携带这种微生物；而北美儿童的幽门螺杆菌感染率较低 (约 5%)，60 岁以上群体的感染率上升到 50%[4]。

4.2 传播

人类是幽门螺杆菌的主要或唯一宿主,可以在唾液和粪便中发现这种细菌[4],感染主要在家庭中传播[7]。由此可见,幽门螺杆菌是通过密切接触或者粪-口途径传播的[8]。有研究认为,井水或者受污染的水能够传播幽门螺杆菌[9,10]。

4.3 发病机制

幽门螺杆菌被认为是大多数消化性溃疡、慢性胃炎、胃腺癌和黏膜相关淋巴组织(MALT)淋巴瘤的病因。与大多数细菌不同,幽门螺杆菌一旦进入宿主,便可以利用尿素酶活性在胃的酸性环境中存活。抵抗酸性环境所需的尿素酶活性受到质子泵的调节,可产生大量的氨(尿素衍生物)和氢氧化铵,中和细菌周围的酸性微环境[11]。此外,尿素酶可以调节吞噬体的 pH 值和核粗粒体的形成,使得幽门螺杆菌能够在巨噬细胞中存活[12]。

幽门螺杆菌的鞭毛是其另一个致病因子,可以使菌体穿过胃黏膜上皮细胞到达基底层,而且在动物模型中,鞭毛对细菌的定植也起到了必不可少的作用[13]。尽管有证据表明,鞭毛并不能够直接导致细菌黏附胃上皮细胞[14],但是鞭毛相关调节因子的突变可以使细菌对胃细胞的黏附减少[15]。幽门螺杆菌具有几种可与胃细胞的细胞受体相结合的黏附素,其中血型抗原结合蛋白 A(BabA)和唾液酸结合黏附素(SabA)是最典型的,但并非所有菌株都表达这些黏附素[16,17]。BabA与胃上皮细胞表达的岩藻糖基化 Lewis B 血型抗原相结合,增加了西方国家中消化性溃疡和胃癌的发病风险,但是对亚洲国家无影响[18]。中性粒细胞激活蛋白(NAP)是另一种黏附素,它可以促进中性粒细胞和单核细胞浸润胃黏膜,是慢性胃炎的标志物;还可以刺激炎性蛋和 IL-8 的表达和释放,其释放出的活性氧可以导致局部组织损伤[18]。

幽门螺杆菌可以黏附在胃上皮上,但不会侵犯黏膜,有幽门螺杆菌定植的患者的胃固有层会发生淋巴细胞和单核细胞的炎性浸润[4]。在细菌产生胞外产物后,胃上皮细胞发生继发性改变。两种主要的引起组织损伤的细菌产物是细胞毒素相关基因 A(CagA)编码的蛋白(细胞毒素相关蛋白)和空泡毒素 A(VacA)。在西方国家,CagA阳性的幽门螺杆菌感染率约为 60%,而在亚洲国家,感染率约为 90%[19,20]。基于 CagA N 端氨基酸的重复序列,CagA 蛋白可以分为西方型和东亚型。SH2 结构域有助于络氨酸激酶受体通路的信号传导,东亚型 CagA 蛋白对 SH2 结构域的亲和力强于西方型 CagA 蛋白,因而产生更多的细胞骨架变化,与胃癌更为相关[21]。细菌通过Ⅳ型分泌系统将 CagA 蛋白易位至上皮细胞,继而发生胃黏膜上皮的改变[22]。磷酸化的 CagA 与细胞内调控因子相互作用,影响了细胞的形态和周期性活动,导致促炎细胞因子增加,这些促炎细胞因子可以引发胃黏膜炎症、慢性胃炎,与上皮异型增生、鳞状上皮化生和胃癌的变化相关[4]。

VacA 嵌入宿主细胞膜,并可以被胞吞进入核内体,引起孔隙、线粒体功能紊乱和细胞凋亡[23]。此外,VacA 能够影响调节细胞周期的基因,破坏细胞增殖和死亡的平衡,并且诱导 IL-8 的释放,导致急性炎症的发生[24]。所有幽门螺杆菌菌株都携带有编码蛋白产物的 vacA 基因,而 vacA 基因的表达取决于 3 个区域的信号序列[18]。根据这 3 个区域的多样性组合,可以将基因型分为不同亚型。vacA 某些特定基因型(s1/m1)的表达非常活跃,可引起急性细胞损伤。幽门螺杆菌的 vacA s1 和 m1 型菌株与胃黏膜高级别炎症相关,并且可以增加胃萎缩和胃癌的发病风险[25]。但是,不同国家的研究对于 vacA 与疾病之间的这种关联没有得到一致结论,表明还有其他因素也起到了重要作用,如宿主基因或者环境因素对疾病表现的影响。图 4.1 概括了幽门螺杆菌在临床疾病中的发病机制。

4.4 临床疾病和相关机制

幽门螺杆菌感染最常见的结局是浅表性胃炎,大多数患者无症状。在意外或者自愿试验性摄入幽门螺杆菌之后,患者会发生急性症状性胃炎[26,27],但是临床上急性自发性感染的患者少见。在疾病早期阶段,患者表现为中性粒细胞浸润的胃黏膜炎症、消化不良和胃酸暂时减少。这些症状和体征在 7 天内会自行消退[27],而低浓度幽门螺杆菌会在胃窦部黏膜中持续定植,引起淋巴细胞轻度浸润。浅表性胃炎在全球范围内流行,它的典型特征可以在幽门螺杆菌感染者的胃病理学中观察到[28]。这些组织学变化与 IgM 和 IgG 的血清转化相关,可能持续数十年或者无限期地存在,一些患者进展为胃萎缩或异常增生,可能会转化为肿瘤。图 4.2 概括了幽门螺杆菌感染引起的临床疾病和进程。

消化性溃疡与幽门螺杆菌感染高度相关,感染者患消化性溃疡的风险是未感染者的 6.8 倍[29]。西方工业化国家幽门螺杆菌感染率下降的同时,

消化性溃疡的病例也在减少[30]。幽门螺杆菌诱发消化性溃疡的机制目前尚未完全明确,但是人群研究表明,胃窦炎导致胃泌素分泌增加,进而导致胃体壁细胞群增大,产生过多可以引发溃疡的酸性分泌物[31]。这些生理变化与辅助细胞 TH1 的极化免疫反应有关[32]。CagA 蛋白是溃疡患者的反应性 T 细胞识别的免疫显性抗原(Ag),负责 Th1 极化反应,然而在非溃疡个体中,其针对非 CagA 蛋白抗原,存在着 Th1 和 Th2 的一般反应。一项流行病学研究发现了类似的现象,即消化性溃疡患者的抗 CagA 蛋白滴度高于非溃疡患者[33]。幽门螺杆菌可以诱发 T 淋巴细胞浸润,而 T 淋巴细胞通过趋化因子诱导炎症发生,还可以引起黏膜损伤和细胞凋亡[34]。CagA 阳性的幽门螺杆菌菌株与消化性溃疡(>90%)高度相关,这些菌株同时也具有高水平的 VacA,但是 37% 的消化性溃疡患者感染的是 cagA+VacA-型菌株[35]。

为了研究 CagA 阳性幽门螺杆菌诱导胃溃疡的机制,研究者使用了许多动物模型,如无菌猪、沙鼠和雌性 C57BL/6 鼠[28]。在 cagE(cagA 毒力岛的一个基因)被敲除的沙鼠模型中,研究者发现

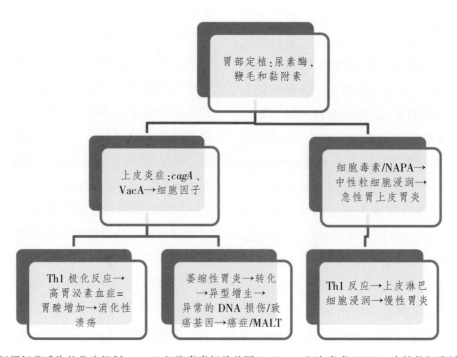

图 4.1 幽门螺杆菌感染的发病机制。cagA,细胞毒素相关基因 A;VacA,空泡毒素;NAPA,中性粒细胞活化蛋白 A。

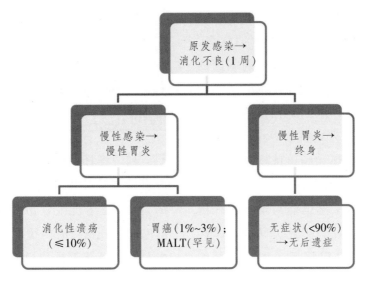

图 4.2　幽门螺杆菌感染引起的临床疾病和进程。罕见关联症:不明原因的缺铁和特发性血小板减少症。

幽门螺杆菌引起胃炎和胃溃疡的能力受到抑制，而 vacA 不参与胃黏膜炎症反应，可能是胃溃疡形成的原因之一[36]。在小鼠模型中，益生菌能够清除幽门螺杆菌，甚至逆转消化性溃疡[37]。因此，胃的正常菌群(大约 100 种细菌)似乎能够通过调节炎症反应，进一步影响幽门螺杆菌相关的胃部疾病的发病机制[38]。

据估计，约 10% 感染了幽门螺杆菌的患者会发展为严重的胃部病变，如消化性溃疡，1%~3% 的患者会进展为恶性上皮肿瘤。1975 年，Correa 等[39]提出的胃癌发生模型至今仍然适用:生命最初 10 年发生的慢性胃炎或慢性改变(源于幽门螺杆菌感染)，将会导致萎缩性胃炎，并进展为肠上皮化生，在接下来的 30~50 年，不断发生异型增生，逐渐发展为癌症。胃癌与其他炎症相关癌症的发生模型相似。3 项大型巢式病例对照研究(随访约 10 年)证实了幽门螺杆菌和癌症之间的关联;据关于这些研究的荟萃分析报道，幽门螺杆菌感染者与未感染者的 OR 值为 3.8(95%CI= 2.3~6.2)[40]。WHO 随后宣布，幽门螺杆菌是一种明确的致癌物(组 1)，其引发了全球约 90% 的非贲门癌[41]。相比罕见的 CagA 阴性菌株，CagA 阳性的幽门螺杆菌(全球较常见的菌株)在很大程度上增加了患癌风险，而且体外 CagA 蛋白也具有致

癌特性[41]。癌转化的分子基础非常复杂，可能涉及幽门螺杆菌诱导的 DNA 损伤。这种细菌可导致人类细胞发生特定的 DNA 损伤模式，而这种损伤模式与胃癌的染色体改变有关[42,43]。幽门螺杆菌还可能影响表观遗传学，即诱导调节基因表达的 DNA 甲基化，可能引起一些肿瘤抑制基因的失活[44]。癌症发生的机制涉及细胞存活和细胞生理性死亡平衡的破坏。幽门螺杆菌诱导一种主要的细胞存活因子(NF-kB)，并且影响胃上皮细胞的细胞凋亡通路[45]。

幽门螺杆菌感染的结局取决于细菌、宿主基因和环境因素，包括肠道菌群。这也说明了为什么大多数慢性感染终生不会进展为任何临床疾病。大多数幽门螺杆菌相关的胃癌发生在东南亚，可能的原因包括感染率更高、接触细菌的年龄更早、菌株的毒性更强，以及遗传易感性。许多研究报道了幽门螺杆菌感染与胃癌相关的基因组标志物以及单核苷酸多态性(SNP)之间的关系[46]。一项包含 37 项研究的荟萃分析表明，IL- 1β31C/T 位点的多态性增加了幽门螺杆菌感染患者的胃癌发病风险[47]。IL-10(-592C>)启动子的多态性与亚洲的胃癌发生情况相关[48]。其他研究显示，特定的 Toll 样受体-1(TLR-1)和 TLR-10 的多态性会增加胃癌易感性[45]。在另一项关于一

组炎症相关基因多态性的荟萃分析中,研究者发现,IL-1β 编码蛋白、白细胞介素受体拮抗剂、IL-8、IL-10 和 TNF-α、IL-2 受体拮抗剂基因的多态性会增加非亚洲人群患胃癌的风险[49]。利用转基因小鼠建立的胃癌和幽门螺杆菌感染的动物模型也显示,在胃癌的发病机制中,遗传背景、性别、饮食、炎症因子通路和肠道菌群之间存在复杂关系[50]。

　　胃淋巴结外的 MALT 淋巴瘤与幽门螺杆菌感染或定植高度相关。在关于此关联的回顾性研究中,1844 例 MALT 淋巴瘤患者中有 79% 的病例与幽门螺杆菌感染有关[51]。这些肿瘤是 B 细胞淋巴瘤,发生在胃黏膜相关的淋巴组织中。2001—2009 年,美国 MALT 淋巴瘤的发病率估计为 3.8/1 000 000,这是一种幽门螺杆菌感染的罕见并发症[52]。胃癌和 MALT 淋巴瘤发生的关键机制和诱因是慢性炎症(慢性胃炎),但是目前还不清楚为什么一些患者只发生两种肿瘤中的一种。类似对胃癌发病的影响,CagA 在 MALT 的发病机制中起到了重要作用;幽门螺杆菌对慢性胃炎中 B 淋巴细胞的繁殖起到了直接作用,而慢性胃炎是 MALT 淋巴瘤的癌前病变[53]。MALT 淋巴瘤的细胞遗传学特征已被描述,而通过 t(11:18) 易位形成的 MALT1-AP12 融合癌基因,被认为是其中的一个重要因素[54]。AP12(编码细胞凋亡抑制剂 2)的表达受到 MALT1 启动子的控制;MALT1 编码的黏膜相关淋巴组织淋巴瘤易位蛋白 1,在激活和增殖 T 淋巴细胞和 B 淋巴细胞,以及活化 NF-kB 方面具有重要作用[54]。幽门螺杆菌还可以诱导 NF-kB 的表达[45]。

4.5　幽门螺杆菌感染相关临床疾病的治疗

　　幽门螺杆菌的诊断试验适用于以下情形:患者有疑似消化性溃疡症状;曾经患有消化性溃疡,但未使用抗生素治疗;有患低级别胃 MALT 淋巴瘤的证据;有内镜下胃癌切除史;55 岁以下患者持续消化不良;有胃癌家族史。可行的幽门螺杆菌诊断试验包括:抗体检测、尿素呼气试验、粪便抗原检测和内镜活检[55](表 4.1)。血清学检测可以诊断幽门螺杆菌感染,但是不能很好地鉴别感染后治愈和活动性感染,这是因为在根除细菌后,抗体能够持续存在数年[55]。尿素呼气试验能够准确地检出活动性感染,因为在清除细菌后很短时间内,该指标会呈阴性。内镜活检能够很好地诊断溃疡、炎症、MALT 淋巴瘤和胃癌,并可以通过尿素酶检测、PCR 或细菌培养判断幽门螺杆菌是否存在。粪便抗原检测的结果也能作为判断细菌根除及活动性感染的证据,是最具成本-效益的检测。

4.5.1　消化性溃疡

　　据估计,10% 的消化不良者患有消化性溃疡,其中 95% 的十二指肠溃疡和 70% 的胃溃疡与幽门螺杆菌有关。早期研究证实,应用抗生素治疗

表 4.1　幽门螺杆菌感染的诊断试验

类别	成本	精确性	实用性*	分辨细菌是否根除
血清学检测(ELISA/IgG)	低廉	>85%	速效	差,3~6 个月后滴度降低
尿素呼气试验(非放射性或放射性 14C)	较高	88%~95%	受限,易变化	非常好
内镜活检(尿素酶试验、吉姆萨染色或者特异性免疫染色)	昂贵	>90%	侵入性/胃肠疾病会诊	侵入性,不简便
粪便抗原检测(单克隆酶免疫分析法)	非常低	94%~97%	受限,未广泛使用	非常好,治疗 4 周后进行检测

参考资料:Crowe S. Indication and diagnostic tests for Helicobacter pylori infection. UpToDate. www.uptodate.com 2017.
*基于加拿大相关研究结果。

根除十二指肠溃疡的幽门螺杆菌（缺少酸抑制剂时），其治愈率和酸抑制剂相似，但是长期的溃疡复发显著减少。使用抗生素和短期的酸抑制剂进行治疗，都不能完全消灭细菌[56]。早期治疗选择 2 种抗生素和 1 种酸抑制剂，疗程为 7 天；但是由于细菌耐药性增加，疗程变为 14 天或者选择序贯疗法，或者联合使用不同抗生素，或者采取铋剂四联法。最近一项研究对考克兰数据库进行了系统综述，发现幽门螺杆菌根除治疗对消化性溃疡的治疗效果不大理想。研究一共纳入了 55 个试验，其中有 34 个试验对幽门螺杆菌根除治疗（3910 例参与者）联合短期溃疡愈合药（UHD）治疗十二指肠溃疡的疗效进行了评估，溃疡愈合药通常为质子泵抑制剂（PPI）。相比单独使用 UHD 的治疗措施，采取根除疗法和 UHD 联合治疗措施的持续性溃疡病患者的治愈比例更低，前者为 12.4%，后者为 18.7%[57]。联合疗法的十二指肠复发率为 12.9%，没有进行幽门螺杆菌根除治疗的复发率为 64.4%（证据资料效度非常低）。在治疗胃溃疡的试验（1974 例参与者）中，接受根除疗法和 UHD 联合治疗的患者的溃疡持续发生率为 16.0%，而单独使用 UHD 治疗的患者的溃疡持续发生率为 13%。但是，在阻止胃溃疡复发方面，联合疗法的效果比单独疗法更好，前者的复发率为 16.3%，后者的复发率为 52.4%[57]。该综述的作者总结道：目前尚无证据证明幽门螺杆菌根除疗法是治疗胃溃疡的有效措施，且不能确定此疗法比 UHD 更能有效阻止十二指肠溃疡复发。因此，当使用短程 UHD 治疗时，抗生素治疗的主要作用是阻止溃疡复发，可使十二指肠溃疡的复发风险下降 80%，使胃溃疡的复发风险下降 69%。随机对照试验表明，在长期服用 NSAID 的患者中，治疗幽门螺杆菌感染可以减少消化性溃疡的发病风险[58]。

抗生素耐药性是影响幽门螺杆菌根除成功的主要因素。抗生素耐药性存在明显的地域性变化，而且在许多国家一直呈上升趋势。因此，全球

幽门螺杆菌的根除率一直在下降。在过去的数十年间，在许多国家幽门螺杆菌对克拉霉素的耐药性迅速增加，在日本和意大利达到 30%，在土耳其为 40%[59]。在一些幽门螺杆菌感染率低的欧洲国家，幽门螺杆菌对克拉霉素的耐药性仍然较低，如瑞典（低于 5%）。美国对儿童广泛使用大环内酯类药物，从而加剧了儿童群体的耐药性，达到 50%[60]。幽门螺杆菌对左氧氟沙星的耐药性也有上升趋势，在欧洲国家超过 20%[59]。对 135 例美国退伍军人进行幽门螺杆菌培养，结果发现仅有 48.2% 的受试者对所有 5 种测试的抗生素敏感[61]，左氧氟沙星的耐药率为 31.3%，甲硝唑为 20.3%，克拉霉素为 16.4%（后来上升到 24.2%），四环素为 0.8%，阿莫西林为 0%。在超过 40% 的女性中，有 7 种菌株对克拉霉素、左氧氟沙星和甲硝唑耐药[60]。据报道，幽门螺杆菌对四环素的耐药性在欧洲和中国香港较低（0.5%~0.7%），在大多数国家其不存在耐药性，但是国家间幽门螺杆菌对阿莫西林的耐药性差异非常大——在欧洲国家为 0~2%，在亚洲和南美则达到 38%[59]。幽门螺杆菌体外诱导对阿莫西林的耐药性可能不会降低治疗效果[62]。在全球许多国家中，幽门螺杆菌对甲硝唑的耐药性呈不断上升趋势，在欧洲和美国为 20%~40%，在发展中国家为 50%~80%，在加拿大为 18%~22%，在日本为 9%~12%[59]。

4.5.2 消化不良

消化不良（非消化性溃疡、胆源性或胰腺功能紊乱引起的上腹部不适或疼痛）在全球普遍流行，人群患病率达到 20%[63]。大多数消化不良患者没有器质性疾病，绝大多数表现为功能紊乱。但是，年龄≥60 岁的患者或者有胃癌家族史的患者应当接受内镜检查，以排除赘生物的可能[64]。女性、吸烟及应用 NSAID 增加了消化不良的患病风险，消化不良有可能是由使用药物引起的。据治疗试验估计，10% 的消化不良是由幽门螺杆菌感染（可能是急性）引起的。

2010 年报道的一项随机对照前瞻性研究纳入了 1517 例幽门螺杆菌阳性的消化不良成人患者,采用抗生素或者安慰剂进行治疗[63]。治疗组(90%细菌根除)患者的继发症状轻微且显著减少。最近一项对 23 个随机对照试验(RCT)的荟萃分析已经发表,研究纳入了几千例患者[65]。该分析认为,幽门螺杆菌根除的结果是不明确的,而且治疗的总体获益也无法确定。进行<1 年的短期随访后发现,根除幽门螺杆菌并没有带来临床改善效果,但是 1 年之后患者的症状出现不明原因的好转。有 6 项研究表示,根除疗法并没有改善患者的生活质量;另 10 项研究显示,治疗相关的副作用有所增加。10 项研究表明,根除疗法对慢性胃炎的病理变化有一定疗效[65]。然而,尽管缺少有力的数据资料和讨论,临床指南仍然推荐对幽门螺杆菌感染的患者采取根除疗法[64]。

4.5.3 MALT 淋巴瘤

MALT 淋巴瘤又被称为 MALT 型边缘区 B 细胞淋巴瘤,代表一组起源于边缘区 B 淋巴细胞的淋巴瘤,所谓的"边缘区"是指淋巴结外次级淋巴滤泡的外部部分[66]。其他类型的边缘区淋巴瘤可能是脾脏淋巴瘤或淋巴结淋巴瘤,MALT 淋巴瘤是这组淋巴瘤中最常见的类型,占所有 B 细胞淋巴瘤的 5%~8%,而且几乎在所有组织都可发生。MALT 发生在淋巴结外具有慢性炎症的淋巴组织中。胃 MALT 淋巴瘤是最常见的类型,被认为与幽门螺杆菌导致的慢性胃炎密切相关,但是在其他解剖部位,也有其他微生物与 MALT 淋巴瘤相关[66]。除感染外,MALT 淋巴瘤也可由自身免疫紊乱导致的其他慢性炎症紊乱引起,如桥本甲状腺炎和干燥综合征。

指南广泛推荐给予局部胃 MALT 淋巴瘤患者抗生素,以进行幽门螺杆菌根除治疗,并将其作为唯一的一线疗法。这是基于回顾性和前瞻性观察性研究的结果,但是缺乏随机对照试验的数据。之前有一篇综述对关于局部 MALT 淋巴瘤的

前瞻性队列治疗研究(2009 年)进行了分析,发现 60%~93%的患者出现肿瘤消退[67]。然而,患者的治疗反应差异较大,有的患者表现为反应迟缓,其他患者在 1 年内复发。日本一项对 420 例患者进行幽门螺杆菌治疗的长期、多中心队列研究显示,77%的患者表现出组织学缓解或微残留疾病,10 例(3%)患者在 6.5 年内复发[68]。对 120 例德国患者随访 10 年,研究者发现,根除治疗可使 80%的患者出现症状缓解,3%的患者在 24 个月内复发,17%的患者在 48 个月内有疾病残留的组织学证据[69]。此外,也有证据表明,局限的弥漫性大 B 细胞淋巴瘤(一般选择化疗)对抗生素根除治疗有反应[70]。一项 2 期多中心研究显示,采取特异性抗生素幽门螺杆菌根除治疗后,63%的患者完全缓解[71]。

4.5.4 胃癌

早期胃癌的治疗方法是手术切除,但是有证据表明,对感染者进行幽门螺杆菌根除治疗可以预防复发。内镜切除手术目前是局部早期胃癌的标准疗法,但是残胃的肿瘤复发率高于胃切除术后。内镜切除术后 3~5 年的异位胃癌复发率为 2.7%~14.0%,最近的两项荟萃分析表明,根除治疗可以使肿瘤复发率减少 54%~60%[72,73]。近期一项前瞻性、双盲、安慰剂对照试验对 470 例来自韩国的早期胃癌或者高分化腺癌患者,分别进行内镜切除手术+抗生素根除治疗和内镜切除手术+安慰剂治疗。平均观察 5.9 年后,7.2%的治疗组患者发生异位胃癌,而 13.4%的安慰剂组患者发生异位胃癌(P=0.03)[74]。

早期关于幽门螺杆菌感染和胃癌风险的流行病学研究主要关注远端的非贲门型胃癌,而近期研究发现,感染是所有胃腺癌的主要危险因素[75,76]。有支持者建议为了预防胃癌的发生,应对无症状感染者进行大规模的幽门螺杆菌根除治疗,但是仍不清楚其在不同人群中的治疗效果。在不同地区的不同人群中,胃癌的发病率和发生

风险大不相同，取决于幽门螺杆菌感染的患病率及发病率、年龄、遗传背景，还可能涉及菌株的毒力、环境因素，以及宿主的微生物菌群。中国的一项关于幽门螺杆菌高发病率和胃癌的早期试验显示，将 1630 例细菌携带者随机分为两组，分别进行为期两周的根除治疗和安慰剂治疗，结果发现，7.5 年之后，两组人群的胃癌发生风险相似，治疗组无癌前病变(胃萎缩、肠化生或胃异型增生)胃癌的发病率下降[77]。中国另一项随访 14.7 年的大型(3365 例)试验研究发现，幽门螺杆菌根除治疗使胃癌的发生风险降低了 39%，治疗组的胃癌发病率为 3.0%，而对照组的胃癌发病率为 4.6%(OR=0.61, P=0.32)[78]。中国台湾的一项研究发现，根除治疗可以减轻萎缩性胃炎和癌前病变的严重程度或扭转疾病的存在[79]。中国香港的一项大型观察性研究对 73 237 例接受幽门螺杆菌治疗的患者进行研究，相比匹配的一般人群，试验组的胃癌发生风险显著降低，尤其是在年龄 ≥60 岁或治疗时长 ≥10 年的人群中[80]。

2014 年发表的一项关于 6 个 RCT 的系统综述和荟萃分析表明，根除治疗使胃癌发病率降低了 33%，治疗组的胃癌发病率为 1.6%，对照组的胃癌发病率为 2.4%[81]。据估计，为预防 1 例胃癌病例，至少需要治疗 15 例中国男性患者、245 例美国女性患者。最近的一项荟萃分析对 24 项研究(包括 RCT 和队列研究)进行了评估，共纳入 48 064 例受试者，其中有 715 例胃癌患者，随访 340 255 人年[73]。其中只有两项研究在亚洲以外的地区(哥伦比亚和芬兰)开展。一级预防研究显示，胃癌的基线发病率从每年 29.0/100 000(芬兰)到 469.0/100 000 不等。在基线胃癌发病率中等和最高的地区中，根除治疗减少了胃癌的发生；治疗组和非治疗组的合并发病率比率分别为 0.49 和 0.45。但根除治疗的益处在胃癌基线发病率最低组中并不显著，胃癌合并发病率比率为 0.80[73]。幽门螺杆菌根除治疗也可以减少萎缩性胃炎及肠化生患者等胃癌高风险人群发生胃癌的风险。

4.5.5　其他疾病

幽门螺杆菌感染与成人和儿童不明原因的缺铁有关[82]。酸性环境有利于食源性铁的吸收，因此胃酸过少的萎缩性胃炎患者易发生铁缺乏。近年来，相关的综述和荟萃分析发现，幽门螺杆菌根除治疗可以改善不明原因的缺铁性贫血[83,84]。指南已经推荐无消化道出血或肿瘤且上、下消化道内镜检查结果正常的患者进行幽门螺杆菌根除治疗[85]。慢性感染伴萎缩性胃炎，也会影响维生素 B_{12} 的吸收，并且会增加血清同型半胱氨酸的水平[86]。

血小板减少性紫癜(ITP)与幽门螺杆菌感染和萎缩性胃炎的发展也有关联[87]。ITP 相关指南建议患者进行幽门螺杆菌检测，一旦发现感染，应进行根除治疗[88,89]。ITP 患者中的幽门螺杆菌感染率呈现出地区和人群差异，发展中国家的感染率比发达国家更高。幽门螺杆菌–ITP 的机制或发病机制目前仍不清楚，但是在接受根除治疗的成人患者中，约有一半患者出现了 ITP 好转[90]。儿童幽门螺杆菌–ITP 的相关数据仍然不足，但是意大利一项纳入了 244 例 ITP 儿童患者的队列研究表明，20% 的患儿同时感染了幽门螺杆菌[91]。接受根除治疗的 37 例患儿中有 33 例 (89%) 根除成功；与 10% 的非感染儿童的自发缓解相比，39% 接受根除治疗的患儿 ITP 痊愈(P<0.005)。表 4.2 总结了幽门螺杆菌治疗的适应证。

4.6　幽门螺杆菌感染的治疗方案

为期 7~14 天的克拉霉素、阿莫西林或甲硝唑和 PPI 的三联疗法是幽门螺杆菌感染最常见的一线疗法。但是，随着幽门螺杆菌对克拉霉素的耐药性不断增加，这种三联疗法在许多发展中国家的根除率低于 80%，尤其是在亚洲[92]。北美自 2000 年开展的随机对照试验显示，进行 7~10 天的三联疗法后，根除率低于 80%[93]。通过对来自北美的有限数据和全球文献进行荟萃分析，研究者

表 4.2　幽门螺杆菌治疗的适应证

疾病状态	指南	评论	观点
消化性溃疡	推荐	明确使用	同意
早期胃 MALT 肿瘤	推荐	选择治疗	可接受的
局部胃癌	推荐	切除术后	可接受的
消化不良	试验推荐	可疑数据	不推荐
不明原因性缺铁	推荐	观察性数据	合理的/有限的数据
免疫性 ITP	推荐	观察性数据	合理的/有限的数据
无症状(预防)	考虑	胃癌高风险国家	?胃癌家族史(未研究)

MALT,黏膜相关淋巴组织;ITP,特发性血小板减少性紫癜。

发现含有克拉霉素的三联疗法应该使用 14 天,比 7~10 天的治疗更有效[93]。并不建议在幽门螺杆菌对克拉霉素耐药率率>15%的地区使用该治疗方案,也不建议将其用于因任何原因使用大环内酯类药物的患者[94,95]。这是因为一项荟萃分析发现,有克拉霉素耐药性的幽门螺杆菌菌株的根除率为 22%,而敏感菌株的根除率为 90%[96]。目前尚缺乏北美和欧洲地区幽门螺杆菌菌株对克拉霉素耐药的大样本数据,但是近期来自休斯敦退伍军人研究的数据表明,幽门螺杆菌对克拉霉素的耐药率为 15%~20%[60]。

对于幽门螺杆菌对克拉霉素高耐药性地区,推荐的一线疗法为铋剂四联疗法(铋剂、甲硝唑、四环素和 PPI),治疗周期为 10~14 天,其疗效不受克拉霉素耐药性的影响,且受甲硝唑耐药性的影响较小[94]。即便是在甲硝唑高耐药性地区,持续 10~14 天的铋剂四联疗法(BQT)的根除率也>85%[97]。一项大样本研究表明,治疗 10 天和 14 天的根除率(91.6%~92.6%)差异没有统计学意义[98],一些研究还指出,在甲硝唑高耐药性地区使用 14 天 BQT 治疗的效果更好[99,100]。使用铋剂、甲硝唑和四环素 3 种药物胶囊加 PPI,可能会改善人体对 BQT 的耐受性和药量负担,甚至可以作为标准三联疗法失败后的替代疗法,根除率>90%[101,102]。

多项研究发现,含有 PPI、阿莫西林、克拉霉素和甲硝唑或替硝唑的同步疗法(非 BQT)是不含铋剂的首选疗法,一般治疗 5~14 天。与治疗时长相同的标准三联疗法相比,两者的根除率相似。几项 RCT 和系统性综述都提出,治疗时长越长,治疗越有效[103]。其中 ACG 指南推荐治疗 10~14 天[94],欧洲指南建议治疗 14 天[95]。即便进行了 14 天治疗,对克拉霉素和甲硝唑具有高耐药性的幽门螺杆菌菌株会降低治疗效果。在土耳其,幽门螺杆菌的根除率为 75%;在韩国,幽门螺杆菌的根除率为 80.8%[104,105]。进行 14 天的最佳同步疗法(更高剂量的新一代 PPI:40mg 艾美拉唑,2 次/天)后,最佳同步疗法的根除率(91%)要高于标准同步疗法(86%)[106]。

2000 年出现的序贯疗法可以作为三联疗法的替代疗法,其主要方案如下:应用 PPI 加阿莫西林 5 天,随后使用克拉霉素和甲硝唑(或者替硝唑)5 天。多个 RCT 表明,该疗法的治疗效果存在地区差异性,反映出幽门螺杆菌对克拉霉素耐药性的差异。一项包含 46 个 RCT、13 500 例患者的系统综述和荟萃分析显示,序贯疗法的整体根除率为 84.3%,优于 7 天克拉霉素三联疗法,但是与 14 天三联疗法或者 10~14 天 BQT 的疗效相当[107]。比较研究和系统综述表明,在相似的治疗时长下,序贯疗法对抗耐克拉霉素菌株的效果不如同步疗法[95]。

镶嵌疗法是序贯疗法和同步疗法的交叉,主要方案如下:应用 PPI 和阿莫西林 7 天,随后应用 PPI、阿莫西林、克拉霉素和甲硝唑或替硝唑 7 天[108],整体疗效约为 88%,但是镶嵌疗法、序贯疗法和同步疗法在耐受性、疗效和依从性等方面没有显著差异[93]。

二线疗法是在三联或四联同步疗法及序贯疗法中使用左氧氟沙星或利福布汀，有关其治疗失败的数据并不多。在世界上许多地区，喹诺酮类药物的耐药性不断上升，导致左氧氟沙星的效力减弱，含利福布汀的方案可能是这种情形下紧急治疗的最佳选择[95]。在北美地区，耐左氧氟沙星的菌株可能和耐克拉霉素菌株一样多（甚至更多)[93]。有限的数据显示，10~14 天铋剂-左氧氟沙星四联疗法似乎是一种有效的二线或三线疗法[96]。

益生菌治疗幽门螺杆菌感染，作为一种辅助疗法正在引起全球的关注。关于乳酸杆菌和双歧杆菌抑制胃黏膜幽门螺杆菌、减少胃黏膜细菌密度，以及改善损伤的组织病理学特征和炎症方面的证据不断出现[109]。益生菌的这种作用非常重要，因为胃黏膜幽门螺杆菌密度的增加会引起更严重的胃炎，而且可能会增加消化性溃疡、萎缩性胃炎，甚至胃癌的发病风险。临床研究表明，在标准疗法中增加益生菌可以提高 10% 的根除率，症状缓解更好，而且副作用更少[109]。对 10 个关于益生菌辅助疗法的临床试验（主要来自中国）进行荟萃分析，结果显示治愈率增加，治疗相关不良反应减少[110]。近期的系统综述和荟萃分析对 45 个 RCT、6997 例参加者的数据进行了研究，根除率达到了 82.3%，且不良反应减少，未使用益生菌患的根除率为 72.1%，进一步证实了益生菌辅助治疗的效果[111]。益生菌补充试验还存在一些局限，如未考虑微生物的多样性、剂量和时长的差异。因此，需要对药物组分、剂量和时长进行标准化，在全球应用之前需要进行其他大型、多中心、随机对照试验。

幽门螺杆菌感染的治疗方案多种多样，临床医生在选择最恰当的疗法时可能会有困惑（表 4.2 总结了主要治疗方案）。最近的一项综合性系统回顾和荟萃分析试图确定最有效、不良事件发生风险最低的治疗方案[92]。这项分析包括应用了 14 种治疗方案的 143 项研究、共 32 056 例患者，皆应用意向治疗分析。将治疗时长纳入分析，发现治疗周期越长，可获得的治疗效果越好，包括标准三联疗法、以左氧氟沙星为基础的三联疗法、益生菌补充三联疗法和以铋剂为基础的四联疗法[92]。此前推荐的 7 天标准三联疗法的疗效最差。没有一种方案被认为是最佳的，但是根除幽门螺杆菌的较好选择包括 10~14 天同步治疗、益生菌补充三联疗法、以左氧氟沙星为基础的三联疗法、以铋剂为基础的四联疗法、序贯疗法和 14 天镶嵌疗法。补充益生菌可以增强三联疗法的耐受性和疗效。为了选择最恰当的治疗方案，可基于表 4.2 进行治疗方案的考量，并适当参考 ACG 和欧洲指南[93,95]。

最近在中国开展的一项针对胃癌预防的大型前瞻性对照试验显示，接受 10 天 BQT 治疗患者的幽门螺杆菌根除率为 73%，对照组的根除率仅为 15%，对照组使用了奥美拉唑、铋剂和安慰剂抗生素[112]。根除失败的风险因素包括：不合适的药物剂量、男性、吸烟、饮酒、胃部疾病史和高 BMI。这引发了个性化治疗的问题，如延长治疗周期，对根除失败、具有多种风险因素的患者应用更高剂量的新型 PPI(表 4.3)。

4.7 幽门螺杆菌感染的预防

基于幽门螺杆菌的全球流行病学和地区分布情况，幽门螺杆菌感染率高的国家应该通过改善卫生和社会经济条件来实现疾病预防。基于动物实验结果，研发一种有效的幽门螺杆菌疫苗是可行的，相关的人群试验(1~3 期)已在中国进行了 10 多年。中国研发出一种口服幽门螺杆菌重组疫苗，该疫苗由融合了不耐热肠毒素 B 亚组(大肠杆菌)的尿素酶 B 亚单位构成。3 期临床试验在中国展开，共有 4464 例无幽门螺杆菌感染史的 6~15 岁儿童参与试验，分别给予 3 剂口服疫苗和安慰剂，随访 3 年以观察疫苗安全性和幽

表 4.3　幽门螺杆菌感染的主要方案

1. 幽门螺杆菌对大环内酯类药物耐药率低(<15%)的工业化国家
　　一线疗法:标准三联药物×14 天
　　PPI(标准或双倍剂量)、克拉霉素 500mg、阿莫西林 1g,BID;如对青霉素过敏改用甲硝唑 500mg,TID
2. 发展中国家和其他幽门螺杆菌对大环内酯类药物耐药率高(>15%)的地区
　　一线疗法:铋剂四联疗法×14 天加合适的益生菌
　　PPI(标准剂量),BID;次枸橼酸铋(120~300mg)或碱式水杨酸盐(300mg),QI
　　四环素 500mg,QID;甲硝唑 250mg,QID,或者 500mg,TID
　　益生菌:乳酸杆菌和双歧杆菌,每种>1×10$^{7-9}$cfu/mL
3. 二线疗法
　　(1)标准三联药物失败——最好的选择:铋剂四联疗法加合适的益生菌
　　(2)铋剂四联药物失败——最好的选择:左氧氟沙星三联疗法 14 天(PPI,BID;左氧氟沙星 500mg,OD;阿莫西林 1g,
　　　　BID×14 天);或者左氧氟沙星序贯疗法(PPI 双倍剂量和阿莫西林 1g,BID×7 天,然后 PPI、阿莫西林、左氧氟沙星
　　　　500mg,OD,甲硝唑 500mg,BID×7 天)
　　(3)有效的抢救疗法:LOAD——PPI(双倍剂量),QD;左氧氟沙星 250mg,QD;硝唑尼特 500mg,BID;四环素 500mg,
　　　　QID×10 天(价格昂贵,并且需要进一步研究)
　　　　或者左氧氟沙星、利福布汀和雷贝拉唑

BID,每天 2 次;QD,每天 1 次;QID,每天 4 次;TID,每天 3 次;cfu,菌落形成单位;PPI,质子泵抑制剂。

门螺杆菌感染情况[113]。结果发现,疫苗是安全的,而且具有免疫原性,保护率达到 71.8%。

在进一步改进之前,全球范围内广泛使用这种疫苗可能仍然是一个问题。这种疫苗在全球市场化中面临的挑战包括:①程序障碍,接种前需要禁食 2 小时和服用碳酸氢盐溶液(用于胃酸缓冲);②来自不耐热毒素的潜在、罕见、严重的不良反应;③疫苗接种 1 年后,机体免疫力会下降,建议增加接种剂量[114]。未来的试验可能需要考虑疫苗是否具有治疗价值。

4.8　小结与未来方向

对于消化性溃疡、早期胃 MALT、早期胃癌切除患者,以及来自胃癌高流行率地区的无症状亚裔患者,进行幽门螺杆菌治疗是必需的。目前仍需要在低流行率国家开展国际研究,以评估对有胃癌家族史的无症状感染者进行预防性治疗的益处。对于不明原因性缺铁和 ITP 的感染患者,可以考虑进行幽门螺杆菌治疗,但是其效果未被

很好地证实。鉴于全球范围内幽门螺杆菌对抗生素的耐药性普遍上升,笔者认为不应该对消化不良(在很大程度上是功能紊乱)患者进行幽门螺杆菌根除治疗。消化不良患者发生幽门螺杆菌感染可能是偶然的,或者继发于急性感染,这些病例的症状通常持续很短时间。在笔者看来,不应该在长期服用 NSAID 的个体中常规开展幽门螺杆菌筛查和治疗,可能导致抗生素的滥用进一步加剧,以及抗生素耐药性"全球危机"的加剧。近年来,一项系统综述回顾了 65 个国家中幽门螺杆菌对抗生素的耐药性,强调了这种恶化趋势,除美国和东南亚国家的幽门螺杆菌对克拉霉素原发性耐药率为 10%,欧洲地区的幽门螺杆菌对左氧氟沙星原发性耐药率为 11%以外,所有地区的幽门螺杆菌对克拉霉素、甲硝唑和左氧氟沙星的原发性和继发性耐药率均>15%[115]。

发达国家(幽门螺杆菌感染和胃癌流行率低)的无症状感染者不应该进行幽门螺杆菌治疗,尽管感染者可能有胃癌家族史或者被遗传研

究证明有风险多态性。幽门螺杆菌感染对宿主有益处吗? 有证据表明,幽门螺杆菌感染可以降低 GERD 发生风险[4],可能是通过慢性胃萎缩和胃酸过少起作用。也有证据表明,儿童时期感染幽门螺杆菌可以避免哮喘和过敏性疾病的发生[116]。

未来大型、安慰剂随机对照试验需要证明对不明原因性铁缺乏和 ITP 患者进行幽门螺杆菌根除治疗的益处。在欧洲和北美地区,需要研究联合及不联合高剂量益生菌(在亚洲研究中使用乳酸杆菌和双歧杆菌)的标准三联疗法(一般在工业化国家)的治疗效果。其他更大型、更长期的疫苗试验需要在胃癌高发病率和幽门螺杆菌高感染率的多个国家中开展。为简化疫苗接种程序,在下一个大型试验开始之前,应该对疫苗进行重构。

(汪亚萍 马秋月 译)

参考文献

1. Moodley Y, Ling B, Bond RP et al (2012) Age of the association between *Helicobacter pylori* and man. PLoS Pathog 8:e1002693
2. Falush D, Wirth T, Linz B et al (2005) Traces of human migration in *Helicobacter pylori* population. Science 299:1582–1585
3. Montano V, Didelot X, Foll M et al (2015) Worldwide population structure, long-term demography, and local adaptation of *Helicobacter pylori*. Genetics 200:9447–9463
4. Cover TL, Blaser MJ (2015) *Helicobacter pylori* and other *Helicobacter* species. In: Bennett JE, Dolan R, Blaser MJ (eds) Principles and practice of infectious diseases, 8th edn. Elsevier/Saunders, Philadelphia, pp 2494–2502
5. Hooi JK, Lai WY, Ng WK et al (2017) Global prevalence *of Helicobacter pylori* infections: systematic review and meta-analysis. Gastroenterology 153:420–429
6. Leja M, Axon A, Brenner H (2016) Epidemiology of *Helicobacter pylori* infection. Helicobacter 21(Suppl.1):3–7
7. Schwarz S, Morelli G, Kusecek B et al (2008) Horizontal versus familial transmission of *Helicobacter pylori*. PLoS Pathog 4:e1000180
8. Bui D, Brown HE, Harris RB, Oren E (2016) Serologic evidence for fecal-oral transmission of *Helicobacter pylori*. Am J Trop Med Hyg 94:82–88
9. Krueger WS, Hilborn ED, Converse RR, Wade TJ (2015) Environmental risk factors associated with *Helicobacter pylori* seroprevalence in the United States: a cross-sectional analysis of NHANES data. Epidemiol Infect 143:2520–2531
10. Aziz RK, Khalifa MM, Sharaf RR (2015) Contaminated water as a source of *Helicobacter pylori* infection: a review. J Adv Res 6:539–547
11. Weeks DL, Eskandari S, Scott DR, Sachs G (2000) A H+-gated urea channel: the link between *Helicobacter pylori* urease and gastric colonization. Science 287:482–485
12. Schwartz JT, Allen LA (2006) Role of urease in megasome formation and *Helicobacter pylori* survival in macrophages. J Leukoc Biol 79:1214–1225
13. Eaton KA, Suerbaum S, Joesnhans C, Krakowka S (1996) Colonization of gnotobiotic piglets by *Helicobacter pylori* deficient in two flagellin genes. Infect Immun 64:2445–2448
14. Clyne M, Ocroinin T, Suerbaum S, Josenhans C, Drumm B (2000) Adherence of isogenic flagellum-negative mutants of *Helicobacter pylori* and *Helicobacter mustelae* to human and ferret gastric epithelial cells. Infect Immun 68:4335–4339
15. Kao CY, Sheu BS, Wu JJ (2014) CsrA regulates *Helicobacter pylori* J99 motility and adhesion by controlling flagella formation. Helicobacter 190:443–454
16. Ilver D, Arnqvist A, Ogren J et al (1998) *Helicobacter pylori* adhesion fucosylated histo-blood group antigen revealed by retagging. Science 279:373–377
17. Mahdavi J, Sonden B, Hurtig M et al (2002) *Helicobacter pylori* SabA adhesion in persistent infection and chronic inflammation. Science 97:573–578
18. Kao C-Y, Sheu B-S, Wu J-J (2016) *Helicobacter pylori* infection: an overview of bacterial virulence factors and pathogenesis. Biomed J 39:14–23
19. Rezaeifar A, Eskandari-Nasab E, Moghadampour M et al (2013) The association of interleukin-18 promotor polymorphisms and serum levels with duodenal ulcer, and correlations with bacterial CagA and VacA virulence factors. Scand J Infect Dis 45:584–592
20. Yamaoka Y, Kodama T, Guiterrez O, Kim JG, Kashima K, Graham DY (1999) Relationship between *Helicobacter pylori* iceA, CagA, and VacA status and clinical outcome studies in four different countries. J Clin Microbiol 37:2274–2279

21. Argent RH, Kidd M, Owen RJ, Thomas RJ, Limb MC, Atherton JC (2004) Determinants and consequences of different levels of CagA is determined by variation in the tyrosine phosphorylation for clinical isolates of *Helicobacter pylori*. Gastroenterology 127:514–523

22. Odenreit S, Puls J, Sedlmaier B et al (2000) Translocation of *Helicobacter pylori* CagA into gastric epithelial cells by type IV secretion. Science 287:1499–1500

23. Akazawa Y, Isomoto H, Matsushima K et al (2013) Endoplasmic reticulum stress contribute to *Helicobacter pylori* VacA induced apoptosis. PLoS One 8:e82322

24. Hisatsune J, Nakayama M, Isomoto H et al (2008) Molecular characterization of *Helicobacter pylori* VacA induction of IL-8 in U937 cells reveals a prominent role for p38MAPK in activating transcription factor-2, cAMP response element binding protein, and NF-kappaB activation. J Immunol 180:5017–5027

25. Gonzalez CA, Figueiredo C, Lic CB et al (2011) *Helicobacter pylori cag*A and *vac*A genotypes as predictors of progression of gastric preneoplastic lesions: a long-term follow-up in a high-risk area of Spain. Am J Gastroenterol 106:867–874

26. Marshall BJ, Armstrong JA, McGeehie DB, Glancy RJ (1985) Attempt to fulfill Koch's postulates for pyloric Campylobacter. Med J Aust 142:436–439

27. Sobala GM, Crabtree JE, Dixon MF, Schorah CJ, Taylor JD, Rathbone BJ, Heatley RV, Axon AT (1991) Acute *Helicobacter pylori* infection: clinical features, local and systemic immune response, gastric mucosal histology, and gastric juice ascorbic acid concentrations. Gut 32:1415–1418

28. Burkitt MD, Duckworth CA, Williams JM, Pritchard DM (2017) *Helicobacter pylori*-induced gastric pathology: insights from in vivo and ex vivo models. Dis Model Mech 10:89–104

29. Li Z, Ma X, Chen J et al (2010) Epidemiology of peptic ulcer disease: endoscopic results of the systematic investigation of gastrointestinal disease in China. Am J Gastroenterol 105:2570–2577

30. Groenen MJ, Kuipers EJ, Hansen BE, Ouwendijk RJ (2009) Incidence of duodenal ulcers and gastric ulcers in a Western population: back to where it started. Clin J Gastroenterol 23:604–608

31. McColl K, El-Omar EM, Gillen D (1997) Alterations in gastric physiology in *Helicobacter pylori* infection: causes of different disease or all epiphenomena? Ital J Gastroenerol 29:459–464

32. D'Elios MM, Manghetti M, Almerigogna F et al (1997) Different cytokine profile and antigen-specificity repertoire in *Helicobacter pylori*-specific T cell clones from the antrum of chronic gastritis patients with or without peptic ulcer. Eur J Immunol 27:1751–1755

33. Van der Hulst RWM, Tytgat GNJ (1996) *Helicobacter pylori* and peptic ulcer disease. Scand J Gastroenterol 31(220(Suppl)):10

34. Tsai HF, Hsu PN (2017) Modulation of tumor necrosis factor-related apoptosis-inducing ligand (TRAIL)-mediated apoptosis by *Helicobacter pylori* in immune pathogenesis of gastric mucosal damage. J Microbiol Immunol Infect 50:4–9

35. Weel JF, van der Hulst RW, Gerritis Y et al (1996) The interrelationship between cytotoxin-associated gene A, vacuolating cytotoxin, and *Helicobacter pylori*-related diseases. J Infect Dis 173:1171–1175

36. Ogura BK, Maeda S, Nakao M et al (2000) Virulence factors of *Helicobacter pylori* responsible for gastric diseases in Mongolian gerbil. J Exp Med 192:1601–1609

37. Kaur B, Garg N, Sachdev A, Kumar B (2014) Effect of the oral intake of probiotic *Pediococcus acidilacti* BA28 on *Helicobacter pylori* causing peptic ulcer in C57BL/6 mice models. Appl Biochem Biotechnol 172:973–983

38. Sheh A, Fox JG (2013) The role of the gastrointestinal microbiome in *Helicobacter pylori* pathogenesis. Gut Microbes 4:505–531

39. Correa P, Haenszel W, Cuello C et al (1975) A model for gastric cancer epidemiology. Lancet 2:58–60

40. Forman D, Webb P, Parsonnet J (1994) *H. pylori* and gastric cancer. Lancet 343:243–244

41. Moss SF (2017) The clinical evidence linking *Helicobacter pylori* to gastric cancer. Cell Mol Gastroenterol Hepatol 3:183–191

42. Koeppel M, Garcia-Alcalde F, Glowinski F, Schlaermann P, Meyer TF (2015) *Helicobacter pylori* infection causes characteristic DNA damage pattern in human cells. Cell Rep 11:1703–1713

43. Wang K, Yuen ST, Xu J et al (2014) Whole-genome sequencing and comprehensive molecular profiling identify new driver mutation in gastric cancer. Nat Genet 46:573–582

44. De Falco M, Lucariello A, Iaquinto S, Esposito V, Guerra G, De Luca A (2015) Molecular mechanisms of *Helicobacter pylori* pathogenesis. J Cell Physiol 230:1702–1707

45. Backert S, Neddermann M, Maubach G, Naumann M (2016) Pathogenesis of *Helicobacter pylori* infection. Helicobacter 21(Suppl. 1):19–25

46. Mocellin S, Verdi D, Pooley KA, Niotti D (2015) Genetic variation and gastric cancer risks: a field synopsis and meta-analysis. Gut 64:1209–1219

47. Ying HY, Yu BW, Yang Z et al (2016) Interleukin-1B 31 C>T polymorphisms combined with *Helicobacter pylori*-modified gastric cancer susceptibility: evidence from 37 studies. J Cell Mol Med 20:526–536

48. Zhuang W, Wu XT, Zhopu Y et al (2010) Interluekin 10-592 promoter polymorphisms associated with gastric cancer among Asians: a meta-analysis of epidemiological studies. Dig Dis Sci 55:1525–1532

49. Person C, Canedo P, Machado JC, El-Omar EM, Forman D (2011) Polymorphisms in inflammatory response genes and their association with gastric cancer: a HuGE systematic review and meta-analyses. Am J Epidemiol 173:259–270

50. Poh AR, O'Donoghue RJJ, Ernst M, Putocztki TL (2016) Mouse models for gastric cancer: matching models to biological questions. J Gastroenterol Hepatol 31:1257–1272

51. Asenjo L, Gisbert JP (2007) Prevalence of Helicobacter pylori infection in gastric MALT lymphoma: a systematic review. Rev Esp Enferm Dig 99:398–404

52. Khalil MO, Morton LM, Devasa SS, Check DP, Curtis RE, Weisenburger DD, Dores GM (2014) Incidence of marginal zone lymphoma in the United States, 2001–2009 with a focus on primary anatomic site. Br J Haematol 165:67–77

53. Zucca E, Bertoni F, Roggero E et al (1998) Molecular analysis of the progression from Helicobacter pylori-associated chronic gastritis to mucosa-associated lymphoid-tissue lymphoma of the stomach. N Engl J Med 338:804–810

54. Roeberck S, Madden L, Jin X et al (2011) Cleavage of NIK by the AP12-MALT1 fusion oncoprotein leads to noncanonical KF-kappa B activation. Science 331:468–472

55. Diaconu S, Predescu A, Moldoveanu A, Pop CS, Fierbinteanu-Braticevici C (2017) Helicobacter pylori infection: old and new. J Med Life 10:112–117

56. Hentschel E, Brandstatter G, Dragoisics B et al (1993) Effect of ranitidine and amoxil-plus metronidazole on eradication of Helicobacter pylori and the recurrence of duodenal ulcer. N Engl J Med 328:308–312

57. Ford AC, Gurusamy KS, Delaney B, Forman D, Moayyedi P (2016) Eradication therapy for peptic ulcer disease in Helicobacter pylori-positive people. Cochrane Database Syst Rev 4:CD003840

58. Leung KE, Chan FK (2012) Helicobacter pylori infection and nonsteroidal anti-inflammatory drug use: eradication, acid-reducing therapy, or both? Clin Gastroenterol Hepatol 10:831–836

59. Thung I, Vavinskaya V, Gupta S, Park JY, Crowe SE, Valasek MA (2016) Review article: the global emergence of Helicobacter pylori antibiotic resistance. Aliment Pharmacol Ther 43:514–533

60. Mitui M, Patel A, Leos NK, Doren CD, Park JY (2014) Novel Helicobacter pylori sequencing test identifies high rate of clarithromycin resistance. Pediatr Gastroenterol Nutr 59:6–9

61. Shiota S, Reddy R, Alsarraj A, El-Serag HB, Graham DY (2015) Antibiotic resistance of Helicobacter pylori among male United States veterans. Clin Gastroenterol Hepatol 13:1616–1624

62. Kim N, Kim JM, Kim CH et al (2006) Institutional difference of antibiotic resistance of Helicobacter pylori strains in South Korea. J Clin Gastroenterol 40:683–687

63. Ford AC, Marwaha A, Sood R et al (2015) Global prevalence of, and risk factors for, uninvestigated dyspepsia: a meta-analysis. Gut 64:1049–1057

64. Moayyedi PM, Lacy BE, Andrews CN, Enns RA, Howden CW, Vakil N (2017) ACG and CAG clinical guideline: management of dyspepsia. Am J Gastroenterol 112:988–1013

65. Du LJ, Chen B-R, Kim S, Shen JH, Dai N (2016) Helicobacter pylori eradication therapy for functional dyspepsia: systematic review and meta-analysis. World J Gastroenterol 22:3486–3495

66. Zucca E, Bertoni F (2016) The spectrum of MALT lymphoma at different sites: biological and therapeutic relevance. Blood 127:2082–2092

67. Leontiadis GI, Ford AC, Moayyedi P (2009) Helicobacter pylori infections. BMJ Clin Evid 10:0406

68. Nakamura S, Sugiyama T, Matsumoto T et al (2012) Long-term clinical outcome of gastric MALT lymphoma after eradication of Helicobacter pylori: a multicenter cohort follow-up study of 420 patients in Japan. Gut 61:507–513

69. Wundisch T, Dieckhoff P, Greene B et al (2012) Second cancers and residual disease in patients treated for gastric mucosa-associated lymphoid tissue lymphoma by Helicobacter pylori eradication and followed for 10 years. Gastroenterology 143:936–942

70. Ferreri AJM, Govi S, Ponzoni M (2013) The role of Helicobacter pylori eradication in the treatment of diffuse large B-cell and marginal zone lymphomas of the stomach. Curr Opin Oncol 25:470–479

71. Ferreri AJ, Govi S, Raderer M et al (2012) Helicobacter pylori eradication as exclusive treatment for limited-stage gastric diffuse large B-cell lymphoma: results of a multicenter phase 2 trial. Blood 120:3858–3860

72. Jung DH, Kim J-H, Chung HS, Park JC, Shin SK, Lee SK, Lee YC (2015) Helicobacter pylori eradication on the prevention of metrachronous lesions after endoscopic resection of gastric neoplasm: a meta-analysis. PLoS One 10:e0124725

73. Lee YC, Chiang T-H, Chou C-K, Tu Y-K, Liao W-C, Wu M-S, Graham DY (2016) Association between Helicobacter pylori eradication and gastric cancer incidence: a systematic review and meta-analysis. Gastroenterology 150:1113–1124

74. Choi IIJ, Kook M-C, Kim Y-II et al (2018) Helicobacter pylori therapy for the prevention of

metachronous gastric cancer. N Engl J Med 378:1085–1095

75. Bornschein J, Selgrad M, Warnecke M et al (2010) *H. pylori* infection is a key risk factor for proximal gastric cancer. Dig Dis Sci 55:3124–3131

76. Abrams JA, Gonsalves L, Neugut AI (2013) Diverging trends in the incidence of reflux-related and *Helicobacter pylori*-related gastric cardia cancer. J Clin Gastroenterol 47:322–327

77. Wong BC-Y, Lam SK, Wong WM et al (2004) *Helicobacter pylori* eradication to prevent gastric cancer in a high-risk region of China. A randomized controlled trial. JAMA 291:187–194

78. Ma J-L, Zhang L, Brown LM et al (2012) Fifteen-year effects *of Helicobacter pylori,* garlic, and vitamin treatments on gastric cancer incidence and mortality. J Natl Cancer Inst 104:488–492

79. Lee YC, Chen TH, Chiu HM et al (2013) The benefit of mass eradication of *Helicobacter pylori* infection: a cohort study of gastric cancer prevention. Gut 62:676–682

80. Leung WK, Wong IOL, Cheung KS et al (2018) Effects of *Helicobacter pylori* treatment on incidence of gastric cancer in older individuals. Gastroenterology 155:67–75

81. Ford AC, Forman D, Moayyedi P (2014) Helicobacter pylori eradication therapy to prevent gastric cancer in healthy asymptomatic infected individuals: systematic review and meta-analysis of randomized controlled trials. BMJ 348:g3174

82. Queiroz DMM, Hrris PR, Sanderson IR et al (2013) Iron status and Helicobacter pylori infection in symptomatic children: an international multi-centered study. PLoS One 8:e68833

83. Yuan W, Li Y, Yang K et al (2010) Iron deficiency anemia in Helicobacter pylori infection: meta-analysis of randomized controlled trials. Scand J Gastroenterol 45:665–676

84. Qu X-H, Huang X-L, Xiong P et al (2010) Does Helicobacter pylori infection play a role in iron deficiency anemia? A met-analysis. World J Gastroenterol 16:886–896

85. Goddard AF, James MW, McIntyre AS et al (2011) Guidelines for the management of iron deficiency anemia. Gut 60:1309–1316

86. Stabler SP (2013) Vitamin B12 deficiency. N Engl J Med 368:2041–2042

87. Sato R, Murakami K, Okimoto T et al (2011) Development of corpus atrophic gastritis may be associated with *Helicobacter pylori*-related idiopathic thrombocytopenic purpura. J Gastroenterol 46:991–997

88. Neunert C, Lim W, Crowther M et al (2011) The American Society of Hematology 2011 evidence-based practice guideline for immune thrombocytopenia. Blood 117:4190–4207

89. Provan D, Stasi R, Newland AC et al (2010) International consensus report on the investigation and management of primary immune thrombocytopenia. Blood 115:168–186

90. Stasi R, Sarpatwari A, Segal JB et al (2009) Effects of eradication of *Helicobacter pylori* infection in patients with immune thrombocytopenic purpura: a systematic review. Blood 113:1231–1240

91. Russo G, Miraglia V, Branciforte F et al (2011) Effect of eradication of *Helicobacter pylori* in children with chronic immune thrombocytopenia: a prospective, controlled, multicenter study. Pediatr Blood Cancer 56:273–278

92. Li BZ, Threapleton DE, Wang JY et al (2015) Comparative effectiveness and tolerance of treatments for *Helicobacter pylori*: systematic review network meta-analysis. BMJ 351:h4052

93. Chey WD, Leontiadis GI, Howden CW, Moss SF (2017) ACG clinical guideline: treatment of *Helicobacter pylori* infection. Am J Gastroenterol 112:212–238

94. Yuan Y, Ford AC, Khan KJ et al (2013) Optimum duration of regimens for Helicobacter pylori eradication. Cochrane Database Syst Rev 12:CD008337

95. Malfertheiner P, Megraud F, O'Morain CA et al (2017) Management of *Helicobacter pylori* infection—the Maastricht V/Florence Consensus Report. Gut 66:6–30

96. Luther J, Higgins PD, Schoenfeld PS et al (2010) Empiric quadruple vs. triple therapy for primary treatment of *Helicobacter pylori* infections: systematic review and meta-analysis of efficacy and tolerability. Am J Gastroenterol 105:65–73

97. Fischbach L, Evans EL (2007) Meta-analysis: the effect of antibiotic resistance status on the efficacy of triple and quadruple first-line therapies for *Helicobacter pylori*. Aliment Pharmacol Ther 26:343–357

98. Dore MP, Farina V, Cuccu M et al (2011) Twice a day bismuth-containing quadruple therapy for *Helicobacter pylori* eradication: a randomized trial of 10 and 14 days. Helicobacter 16:296–300

99. Graham DY, Shiotani A (2012) Which therapy for helicobacter pylori infection? Gastroenterology 143:10–12

100. Lee BH, Kim N, Hwang TJ et al (2010) Bismuth-containing quadruple therapy as second-line treatment for *Helicobacter pylori* infection: effect of treatment duration and antibiotic resistance on eradication rate in Korea. Helicobacter 15:38–45

101. Laine L, Hunt R, El-Zimaity H et al (2003) Bismuth-based quadruple therapy using a single capsule of bismuth biskalcitrate, metronidazole, and tetracycline given with omeprazole versus omeprazole, amoxicillin, and clarithromycin for eradication of *Helicobacter pylori* in duodenal ulcer patients: a prospective, randomized, multicenter, North American trial. Am J Gastroenterol 98:562–567

102. Delchier JC, Malfertheiner P, Theroff-Ekerdt R (2014) Use of a combination formulation of bismuth, metronidazole and tetracycline with omeprazole as a rescue therapy for eradication

of *Helicobacter pylori*. Aliment Pharmacol Ther 40:171–177

103. Gisbert JP, Calvert X (2012) Update on non-bismuth quadruple [concomitant] therapy for eradication of *Helicobacter pylori*. Clin Exp Gastroenterol 5:23–34

104. Toros AB, Ince AT, Kesici B et al (2011) A new modified concomitant therapy for *Helicobacter pylori* eradication in Turkey. Helicobacter 16:225–228

105. Lim JH, Lee DH, Choi C et al (2013) Clinical outcomes of two-week sequential and concomitant therapies for *Helicobacter pylori* eradication: a randomized pilot study. Helicobacter 18:180–186

106. McNicholl A, Molina-Infante J, Bermejo F et al (2014) Non-bismuth quadruple concomitant therapies in the eradication of *Helicobacter pylori*: standard vs. optimized [14 days, high dose PPI] regimens in clinical practice. Helicobacter 19:11

107. Gatta L, Vakkil N, Vaira D et al (2013) Global eradication rates for *Helicobacter pylori* infection: systematic review and meta-analysis of sequential therapy. BMJ 347:f4587

108. Wang B, Wang YH, Lv ZF et al (2015) Review: Efficacy and safety of hybrid therapy for *Helicobacter pylori* infections: a systematic review and meta-analysis. Helicobacter 20:79–88

109. Emera MH, Elhawari SA, Yopusef S, Radwan MI, Abdel-Aziz HR (2015) Emerging role of probiotics in the management of *Helicobacter pylori* infection: histopathologic perspectives. Helicobacter 21:3–10

110. Wang ZH, Gao QY, Fang JY (2013) Meta-analysis of the efficacy and safety of *Lactobacillus*-containing and *Bifidobacterium*-containing probiotic compound preparation in *Helicobacter pylori* eradication therapy. J Clin Gastroenterol 47:25–32

111. Zhang MM, Qian W, Qin YYU, He J, Zhou YH (2015) Probiotics in *Helicobacter pylori* eradication therapy: a systematic review and meta-analysis. World J Gastroenterol 21:4345–4357

112. Pan KF, Zhang L, Gerhard M et al (2016) A large randomized controlled intervention trial to prevent gastric cancer by eradication of *Helicobacter pylori* in Linqu County, China: baseline results and factors affecting the eradication. Gut 65:9–18

113. Zeng M, Mao XH, Li JX et al (2015) The efficacy, safety, and immunogenicity of an oral recombinant *Helicobacter pylori* vaccine in children in China: a randomized, double-blind, placebo-controlled, phase 3 trial. Lancet 386:1457–1464

114. Sutton P (2015) At last, vaccine-induced protection against *Helicobacter pylori*. Lancet 386:1424–1425

115. Savoldi A, Carrara E, Graham DY, Conti M, Tacconelli E (2018) Prevalence of antibiotic resistance in *Helicobacter pylori*: a systematic review and meta-analysis in World Health Organization regions. Gastroenterology 155:1372–1382

116. Chen Y, Blaser MJ (2008) *Helicobacter pylori* colonization is inversely associated with childhood Asthma. J Infect Dis 198:553–560

第 **5** 章

乙型肝炎和丙型肝炎治疗的主要进展

5.1 引言

在世界范围内,慢性乙型肝炎(以下简称"乙肝")和丙型肝炎(以下简称"丙肝")感染非常普遍,据估计,其影响了全球超过 5 亿人。两种病原体均可引发急性和慢性肝炎,长期亚临床感染伴有肝纤维化导致肝硬化,最终导致肝衰竭、肝细胞癌(HCC)和死亡。全球病毒性肝炎所致的死亡人数从 1990 年的 89 万例增加到 2013 年的 145 万例,增加了 63%;残疾人数从 3170 万例增加到 4250 万例,增加了 34%[1]。其中,96% 的死亡和 91% 的残疾主要归因于乙肝和丙肝[1]。发病率和残疾率的绝对增加可以由人口增长来解释。自 1965 年发现乙肝病毒(HBV)以来,预防工作取得了重大进展:第一种商业疫苗(Heptavax)于 1981 年问世,随后于 1986 年被 DNA 重组疫苗所取代[2]。而后,控制慢性感染的抗病毒药物于 20 世纪 90 年代末上市,但很少能治愈慢性感染。目前,据估计全球有超过 3.5 亿例慢性乙肝病毒 (CHB) 感染者,主要集中于亚洲和撒哈拉以南的非洲地区[3],美国有 220 万例慢性感染者,其中有 130 万例(60%)是在国外出生的[4]。

据估计,全球有 1.7 亿例丙肝病毒(HCV)感染者[5],其中 270 万~390 万例居住在美国[6]。75%~85% 的 HCV 感染者会转变为慢性感染者,但与急性肝炎综合征患者相比,亚临床急性感染者慢性化的比例更高。10%~20% 的慢性 HCV 感染者会出现严重并发症,在美国,这也是肝硬化、HCC 和肝移植的主要原因,每年导致 15 000 人死亡[7]。自发现 HCV 以来,在过去 30 年中,关于 HCV 研究的进步和发展在医学领域是前所未有的:确定病原体,了解病毒的生物学特性,并研发出安全、有效的抗病毒药物,在相对短的疗程中治愈大多数患者。

5.2 背景和自然史

5.2.1 乙型肝炎病毒

亚洲和非洲是慢性乙型肝炎负担最高的地区。慢性乙型肝炎主要通过母婴垂直传播,超过 90% 的感染者成为持续性或慢性携带者[8]。在工业化国家,HBV 主要通过性接触或经皮肤黏膜在成人中水平传播,95% 具有免疫力的个体可清除病毒,但仍有 5% 的个体发展为慢性感染。尽管目前的共识是患者有乙肝表面抗体(抗-HBs)即表示已经清除了病毒,但是也有一些针对少数患者的研究显示,在假定病毒被清除后,病毒或组织学异常仍持续存在。一项研究发现,在 14 名抗-HBs 和抗-HBc 阳性的健康肝移植供体中,在 13 名供体的肝脏中发现 HBV DNA[9]。另一项研究发现,9 例患者在急性感染血清学恢复 10 年后,出现持续性肝纤维化和轻度炎症[10]。由于研究对象的数量有限,解释这些现象有一定困难,但这表明在急性感染恢复和产生抗-HBs 后,HBV 可能不会被完全消除。

CHB 的自然史分为 4 个阶段(图 5.1),反映了病毒复制和宿主免疫应答。并非每个慢性感染者都会经历所有阶段,这些阶段的持续时间变异较大:①免疫耐受期,发生在围生期因免疫系统不成熟而发生感染的婴儿中,特征为 HBV DNA 水平高和丙氨酸氨基转移酶(ALT)水平持续正常。肝脏活检显示无炎症或纤维化。此阶段通常发生在生命的前 20~30 年,尽管具有免疫耐受性,T 细胞的功能仍被保留[11]。对于经水平传播感染 HBV 的成人,其没有免疫耐受期。围生期发生感染的个体通常在生命的第 30~50 年(中位年龄为 30 岁)进入免疫清除阶段。②免疫活动期,特征是 ALT 和 HBV DNA 水平升高,伴有肝脏炎症和损伤。此阶段的结果是可变的。部分患者完成 HBeAg 血清学转化和 HBV DNA 抑制,过渡到非活动性慢性 HBsAg 携带期,通常预后良好。其他患者未能控制病毒,多年来仍处于免疫活动期,伴有累积性肝损伤、进行性肝纤维化,可发展为肝硬化[12]。对于 3 岁以下儿童,从 HBeAg+ 到 HBeAg-(产生抗-HBe) 的自发血清学转换率每年低于 2%,在青春期和青年期分别达到每年 8% 和 12%[13]。③非活动性慢性肝炎期,发生在 HBeAg 血清学转换后, 可以在 67%~80% 的患者中持续保持,HBV DNA 水平低或检测不到,ALT 水平正常,肝坏死性炎症极少发生[13]。部分非活动性携带者(4%~20%)可出现一次或多次的 HBeAg 阳性逆转。④免疫再激活期, 可能在 10%~30% 的从 HBeAg+ 转换为 HBeAg- 的患者中发生, 伴有 ALT 升高和 HBV DNA 高水平,10%~20% 的非活动性携带者可能在病毒抑制多年后由于 HBV 复制出现肝炎病情加重。10%~20% 的患者存在由循环免疫复合物介导的肝外表现,如结节性动脉周围炎

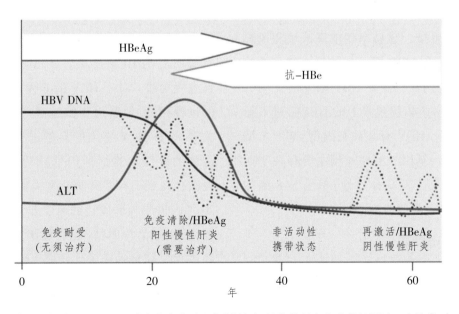

图 5.1　慢性 HBV 感染的自然过程。HBV 感染的自然过程如图所示,但并非所有患者都经历过 4 个阶段,如成人获得性感染通常不存在免疫耐受期。来自:Yim HJ,Lok AS. Natural history of chronic hepatitis B virus infection:what we knew in 1981 and what we know in 2005. Hepatology 2006;43:S173.

和肾小球肾炎。

CHB 感染的自发消退或经治疗治愈是指清除 HBsAg 并产生抗-HBs,非活动性慢性感染者的自发清除率每年约为 0.5%,而 HBeAg 阴性人群的自发清除率每年高达 1.6%[13]。在少数患者的血清中可能暂时检测出低水平的 HBV DNA[14]。HBsAg 清除很少在治疗后发生,预后能够得到改善,但患有肝硬化或合并 HCV 感染的老年患者在治愈后偶尔会发生 HCC[15]。

肝脏相关并发症的发生风险变化很大,与患者的发病年龄,HIV、HCV 和丁型肝炎病毒(HDV)的合并感染,乙醇摄入及病毒因素相关。中国台湾的一项研究显示,仅有 CHB 感染的肝硬化 10 年累积发病率为 9%,但当存在 HCV 或 HDV 的双重感染时,发病率分别提升至 48% 和 21%[16]。HBV DNA 持续高水平,ALT 升高和 HBeAg 持续阳性是进展为肝硬化的主要决定因素,这些因素和 HBV DNA>2000U 一样,都是 HCC 的预测因素[17-19]。亚洲的研究还表明,基因 C 型较基因 B 型能更快地进展为肝硬化和肝癌[14]。在肝硬化患者中,肝衰竭或失代偿性肝硬化的 5 年累积发病率为 20%,HCC 的发病率为 2%~5%[20,21]。

在 2.4 亿例慢性 HBV 感染者中,约 5% 的感染者为 HDV 共感染,感染率随地理区域和风险人群的不同而不同。HDV 是已知的最小的人类致病病毒或不完全病毒,需要 HBV 来完成复制周期,因为 HDV 必须依赖包膜上的 HBsAg 进入新感染的肝细胞[22]。HDV 有 8 种基因型:基因 1 型在全球普遍分布;基因 2 型和 4 型主要存在于亚洲;基因 3 型多见于亚马孙盆地;基因 5~8 型主要存在于撒哈拉以南的非洲。

5.2.2　丙型肝炎病毒

HCV 主要经皮肤接触受感染的血液传播,全球疾病负担没有明确的地理差异。血源性传播途径主要是指共用针头、注射器和其他用具的静脉吸毒传播,在医院内暴露于受感染的血液的情况很少发生。由于在精液中发现了病毒,因此 HCV

可能通过性接触传播,但异性传播的效率很低,且非常罕见[23]。HCV 在无保护性肛交和射精的 MSM 中,尤其是感染 HIV 的 MSM 人群中,有很大的传播风险[24]。在 47% 的 MSM 人群的脱落直肠细胞中检测到 HCV,这与血液中>5log₁₀IU/mL 的高病毒载量有关[25]。HCV 母婴垂直传播的效率低于 HBV 感染,发生率为 4%~5%[26],且不通过母乳喂养传播。

急性 HCV 感染主要为无症状或亚临床感染,只有小部分患者(15%)出现轻度至中度急性肝炎,急性重型肝炎极为罕见[27]。HCV 的自发清除通常在 6 个月内发生,仅有 15%~45%(平均 20%)的 HCV 感染者可以发生自发清除,在有症状的(40%~52%)、较年轻的女性和某些遗传多态性患者中,自发清除率更高[28]。急性感染后的慢性 HCV 感染是指在 6~12 个月后,感染者的血液中持续存在 HCV RNA,大多数患者是无症状的。有时患者可能会出现肝外表现,如冷球蛋白血症血管炎、肾脏疾病、迟发性皮肤卟啉症、霍奇金淋巴瘤和风湿症状[29]。ALT 可能间歇性或持续升高,但在大约 20% 的慢性 HCV 感染者中,ALT 可以始终保持正常。

15%~20% 的慢性 HCV 感染者在 20 年后发展为肝硬化,而合并 HBV 和 HIV 感染、酗酒和患有脂肪肝的 HCV 感染者的肝硬化发病率更高,且进展更快。对于 HCV 的 6 种基因型,肝纤维化的进程相似,但基因 3 型通常与肝脏脂肪变性有关[30]。尽管 HCV 感染的自然进程各不相同,疾病进展的最佳预测指标仍是肝纤维化程度。对于轻微存在或不存在纤维化和炎症的患者,在 10~20 年内进展为肝硬化的风险非常低。一旦发生肝硬化,在不治疗的情况下,每年发生 HCC 的风险高达 3%,肝衰竭或失代偿成为值得关注的问题。

5.3　生物学与病毒学

HBV 和 HCV 都是引起相似肝脏疾病的嗜肝病毒,但来自不同的病毒家族。HBV 是部分双链

DNA 病毒,通过反转录酶复制,是嗜肝 DNA 病毒科的一员;而 HCV 是黄病毒科丙型肝炎病毒属的正链 RNA 病毒,与人类 pegivirus 病毒(以前被称为 GB 病毒 C 或庚型肝炎病毒)和人类 hepigevirus-1 病毒具有相似之处[31]。尽管这两种病毒具有一些共同的结构特征(被衣壳包裹),但其基因组结构有明显差异(图 5.2)[32]。

在感染过程中,HBV 通过表面抗原附着在肝细胞上(通过与硫酸乙酰肝素蛋白聚糖和肝特异性受体钠/牛磺胆酸协同转运蛋白相互作用),然后病毒被内化和脱壳,DNA 基因组以疏松的环状 DNA 的形式被传递至细胞核,并在核内修复形成共价闭合的环状 DNA(cccDNA)[32]。超螺旋cccDNA 持续存在于肝细胞核中,形成稳定的微型染色体(类似于宿主染色质的染色质附加体),利用细胞转录机制产生所有的病毒 RNA,用于蛋白质生产

和在细胞质中复制[33]。前基因组 RNA 的反转录会产生新的 DNA 核衣壳,其可以循环回到细胞核,以扩增 cccDNA 池,或获取含有 HBsAg 的包膜,并作为子代病毒体从细胞中输出[32]。随着病毒复制,高水平的 HBeAg 和 HbsAg 进入循环。这些抗原在逃避宿主免疫应答中起重要作用,HBeAg(一种耐受原)在垂直传播中发挥建立慢性感染的作用[34]。

HCV 附着在肝细胞上,并通过受体介导的过程进入细胞,基因组进入细胞质进行翻译,病毒蛋白组装形成用于基因组复制的复制复合物[32]。子代 RNA 正链被包膜包裹,作为子代病毒体离开细胞。HCV 与 HBV 的主要区别在于,其复制不涉及 DNA 中间产物,完全在细胞质中进行,不会形成持久存在的核病毒基因组。HCV 的遗传多样性比 HBV 更丰富,其有 6 种已知的基因型[1-6],进

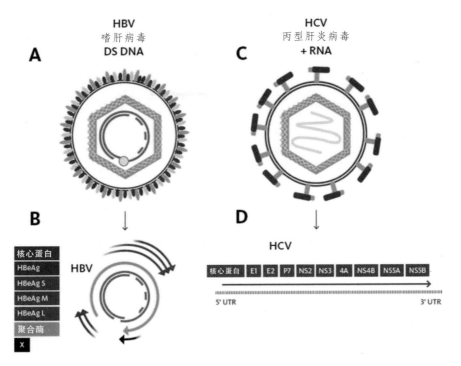

图 5.2　HBV 和 HCV 的结构和基因组结构。HBV 和 HCV 结构的相同点包括:两种病毒都是包膜病毒;包膜中有多种表面蛋白;每个病毒都有一个由单个核心蛋白组成的衣壳。两者的不同点包括:HBV(42nM)小于 HCV(50~60nM);衣壳内的 HBV 基因组是双链 DNA,HCV 基因组是单股正链 RNA。基因组结构的不同点包括:HBV 具有 4 个重叠或嵌合的开放读码框(ORF)组成的紧凑的基因组, 包括表面抗原 ORF, 编码 HBcAg 和 HBeAg 的核心/前核心 ORF, 聚合酶 ORF 和编码 X 蛋白的 X ORF;HCV 基因组组织为线性单一多聚蛋白,编码 10 种病毒蛋白质,包括核心蛋白、包膜蛋白 1(E1)、包膜蛋白 2(E2)、非结构蛋白(NS)、p7、NS2 蛋白酶、NS3/4 蛋白酶、NS4B、NS5A 和 NS5B 聚合酶。来自 Delaney WE IV[31].

一步可分为多个亚型,在核苷酸水平上分别存在30%和20%的差异。2006年,从非洲中部地区的患者中识别出一种新的 HCV 基因 7a 型和 7b 型[35]。最近, 在印度旁遮普邦的 4 例患者中发现了一种新的 HCV 基因 8 型,先前其被误认为是基因 5 型[36]。基因 1 型在全球最常见(46%),常见于欧洲、北美和澳大利亚;其次是基因 3 型(30%),主要集中于南亚;基因 2 型、4 型和 6 型比占 23%;基因 5 型和 7 型占比<1%[36]。HBV 有 8 种基因型(A~H),其核苷酸水平差异约为 8%[32],具有相似的临床自然史和治疗反应。与具有环状基因组和多个重叠读码框的 HBV 相比,线性的 HCV 基因组容易发生更多的存活突变[32]。

5.3.1 基因组和结构差异对抗病毒治疗的影响

Delaney 对该主题进行了综述[33],并对其进行总结。总体来说,与 HCV 相比,HBV 具有较少的抗病毒干预的病毒靶点。HBV 有 7 个编码蛋白(一些高度相关),只有聚合酶具有典型的酶功能, 而 HCV 有 10 种不同的蛋白, 其中至少有 4 种具有公认的酶功能 (NS5B 聚合酶、NS3 解旋酶、NS2 和 NS3/4 蛋白酶)。

HBV 的主要治疗靶点是聚合酶,可导致 5 种核苷/核苷酸类似物生成,需要长期给药来抑制病毒血症,但通常无法转换为 HBsAg 阴性状态。由于缺乏 HBV 聚合酶的校对活性,HBV 复制容易出错,导致病毒出现变异,从而对核苷(酸)类似物产生耐药性。目前,没有其他直接的病毒靶点被证实可用于治疗 HBV。药物开发的潜在靶点包括 HBcAg、病毒 RNA、衣壳和病毒入侵。细胞培养和动物模型实验表明,小干扰 RNA(siRNA)具有长时间抑制一种或多种病毒转录的潜力[37,38]。一种新型的治疗性多肽被证实可在体外和动物模型中阻断病毒侵入,并且已经在健康志愿者中完成了 1 期临床研究,但其靶点是宿主蛋白,而非病毒蛋白[39]。尽管 HCV 的 10 种蛋白都是潜在

治疗靶点(特别是一些具有酶功能的蛋白),但药物的开发过程主要集中于 NS3 蛋白酶、NS5A 蛋白和 NS5B 聚合酶。

5.3.2 宿主-病毒的相互作用

两种病毒都采取多种逃避机制,以避免被宿主免疫监视系统清除。固有免疫系统(第一反应)或适应性免疫系统(多表位特异性 CD4+ 或 CD8+ T 细胞和 B 细胞)的应答受损可能导致清除 HBV 或 HCV 原发感染失败。树突状细胞(DC)和自然杀伤细胞(NK)是血液和肝脏固有免疫的重要组成部分。DC 启动主要的免疫反应并通过刺激 IFN-α/β、IFN-γ 和细胞因子来协调固有和适应性免疫系统, 可在 HBV 和 HCV 感染中激活 NK 细胞、CD4+ 和 CD8+ 细胞反应。与血液相比,肝脏中的 NK 细胞数量增加了 3 倍以上,并且可以通过受体介导的裂解或细胞病变机制(颗粒酶和穿孔素) 杀死被病毒感染的肝细胞,并通过产生 IFN-γ 和 TNF-α 来限制病毒复制[40]。DC 也可能通过诱导调节性 T 细胞(Tregs)在耐受状态中发挥作用。

在成人原发性 HBV 感染者中,病毒 DNA 在 4~7 周内无法被检出, 并通过肝细胞进行主动复制和传播, 导致感染发生 8~10 周时的病毒载量较高。在大多数自限性感染者中,ALT 在 12~16 周达到峰值,HBV DNA 在此前迅速下降[40]。早期病毒控制是通过非细胞毒机制:激活 NK 细胞,上调 IFN-γ、IFN-α 和 TNF-α 诱导 APOBEC3 脱氨酶,导致肝细胞中 cccDNA 减少[41,42]。急性 HBV 感染被清除后,吲哚胺-2,3-双加氧酶(IDO)强烈激活,趋化因子和细胞因子增加[42]。有证据表明,HBV 和 HCV 阻碍了模式识别相关的信号转导,导致固有免疫系统应答受损,慢性 HBV 感染与 NK 细胞反应受损、IFN-γ 产生缺陷有关[40]。

NK 细胞似乎也在 HCV 的自发清除中起着积极作用, 大规模队列研究表明,HLA-C 和杀伤细胞抑制性受体(KIR)(KIR2DL3)的某些组合与

HCV 的自发清除相关[43]。慢性 HCV 感染与几种免疫紊乱有关:功能失调的树突状细胞(DC)导致促进 Th1 极化和 IFN-α 产生的能力受损;CD8+ T 细胞衰竭,CD4+ T 细胞刺激受损和 Tregs 增加。Tregs 抑制 NK 细胞、DC、HCV 或 HBV 特异性 T 细胞的活性,可减少肝脏损害,并阻止病毒清除[40]。总的来说,T 细胞衰竭和病毒逃逸被认为是 HCV 持续感染的主要机制[44]。功能完整的 CD4+ T 细胞协助 CD8+ T 细胞介导的效应子功能来消除 HCV。CD8+细胞的衰竭是一个尚未被完全了解的复杂机制,与几种抑制性受体(例如,PD-1、2B4 和 CD160)的共表达和 IL-10 水平升高有关[44]。对于急性和慢性感染,HCV 从 CD8+ T 细胞效应子功能中逃逸,且似乎在病毒持久性方面发挥作用。对于慢性 HCV 感染者,约 50%的靶向 CD8+ T 细胞表位上持续存在病毒逃逸突变,导致 T 细胞受体上的抗原决定簇结合受损和蛋白酶体的抗原加工受损[45]。此外,病毒逃逸造成的持续性抗原刺激对 CD8+ T 细胞衰竭很重要。

5.4　慢性乙型肝炎病毒感染的治疗

有两类药物可用于 HBV 的治疗,核苷或核苷酸类似物是病毒复制必需的 HBV 聚合酶的抑制剂,IFN-α 具有直接抗病毒和免疫调节作用。为便于治疗管理和更好地耐受,IFN-α 目前以长效聚乙二醇化形式(PEG-IFN-α)使用。IFN-α 通常作为抵抗病毒感染的固有免疫反应的一部分被刺激,从而诱导干扰素刺激基因。干扰素刺激基因作用于 HBV 复制周期的多个步骤,并通过影响细胞介导的免疫反应间接抑制病毒。最近的研究发现,在 HBV 感染的细胞培养系统中,IFN-α(和淋巴毒素-β)可诱导 HBV cccDNA 的降解[41]。

单独使用 PEG-IFN-α(皮下注射)治疗 48~50 周后,29%~32%的 HBeAg 阳性患者发生血清学转换;3%~7%的患者在完成 24 周治疗后,发生 HBsAg 清除[46;47]。联合使用 PEG-IFN-α 和拉米夫定不能改善治疗结局。IFN-α 的副作用为流感样症状、疲劳、抑郁、骨髓抑制和自身免疫性疾病的出现或恶化。HBeAg 血清学转换在 80%的患者中是持久的,并且在基因 A 型(58%)中较其他基因型(11%)更持久[48]。HBeAg 阴性患者使用 PEG-IFN-α 治疗 1 年,治疗完成 3 年后,25%的患者的 ALT 和 HBV DNA(<10 000IU/mL)持续改善,9%的患者 HBsAg 清除,没有发现联合使用拉米夫定的益处[49]。对于合并 HDV 感染的患者,唯一有效的治疗方法是应用 Peg-IFN[13]。

对于 HBeAg 阳性患者,ALT 水平高、HBV DNA 水平低和基因 A 型是对 IFN-α 产生反应的预测因子[50],治疗后 HBsAg 浓度下降也是强有力的预测因子[51]。在 HBeAg 阴性的慢性感染者中,治疗 12~24 周后,HBsAg 浓度降低可预示持续应答,一些研究报道指出,干扰素 λ3/IL 28B 多态性可以用来预测应答[52]。

核苷(酸)类似物(NA)抑制前基因组 RNA 反转录为 HBV DNA,对 HBV cccDNA 无特异性影响,可解释停止治疗后常见的病毒复发。有 5 种口服药可供选择:拉米夫定、阿德福韦、恩替卡韦、富马酸替诺福韦酯和替比夫定,替诺福韦艾拉酚胺(vemLidy)于 2016 年获得许可。替诺福韦的这种新配方可以替代 viread,因为它潜在的肾毒性和骨骼毒性更小,因此更安全。

HBV 抗病毒治疗的主要目的是预防患者进展为肝硬化、HCC、肝衰竭及与肝脏相关的死亡,根除 HBV 通常是不可行的。疾病进展的主要驱动因素是在免疫清除和再激活阶段,由宿主免疫反应引起的肝坏死性炎症。表 5.1 总结了慢性 HBV 感染的治疗适应证。无肝硬化、ALT 正常且 HBV DNA>20 000IU/mL 的 CHB 患者需要治疗吗?尽管 HBV 载量高是肝硬化和 HCC 的强预测因子,目前这些患者仍未被纳入治疗指南。几项研究表明,NA 抗病毒疗法可能会延缓肝脏疾病的进展,降低 HCC 的发生风险,并改善肝纤维化或肝硬化的组织学证据[53-56]。最近韩国的一项全国性、多中心、回顾性研究讨论了这个问题[57]。研究共纳入 484 例 HBeAg 阳性的 CHB 患者,所有患者 ALT 正常,无肝硬化,HBV DNA>20 000IU/mL,平均 FIB-4 指数为 1.4~1.5,中位随访时间为 66.5 个月。根据倾向性评分匹配后,87 例患者在确诊后立即接受了 NA 治疗,与 397 例未接受治疗的对照组患者相比,前者发生 HCC(P=0.004)和肝硬化(P=0.036)的风险显著降低[57]。在美国和中国台湾开展的一项更大规模、更长期的研究也报道了类似的结果,该研究对 591 例接受 NA 治疗和 591 例未接受治疗(倾向性评分匹配)的患者随访了 8 年[58]。虽然这些研究结果应通过随机对照试验加以证实,但应为患者提供与本报道类似的 NA 治疗标准。美国指南建议可以对处于免疫耐受期、ALT 正常、HBV DNA>1 000 000IU/mL、具有明显坏死性炎症或纤维化的超过 40 岁的成年患者进行治疗[13],但最近的数据表明这个标准可能过于保守。

对于处于免疫清除期、HBeAg 阳性、ALT 水平升高的年轻患者(35~40 岁),在开始治疗前建议先观察 3~6 个月,因为其有可能发生自发性 HBeAg 血清学转换和炎症消退,不会残留肝损伤,然后进入非活动性慢性携带期[12]。对于 HBeAg 阴性患者,这种情况很少在再激活期发生,当 HBV DNA 和 ALT 升高时,应该开始进行抗病毒治疗。目前,恩替卡韦和替诺福韦是首选的 NA,因为其耐药性低,治疗 5 年时分别为 1.2% 和 0[3],联合用药并不比单一用药更有效。尽管这两种药物在 HBV 治疗方面效果相当,但最近的一项研究报道,相比恩替卡韦,停用替诺福韦后复发更常见,停药 1 个月后,HBV DNA 水平升高意味着复发[9]。联用两种药物适用于 HIV 合并感染患者的终身治疗,以防止耐药性产生,或在出现耐药性并需要长期治疗时联合用药。一个有争议的问题是,CHB 患者进行 NA 治疗的持续时间。指南建议 HBeAg 阳性患者在发生 HBeAg 血清学转阴后,接受 6~12 个月的巩固治疗,而后可以停用 NA;当 HBeAg 阴性患者转换为 HBsAg 阴性时,通常意味着不定期治疗[3]。一些证据表明,某些 HBeAg 阴性受试者在 HBsAg 转阴前停止使用 NA,会因为治疗后免疫反应增强而导致长期 HBsAg 清除(20%)[60]。

表 5.1 慢性 HBV 感染的治疗指征

患者	各指南治疗标准		
组别	AASLD	APASL	EASL
HBeAg+	DNA≥20 000IU/mL	≥20 000IU/mL	≥2000IU/mL
	ALT ≥2×ULN	ALT ≥2×ULN	> ULN
HBeAg-	DNA≥20 000IU/mL	≥2000IU/mL	≥2000 IU/mL
组织学	中至重度炎症或纤维化	中至重度炎症或纤维化	中至重度炎症或纤维化
肝硬化	DNA ≥2000IU/mL	≥2000IU/mL	可检测
失代偿	治疗	治疗	治疗
免疫抑制a	HBeAg+	HBeAg+	HBeAg+
生物制剂和严重的免疫抑制(清髓/造血干细胞、肝移植)	HBsAg-/抗 HBc+	HBsAg-/抗 HBc+	HBsAg-/抗 HBc+
妊娠女性	高 HBV DNA	高 HBV DNA	高 HBV DNA

Trepo et al.[3] 和 Wong et al.[12]

AASLD,美国肝病研究协会;APASL,亚太肝脏研究协会;EASL,欧洲肝脏研究协会;ALT,丙氨酸氨基转移酶;HBeAg,乙型肝炎 e 抗原;HBsAg,乙型肝炎表面抗原;ULN,参考值正常上限。

a 包括 HIV 感染。

亚太地区肝病研究协会建议,当治疗 2 年后无法检测到 HBV DNA 时,应考虑停止治疗;但是据一项研究报道,45%的患者在达到此标准后出现临床复发,另有 13%的患者在停止治疗 1 年后出现病毒学复发[61]。建议对所有肝硬化患者使用 NA 进行终身治疗。表 5.2 总结了 CHB 对 Peg-IFN 和 NA（恩替卡韦和替诺福韦）治疗的反应。近期一项针对 2557 例患者的随机对照试验的综述和荟萃分析评估了相比安慰剂、NA 类抗病毒药物的效果,包括:病毒学应答,43.9%比 3.2%（$P \leq 0.000\ 01$）;生物化学反应,58.4%比21.9%（$P \leq$ 0.000 01）;组织学反应,59.0%比 27.1%（$P \leq$ 0.0001）;HBeAg 血清学转换率(抗-HBeAg),10.7%比 5.6%（$P =0.0005$）;HBeAg 清除率,14.6%比 9.6%（$P=0.0002$）;治疗后的不良反应发生率并未增加[62]。遗憾的是,该综述没有提供 HBsAg 血清学转换或清除的数据。然而,儿童数据表明,相比安慰剂,抗病毒治疗在 HBsAg 清除或血清

学转换方面没有获得更好的收益[63]。在一项国际多中心、观察性研究中,5872 例 CHB 患者在 1997—2015 年接受 NA 治疗,只有 70 例（1.2%）患者在停止治疗后 HBsAg 持续清除[64]。然而,即使不进行治疗,这种情况偶尔也可能发生。

是否应联合使用 NA 和 IFN-α? 据关于应用 NA 单一疗法与 NA 和 IFN 联合治疗 HBeAg 阳性 CHB 患者的最新综述报道,联合用药组患者在 HBeAg 清除/血清学转换和无法检出 HBV DNA 方面更有效,但两组的 HBsAg 血清学转换率、持续病毒学应答率或生物化学应答率无显著差异[65]。另一篇综述对单独使用恩替卡韦与恩替卡韦和 IFN-α 联合用药的治疗效果进行比较,发现在 48 周时联合用药组在 HBeAg 血清学转换率和无法检出 HBVDNA 方面更具优势,但超过 96 周后组间无显著差异[66]。最新的对照研究显示,联合使用 PEG-IFN-α 和替诺福韦 48 周后,HBsAg 清除率为 9%,而单独使用 PEG-IFN-α 72 周后,HBsAg

表 5.2　慢性 HBV 感染对治疗的反应

HBV 状态	Peg-IFN[a](%)	恩替卡韦[b](%)	替诺福韦[b](%)
HBeAg 阳性			
HBV DNA 抑制	30~42(<2000~40 000IU/mL)	61(<50~60IU/mL)	76(<60IU/mL)
	8~14(<80IU/mL)		
HBeAg 清除	32~36	22~25	–
HBeAg 血清学转换	29~36	21~22	21
ALT 正常	34~52	68~81	68
HBsAg 清除	2~7(治疗后 6 个月)	2~3(治疗后 1 年)	3(治疗后 1 年)
	11(治疗后 3 年)	4~5(治疗后 2 年)	8(治疗后 3 年)
HBeAg 阴性			
HBV DNA 抑制	43(<4000IU/mL)	90~91	93
	19(<80IU/mL)		
ALT 正常	59	78~88	76
HBsAg 清除	4(治疗后 6 个月)	0~1(1 年)	0(1 年)
	6(治疗后 3 年)		

数据来自 Terrault et al.[13]

ALT,丙氨酸氨基转移酶;HBeAg,乙型肝炎 e 抗原;HBsAg,乙型肝炎表面抗原。

[a] 在完成为期 12 个月的治疗后 6 个月进行评估。

[b] 连续治疗 2~3 年后评估。

清除率为4%[67]。然而,对于IFN-α和替诺福韦联合治疗的微小获益能否证明这种治疗的成本和负担的合理性尚存争议。

对于接受免疫抑制治疗的HBsAg阳性患者,建议进行预防性治疗,以预防急性重型肝炎和肝衰竭;对于接受针对血液系统恶性肿瘤或干细胞移植的强效化疗和生物制剂(利妥昔单抗)治疗的HBsAg阴性且抗-HBc阳性的患者(抗-HBs阴性),应该进行NA治疗[68]。对于高HBV DNA水平的妊娠女性,建议在妊娠中期或晚期使用替诺福韦联合乙肝免疫球蛋白和疫苗,以预防HBV母婴传播[69]。预防性使用NA治疗HBV感染的另一个适应证是合并HCV感染且正在接受DAA治疗,因为关于HBV再激活和临床急性重型肝炎的报道越来越多[70]。

令人惊讶的是,NA或HBV聚合酶抑制剂对合并HDV感染的治疗无效,患者通常接受peg-IFN-α联合NA的长期治疗,治疗1年后,持续病毒学应答率为25%~30%。但是,在土耳其(慢性HBV合并HDV感染相当普遍)的一项回顾性研究中,随着IFN治疗时间增加(或多个疗程),持续病毒学应答率逐渐升高,在疗程很长(IFN治疗大于2年)的患者中,HBsAg清除率为37%[71]。

5.5 慢性丙型肝炎病毒感染的治疗

慢性HCV感染的变革始于2003—2004年,PEG-IFN-α和利巴韦林(RBV)上市,并开始用于治疗。治疗24~48周后,产生持续病毒学应答(SVR),停止治疗6个月后,HCV RNA PCR检测呈阴性,可以认为已清除或治愈了HCV感染。其与改善患者生活质量、提高生存率、改善晚期肝病(约50%的肝硬化和门脉高压得到缓解)及降低HCC风险有关[72-74]。然而,这种治疗比较烦琐,需要每周皮下注射且伴有许多副作用(贫血、细胞减少、伴有自杀倾向的抑郁症、疲劳和流感样症状),应答率(40%~80%)是可变的,取决于HCV

基因型。尽管随后引入了新的蛋白酶抑制剂,并采取PEG-IFN-α联合或不联合RBV的治疗方案,这些药物仍被耐受良好的、2~3种口服DAA联合方案所取代。DAA治疗8~12周后,"治愈率"为90%~95%。这些新药的惊人效果在审查慢性HCV感染的自发清除数据后可以被充分地评估。一项基于人群的研究纳入了10 318例HCV感染患者(1994—2013年),仅记录了50例晚期自发清除,发生率为0.36/100[75]。据最近的队列研究报道,对于52例IL28B-CC基因型的晚期产后女性,自发清除率为26.9%[76]。

司美匹韦和索非布韦是首批抗-HCV的DAA,在2013年被FDA批准应用。目前有14种DAA(表5.3)用于慢性HCV治疗、靶向蛋白加工(NS3/4A蛋白酶)和病毒复制(NS5A蛋白酶和NS5B聚合酶)[77-80]。一些药物具有相对的基因型特异性活性(基因1~6型),有些药物则具有高度的泛基因型活性。始终应联合使用2种或3种药物,以防止产生耐药性,有助于增加药物活性和功效。耐药突变可能会因自然多态性而产生,也可能是先前药物治疗失败的选择性结果,无家可归者、精神病患者、注射吸毒或酗酒者的治疗依从性非常差。与其他基因型相比,特定的HCV基因型(例如,1a型和3型)更难以被DAA清除,尤其是在肝硬化患者中[80-82]。利巴韦林(RBV)可与DAA联合使用,以缩短治疗时间,或用于以下情况:肝硬化、1a型、先前治疗无应答或失败、存在对N5SA耐药的变体,具体使用仍取决于治疗方案[29]。

为了方便给药,减轻药物负担,提高治疗依从性,将2~3种药物组合配制成固定剂量的单片联合制剂(表5.4)。最初有4种复合片剂:吉利德的夏帆宁(索磷布韦/来迪派韦)、艾伯维的Viekirax(帕利瑞韦/利托那韦/奥比他韦)、默克的择必达(艾尔巴韦/格拉瑞韦)以及吉利德的丙通沙(索磷布韦/维帕他韦)[83];最近有两种组合被FDA批准,即艾伯维的艾诺全(格卡瑞韦/哌仑他

表 5.3　直接抗病毒药物和 HCV 靶点

抑制剂类型	后缀	药物
靶向 HCV 蛋白加工		
NS3/4A 蛋白酶	瑞韦(-PREVIR)	阿舒瑞韦、格卡瑞韦、格拉瑞韦、帕利瑞韦、司美匹韦 [a]、伏西瑞韦
靶向 HCV 复制		核苷类:索磷布韦
NS5B 聚合酶	布韦(-BUVIR)	非核苷类:达塞布韦
NS5A 聚合酶	-ASVIR	达拉他韦、艾尔巴韦、来迪派韦、奥比他韦、哌仑他韦、维帕他韦

来自:clinicaloptions.com

[a] 根据 2018 年 3 月 Jannsen 发布的新闻稿,司美匹韦已经退出市场。

韦)和吉利德的沃士韦(索磷布韦/维帕他韦/伏西瑞韦),还有一种组合处于临床研发阶段。后 3 种固定剂量的组合将填补挽救疗法的空白,用于治疗基因型不利、耐药替代和暴露于其他 DAA 的患者。

应用 DAA 治疗的目的是实现病毒的长期抑制或病毒学治愈(SVR),目前将其定义为治疗后 3 个月(相当于 6 个月或几年后)未检测到 HCV-RNA;预防进行性肝纤维化、肝硬化、肝衰竭和肝癌。理想情况下,所有 HCV 患者一旦确诊,应该尽快予以治疗 ,但由于一个疗程的成本巨大(80 000~120 000 美元),指南建议对明显肝纤维化 (METAVIR 评分为 F2~F4,中度至重度纤维化)、肝硬化(代偿或失代偿)、HIV 合并感染、存在明显肝外表现、肝移植后发生 HCV 感染的患者进行治疗。目前, 许多发达国家为所有慢性 HCV 感染者提供 DAA 治疗,但感染 HCV 的

IVDA 患者应至少戒断药物 6 周[84]。除预期寿命有限外,DAA 不会带来明显益处, 也没有绝对的治疗禁忌证。然而,特定的药物有选择性禁忌证,如索磷布韦不应用于接受胺碘酮(不能用其他心脏药物替代)治疗的患者。对于严重肾功能不全的患者(估计肾小球滤过率<30mL/min),也应避免使用 DAA,贫血、肾功能恶化和更严重的不良事件发生率较高,但治疗的应答率也很高[85]。包含 NS3/4A 蛋白酶抑制剂的组合,如司美匹韦、利托那韦增强的帕利瑞韦或格拉瑞韦,不应用于患有或先前发生过 Child-Pugh B 级或 C 级代偿性肝硬化的患者,这些患者使用的蛋白酶抑制剂浓度非常高[86]。

5.5.1　选择适当的 DAA 组合

随着众多 DAA 的出现,选择最合适、最有效

表 5.4　HCV 直接抗病毒药物的固定剂量组合

被批准的组合			
商用名	制药公司	药物/剂量	靶点
丙通沙	吉利德	索磷布韦 400mg/维帕他韦 100mg	NS5A 聚合酶
夏帆宁	吉利德	来迪派韦 90mg/索磷布韦 400mg	NS5A 聚合酶
Holkira	艾伯维	奥比他韦/帕利瑞韦 75mg/利托那韦 50mg	NS5A 聚合酶+ NS3/4A 蛋白酶
Hoikira Pak		达塞布韦 250mg	NS5B 聚合酶
艾诺全	艾伯维	格卡瑞韦 100mg/哌仑他韦 40mg	NS3/4A 蛋白酶+ NS5A 聚合酶
沃士韦	吉利德	索磷布韦 400mg/维帕他韦 100mg/伏西瑞韦 100mg	NS5B/NS5A 聚合酶,NS3/4A 聚合酶
择必达	默克	艾尔巴韦 50mg/格拉瑞韦 100mg	NS5A 聚合酶+NS3/4A 蛋白酶

数据来自 Soriano et al.[78] Merck has discontinued the development of the triple combination of grazoprevir/ruzasvir/uprifosbuvir—press release September 29, 2017.

的方案已成为一项艰巨的任务。应以随机试验的数据和患者的资料为指导进行选择：初治或经治、HCV 基因型、肝病严重程度（肝硬化、代偿性或失代偿性）、合并症（HIV、肾功能不全等）、目前使用的药物、药物相互作用和替代药物的可行性。在大多数情况下，单一的固定药物组合是可取的，其选择还取决于药品费用保障类型（医疗保险、政府项目等）。一般情况下，HCV 的基线抗病毒耐药替代药品（RAS）不可用于指导治疗。表5.5 总结了不同 HCV 基因型的治疗方案。

在全世界范围内和工业化国家，HCV 基因 1 型是最普遍的亚型，关于这种基因型对 DAA 的治疗应答的数据最可靠。该基因型有 5 种治疗方法，索磷布韦 400mg/来迪派韦 90mg 的复合片剂（夏帆宁）为首选治疗方案[84]。无论初治患者是否患有代偿性肝硬化，都可以使用夏帆宁治疗 12 周或 8 周，SVR>95%，但在经治（未接受过 DAA）的患者中，联合使用 RBV（1000mg，<75kg；1200mg，>75kg）可将 SVR 从 86% 提高到 97%[85]。对失代偿性肝硬化患者使用夏帆宁联合 RBV 治疗 12 周后，85%~87% 的患者出现 SVR。复合片剂可将无肝硬化且 HCV RNA<6×10^6 IU/mL 的初治患者的疗程缩短至 8 周[85]。对于 IFN/RBV 经治的基因 1

型且无肝硬化的患者，更简单且疗程更短的方案是格卡瑞韦（300mg）/哌仑他韦（120mg）（艾诺全）治疗 8 周，但肝硬化患者需要治疗 12 周[87]。

对于基因 2 型的患者，欧洲指南（EASL）[84]列出了两个一线治疗方案，索磷布韦/维帕他韦复合片剂（丙通沙），或索磷布韦（400mg）和达拉他韦（60mg）联合用药 12 周，初治或 IFN/RBV 经治的患者的 SVR>95%。对于代偿性肝硬化患者，给药 12 周的丙通沙治疗的疗效优于至少给药 16 周的索磷布韦/达拉他韦的疗效。但是，对于初治或经治（IFN/RBV 或索磷布韦/RBV±IFN）的无肝硬化的基因 2 型患者，复合片剂艾诺全（格卡瑞韦/哌仑他韦）是更好的首选药物，治疗 8 周的 SVR 达到 98%，但在代偿性肝硬化患者中，需要治疗 12 周[88]。

对于没有肝硬化初治或 IFN/RBV 经治的基因 3 型患者，EASL 和美国指南（AASLDS/IDSA）都推荐进行为期 12 周的丙通沙治疗；对于初治患者，艾诺全（给药 8 周）被 AASLD/IDSA 推荐为首选用药[84,86]。对于初治的代偿性肝硬化患者，丙通沙或艾诺（给药 12 周）可作为首选用药；在 IFN/RBV 经治的患者中，应用三联复合片剂沃士韦（索磷布韦/维帕他韦/伏西瑞韦）或 12 周的择必

表5.5　基于基因型的 HCV 首选 DAAS

基因型	初治	经治	无肝硬化/RNA（周）	代偿性肝硬化（<6×10^{6}IU/mL）（周）
1 型	夏帆宁		8	12
		艾诺全	8	12
2 型	艾诺全	艾诺全	8	12
	丙通沙	丙通沙	12	12
3 型	艾诺全		8	12
	丙通沙	丙通沙	12	12
4 型	艾诺全	艾诺全	8	12
	夏帆宁		12	12
	丙通沙		12	12
5 型和 6 型	艾诺全	艾诺全	8	12
	夏帆宁	夏帆宁	12	12
	沃士韦	沃士韦	12	12

达加索磷布韦的双重组合治疗[89]。

对于基因 4 型的初治患者,无论其是否患有代偿性肝硬化,首选方案是为期 12 周的夏帆宁、丙通沙和艾诺全联合治疗,对于初治或 IFN/RBV 经治的无肝硬化患者,可给予 8 周艾诺全[87]。无论经治患者是否有代偿性肝硬化,应联合夏帆宁与基于体重的 RBV 治疗 12 周[29]。给予 8 周艾诺全(格卡瑞韦/哌仑他韦)是未合并肝硬化患者的首选治疗方案,但对于合并代偿性肝硬化的患者,所有治疗方案都应持续 12 周[87]。

关于 HCV 基因 5 型和 6 型的治疗试验的经验和数据最少。三联复合片剂是最佳选择:对于初治或 IFN/RBV 经治的患者,无论有无代偿性肝硬化,均需给予 12 周夏帆宁、沃士韦和艾诺全,只有艾诺全可以在未合并肝硬化的患者中使用 8 周[86]。三联复合片剂具有泛基因型覆盖范围,即夏帆宁、艾诺全和沃士韦,应用艾诺全的治疗是最便宜的。最近的一项研究表明,除基因 3 型以外,8 周的艾诺全治疗可用于所有初治患者($n=280$),无论其有无肝硬化[88]。

5.5.2　特殊人群 HCV 感染的管理

在不等待肝移植的失代偿性肝硬化患者中,DAA 治疗可以改善患者的肝功能并提高其生存率。一些试验表明,在 Child-Pugh B 级和 C 级患者中,均可以实现高 SVR,并改善患者的肝功能和短期生存率[88]。相比 Child-Pugh C 级肝硬化患者,Child-Pugh B 级肝硬化患者与 SVR 相关的 15 个月无不良事件发生率更高[89,90]。由于缺乏长期随访数据,该结论仍有待确定。对于 Child-Pugh B 级或 C 级失代偿性肝硬化患者,不推荐使用蛋白酶抑制剂。指南建议对基因 1 型、4 型、5 型或 6 型的患者应用两种复合片剂(夏帆宁和丙通沙)联合 RBV,治疗 12 周[83,84];对于基因 2 型或 3 型患者,可以联用丙通沙和 RBV,或联用索磷布韦、达拉他韦和 RBV 治疗 12 周[84]。后者的组合也可以用于治疗基因 1 型、4 型、5 型或 6 型患者。

据估计,10%~30% 的 HIV 感染者会发生 HCV 共感染,在感染 HIV 的 IVDA 中高达 90%,全球有 250 万~500 万例共感染病例[91]。相比单纯感染 HCV,HIV 导致肝纤维化和肝脏并发症(包括肝失代偿)进展速度更快,早期使用 DAA 治疗是必需的。但是,应首先使用高效抗反转录病毒药物(ART)以确保抑制 HIV,即无法检测到 HIV 或 HIV RNA<50 拷贝/毫升。所有 DAA 对 HIV/HCV 共感染的代偿性肝硬化患者都是安全且有效的,SVR>90%[92]。主要的问题是 ART 和 DAA 的药物相互作用,在 HCV 治疗完成前,需要调整 ART 的治疗方案和药物剂量。一位有 HIV 治疗经验的药剂师的意见是不可或缺的。最近,对 HIV/HCV 共感染患者的药物相互作用和药理学考量进行了综述,在此不再赘述[93]。

慢性肾脏病(CKD)与 HCV 感染相关,导致终末期肾病(ESRD)的发病风险增加,透析患者的死亡率增加[94,95]。欧洲指南不建议对严重肾功能不全者(eGFR<30mL/min)使用含索磷布韦的 DAA 组合方案[84],因为该药物主要通过肾脏代谢,其安全性与肾功能的进一步恶化有关。在接受透析的 ESRD 患者中,也没有确定适当的药物剂量。然而,基于最近 ESRD 透析患者的安全性报告[96,97],美国指南采取索磷布韦联合用药方案治疗严重肾功能不全的患者,并对其进行密切监测[86]。指南建议使用不含索磷布韦的治疗方案,包括复合片剂择必达(艾尔巴韦/格拉瑞韦)和艾诺全(格卡瑞韦/哌仑他韦),已被证实对严重 CKD 患者是安全、有效的[98,99]。在工业化国家,10% 的肾移植患者有慢性 HCV,适合使用 DAA 治疗,但在这类患者中,关于 DAA 有效性和耐受性的数据有限。最近的一项随机 2 期试验显示,对 HCV 基因 1 型和 4 型的肾移植受体使用夏帆宁治疗 12 周或 24 周,高效且耐受良好[100]。

在高收入国家,慢性 HCV 感染者中注射吸毒者所占比例最高,估计注射吸毒者的 HCV 流行率为 60%~80%[101,102]。然而,大多数 DAA 的临床试验都排除了最近吸毒的患者。一项药厂资助的随机、对照、国际间试验显示,301 例慢性 HCV 基因 1 型、4 型或 6 型的初治 IVDA 感染者中至少有 80% 的患者坚持接受阿片类激动剂治疗,随机对其进行即刻或延迟择必达治疗 12 周[103]。持续滥用药物并不是排除标准。即刻治疗组的 SVR 为 91.5%,延迟治疗组的 SVR 为 89.5%。在治疗后复发的 18 例患者中,只有 6 例发生了再感染,持续滥用药物不会影响患者的依从性或疗效。然而,目前尚不清楚,在这项试验中,是否可以在没有进行阿片类激动剂监督治疗的情况下获得类似的结果。一项包含 257 例 DAA 治疗后发生 SVR 的 HIV/HCV 共感染的患者的队列研究显示,SVR 后第 1 年的再感染率在以下人群中最高:频繁注射吸毒者(注射可卡因或甲基苯丙胺,与每天多次注射有关)、MSM 中进行高风险性行为者[104]。大多数再感染患者的 HCV 基因型不同,部分在超过 2.5 年后复发的患者的基因型相同,提示为再次感染而非晚期复发。晚期复发性病毒血症的系统发育分析可以区分病毒学复发和再感染。一项关于 DAA 治疗后 12 周处于 SVR 的患者的研究显示,在 24 周进行随访时,3004 例患者中只有 12 例出现晚期复发的 HCV 病毒血症[105]。系统发育分析表明,58%(7/12) 的患者为再感染,整个队列研究中只有 5 例(0.17%)患者出现了真正的晚期复发。将本研究再延长 2~3 年将很有帮助。

对于 DAA 治疗失败的患者,再次治疗的药物选择有限。这类患者的绝对数量正在增加,并且随着 DAA 使用的增加而不断增加。这些患者中的大多数既往接受过含有 NS5A 抑制剂(例如,来迪派韦或达拉他韦)的治疗方案[105]。NS5A 抑制剂选择的耐药突变或替代在失败方案结束很久后仍维持病毒适应性[106]。对于先前接受含或不含 NS5A 方案进行 DAA 治疗的、伴或不伴代偿性肝硬化的 HCV 基因 1 型、2 型、3 型或 4 型患者,应用索磷布韦（核苷酸聚合酶抑制剂）、维帕他韦（NS5A 抑制剂)和伏西瑞韦(蛋白酶抑制剂)的三联复合片剂(沃士韦)治疗 12 周已被证明是高效的,SVR 为 96%~98%[107]。这些数据来自两个 3 期临床试验(POLARIS-1 和 POLARIS-4),在两项研究中,83% 和 49% 的 HCV 患者在基线时存在 NS3 或 NS5A 抑制剂的耐药替代。因此,尽管 NS3 与 NS5A 抑制剂的耐药替代频率很高,三联疗法仍是非常有效的。对于接受有 NS5A 抑制剂的 DAA 方案治疗失败的、伴或不伴代偿性肝硬化的基因 1 型患者,另一种替代方案是使用复合片剂艾诺全(格卡瑞韦/哌仑他韦)治疗 16 周,SVR 为 94%[108,109],相比更复杂的治疗方案,这些复合片剂更适用于再治疗,前者的 SVR>95%,如索磷布韦/格拉瑞韦/艾尔巴韦加利巴韦林治疗 16 周[110]。

5.5.3 HCV 抗病毒治疗疗效的争议

大多数指南和综述都建议将长期 SVR 或推定治愈率>90% 的 DAA 作为慢性 HCV 的高效治疗药物。但是,最近一篇 Cochrane 综述得出的结论是,由于试验持续的时间不够长,没有足够的证据支持或否定 DAA 治疗对 HCV 相关并发症或死亡的益处[111]。该综述的作者还提出,在 DAA 试验中使用 SVR 的临床意义值得怀疑,且尚无验证其临床结局的替代测试。从技术上讲,最初的批评是正确的,在 84 项涉及 DAA 的试验中,没有一项通过长期随访证明其显著降低了肝硬化或 HCC 的发生风险。IDSA/AASLD 就 Cochrane 综述提出的问题给出了令人满意的答复[112]。作者争论的一个关键问题是 SVR 作为已证实的慢性 HCV 感染临床结局的替代指标的有效性。基于早期包含 IFN 治疗的累积数据,FDA 接受 SVR 作为临床结局的有效替代指标。获得 SVR 后的晚期复发很罕见,SVR 与 HCV 相关的发病率和死亡率降低有关。在 HCV 相关的晚期肝纤维化患者中,SVR 与 HCC 风险降低>70%、肝脏相关死亡率降低 90% 和肝移植相关[69-71]。此外,2015 年发表的一篇对 HCV 感染患者实现 SVR 的生存获益的综述和荟萃分析,基于 31 项研究的共 33 360 例患者的数据证实,相比治疗失败的患者,SVR 患者有显著的生存获益[113]。此外，最近一项包含 6970 例接受 DAA 治疗的患者和 6970 例根据倾向性评分匹配的未治疗的慢性 HCV 患者的大型病例对照研究显示,DAA 治疗使 18 个月内死亡率降低了 57%[114]。近期,针对 2200 例 HCV 相关肝硬化患者的 HCC 发生率的分析显示，前瞻性地收集了实现或未实现 SVR 的接受 DAA 治疗的患者数据[115]。1 年后,在 Child-Pugh A 级肝硬化患者中，相比未实现 SVR 的患者,SVR 患者的 HCC 累积发病率明显降低（7% 比 2%）;对于 Child-Pugh B 级肝硬化患者,两者的累积发病率分别为 12% 和 8%。因此,目前使用 DAA 治疗慢性 HCV 的建议和指南是有效的，无须等待长期的临床试验来验证。

DAA 的一个间接益处是,通过在移植后的数个小时内启动持续 4 周的抗病毒治疗,HCV 感染供体的器官能够用于未感染受体的器官移植,这种治疗方法已经被证明可以预防 HCV 感染的发生[116]。

5.5.4　HCV 感染治疗的成本问题

DAA 的高昂费用限制了美国没有药物保险的人群获得这些药物治疗,医疗救助计划正在为肝纤维化更严重的患者提供这些药物。高收入国家制定了不同的政策来提供这些昂贵的新型基础药物。加拿大(试行社会化医疗)最初将 DAA 限制用于更晚期的肝纤维化和所有合并 HIV 感染的患者,截至 2018 年 2 月,安大略省药物福利计划允许所有 HCV-RNA 阳性患者(不考虑其纤维化评分)都可以接受 DAA 治疗。基于其疗效和安全性,所有患者均应接受慢性 HCV 感染治疗。据估计,在美国,按目前的成本去治疗 300 万例病例将花费超过 2500 亿美元[117]。为期 12 周的夏帆宁治疗成本为 94 500 美元,同样疗程的 Viekira Pak 治疗成本为 83 319 美元。尽管 DAA 成本较高,其仍被认为是具有成本-效益的[118]。

国际上,DAA 的价格差异很大,在美国,为期

12 周的索磷布韦治疗成本为 84 000 美元，但在埃及,其成本只有 900 美元[117]。印度不承认吉利德索磷布韦的专利,并允许仿制药制造商以<250 美元的价格销售 12 周疗程的索磷布韦[117]。最近,无国界医生组织与仿制药制造商达成了协议,以每天低至 1.40 美元的价格购买 DAA (Hirsher B, Neely J. MSF 慈善机构以每天 1.40 美元的价格获得丙型肝炎仿制药物)。在工业化国家,专利法保护药品制造商在 10~20 年间须以高昂成本销售新药,然后才被允许销售更便宜的仿制药。在美国,有人提议在艾滋病药物援助计划的模式下建立联邦援助项目,为需要帮助的贫困人群提供免费或可负担的 DAA[117]。游说团体应该探索另一种途径,包括从发展中国家订购药物或协助患者在线订购仿制药制造商生产的 DAA。巴西能够确保索磷布韦-达拉他韦有 90% 的折扣价格,并计划在当地以目前 1/4 的价格生产这些药物的仿制药[119]。

5.6　未来慢性乙型肝炎的治疗

人们对寻找慢性 HBV 感染治疗方案的兴趣日益浓厚。几种 HBV 试验药物尚处于临床前期或早期临床试验阶段。可以根据靶点或作用机制对这些药物进行分类:①直接抗病毒药;(a)新型聚合酶抑制剂(替诺福韦前药);(b)衣壳抑制剂;(c) 装配/HBsAg 抑制剂;(d)RNA 抑制剂或反义药物;②宿主靶向剂,即进入抑制剂、亲环素类、葡糖苷酶和其他;③免疫调节剂,即 Toll 样受体-7 激动剂、程序性死亡受体-1(PD-1)阻断剂、RIG-1 和 NOD2 激活剂,以及治疗性疫苗[120]。但是,这些药物似乎不太可能像 DAA 治愈 HCV 那样,通过短期治疗治愈 HBV。根除 HBV cccDNA,对于治愈慢性 HBV 感染似乎是必要的,但很难实现。HBV cccDNA 隐藏在肝细胞核内,不会被宿主免疫系统应答清除。

一种间接的方法是针对 HBV 复制的不同步骤联合用药,可能完全抑制 HBV DNA 复制并导

致 cccDNA 减少。另一种技术是靶向 RNaseH,其是 HBV 复制和 cccDNA 形成所必需的,潜在的抑制剂已经确定[120]。当前还没有一种药物可以明确阻止 HBV cccDNA 的形成或直接促进其降解。双取代磺胺类药物可阻断 cccDNA 的形成[121],IFN-α 可减少病毒粒子的产生,联合用药可能会产生功能性治愈[122],但停止治疗后可能无法治愈。了解松弛环状(RC)DNA 转化为 cccDNA 的确切分子机制及其功能,以及代谢调节因子是找到治愈 HBV 方法的关键。

治疗 HBV 感染显然需要新的有效药物,新的基础研究已经在该领域取得一些进展。有趣的是,一种相对较新的抗糖尿病口服药物(罗格列酮)具有抗-HBV 活性,应该研究罗格列酮与 NA 联合治疗在共感染患者中的疗效[123]。异戊二烯化抑制剂 Lonafarnib 与利托那韦联用,可以增加半衰期,在初步研究中,似乎有望抑制 HBV RNA,但因为其本身没有 HBV 活性,需要与 NA 联合使用[124]。

5.7　预防 HBV 的问题

尽管已有有效的 HBV 疫苗,但许多 HBV 高流行的发展中国家并没有在新生儿出生时为其接种疫苗,以预防母婴传播。尽管 WHO 建议使用,但在 193 个国家中,只有 92 个国家(48%)报道了在新生儿出生时为其接种 HBV 疫苗[125]。在撒哈拉以南非洲地区,10%的新生儿在出生时接种疫苗,而在 47 个非洲国家中,只有 11 个国家的新生儿在出生时接种 HBV 疫苗。因此,在撒哈拉以南非洲地区,每年约有 1%的新生儿(>350 000例)在出生时就感染 HBV[126]。然而,即使在出生后普遍接种乙肝免疫球蛋白和 3~4 剂乙肝疫苗,HBV DNA 水平高(>200 000IU/mL)或 HBeAg 阳性的母亲生产的新生儿的 HBV 感染率仍高达 12%[127]。在中国进行的一项研究表明,高风险的母亲接受抗病毒药物治疗、新生儿接种疫苗后,母婴传播率几乎降为 0 [128]。最近泰国的一项研究表明,HBV DNA>200 000IU/mL 的母亲生产的新生儿在出生后 4 小时(而不是 6 周)内接种乙肝免疫球蛋白和首针疫苗(共 4 针疫苗)后,HBV 母婴传播率可降至 2%[127],在妊娠晚期使用替诺福韦治疗未明显降低 HBV 母婴传播率。未来的研究应比较出生后立即接种免疫球蛋白/疫苗和慢性 HBV 感染的女性在妊娠晚期仅使用替诺福韦的效果,因为后者可能更适合在非洲国家进行。

(景文展　刘珏　译)

参考文献

1. Stanaway JD, Flaxman AD, Naghavi M et al (2016) The global burden of viral hepatitis from 1990 to 2013. Lancet 388:1081–1088. https://doi.org/10.1016/S0140-6736[16]30579-7.
2. Hepatitis B Foundation: history of hepatitis B vaccine. http://www.hepb.org/prevention-and-diagnosis/vaccination/history-of-hepatitis-b-vaccine/
3. Trepo C, Chan HL, Lok A (2014) Hepatitis B virus infection. Lancet 384:2053–2063
4. Kowdley KV, Wang CC, Welch S, Roberts H, Brosgart CL (2012) Prevalence of chronic hepatitis B among foreign-born persons living in the United States by country of origin. Hepatology 56:422–433
5. WHO (1999) Global surveillance and control of hepatitis C. Report of a WHO Consultation organized in collaboration with the viral Hepatitis Prevention board, Antwerp, Belgium. J Viral Hepat 6:35–47
6. Centers for Disease Control and Prevention. Viral hepatitis C information. Overview and statistics. 2017. www.cdc.gov/hepatitis/hcv/hcvfag.htm#section1. Accessed 18 March 2017
7. Centers for Disease Control and Prevention. Viral hepatitis-hepatitis C information. Hepatitis C FAQs for health professionals. www.cdc.gov/hepatitis/hcv/hcvfaq.htm. Accessed 15 March 2017
8. Dandri M, Locarnini S (2012) New insights in the pathobiology of hepatitis B virus infection. Gut 61(suppl 1):6–17
9. Marusawa H, Uemoto S, Hijikata M et al (2000) Latent hepatitis B virus infection in healthy individuals with antibodies to hepatitis B core antigen. Hepatology 31:488

10. Yuki N, Nagaoka T, Yamashiro M et al (2003) Long-term histologic and virologic outcomes of acute self-limited hepatitis B. Hepatology 37:1172

11. Kennedy PT, Sandalova E, Jo J et al (2012) Preserved T-cell function in children and young adults with immune-tolerant chronic hepatitis B. Gastroenterology 143:637–645

12. Wong GLH, Wong VWS, Chan HLY (2016) Virus and host testing to manage chronic hepatitis B. Clin Infect Dis 62(S4):S298–S305

13. Terrault NA, Bzowej NH, Chang KM, Hwang JP, Jonas MM, Murad MH (2015) AASLD guidelines for treatment of chronic hepatitis B. Hepatology 63:261–283. https://doi.org/10.1002/hep.28156

14. Seto WK, Wong DK, Fung J et al (2014) Linearized hepatitis B surface antigen and hepatitis B core-related antigen in the natural history of chronic hepatitis B. Clin Microbiol Infect 20:1173–1180

15. Huo TI, Wu JC, Lee PC et al (1998) Seroclearance of hepatitis B surface antigen in chronic carriers does not necessarily imply a good prognosis. Hepatology 28:231–236

16. Liaw YF, Chen YC, Sheen IS, Chien RN, Yeh CT, Chu CM (2004) Impact of acute hepatitis C virus superinfection in patients with chronic hepatitis B virus infection. Gastroenterology 126:1024–1029

17. Iloeje UH, Yang HI, Su J, Jen CL, You SL, Chen CJ (2006) Predicting cirrhosis risk based on the circulating hepatitis B viral load. Gastroenterology 130:678–686

18. Yang H, Lu S, Liaw Y et al (2002) Hepatitis B e antigen and the risk of hepatocellular carcinoma. N Engl J Med 347:168–174

19. Chen CJ, Yang HI, Su J et al (2006) Risk of hepatocellular carcinoma across a biological gradient of serum hepatitis B viral load. JAMA 295:65–73

20. Fattovich G (2003) Natural history and prognosis of hepatitis B. Semin Liver Dis 23:47–58

21. McMahon BJ (2009) Natural history of chronic hepatitis B virus infection. Hepatology 49(5 Suppl):S45–S55

22. Flores R, Ruiz-Ruiz S, Serra P (2012) Viroids and the hepatitis delta virus. Semin Liver Dis 32:201–210

23. Terrault NA, Dodge JL, Murphy EL et al (2013) Sexual transmission of hepatitis C virus among monogamous heterosexual couples: the HCV partners study. Hepatology 13:881–889

24. Wilkin T (2015) Primary care for men who have sex with men. N Engl J Med 373:854–862

25. Foster AL, Gaisa MM, Hijdra RM, Morey TJ, Jacobson KB, Fierer DS (2017) Shedding of hepatitis C virus into the rectum of HIV-infected men who have sex with men. Clin Infect Dis 64:284–288

26. Benova L, Mohamoud YA, Calvert C, Abu-Raddad LJ (2014) Vertical transmission of hepatitis c virus: systematic review and meta-analysis. Clin Infect Dis 59:765–773

27. Maheshwari A, Ray S, Thuluvath PJ (2008) Acute hepatitis C. Lancet 372:321–332

28. Grebely J, Page K, Sacks-Davis R et al (2014) The effects of female sex, viral genotype, and IL288 genotype on spontaneous clearance of acute hepatitis C virus infection. Hepatology 59:109–120

29. Kim A (2016) Hepatitis C virus. Ann Intern Med 165:33–47

30. Tapper EB, Afdhal NH (2013) Is 3 the new 1: perspective on virology, natural history and treatment for hepatitis C genotype 3. J Viral Hepat 20:669–677

31. Kandathil AJ, Thomas DL, Balagopal A (2018) Presence of human hepgivirus-1 in a cohort of people who inject drugs. Ann Intern Med 168:158–159

32. Delaney WE IV (2013) Molecular virology of chronic hepatitis B and C: parallels, contrasts and impact on drug development and treatment outcome. Antivir Res 99:34–48

33. Dnandri M, Petersen J (2016) Mechanism of hepatitis B virus persistence in hepatocytes and its carcinogenic potential. Clin Infect Dis 62(S4):S281–S288

34. Chen MT, Billaud JN, Sallberg M, Guidotti LG, Chisari FV, Jones J, Hughes J, Milich DR (2004) A function of the hepatitis B virus precore protein is to regulate the immune response to the core antigen. Proc Natl Acad Sci U S A 101:14913–14918

35. Murphy DG, Sablon E, Chamberland J, Fournier E, Dandavino R, Tremblay CL (2015) Hepatitis c virus genotype 7, a new genotype originating from central Africa. J Clin Microbiol 53:967–972

36. Boprgia SM, Hedskog C, Parthy B et al (2018) Identification of a novel hepatitis C virus genotype from Punjab, India: expanding classification of hepatitis C virus into 8 genotypes. J Infect Dis 218(11):1722–1729

37. McCaffey AP, Nakai H, Pandey K et al (2003) Inhibition of hepatitis B virus in mice by RNA interference. Nat Biotechnol 21:639–644

38. Morissey DV, Lockeridge JA, Shaw L et al (2005) Potent and persistent in vivo anti-HBV activity of chemically modified siRNAs. Nat Biotechnol 23:1002–1007

39. Petersen J, Danderi M, Mier W et al (2008) Prevention of hepatitis B virus infection in vivo by entry inhibitors derived from the large envelope protein. Nat Biotechnol 26:335–341

40. Yoshio S, Kanto T (2016) Host-virus interactions in hepatitis B and hepatitis C infection. J Gastroenterol 51:409–420

41. Lucifora J, Xia Y, Reisinger F et al (2014) Specific and nonhepatotoxic degradation of nuclear

hepatitis B virus cccDNA. Science 343:1221–1228

42. Yoshio S, Sugiyama M, Shoji H et al (2016) Indolamine 2,3-dioxygenase as an effector and indicator of protective immune responses in patients with acute hepatitis B. Hepatology 63:83–94

43. Khakoo SI, Thio CL, Martin MP et al (2004) HLA and NK cell inhibitory receptor genes in resolving hepatitis C virus infection. Science 305:672–674

44. Klenerman P, thimme R (2012) T cell responses in hepatitis C: the good, the bad and the unconventional. Gut 61:1226–1234

45. Seifert U, Liermann H, Racanelli V et al (2004) Hepatitis C virus mutation affects proteasomal epitope processing. J Clin Invest 114:250–259

46. Janssen HLA, van Zonneeveld M, Seturk H, HBV 99-01 Study Group et al (2005) Pegylated interferon alfa-2b alone and in combination with lamivudine for HBeAg-positive chronic Hepatitis B: a randomized trial. Lancet 365:123–129

47. Lau GK, Piratvisuth T, Luo X et al (2005) Peginterferon Alfa-2a HBeAg-Positive Chronic Hepatitis B Study Group. Peginterferon alfa-2a, lamivudine and the combination for HBeAg-positive chronic hepatitis B. N Engl J Med 352:2682–2695

48. Buster EH, Flink HJ, Cakaloglu Y et al (2008) Sustained HBeAg and HBsAg loss after long-term follow-up of HBeAg-positive patients treated with peginterferon alpha-2b. Gastroenterology 135:459–467

49. Marcellin P, Bonino F, Lau GK et al (2009) Sustained response of hepatitis B e-antigen-negative patients 3 years after treatment with peginterferon alpha-2a. Gastroenterology 136:2169–2179

50. Buster EH, Hansen BE, Lau GK et al (2009) Factors that predict response of patients with hepatitis B e antigen-positive chronic hepatitis B to peginterferon-alfa. Gastroenterology 136:2002–2009

51. Sonneveld MJ, Hansen BE, Piratvisuth T et al (2013) Response-guided peginterferon therapy in hepatitis B e antigen-positive chronic hepatitis B using serum hepatitis B surface antigen levels. Hepatology 58:872–880

52. Lampertico P, Viogano M, Cheroni C et al (2013) IL128 polymorphisms predict interferon-related hepatitis B surface antigen seroclearance in genotype D hepatitis B e antigen-negative patients with chronic hepatitis B. Hepatology 57:890–896

53. Liaw YE (2011) Impact of hepatitis B therapy on the long-term outcome of liver disease. Liver Int 31(Suppl 1):117–121

54. Lai CL, Yuen MF (2013) Prevention of hepatitis B virus-related hepatocellular carcinoma with antiviral therapy. Hepatology 57:399–408

55. Chang TT, Liaw YF, Wu SS et al (2010) Long-term entecavir therapy results in the reversal of fibrosis/cirrhosis and continued histological improvement in patients with chronic hepatitis B. Hepatology 52:886–893

56. Marcellin P, Gane E, Buti M et al (2013) Regression of cirrhosis during treatment with tenofovir disoproxil fumarate for chronic hepatitis B: a 5-year open label follow-up study. Lancet 381:468–475

57. Chang Y, Choe WH, Sinn DH et al (2017) Nucleos[t]ide analogue treatment for patients with hepatitis B virus [HBV] e antigen-positive chronic HBV genotype C infection: a nationwide, multicenter, retrospective study. J Infect Dis 216:1407–1414

58. Nguyen MH, Yang H-I, Le A et al (2019) Reduced incidence of hepatocellular carcinoma in cirrhotic and noncirrhotic patients with chronic hepatitis B treated with tenofovir—a propensity score-matched study. J Infect Dis 219:10–18

59. Su T, Yang HC, Tseng TC et al (2018) Distinct relapse rates and risk prediction after discontinuating tenofovir and entecavir therapy. J Infect Dis 217:1193–1201

60. Zu Siederdissen CH, Rinker F, Maasoumy B et al (2016) Viral and host responses after stopping long-term nucleos[t]ide analogue in HBeAg-negative chronic hepatitis B. J Infect Dis 214:1492–1497

61. Jeng WJ, Sheen IS, Chen YC et al (2013) Off-therapy durability of response to entecavir therapy in hepatitis B e antigen-negative chronic hepatitis B patients. Hepatology 58:1888–1896

62. Bedre RH, Raj U, Miosra SP, Varadwaj PK (2016) Antiviral therapy with nucleoside/nucleotide analogues in chronic hepatitis B: a meta-analysis of prospective randomized trials. Indian J Gastroenterol 35:75–82

63. Jonas MM, Lok AS, McMahon BJ et al (2016) Antiviral therapy in management of chronic hepatitis B viral infection in children: a systematic review and meta-analysis. Hepatology 63:307–318

64. Chi H, Wong D, Peng J et al (2017) Durability of response after hepatitis B surface antigen seroclearance during nucleos[t]ide analogue treatment in a multiethnic cohort of chronic hepatitis patients: results after treatment cessation. Clin Infect Dis 65:680–683

65. Wei W, Wu Q, Zhou J, Kong Y, You H (2015) Better antiviral efficacy found in nucleos[t]ide analog [NA] combination with interferon therapy than NA monotherapy for HBeAg positive chronic hepatitis B: a meta-analysis. Int J Environ Res Public Health 12:10039–10055

66. Xie QL, Zhu Y, Wu LH, Fu LL, Xiang Y (2015) The efficacy and safety of entecavir and

interferon combination therapy for chronic hepatitis B virus infection: a meta-analysis. PLoS ONE 10:e132219

67. Marcellin P, Ahn SH, Ma X et al (2016) Combination of tenofovir disoproxil fumarate and peginterferon α-2a increases loss of hepatitis B surface antigen in patients with chronic hepatitis B. Gastroenterology 150:134–144

68. Paul S, Dickstein A, Saxena A et al (2017) Role of surface antibody in hepatitis B reactivation in patients with resolved infection and hematological malignancy: a meta-analysis. Hepatology 66:379–388

69. Hyun MH, Lee YS, Kim JH et al (2017) Systematic review with meta-analysis: the efficacy and safety of tenofovir to prevent mother-to-child transmission of hepatitis B virus. Ailment Pharmacol Ther 45:1493–1505

70. Cheng G, Wang C, Chen J et al (2017) Hepatitis B reactivation in hepatitis C coinfected patients treated with antiviral agents. Hepatology 66:13–26

71. Yurdaydin C, Keskin O, Kalkan C et al (2018) Interferon treatment duration in patients with chronic delta hepatitis and its effect on the natural course of the disease. J Infect Dis 217:1184–1192

72. Veldt BJ, Heathcote EJ, Wedemeyer H et al (2007) Sustained virological response and clinical outcomes in patients with chronic hepatitis C and advanced fibrosis. Ann Intern Med 147:677–684

73. Van der Meer AJ, Veldt BJ, Feld JJ et al (2012) Association between sustained virological response and all-cause mortality among patients with chronic hepatitis C and advanced hepatic fibrosis. JAMA 308:2584–2593

74. Morgan RL, Baack B, Smith BD, Yartel A, Pitasi M, Falck-Yitter Y (2013) Eradication of hepatitis C virus and the development of hepatocellular carcinoma: a meta-analysis of observational studies. Ann Intern Med 158:3239–3237

75. Bulteel N, Sarathy P, Forrest P et al (2016) Factors associated with spontaneous clearance of chronic hepatitis C virus infection. J Hepatol 65:266–272

76. Hashem M, Jhaveri R, Saleh DA et al (2017) Spontaneous viral load and subsequent clearance of chronic hepatitis C virus in postpartum women correlates with favorable interleukin-28B gene allele. Clin Infect Dis 65:999–105

77. McCauley JA, Rudd MT (2016) Hepatitis C virus NS3/4A protease inhibitors. Curr Opin Pharmacol 30:84–92

78. Gitto S, Gamal N, Andreone P (2017) NS5A inhibitors for the treatment of hepatitis C infection. J Viral Hepat 24:180–186

79. Eltahla AA, Luciani F, White PA, Lloyd AR, Bull RA (2015) Inhibitors of the hepatitis C virus polymerase; mode of action and resistance. Viruses 7:5206–5224

80. Buti M, Riveiro-Barciela M, Esteban R (2015) Management of direct-acting antiviral agent failures. J Hepatol 63:1511–1522

81. Benitez-Gutierrez L, Barreiro P, Labarga P et al (2016) Prevention and management of treatment failure to new oral hepatitis C drugs. Expert Opin Pharmacother 17:1215–1233

82. Johnson S, Thompson D, Raccor B (2017) Hepatitis C virus genotype 3: update on current and emergent therapeutic interventions. Curr Infect Dis Rep 19:22

83. Soriano V, Fernandez-Montero JV, de Mendoza C, Benitez-Gutierrez L, Pena JM, Arias A, Barreiro P (2017) Treatment of hepatitis C with new fixed dose combinations. Expert Opin Pharmacother 18:1235–1242

84. European Association for the Study of the Liver (2017) EASL recommendations on treatment of hepatitis C 2016. J Hepatol 66:153–194

85. Falade-Nwulia O, Suarez-Cuervo C, Nelson DR, Fried MW, Segal JB, Sulkowski MS (2017) Oral direct-acting agent therapy for hepatitis C virus infection. Ann Intern Med 166:637–648

86. IDSA/AASLD. Recommendations for testing, managing, and treating hepatitis C. Updated September 21, 2017. Available from http://www.hcvguidelines.org. Accessed February 12, 2018

87. Zeuzem S, Wand FS, Asatryan A et al (2018) Glecaprevir-pibrentasvir for 8 or 12 weeks in HCV genotype 1 or 3 infection. N Engl J Med 378:354–369

88. Brown RS, Hezode C, Wong S, et al Preliminary efficacy and safety of 8-week glecaprevir/pibrentasvir in patients with genotype 1-6 infection and compensated cirrhosis: the EXPEDITION-8 study. Program and abstracts of the American Association for the Study of Liver Dioseases; Nov. 9–13, 2018; San Francisco, California

89. Foster GR, Irving WL, Cheung MC et al (2016) Impact of direct acting antiviral therapy in patients with chronic hepatitis C and decompensated cirrhosis. J Hepatol 64:1224–1231

90. Cheung MC, Walter AJ, Hudson BE et al (2016) Outcomes after successful direct-acting antiviral therapy for patients with chronic hepatitis C and decompensated cirrhosis. J Hepatol 65:741–747

91. Alter MJ (2006) Epidemiology of viral hepatitis and HIV co-infection. J Hepatol 44(suppl 1):S6–S9

92. Sogni P, Gilbert C, Lacombe K et al (2016) All-oral direct-acting antiviral regimens in HIV/hepatitis C virus-coinfected patients with cirrhosis are efficient and safe: real-life results from

the prospective ANR CO13-HEPAVIH Cohort. Clin Infect Dis 63:763–770

93. MacBrayne CE, Kiser JJ (2016) Pharmacological considerations in the treatment of hepatitis C virus in persons with HIV. Clin Infect Dis 63(S1):S12–S23

94. Fabrizi F, Verdesca S, Messa P, Martin P (2015) Hepatitis C virus infection increases the risk of developing chronic kidney disease: a systematic review and meta-analysis. Dig Dis Sci 60:3801–3813

95. Lee JJ, Lin MY, Chang JS et al (2014) Hepatitis C virus increases the risk of developing end-stage renal disease using competing risk analysis. PLoS One 9:e100790

96. Desnoyer A, Pospai D, Le MP et al (2016) Pharmacokinetics, safety and efficacy of a full dose sofosbuvir-based regimen given daily in hemodialysis patients with chronic hepatitis C. J Hepatol 65:40–47

97. Nazario HE, Ndunu M, Modi AA (2016) Sofosbuvir and simeprevir in hepatitis C genotype 1-patients with endstage renal disease on hemodialysis or GFR <30ml/min. Liver Int 36:798–801

98. Roth D, Nelson DR, Bruchfeld A et al (2015) Grazoprevir plus elbasvir in treatment of naïve and experienced patients with hepatitis C virus genotype 1 infection and stage 4-5 chronic kidney disease [the C-SURFER study]: a combination phase 3 study. Lancet 386:1537–1545

99. Gane E, Lawitz E, Pugatch D et al (2017) Glecaprevir and pibrentasvir in patients with HCV and severe renal impairment. N Engl J Med 377:1448–1455

100. Colombo M, Aghemo A, Liu H et al (2017) Treatment with ledipasvir-sofosbuvir for 12 or 24 weeks in kidney transplant recipients with chronic hepatitis C virus genotype 1 or 4. Ann Intern Med 166:109–117

101. Nelson PK, Mathers BM, Cowie B et al (2011) Global epidemiology of hepatitis B and hepatitis C in people who inject drugs: results of systematic reviews. Lancet 378:571–583

102. Hajarizadeh B, Grebely J, Dore GJ (2013) Epidemiology and natural history of HCV infection. Nat Rev Gastroenterol Hepatol 10:553–562

103. Dore GJ, Altice F, Litwin AH et al (2016) Elbasvir-grazoprevir to treat hepatitis C virus infection in persons receiving opiod agonist therapy. Ann Intern Med 165:625–634

104. Young J, Rossi C, Gill J et al (2017) Risk factor for hepatitis virus reinfection after sustained virological response in patients coinfected with HIV. Clin Infect Dis 64:1154–1162

105. Sarrazin C, Isakopv V, Svarovskaia ES et al (2017) Late relapse versus hepatitis C virus reinfection in patients with sustained virological response after sofosbuvir-based therapies. Clin Infect Dis 64:44–52

106. Sarrazin C (2016) The importance of resistance to direct antiviral drugs in HCV infection in clinical practice. J Hepatol 64:486–504

107. Bourliere M, Gordon SC, Flamm SL et al (2017) Sofosbuvir, velpatasvir, and voxilaprevir for previously treated HCV infection. N Engl J Med 376:2134–2146

108. Poordad F, Pol S, Asatryan A et al (2017) MAGELLAN-1, part 2: glecaprevir and pibrentasvir for 12 or 16 weeks in patients with chronic HCV genotype 1 or 4 and prior direct–acting antiviral treatment failure. Gastroenterology 152:S1057

109. Poordad F, Feilizarta F, Asatryan A et al (2017) Glecaprevir and pibretasvir for 12 weeks for hepatitis C virus genotype 1 infection and prior direct-acting antiviral treatment. Hepatology 66:389–397

110. de Ledinghen V, Laforest C, Hezode C et al (2018) Retreatment5 with sofosbuvir plus grazoprevir/elbasvir plus ribavirin of patients with hepatitis C virus genotype 1 or 4 who previously failed an NS5A- or NS3-containing regimen: The ANRS HC34 REVENGE Study. Clin Infect Dis 66:1013–1018

111. Jacobsen JC, Nielsen EE, Feinberg J et al (2017) Direct-acting antivirals for chronic hepatitis C. Cochrane Database Syst Rev 6:CD012143

112. Powderly WG, Naggie S, Kim AY, Vargas HE, Chung RT, Lok AS (2017) IDSA/AASLD response to Cochrane Review on direct-acting antivirals for hepatitis C. Clin Infect Dis 65:1773–1775

113. Simmons B, Saleem J, Heath K, Cooke GS, Hill A (2015) Long-term treatment outcomes of patients infected with hepatitis C virus: a systematic review and meta-analysis of the survival benefit of achieving a sustained virological response. Clin Infect Dis 61:730–740

114. Butt AA, Yan P, Simon TG, Abou-Samra AB (2017) Effect of paritaprevir/ritonavir/ombitasvir/dasabuvir and ledipasvir/sofosbuvir regimens on survival compared with untreated hepatitis C virus-infected persons: results from ERCHIVES. Clin Infect Dis 65:1006–1011

115. Calvaruso V, Caribbo G, Caccida I et al (2018) Incidence of hepatocellular carcinoma in patients with HCV-associated cirrhosis treated with direct-acting antiviral agents. Gastroenterology 155:411–421

116. Woolley AE, Singh SK, Goldberg HJ et al (2019) Heart and lung transplants from HCV-infected donors to uninfected recipients. N Engl J Med 380:1606–1617

117. Trooskin SB, Reynolds H, Koostman JR (2015) Access to costly new hepatitis C drugs: medicine, money and advocacy. Clin Infect Dis 61:1825–1830

118. Najafzadeh M, Andersson K, Shrank WH et al (2015) Cost-effectiveness of novel regimens for the treatment of hepatitis C virus. Ann Intern Med 162:407–419

119. da Fonseca EM, Shadlen K, Bastos FI (2019) Brazil's fight against hepatitis C---universalism, local production, and patients. N Engl J Med 389:605–607
120. Liang TJ, Block TM, McMahon BJ et al (2015) Present and future therapies of hepatitis B: from discovery to cure. Hepatology 62:1893–1908
121. Cai D, mills C, Yu W et al (2012) Identification of disubstituted sulfonamide compounds as specific inhibitors of hepatitis B virus covalently closed circular DNA formation. Antimicrob Agents Chemother 56:4277–4288
122. Lucifora J, Protzer U (2016) Attacking hepatitis B virus cccDNA—the holy grail to hepatitis B cure. J Hepatol 64:S41–S48
123. Donkers JM, Zehnder B, van Westen GJP et al (2017) Reduced hepatitis B entry using clinically applied drugs as novel inhibitors of the bile acid transporter NTCP. Sci Rep 7:15307
124. Yurdaydin C, Keskin O, Kalkin C et al (2017) Optimizing lonafarnib treatment for the management of chronic delta virus: the LOWR HDV-1 study. Hepatology 67(4):1224–1236. https://doi.org/10.1002/hep.29658.
125. Dusheiko G (2018) A shift in thinking to reduce mother-to-infant transmission of hepatitis B. N Engl Med J 378:952–953
126. Keane E, Funk AL, Shimakawa Y (2016) Systematic review with meta-analysis: the risk of mother-to-child transmission of hepatitis B virus transmission in sub-Saharan Africa. Aliment Pharmacol Ther 44:1005–1017
127. Chen HL, Lin LH, Hu FC et al (2012) Effects of maternal screening and universal immunization to prevent mother-to-infant transmission of HBV. Gastroenterology 142:773
128. Jourdain G, Ngo-Giang-Huong N, Harrison L et al (2018) Tenofovir versus placebo to prevent perinatal transmission of hepatitis B. N Engl J Med 378:911–933

第 **6** 章

生物制剂感染并发症

6.1 引言

在过去的几十年，免疫抑制型抗风湿药物（DMARD）已经被用于治疗风湿性疾病和其他自身免疫性疾病，且具有中等疗效。这些药物可作为单一疗法使用，但更常联合其他药物使用以提高疗效。抗风湿药物包括糖皮质激素（类固醇）、甲氨蝶呤（MXT）、羟氯喹（HCQ）、柳氮磺吡啶（SSZ）、硫唑嘌呤（AZA），以及不太常见的来氟米特、环孢素和环磷酰胺（CPP）。其中一些药物与感染性并发症有关，特别是类固醇、CPP、MXT、AZA和环孢素；而其他药物与感染易受性增加无关，但其具有抗炎作用，如 SSZ、HCQ、金制剂和来氟米特。

自 20 世纪 90 年代末以来，免疫学、分子生物学和药物开发方面的进展为治疗炎性自身免疫性疾病带来了新方法，大量新型生物反应修饰剂（BRM）在过去 15 年里被推出。在许多标准 DMARD 难以治疗的情况下，这些 BRM 产生了显著的效果。但有越来越多的报道显示，出现了严重的感染并发症，这些并发症在Ⅲ期临床试验中往往未被发现。目前，生物制剂已扩大用于化疗失败的癌症治疗并广泛应用于器官移植的药物治疗领域。

6.2 标准 DMARD 免疫效果及感染情况

6.2.1 皮质类固醇

全身性类固醇可能是风湿性疾病和自身免疫性疾病最常用的药物。皮质类固醇对免疫反应有广泛的抑制作用，它影响多种类型的免疫细胞，并对多种炎症性疾病有效。类固醇通过细胞膜扩散后与细胞内糖皮质激素受体结合，形成在细胞核内易位的复合物，与 DNA 序列及其他转录因子相互作用[1]。其抗炎作用是通过阻断促炎基因白细胞介素-1（IL-1）α 和 IL-1β 的启动子位点来实现的。此外，类固醇通过影响翻译后的环节及下调 IL-1、IL-2、IL-6、IL-8、肿瘤坏死因子（TNF）、粒细胞-巨噬细胞集落刺激因子（G-M CSF）的基因表达来抑制炎症细胞因子的分泌[1]。

急性全身性类固醇治疗会导致中性粒细胞增多，嗜酸性粒细胞急剧减少，以及淋巴细胞减少。糖皮质激素对白细胞和内皮细胞的细胞功能有显著影响，即减少白细胞对血管内皮的黏附，阻碍血液循环向感染或损伤组织迁移，从而抑制炎症反应。

中性粒细胞的吞噬功能和杀菌活性不受中

低剂量类固醇的影响,高剂量可能损害其吞噬作用。其中中低剂量为成人每天服用少于 40mg 或儿童每天服用少于 1mg/kg[1]。类固醇还能抑制单核细胞/巨噬细胞向组织的迁移,减少其炎性细胞因子(IL-1、TNF),抑制巨噬细胞的吞噬及杀菌功能,减少网状内皮系统对被调理细菌的清除[1,2]。类固醇还能显著减少循环的树突状细胞,并且损害其在刺激初始 T 细胞时的抗原呈递功能,从而降低对新接触抗原的免疫力发展。

类固醇对 B 淋巴细胞的数量和功能影响极小,但高剂量情况下可使 IgG 和 IgA 在短期内减少 10%~20%。中低剂量的类固醇引起循环 T 淋巴细胞轻微减少,与成熟的 CD4+效应细胞和其他亚群相比,其对未成熟、初始性 CD4+ T 细胞的影响更大。高剂量的类固醇通过增强循环迁移、抑制 T 细胞生长因子(IL-20)和信号转导、淋巴组织释放受损和诱导细胞凋亡,导致大部分循环 T 细胞快速消耗[1,3]。类固醇治疗可以通过活化的辅助 T 细胞引起 Th1 细胞因子相关的 Th2 源性细胞因子表达的变化,尽管其对 Th1 细胞因子的表达抑制作用更强。然而,关于类固醇对迟发性超敏反应影响的报道不一。类固醇还能抑制嗜酸性粒细胞的数量和功能,抑制肥大细胞产生细胞因子和脱颗粒。

全身性类固醇会增加各种感染的风险,其与剂量强度、治疗时间和患者个体差异因素有关。年龄较大和潜在疾病会影响感染的风险和感染的类型。一项通过 71 例对照试验比较类固醇和安慰剂感染并发症的荟萃分析报道显示,12.7%的治疗组患者和 8.0%的对照组患者发生了感染,相对危险度(RR)为 1.6(P<0.001)[4]。每天注射剂量<10mg 或累积剂量<700mg 泼尼松的患者感染率没有增加,合并神经系统疾病的患者感染并发症最多(RR=2.8)。然而,风湿病患者的数量相对较少。一项针对老年类风湿关节炎(RA)大型巢式病例对照研究显示,与过去 6 个月、3 个月、28 天内泼尼松用量为 30mg 的患者相比,当前和最近

的剂量对感染风险的影响最大,调整后的比值比(OR)分别为 9.81、4.82、1.84[5]。然而,即使是小剂量使用 2.5 年以上,也可以增加感染风险,但风险较低。过去 3 年服用 5mg 泼尼松的感染风险与上个月服用 30mg 的风险相似。持续使用 5mg 泼尼松的患者具有严重的感染风险,与在过去 3 个月、6 个月、3 年中不使用的患者相比,感染风险分别增加了 30%、46%、100%[5]。同样,在系统性红斑狼疮(SLE)患者中,在不使用其他免疫抑制剂的情况下,每天使用 10mg 泼尼松患者的感染风险增加了 1.5 倍,每天使用 40mg 泼尼松患者的感染风险增加到 8 倍以上[6]。

美国对 16 788 例 RA 患者进行的长达 3.5 年的纵向观察研究发现,泼尼松的使用增加了肺炎患者的住院风险,且其风险与剂量相关[7]。风险比(HR)从每天服用<5mg 时的 1.4 增加到每天服用>10mg 时的 2.3。即使在非风湿病情况下短期使用类固醇,也与严重感染的发生率增加有关。一项基于人群的队列研究纳入了 327 452 例患者,其在 3 年内服用了短期类固醇,服用药物(每天服用中等剂量泼尼松 20mg)30 天内,脓毒症的发病率增加(发病率比值为 5.30,95%CI=3.80~7.4),但脓毒症住院的绝对风险很低(0.05%)[8]。即使每天服用<20mg 的剂量,感染的风险仍然持续增加(发病率比值为 4.02)。

常见病毒(主要是疱疹病毒组)、细菌(金黄色葡萄球菌及其他)和真菌(主要是念珠菌属)病原体是使用类固醇患者发生严重感染的最常见原因[9]。包括细胞内生物感染在内的机会性感染是服用中高剂量泼尼松(每天服用>15mg)持续 3~4 周的主要并发症。然而,带状疱疹可能在服用低剂量类固醇的患者中更常见。超过 28 000 例 RA 患者的数据表明,服用≥7.5mg 的泼尼松是带状疱疹复发的独立危险因素[10]。在长时间服用中高剂量类固醇后能导致其他细胞内病原体重新激活,包括结核分枝杆菌(MTB)、耶氏肺孢子菌(PJ)、巨细胞病毒(CMV)、单核细胞增生李斯特

菌和刚地弓形虫,以及粪类圆线虫等寄生虫。日本一项全国性的前瞻性观察研究对 604 例患者随访 2 年以上,观察服用中等剂量类固醇治疗新诊断的自身免疫性疾病出现严重感染的情况[11],其中有 127 例出现了严重感染(21%的患者),43 例为严重细胞内感染(33.8%的感染病例)且导致 8 例死亡。导致细胞内感染增加的危险因素包括糖尿病、淋巴细胞减少(≤1000/μL)以及服用高剂量类固醇(每天服用大于 30mg)。细胞内感染多发生在 4 个月内,包括 CMV(14 例)、带状疱疹(7 例)、耶氏肺孢子菌肺炎(PJP)(7 例)、MTB(2 例)、EB 病毒(1 例)、单核细胞增生李斯特菌(1 例)和非结核分枝杆菌(1 例)。

6.2.2 甲氨蝶呤

MXT 是 RA 患者的主流治疗方法,对许多患者而言,MXT 作为单一药物治疗是有效的,但更常与其他 DMARD 联合使用。它也用于其他慢性炎症和移植物抗宿主病。它是一种具有抗炎和适度免疫抑制特性的叶酸拮抗剂。MXT 可通过激活外周血 T 细胞的细胞凋亡和克隆缺失引起淋巴细胞减少,且降低淋巴细胞功能[12,13]。在 RA 治疗的使用剂量下,MXT 具有免疫调节作用,除非与类固醇、其他 DMARD 或生物制剂一起使用,否则不具有显著的免疫抑制作用。然而,用于治疗风湿病的周剂量可影响 T 细胞活性,且有使用了低剂量 MXT 的 PJP 个案报道[14,15]。服用低剂量 MXT 引起的其他机会性感染,包括巨细胞病毒肺炎、隐球菌病、带状疱疹、诺卡菌病、组织胞浆菌病、曲霉菌病、结核病和李斯特菌脑膜炎,以及单纯疱疹肝炎也被偶尔报道[16-18]。一项包含 7729 例服用 MXT RA 患者的队列研究显示,感染风险很小,确诊为感染或需要住院治疗的 OR 值分别为 0.96 和 0.91[19]。然而,使用类固醇、合并糖尿病等基础疾病、疾病严重程度增加以及假体关节的存在,都会导致感染风险增加。

6.2.3 硫唑嘌呤

AZA 是治疗风湿病的二线药物,人们对其短期和长期毒性作用的担忧限制了该药物的使用。它在 RA 中的应用仅限于对传统 DMARD 无效、严重的、活动性的、侵蚀性疾病患者;但它更常用于血管炎和器官移植患者。AZA 在动物中具有免疫抑制和诱变作用,并可能增加肿瘤形成的风险。它作用缓慢,其效果可能在停药后持续。该药物是一种嘌呤类似物,它可以抑制淋巴细胞增殖、减少 T 细胞数量、抑制 T 细胞(包括细胞毒性)的功能。它的疗效取决于用药剂量和持续时间。在使用这种药物的患者中,总感染的发生率高达 9%[20,21]。细菌感染通常是药物诱导白细胞减少的并发症[22,23],而在接受治疗的患者中出现病毒感染的比例高达 6%,尤其是带状疱疹[21,23]。慢性病毒性肝炎患者可发生再激活或加重,但这种现象在其他 DMARD 治疗中也可见到[24]。

6.2.4 环孢素和环磷酰胺

环孢素是一种有效的免疫抑制剂,它主要与类固醇和霉酚酸酯联合应用于器官移植排斥反应的预防,但在许多中心已被他克莫司取代。环孢素只是偶尔用于严重的银屑病和风湿病,因为传统疗法对这类侵袭性疾病没有效果。环孢素选择性抑制 T 辅助细胞的激活[25]。它在风湿病和自身免疫性疾病中的应用几乎完全被生物制剂所取代。当与其他免疫抑制剂联合使用时,它与广泛的感染性并发症、细菌、病毒、寄生虫和条件致病菌有关[26]。

CPP 是一种有效的抗肿瘤免疫抑制剂,主要用于肿瘤性疾病。它的适应证外应用,包括多发性硬化症(MS)在内的自身免疫性疾病、肉芽肿性多血管炎、血管炎、狼疮性肾炎,以及少数(在生物制剂出现之前)难治性青少年风湿性关节炎。CPP 是氮芥类的烷基化剂。感染性并发症的发生主要是由于严重的中性粒细胞减少,涉及细菌和真菌病原体。表 6.1 总结了标准 DMARD 的免疫机制和感染风险。

6.3 细胞因子和免疫系统

胸腺来源的 T 细胞和骨髓来源的 B 细胞的免疫级联的自发激活和促炎细胞因子网络的刺激,是引发风湿病和自身免疫性炎症的临床表现的原因。辅助性 T(Th)淋巴细胞根据细胞亚群的不同分泌一系列细胞因子,影响并维持全身炎症。Th 细胞根据其对免疫系统的影响不同,分为两个主要亚群,即 Th1 和 Th2,随后描述了 Th17 细胞和调节性 T 细胞。Th1 和 Th2 细胞产生的细胞因子相互抑制细胞表型功能[27]。Th2 或 B 淋巴细胞在分化为浆细胞后负责产生抗体,是抵御细菌和病毒入侵的适应性免疫的基础。

B 细胞还能激活 T 细胞,促进细胞因子,包括 IL-1、IL-4、IL-6、IL-8、IL-10、IL-12、TNF-α、血管内皮生长因子(VEGF)和单核细胞趋化蛋白(MCP)的产生[28]。

Th1 淋巴细胞是细胞免疫反应的中流砥柱,它产生的细胞因子可介导 RA、银屑病性关节炎、银屑病、急性排斥反应、移植物抗宿主病以及其他炎症[29]。Th1 促炎介质包括 TNF、干扰素 γ(IFN-γ)和 IL-2,其中后两种细胞因子可抑制 Th2 细胞增殖。Th1 细胞的产物可激活巨噬细胞、自然杀伤(NK)细胞和 CD8+ T 细胞,并参与系统免疫,特别是对细胞内病原体的免疫。Th2 淋巴细胞是体液免疫的关键成分,它可以刺激 B 细胞产生抗体,并激活嗜酸性粒细胞、肥大细胞、嗜碱性粒细胞和巨噬细胞,对黏膜和上皮屏障的防御起重要作用[30]。Th2 细胞的激活在 SLE、系统性硬化症和慢性移植物抗宿主病中发挥作用。Th2 细胞产生的细胞因子包括 IL-4、IL-5、IL-10 和 IL-13,其中 IL-4 和 IL-10 可以抑制 Th1 细胞因子的产生[28]。Th2 细胞还可介导过敏性疾病和哮喘的发生。

Th17 细胞是在抗原、转化生长因子(TGF)-β、IL-6 和 IL-23 的刺激下由初始 T 细胞发育而成的[29]。Th17 淋巴细胞分泌细胞因子 IL-16、IL-17 和 TNF-α,可以将中性粒细胞募集到炎症部位,在防御细胞外细菌方面起重要作用[30]。Th17 细胞参与了关节炎和 MS 的一些器官特异性自身免疫。调节性 T 细胞的作用是调节其他 T 细胞的免疫反应,从而抑制自身免疫反应,其通过 IL-10 和 TGF-β 抑制 CD4+ 和 CD8+ T 淋巴细胞,从而抑制免疫应答。调节性 T 细胞的功能受损在一些风湿性疾病中可能起重要作用,包括 RA、SLE、脊椎关节炎、干燥综合征、巨细胞动脉炎和肉芽肿

表 6.1　标准 DMARD 的感染风险

药物	免疫损害	感染风险	感染类型
类固醇	固有免疫,T 细胞功能(急性)(长期使用)	1.5~8 倍剂量增加和效果持续	剧烈的细菌、病毒、结核病、OI、寄生虫、真菌感染
MXT	轻度淋巴细胞功能障碍	适度增长	使用类固醇的 VZV、HSV、OI
AZA	T 细胞功能,中性粒细胞减少	9%	VZV、HBV 再激活,中性粒细胞减少的细菌感染
CYP	抑制辅助 T 细胞	中度增长	病毒、细菌、寄生虫 OI 及其他免疫抑制剂
CPP	中性粒细胞减少	中性粒细胞减少风险高	细菌和真菌
HCQ、SSZ	无	无增长	无

AZA,硫唑嘌呤;CYP,环孢霉素;CPP,环磷酰胺;MXT,甲氨蝶呤;HCQ,羟氯喹;HSV,单纯性疱疹病毒;OI,机会性感染;HBV,乙型肝炎病毒;SSZ,柳氮磺吡啶;VZV,水痘-带状疱疹病毒。

性多血管炎[29]。ThF 细胞定位于淋巴结,是 B 细胞分化而来的不同的 Th1、Th2 或 Th17 细胞株。ThF 细胞可引起全身性自身免疫和自身抗体的产生,或参与 T 细胞介导的器官特异性自身免疫[30]。

免疫系统已经进化出区分自我和非我的能力,以在不伤害自身组织的情况下保护自己免受微生物的入侵。自身反应性由一个复杂的调节机制系统控制,其允许通过删除或修饰自身反应性细胞来耐受自身抗原。在遗传、表观遗传和环境因素的影响下,免疫细胞调节机制失调,导致自身免疫性疾病。对于风湿性疾病和自身免疫性疾病,如 RA 和 SLE,免疫调节缺陷导致自身反应致病的 T 细胞和 B 细胞增殖,从而产生自身反应性抗体和细胞因子,导致炎症和组织损伤。RA 和 SLE 主要由自身抗体介导,但 T 细胞在发病机制中也起主要作用。在这种情况下,促炎 Th17 细胞(增加)和调节性 T 细胞(减少)之间存在失衡,同时伴有 IL-2 的生成减少和异常的 T 细胞信号[31]。

6.4 生物反应调节剂

20 世纪 70 年代,单克隆抗体的发展促进了治疗风湿病的生物制剂的出现。这些生物反应调节剂(BRM)是利用分子生物学技术由小分子激酶抑制剂制成的。BRM 通过 3 种机制改变免疫反应:①干扰细胞因子的产生或功能;②抑制 T 细胞激活所需的"第二信号";③消耗 B 细胞[29]。因此,BRM 导致免疫系统产生了不是针对自身反应性细胞的非特异性抑制,从而导致感染并发症。

6.4.1 抗细胞因子疗法

抑制细胞因子效应功能的 3 种方法如下:①可溶性受体拮抗剂,如依那西普(一种 TNF 受体与人 IgG1 Fc 部分相连接的融合蛋白)与血清中的靶向受体结合,从而防止细胞因子与其细胞表面受体相互作用;②单克隆抗体(mAb),针对细胞因子或其受体的单克隆抗体在血清中靶向

结合,或与细胞表面结合,其亲和力比可溶性受体拮抗剂更大;③受体细胞表面拮抗剂,是与细胞因子膜受体结合的无生物活性蛋白[29]。一种间接的方法是使用口服小分子药物,抑制选定的细胞质蛋白酪氨酸激酶,即 Janus 激酶(JAK),从而阻断膜细胞因子受体的信号[29]。

6.4.2 TNF 生物抑制剂

肿瘤坏死因子(TNF)-α 在免疫应答反应和炎症发展的病理生理学中发挥核心作用。它促进黏附分子的表达,增强炎症部位免疫细胞的流入,诱导蛋白水解酶的释放,并刺激其他促炎细胞因子的产生和上调[32]。因此,TNF-α 在 RA 和自身炎症性疾病的发病机制中十分重要,其是肉芽肿反应和宿主对结核病反应的基础。

最早用于 RA 治疗的 BRM(在 20 世纪 90 年代引入)是针对 TNF 的单克隆抗体,即英夫利昔单抗和阿达木单抗。目前用于治疗风湿病等自身免疫性疾病的 TNF 抑制剂有 5 种。另外两种单克隆抗体为赛妥珠单抗和戈利木单抗,还有一种可溶性受体拮抗剂——依那西普,其是一种连接到人 IgG1Fc 部分的 p75 TNF 受体融合蛋白[29]。文献综述表明,这 5 种药物与单独使用 MXT 疗效相当,甚至疗效更好,且相对安全,与 MXT 联合使用优于单独使用[33]。这些药物可用于治疗 RA、银屑病性关节炎、强直性脊柱炎、炎性肠病(IBD)、克罗恩病和溃疡性结肠炎(UC),但依那西普对 UC 无效。英夫利昔单抗是唯一一种需要静脉注射的药物,大约每 6 周注射一次,其他药物则是每 2~4 周进行一次皮下注射。

6.4.3 IL-1 抑制剂

IL-1 是一种促炎细胞因子,在感染、细胞紊乱、创伤、补体激活和免疫复合物中被诱导,导致黏附分子增加、T 细胞激活和蛋白酶生成。在关节炎动物模型中,它在全身性炎症和关节损伤中起重要作用[34]。

IL-1 抑制剂用于 RA 和其他自身炎症性疾病的患者。然而，与 TNF 抑制剂相比，它们对 RA 的作用有限，在这种情况下较少使用[29]。由于不良事件和严重感染增加，不推荐与其他 BRM 联合使用，但可与 MXT 联合用于治疗 RA 且疗效更好。炎症小体是自身炎症性疾病的主要介质，IL-1 抑制剂对炎症小体有抑制作用。它们对罕见的自身炎症性疾病有效，如 Cryopyrin 蛋白相关周期性综合征（CAPS）、TNF 受体-1 相关周期综合征（TRAPS）、系统性幼年特发性关节炎和成人 Still 病[29]。IL-1 的三种抑制剂为阿那白滞素、卡那津单抗和利纳西普。

阿那白滞素是一种重组人 IL-1 受体拮抗剂（IL-1Ra），可用于 RA 单药治疗或与传统 DMARD 联合治疗。它可用于特定的耐药性急性痛风性关节炎患者的治疗。卡那津单抗是一种抗 IL-1β 的单克隆抗体，其半衰期比阿那白滞素长，用于自身炎症性疾病和急性痛风，治疗选择有限[35]。利纳西普是一种结合 IL-1β 的人 IgG1 抗体，主要用于罕见的自身炎症性疾病[36]。

6.4.4　IL-6 抑制剂

IL-6 主要是一种促炎细胞因子，具有一定的抗炎作用，IL-6 在风湿性疾病中发挥作用。它可以激活 B 细胞、T 细胞、巨噬细胞和破骨细胞，是急性期反应的主要介质。IL-6 与 TNF-α 和 IL-1 联合刺激 VEGF 和金属蛋白酶生成[37]。

托珠单抗是一种 IgG1 亚类人源化抗 IL-6 受体抗体，可与可溶解型和膜结合型 IL-6 受体结合，从而防止 IL-6 与受体结合，并干扰其细胞因子活性[29]。它在一些国家可用于 RA、幼年特发性关节炎和 Castleman 病的治疗，且正在用于巨细胞动脉炎的研究。

6.4.5　IL-17 抑制剂

IL-17 是防御细胞外细菌的关键细胞因子，它能增强多种细胞因子的功能，并刺激中性粒细胞、巨噬细胞、成纤维细胞、滑膜细胞和角化细胞，这些细胞在免疫介导疾病的发病机制中起主要作用[37]。IL-17A 增强了多种趋化因子、金属蛋白酶、抗菌肽和其他炎症介质的表达，并通过刺激固有免疫和适应性免疫应答来维持炎症反应[38]。

苏金单抗是一种针对 IL-17 的全人源化 IgG1 单克隆抗体，可用于治疗银屑病、银屑病性关节炎和强直性脊柱炎，目前正在评估与后一种情况相关的葡萄膜炎[29]。每月在负荷剂量下皮下注射。与在其他条件下的反应相比，苏金单抗在 RA 中的疗效有限[39]。

6.4.6　IL-12/23 抑制剂

IL-12 和 IL-23 是上调 T 细胞反应的多效细胞因子。这些细胞因子由巨噬细胞和树突状细胞产生，在炎症级联反应中促进 NK 细胞活化、T 细胞分化和扩增 Th1 淋巴细胞，从而产生 TNF、IL-2 和 IFN-γ[40]。IL-23 与 IL-6、TGF-β 共同促进 Th17 细胞的分化和增殖[41]。在银屑病和银屑病性关节炎的斑块/组织中，IL-12 和 IL-23 显著增加。

优特克单抗是一种人 IgG1 单克隆抗体，可与 IL-12 和 IL-23 共享的 p40 亚基结合，从而干扰它们与细胞表面受体结合[29]。除抑制 NK 细胞和 CD4+ T 细胞的激活和分化外，它还干扰 MCP-1、TNF-α、IFN-诱导蛋白、IL-8 的表达。优特克单抗可用于中重度银屑病和银屑病性关节炎的治疗，在负荷剂量下，每 12 周进行一次皮下注射。

6.4.7　共刺激抑制剂或 T 细胞激活抑制剂

一种靶向参与 T 细胞活化和功能调节的共刺激通路的生物制剂被开发，用于 RA 和其他风湿性疾病的治疗。CD28 和 CTLA-4(CD152)通过与抗原呈递细胞及其配体 CD80 和 CD86 相互作用来控制和调控 T 细胞的活化[38]。阿巴西普是一种由 CTLA-4 和 IgG1 的 FC 部分组成的可溶性融合蛋白，其阻断共刺激，可用于 RA 和幼年特发性关节炎的治疗[29]。它可以阻止对调节性 T 细胞活性的抑制,增强效应 T 细胞的活化。阿巴西普可通过每周皮下注射或每月静脉输液给药。

6.4.8　B 细胞抑制和消耗

B 细胞不仅在抗体的产生中起核心作用,还向 T 细胞提供抗原以激活 T 细胞,并上调促炎细胞因子的产生,如 IL-1、IL-4、IL-6、IL-8、IL-10、IL-12、TNF-α、VEGF 和 MCP。因此,减少 B 细胞(利妥昔单抗)或抑制 B 细胞活化(贝利单抗)的药物可用于治疗多种自身免疫性疾病和风湿性疾病。

利妥昔单抗是一种嵌合的 IgG1 单克隆抗体,用于风湿性疾病和淋巴增殖性疾病的治疗,可以消耗 CD20 阳性 B 细胞、促进细胞凋亡,并刺激补体介导的细胞毒性,但其自身抗体的产生几乎没有影响[29]。利妥昔单抗可以用于治疗 RA、肉芽肿性多血管炎、显微镜下多血管炎、其他血管炎、SLE、系统性硬化症、非霍奇金淋巴瘤和慢性淋巴细胞白血病(CLL)。通常每 6 个月或间隔更长时间静脉注射 2~4 次利妥昔单抗。其他抗 CD20 单克隆抗体包括 Y-替伊莫单抗、奥法木单抗、奥滨尤妥珠单抗和奥瑞珠单抗。

贝利单抗是一种单克隆抗体,可以与可溶性 B 淋巴细胞刺激因子(BLyS)结合,从而防止 B 细胞的结合和刺激[28]。它可以用于治疗 SLE,目前正在评估其在对 Sjorgren 综合征中的疗效,在负荷剂量下每 4 周进行一次静脉输注[25]。

6.4.9　激酶抑制剂

以受体信号转导为靶向的非蛋白质或生物制剂的简单化合物小分子被用作激酶抑制剂。Janus 激酶(JAK)是一种细胞质蛋白酪氨酸激酶,介导多种细胞因子(IL-2、IL-4、IL-7、IL-9、IL-15 和 IL-21)受体向细胞核的信号转导。

托法替尼是一种口服活性小分子药物,通过抑制 JAK-1 和 JAK-3,修饰对 MXT 和其他传统

DMARD 无反应的活性 RA 的免疫应答[29]。其活性似乎与 TNF 抑制剂相当,也增加了感染和肝紊乱的发生风险。

6.5　与生物反应调节剂相关的感染

虽然 BRM 显著改善了严重风湿性疾病和自身免疫性疾病患者的生活质量,但它们也可能导致危及生命的严重感染,并显著增加死亡率。感染的风险可能随着年龄、正在治疗的基础疾病、合并症、药物类型及使用时间、手术需求和假体的存在而发生变化。由于样本量不足、随访时间有限和患者选择标准不同,随机对照试验可能发现这些药物导致感染风险增加或引发罕见机会性感染。因此,有关感染风险、感染率和异常感染发生的数据最好从多种来源收集,其途径包括试验后扩大的数据收集、国家登记、观察性队列研究和病例报告。

6.5.1　儿科生物制剂感染

对于患有自身免疫性炎症性疾病的成人,BRM 的基本感染风险可因年龄、与年龄相关的合并症和慢性病后遗症相关的残疾而加重。例如,慢性变形性 RA 患者发生肺炎、软组织感染、感染性关节炎、术后和假体关节感染的风险可能会增加,其原因主要是变形性关节炎和不活动。此外,基础疾病本身会增加感染性并发症的发生风险,且相比使用药物、剂量及治疗时间相同的银屑病患者,RA 患者发生感染性并发症的风险可能更大。有证据表明,RA 患者发生严重感染的概率是对照组的两倍,且可能与治疗无关[42,43]。此外,研究表明,RA 中 T 细胞稳态和功能的畸变可能与这些患者的自身免疫反应和免疫缺陷有关[44]。产生新 T 淋巴细胞的能力降低可能类似于与年龄相关的免疫衰老。

为了描述不受衰老和慢性病影响的感染风险,回顾对儿童使用新型生物制剂的感染风险是

很重要的。然而，现有的数据远不如成年人的数据可靠。在过去 18 年中，BRM 已成为治疗幼年特发性关节炎(JIA)的重要选择。TNF 拮抗剂是首个用于 JIA 治疗并被证明有效的生物制剂。2015 年发表的一篇综述利用不同来源的数据，评估并比较了用于 JIA 的各种生物制剂与 MXT 的感染风险[45]。其中 MXT 的严重感染率最低，为 0.67/100 患者年(PY)，而所有生物制剂的严重感染率均显著上升。有趣的是，不同 TNF 抑制剂的感染风险是不同的，即英夫利昔单抗(IFX)和戈利木单抗(GOL)的感染率分别为 3.42/100PY 和 3.03/100PY，感染风险大于依那西普(ETN)(1.2/100PY)和阿达木单抗(ADA)(1.42/100PY)，且与 T 细胞激活抑制剂阿巴西普(1.33/100PY)不同。IL-6 抑制剂托珠单抗的感染率最高，为 8.62/100PY。在本研究中，机会性感染和结核病(TB)罕见，但带状疱疹在大多数研究中被频繁报道。同样，另一篇关于儿科风湿病学相关感染的系统综述显示，IFX 和 GOL 的严重感染率略高于 ETN 和 ADA[46]。最近一项囊括接受 BRM 的 JIA 患儿的队列研究报道了严重感染发病率增加(总体 12.6%)，其中 GOL 的发病率为 97.5/100PY，ETN 为 4.2/100PY，IFX 为 3.4/100PY，ADA 为 2.1/100PY[47]，表明应该避免 GOL 治疗。

最近一项来自德国的研究比较了 JIA 患者使用 TNF 抑制剂与使用 MXT 发生严重感染的风险[48]。纳入 3350 例儿童观察了 5919 人年。其中 MXT 的感染率最低(1.6/1000PY)，ETN 的感染率(8.1/1000PY)及 ADA 的感染率(9.7/1000PY)较高。感染的风险随着类固醇的使用、疾病持续时间的延长和疾病活动程度的增加而增加，但生物制剂严重感染的风险总体上较低。大多数确诊的感染来自常见的细菌性疾病：尿路感染、败血症、肺炎、中耳炎、骨髓炎、蜂窝织炎和肠胃炎；病毒感染包括带状疱疹、原发性水痘、病毒性支气管炎和不确定病毒感染。德国的经验与其他抗 TNF 制剂相关感染的报道类似，即常见的细菌感染占

主导。关于机会性感染的报道较少，但包括李斯特菌病、播散性组织胞浆菌病和肺炎[49]。最近一项综述列举了儿童发生的 TNF-α 抑制剂相关的侵袭性真菌感染：PJP、组织胞浆菌属、曲霉属真菌、隐球菌、芽生菌、念珠菌属、球孢子菌病、毛霉菌病、孢子丝菌病、毛孢子菌病和马拉色菌属感染；但最常报道的侵袭性真菌感染是组织胞浆菌病[50]。结核病再激活是公认的成人抗 TNF 治疗的并发症，很少在儿童中被报道[49]，在主要使用生物制剂的高收入国家，TB 的流行率极低。

除了 TNF 抑制剂，关于其他 BRM 的儿童数据很少。一篇发表于 2015 年的关于 JIA 生物疗法安全性的综述显示，ETN、ADA 和 IL-6 抑制剂(托珠单抗)的安全性是可以接受的，IL-1 抑制剂(康纳单抗)和 T 细胞抑制剂(阿巴西普)也显示出良好的安全性[51]。然而，关于 JIA 各种生物制剂所致感染的综述显示，IL-6 抑制剂所致感染发生率高于 TNF 和 T 细胞激活抑制剂所致感染发生率[45]。在为期超过 2.9 年的非盲法扩展研究中，3.9% 的患者发生与阿巴西普相关的严重感染，包括细菌性脑膜炎、肾盂肾炎、带状疱疹、蜂窝织炎和登革热[52]。B 细胞抑制剂——利妥昔单抗用于对 TNF 抑制剂反应不充分、患有血管炎和血液/肿瘤疾病的 JIA 患者。一项对 55 例接受利妥昔单抗治疗的儿童进行的非盲法前瞻性研究显示，经过 96 周的随访，8 例(14.5%)患儿发生严重感染(均为肺炎，伴随 3 例 PJP)，18 例患儿发生非严重感染[53]。因此，有限的数据表明，对儿童应用 B 细胞抑制剂的感染风险可能比应用其他 BRM 的感染风险更大。

6.5.2　与 TNF 抑制剂相关的成人风湿病感染

与 MXT 相比，抗 TNF 药物(IFX、ETN 和 ADA)的初始随机试验没有关于成年 RA 患者的严重感染发生率增加的报道[54]。然而，1998—2001 年，FDA 的不良报告系统报告了 70 例接受 IFX 治疗的 TB 患者[55]，且 2003 年以后其增加到 242 例。

与 IFX 相关的 TB 年发病率估计为 24.4/100 000，而 RA 中 TB 的年背景发病率为 6.2/100 000，或增加了 4 倍。此外，播散性疾病和肺外结核病在社区人口中更常见。21 世纪初，人们发现与 TNF 抑制剂相关的其他细胞内病原体的患病率增加，如组织胞浆菌病、隐球菌病、李斯特菌病和罕见的曲霉病[56]。2006 年，一项系统综述和荟萃分析发表，其对使用抗 TNF 药物(IFX 和 ADA)治疗 RA 的随机对照试验中的严重感染进行了分析[57]。其中严重感染的 OR 值为 2.0(95%CI=1.3~3.1)，恶性肿瘤为 3.3(95%CI=1.2~9.1)，证实与标准治疗(通常为 MXT)相比，出现严重感染和恶性肿瘤的风险更高。在 3~12 个月的治疗期内，发生严重感染需要治疗的人数为 59 例。综述中指出，TNF 抑制剂相关的感染发生在治疗的早期，最常见的是呼吸道感染(包括肺炎和鼻窦炎)、皮肤和软组织感染，以及尿路感染；但也发现了 TB 的再激活、其他机会性感染、乙型肝炎和丙型肝炎病毒的再激活和疱疹病毒感染[58]。

一项美国国家风湿病数据库的纵向研究显示，每半年对 16 788 例 RA 患者进行一次随访，共随访了 3.5 年，其中 749 例患者因肺炎住院，但只有泼尼松和来氟米特的使用与肺炎的住院风险增加有关，而抗 TNF 制剂与其无关[59]。最近的一项研究在院内比较了不同治疗方法对患有 RA 的美国退伍军人的细菌感染风险的影响。最常见的感染为肺炎(37%)、皮肤/软组织感染(22%)、尿路感染(9%)和菌血症/败血症(7%)[60]。阿巴西普(T 细胞抑制剂)、利妥昔单抗(B 细胞抑制剂)和 TNF 抑制剂的住院细菌感染率具有可比性。联合使用泼尼松(>7.5mg/d)和基线炎症标志物(C-反应蛋白)水平较高的患者的感染风险更大。一项大型回顾性研究发现，在抗 TNF 治疗期间感染的 RA 患者中，相比服用 IFX 和其他 TNF 抑制剂，继续使用阿巴西普和 ETN(TNF 抑制剂)进行生物治疗，继发感染的风险较低[61]。这与此前的一项研究的结果相似，据该研究报道，与 ETN 和 ADA

相比，IFX 与 RA 患者的严重感染增加有关[62]。

尽管一些研究和综述得出结论，与标准 DMARD 相比，对 RA 患者采用抗 TNF 治疗与严重感染风险增加无关[63]，但其他大型系统综述得出的结论有所不同。在对 2009—2013 年的 49 项观察性研究的系统综述中，Ramiro 等人发现使用 TNF 抑制剂的严重感染风险高于 DMARD，但增加不到两倍[64]，这似乎是可以接受的。两项大规模随机对照试验(2013 年之后)的荟萃分析也得出了同样的结论。Michaud 等分析了 44 个试验，发现使用 TNF 拮抗剂增加了感染风险，但相比 TNF 受体融合蛋白 ETN，使用单克隆抗体的感染风险更大[65]。在更大范围内，回顾 106 个试验的系统综述发现，标准剂量和高剂量生物制剂与严重感染风险增加相关，OR 值分别为 1.31 和 1.90，而低剂量生物制剂则与其无关[66]。与接受传统 DMARD 治疗的患者相比，在 1000 例患者中，严重感染的绝对增加范围从单独服用标准剂量生物制剂的 6 例到联用生物制剂的 55 例。

关于抗 TNF 制剂感染风险的大量数据来源于 RA 患者的研究和报道，而关于其他风湿性疾病或其他自身免疫性疾病的数据较少。一项对 440 例脊椎关节炎患者随访 1712PY 的纵向队列研究显示，DMARD 治疗而非 TNF 抑制剂与严重感染的风险相关[67]。

6.5.3 类风湿关节炎中生物制剂的机会性和特异性感染

已有关于使用 BRM 治疗的 RA 患者出现严重的机会性感染的报道。一项包括 70 项试验、32 504 例患者的综述(截至 2013 年 6 月)评估了这一问题[68]。其中 46 项研究使用 TNF 抑制剂，25 项试验使用其他生物制剂，对照组主要使用 MXT 和低剂量泼尼松(<10mg)。BRM 总体上增加了机会性感染的风险，但程度很小，且每 1000 例接受治疗的患者中有 1.7 例出现超额感染(感染人数，582)。分枝杆菌感染(OR=3.73)和病毒感染(OR=

1.91)的风险显著增加,主要是疱疹病毒感染,但侵入性真菌感染(PJP 或 VZV)的风险没有增加,其虽然有增加的趋势,但是置信区间跨度较大。尽管机会性感染的死亡率没有显著增加,但显示出增加趋势(OR 为 1.91),其中 4 例的死亡与生物制剂相关,对照组中 1 例患者死亡。细菌感染相关的死亡包括 TB(2 例)、EBV 相关噬血细胞综合征(1 例)、VZV 再激活合并细菌脓毒症;而对照组中的 1 例死亡病例与 PJP 有关[68]。BRM 的机会性感染风险在长期患病和病程中位数>10 年的 RA 患者中最大(OR 为 5.20),病程中位数为 2~10 年的 RA 患者的感染风险较小(OR 为 1.93),且在早期疾病中没有显著增加。机会性感染在短期研究中更常见,显示为开始生物治疗后的早期事件。然而,笔者发现 1 例中年男性致死性 HSV 肝炎伴多器官功能衰竭患者,其伴有非变形血清反应阴性 RA,连续 7 年每周给予患者 MXT 和 ETN 治疗(未报道)。

虽然公认 VZV 的再激活(带状疱疹)随着衰老和免疫抑制而增加,但关于生物制剂的数据并不一致。随机试验的综述报道显示,VZV 再激活的风险没有增加[68],但来自德国和英国的一项大型生物制剂登记的前瞻性观察性队列研究显示,使用抗 TNF 生物制剂(特别是单克隆抗体)后发生带状疱疹风险高于使用标准 DMARD 后[69,70]。在过去 3 年里,有 3 篇综述讨论了这个问题。一篇包含 28 852 例 RA 患者的综述显示,除了年龄增长和每天服用超过 7.5mg 的泼尼松治疗与 VZV 再激活的风险增加有关,生物治疗与标准 DMARD 治疗的风险相当[71]。另一篇综述主要比较了使用不同生物制剂引起带状疱疹的风险。类固醇与 VZV 具有显著相关性,但各生物制剂间没有显著差异[72]。最近的一项综述纳入了风湿性疾病和其他自身免疫性疾病的患者,并将荟萃分析扩展到 40 项随机试验和 19 项观察性研究[73]。使用标准 DMARD 可导致带状疱疹发病率轻度增加(OR=1.21;95%CI=1.15~1.28),使用类固醇

(OR=1.73;95%CI=1.57~1.89)和生物制剂患者的风险更高,特别是使用非 TNF-α 阻断剂的患者(所有生物制剂 OR=1.71;95%CI=1.11~2.64;非抗 TNF 药物,OR=2.19;95%CI=1.20~4.02)。

托法替尼不是生物制剂,是一种口服 Janus 激酶抑制剂,它可以调节对淋巴细胞功能至关重要的细胞因子信号,且用于 RA 的治疗。在美国最近的一项研究中,收集了 2010—2014 年 RA 患者的健康计划数据,以比较接受生物制剂和托法替尼治疗的患者发生 VZV 的风险[74]。其中与托法替尼相关的带状疱疹发生率大约是接受生物制剂治疗患者的两倍,但是使用 TNF 抑制剂和使用非 TNF 抑制剂的发生率是相似的。先前对 66 个随机试验和 22 项长期扩展研究的综述发现,托法替尼相关严重感染的风险与生物制剂相关的风险相当[75]。这一结果与另一项针对 Ⅱ 期、Ⅲ 期 RA 患者的长期扩展研究报道相似,托法替尼相关严重感染的总发生率为 3.09/100PY[76]。

尽管对使用生物制剂的 RA 患者发生机会性感染的大型综合研究综述没有发现,相比使用标准 DMARD,对患者使用生物制剂会增加严重真菌感染的风险[68],但侵袭性真菌感染确实偶尔发生,且可导致死亡。一项囊括 3 万例以上使用 TNF 抑制剂患者的医保报销数据的研究显示,158 例(0.51%)患者出现真菌或分枝杆菌感染[77]。其中大约一半是真菌感染,包括 PJP、隐球菌病、组织胞浆菌病、球孢子菌病和囊胚菌病。

RA 患者经常行全髋关节和膝关节置换术,术后感染风险增加,但生物制剂引起感染增加的风险尚不明确。最近一项采用倾向性评分调整分析的大型回顾性队列研究解决了这个问题[78]。该研究包括 9911 例接受髋关节或膝关节置换术的 RA 患者,他们接受各种生物制剂治疗,使用或不使用 MXT 或不同剂量的类固醇。研究结果显示,使用生物制剂的术后感染和关节假体感染(PJI)的风险是相似的(即使使用 MXT),但是每天使用超过 10mg 泼尼松后,发生 PJI 的风险明显更高。

遗憾的是,该研究没有包括非生物治疗组,因此不能证实生物制剂对术后感染的作用。一项荷兰注册的研究表明,与不使用生物制剂的 RA 患者相比,使用生物制剂治疗的 RA 患者发生 PJI 的风险并没有显著增加[79]。

6.5.4 非风湿性疾病中的生物制剂感染风险

很少有研究表明,非风湿性自身免疫性疾病患者使用新型生物药物与严重感染风险相关。银屑病是一种慢性免疫介导的疾病,可能需要使用常规的 DMARD 进行长期全身治疗(在严重疾病患者中),如 MXT 或类固醇,以及最近使用的抗 TNF 药物和 IL-12/23 拮抗剂。然而,感染 BMR 的风险可能因潜在疾病和残疾程度而不同。迄今为止最广泛的研究涉及的数据来自银屑病纵向评估和登记(PSOLAR)系统,其中包括 11 466 例银屑病患者,随访 8 年[80]。非生物制剂组的感染率分别为 1.05/100PY(不使用 MXT)和 1.28/100PY(使用 MXT),使用优特克单抗(抗 IL-12/23)、ETN、ADA 和 IFX(抗 TNF)组分别为 0.83/100PY、1.47/100PY、1.97/100PY 和 2.49/100PY。因此,使用抗 TNF 单克隆抗体出现严重感染的风险比非生物疗法高出 1 倍。最常见的感染类型是肺炎和蜂窝织炎,危险因素包括年龄增长、糖尿病、吸烟史和感染史。加拿大一项针对 398 例银屑病患者的小型多中心研究显示,22 例(4.04%)患者出现了不良事件,导致生物治疗停止,5 例(0.92%)患者出现感染,其中 1 例结核复发[81]。

炎症性肠病(IBD)患者通常使用标准的免疫抑制剂,如类固醇、AZA、MXT 和环孢霉素,最近开始使用生物制剂。感染性并发症是发病和死亡的重要原因,可由疾病过程(如克罗恩病的脓肿)和手术并发症引起。感染的最大风险与使用联合免疫调节剂而不是单一药物有关,包括病毒性(CMV、VZV 和 EBV)、细菌性(分枝杆菌、李斯特菌和葡萄球菌)、真菌性(PJP、曲霉菌、念珠菌和隐球菌)和原生动物(弓形虫)病原体[82]。最近一项对随机试验的系统综述报道了 IBD 患者使用生物制剂的感染风险,并得出了一些令人惊讶的结论。该分析包括 49 项研究,涉及 14 590 例患者,发现所有感染均中等程度增加,OR 为 1.19[83]。然而,机会性感染的风险增加(OR 为 1.90),严重感染的风险没有增加,似乎低于低风险偏倚研究中的对照组结果(OR 为 0.56;95%CI 为 0.35~0.90)。早期包含 7000 例使用 TNF 抑制剂的 IBD 患者的荟萃分析显示,<1% 的患者出现机会性感染[0.9% 对 0.3%(对照组),RR 为 2.05;95%CI 为 1.10~3.85],其中包括 TB(8 例)、HSV(8 例)、口腔或食管念珠菌感染(6 例)、VZV(8 例)、CMV(2 例)、EBV(2 例)、诺卡菌感染(1 例)[84]。据报道,92 例 IBD 患者合并 PJP,88% 的患者单独使用类固醇或使用其他免疫调节剂,44% 的患者使用抗 TNF 药物,通常联合使用类固醇或其他免疫抑制药物[85]。

法国国家登记处收集了 3 年内各种炎症性疾病患者接受抗 TNF 药物治疗后发生机会性感染的病例。其中 TB(69 例)是最常见的机会性感染,其他感染包括细菌性感染(33%),如李斯特菌病 4 例、诺卡菌病 4 例、非典型分枝杆菌病 4 例;病毒性感染(40%),如严重带状疱疹 8 例、水痘 3 例、HSV 3 例、播散性巨细胞病毒 4 例;真菌感染(22%),如 PJP 5 例、侵袭性曲霉菌病 3 例、隐球菌病 2 例;寄生虫感染(4%),如利什曼病 2 例[86]。使用抗 TNF 单克隆抗体和每天服用>10mg 类固醇是独立的危险因素,而可溶性 TNF 受体治疗不是危险因素。表 6.2 总结了自身免疫性疾病中 BRM 感染的影响途径和风险。

对于患有自身免疫性疾病和经常使用包括 BRM 在内的免疫抑制剂的女性,妊娠期疾病加重比较常见。最近对使用免疫抑制剂的妊娠女性的感染风险进行了评估,共纳入 4961 例患有 RA、SLE、IBD、银屑病或强直性脊柱炎的妊娠女性,在使用不同免疫抑制剂的患者中,只有 71 例(0.2%)经历了严重感染[87]。使用不同药物的患者发生严重感染的风险没有显著差异,高剂量类固

表 6.2　BRM 在风湿性疾病和自身免疫性疾病中的感染风险

分类	免疫损伤	感染风险	感染类型	具体媒介
抗 TNF 药物(IFX、ETN、ADA、GOL、CTZ)	阻塞性炎症,肉芽肿	中度增长(OR=1.59~1.90)	严重感染,OI	TB、PJP、组织胞质体病、VZV、HSV、HBV
抗 CD20 药物(利妥昔单抗、贝利单抗)	消耗/抑制 B 细胞	低增长	一些严重且罕见的 OI	TB、HCV、HBV、JCV–PML
抗 IL-1 药物(AKA、CKA、GKA、RLN)	抑制炎症小体	适度增长	细菌性肺炎、蜂窝织炎、脓肿等	罕见 TB、组织胞质体病、念珠菌属
抗 IL-5 药物(MPL、RLZ)	抑制嗜酸性粒细胞	可能?	? 寄生虫	? 蠕虫
抗 IgE 药物(奥马珠单抗)	损害 IgE 功能	中度增长	轻微寄生性	蠕虫
抗 α4 整合素药物(那他珠单抗)	损害白细胞 CNS 迁移	中度增长	呼吸道、中枢神经系统	JCV、HSV、VZV
抗 α4β7 整合素药物(维多株单抗)	损害白细胞黏附	中度增长	肠道、外科	细菌
抗 IL-6 药物(TCL、STX)	损害 B/T 细胞激活,中性粒细胞减少	中度增长	使用 8mg/kg 剂量后发生 OI、腹膜炎	TB、PJP、VZV、细菌
抗 IL-12/23 药物(优特克单抗)	损害 T 细胞应答	低	URTI、使用类固醇后发生 OI	VZV、李斯特菌
抗 IL-17A 药物(SKN、IKZ、BDL)	影响固有/适应性免疫	轻微增长	URTI、蜂窝织炎、尿路感染	念珠菌属、VZV
抗 B 细胞药物(利妥昔单抗、贝利单抗)	影响 B/T 细胞功能	中度增长	OI、PML、真菌	JCV、PJP、HBV

AKA,阿那白滞素;ADA,阿达木单抗;BDL,布罗达单抗;CKA,康纳单抗;CTZ,赛妥珠单抗;GKA,吉伏组单抗(gevokizumab);ETN,依那西普;IFX,英夫利昔单抗;GOL,戈利木单抗;MPL,美泊利单抗;IKZ,伊西贝单抗;RLN,利纳西普;RLZ,瑞帕珠单抗;SKN,苏金单抗;OI,机会性感染;URTI,上呼吸道感染;SXT,司妥昔单抗;TCL,托珠单抗;TB,结核病;JCV,多瘤病毒;HSV,单纯疱疹病毒;VZV,水痘–疱疹病毒;HBV,乙型肝炎病毒;HCV,丙型肝炎病毒;PJP,卡氏肺孢子菌;PML,进行性多性白质脑病。

醇是一个独立的危险因素。

6.5.5　不同类别生物制品的感染风险概述

6.5.5.1　B 细胞抑制剂

利妥昔单抗和贝利单抗抑制和消耗 B 细胞,用于治疗自身免疫性疾病和淋巴增生性疾病。感染的风险取决于正在治疗的基础疾病、年龄和合并症。在 2015 年发表了一篇该课题的综述[88],本书对该研究结果进行总结。在严重感染发病率较低的风湿性疾病中,以利妥昔单抗为主的 B 细胞治疗似乎比其他生物治疗更安全。浆细胞的不完全和短暂的 B 细胞消耗和保留可能是治疗相对

安全的原因。长期和更密集的治疗会增加严重感染的风险。低丙种球蛋白血症可作为并发症发生,并在停药后持续存在,易引起细菌感染。2.5%~3%的 RA 患者出现中性粒细胞减少,经过 ANCA 相关血管炎治疗,该比例增加到 20%,使用利妥昔单抗治疗 B 细胞恶性肿瘤后,该比例增加到 3%~27%。大多数中性粒细胞减少症患者康复迅速,但有需要粒细胞集落刺激因子的严重感染的报道。在机会性感染方面,关于使用利妥昔单抗和贝利单抗治疗 TB[6]和非典型分枝杆菌感染[7]患者的报道很少。据报道,接受利妥昔单抗治疗的 RA 和恶性肿瘤患者伴随的 HBV 再激活有时是致命的。

对于接受利妥昔单抗治疗的 RA 患者,HCV 的进展已经受到关注,在增加病毒载量与稳定肝酶方面，使用利妥昔单抗的效果比抗 TNF 治疗更好。这些疗法不会增加带状疱疹的发生率。JC 病毒(JCV)是一种多瘤病毒,可感染 80%的人群且在人体内处于休眠状态,免疫抑制的个体很少发生危及生命的脑损伤的再激活,在获得性免疫缺陷综合征(AIDS)中最常见。脱髓鞘性脑损伤会导致进行性多灶性白质脑病(PML),至少 14 例自身免疫性疾病患者接受了利妥昔单抗治疗(5/100 000暴露患者),2 例 SLE 患者接受了贝利单抗治疗[88]。侵袭性真菌感染也很少被报道,包括 PJP(0.06%~1.2%)、隐球菌病和组织胞浆菌病。

6.5.5.2　IL-1 抑制剂

欧洲临床微生物学和传染病学会(ESCMID)最近发表了有关不同生物制剂的感染风险的综述,并对这些发现进行了总结[89-91]。IL-1 抑制剂,如阿那白滞素、康纳单抗、吉伏组单抗和利纳西普用于风湿性疾病、遗传性周期性发热综合征和嗜酸性哮喘。最近的一项安慰剂对照试验表明,其中一种药物(康纳单抗)在控制和预防对秋水仙碱耐药的家族性地中海热、TRAPS 和高免疫球蛋白血症 D 综合征加剧方面有效[92]。感染是最常见的不良事件,只有 12 例严重感染患者通过治疗得以解决(蜂窝织炎、肺炎、盆腔脓肿、胃肠炎、咽喉炎和结膜炎)。无机会性感染发生。针对现有数据的全面综述表明[89],IL-1 靶向制剂与感染风险中度增加有关,最常见的是轻中度细菌感染,偶尔发生致命的脓毒症、金黄色葡萄球菌菌血症和肺炎球菌性脑膜炎。关于机会性感染的报道很少,包括少数 TB、非典型分枝杆菌、组织胞浆菌病、念珠菌性食管炎和内脏利什曼病。

6.5.5.3　IL-5 抑制剂

IL-5(嗜酸性粒细胞分化因子)抑制剂(美泊利单抗和瑞利珠单抗)主要用于难治性嗜酸性哮喘、嗜酸性肉芽肿性多血管炎、高嗜酸性粒细胞增多综合征、变应性支气管肺曲菌病、严重特应性皮炎和嗜酸性食管炎。已发表的使用 IL-5 抑制剂的试验没有报道感染风险增加,但接受治疗的患者数量有限。从理论上讲,可能会增加对蠕虫感染(类圆线虫属)的敏感性。但是暴露于这些病原体的患者数量可能少之又少。

6.5.5.4　IL-6 抑制剂

IL-6 是炎症、免疫和组织再生的关键细胞因子,临床批准用于各种自身免疫性疾病的抑制剂是托珠单抗和司妥昔单抗。与 TNF 抑制剂等其他生物制剂类似,现有数据表明 IL-6 靶向制剂与感染风险增加相关[89]。感染的风险因年龄大、先前使用过抗 TNF-α 抑制剂、潜在的慢性肺病和慢性类固醇使用而增大。与其他生物制剂相比,中性粒细胞减少症的发生率更高,在美国,有报道指出使用托珠单抗会增加胃肠道穿孔的风险。据报道,该制剂的机会性感染剂量为 8mg/kg(0.23/100PY),其中包括结核、非典型分枝杆菌感染、PJP、侵袭性念珠菌病和隐球菌病。发生带状疱疹的风险与使用其他生物制剂类似,慢性 HBV 和 HCV 的病例报道很少。

6.5.5.5　IL-12/23 抑制剂

以 IL-12/23 为靶点的优特克单抗主要用于治疗银屑病、银屑病性关节炎和克罗恩病。随机试验并未发现感染发生率显著增加[89]。与其他生物制剂相比,使用优特克单抗的感染率较低,主要感染部位为上呼吸道。偶尔报道的机会性感染主要与使用免疫抑制药物相关,包括李斯特菌脑膜炎、念珠菌性食管炎、播散性组织胞浆菌病、VZV 再激活和 2 例活动性 TB。大量监测数据发现,使用活动性 TB 治疗银屑病患者的严重感染发生率低于使用抗 TNF 药物和 MXT 的患者[80]。虽然使用该制剂引起带状疱疹的风险很低,但在第一年发生的风险为 2.5%,关于 VZV 脑膜炎和带状疱疹的病例也有报道[89]。迄今为止,乙型肝炎病毒和丙型肝炎病毒的再激活和加剧尚未引起关注,PML 也未被报道。因此,到目前为止,优特克单抗的使用并没有造成严重的感染风险。

6.5.5.6　IL-17A 抑制剂

使用苏金单抗、伊西贝单抗和布罗达单抗阻断 IL-17A 已用于治疗银屑病、银屑病性关节炎和强直性脊柱炎。总的来说,现有数据表明,IL-17 靶向制剂与轻中度感染（通常是上呼吸道感染、蜂窝织炎、尿路和黏膜皮肤感染)的风险轻微增加有关,尤其是易于治疗的念珠菌病[89]。偶尔也有关于 VZV 感染的报道。

6.5.5.7　IgE 抑制剂

免疫球蛋白 E 靶向制剂——奥马珠单抗已被批准使用,超说明书用药适应证包括对常年气源性致敏原过敏的严重持续性哮喘、难治性自发性荨麻疹、严重特应性皮炎、变应性支气管肺曲菌病、严重药物过敏、血管水肿、全身肥大细胞增多症和 Churg-Strauss 综合征[89]。这种药物的主要问题是增加寄生虫感染的风险,仅在热带和亚热带国家中寄生虫感染严重的少数患者中使用。目前主要来自工业化国家的证据表明,IgE 靶向治疗可能与轻中度寄生虫感染风险的中度增加有关。

6.5.5.8　C5 抑制剂

依库丽单抗是一种以补体蛋白 C5 为靶点的人源化单克隆抗体,是一种治疗补体介导疾病[如阵发性夜间血红蛋白尿(PNH)和非典型溶血性尿毒症综合征]的新型药物,已被用于抗体介导的肾移植排斥反应。基于其对补体激活的作用机制,依库丽单抗与脑膜炎球菌感染风险增加 10 000 倍有关并不奇怪,在对照研究中,其发病率为 1.5%[89]。建议在使用这种制剂之前接种脑膜炎球菌疫苗。美国疾病控制和预防中心(CDC)最近的一份报道指出,在 16 例侵入性脑膜炎球菌感染病例中,有 14 例至少接种了一剂 MenACWY 疫苗[92]。只有 4 个分离株属于 Y 组,其余的分离株属于不可分型菌株,与侵入性疾病无关,不能通过接种疫苗

预防。预防这些感染可能需要抗生素化学预防,如果感染早期症状轻微,建议患者立即就医。应在开始使用依库丽单抗前 2~4 周给予 MenACWY 和 MenB 免疫接种。

6.5.5.9　CTLA-4 抑制剂

针对细胞毒性 T 淋巴细胞相关抗原 4 (CTLA-4)的单克隆抗体(伊匹单抗和替西木单抗）是用于晚期黑色素瘤的免疫检查点抑制剂。CTLA-4 通过树突状细胞和阻断剂促进 T 细胞启动,在 T 细胞致敏中起重要作用,且预计不会增加感染的风险[90]。Ⅱ期临床试验没有显示感染风险增加。然而,免疫检查点抑制导致免疫系统上调与多种自身免疫相关的不良事件有关,包括严重皮疹、结肠炎、胰腺炎、肝炎、肺炎、肾炎、垂体炎和甲状腺炎[93]。往往使用类固醇和抗 TNF 治疗这些免疫反应,其可能导致感染发生。在一项回顾性研究中,748 例黑色素瘤患者单独使用伊匹单抗或联合另一种检查点阻断剂治疗,7.3%的患者出现严重感染,包括细菌性肺炎、腹腔内脓毒症、PJP、侵袭性曲菌病、播散性 VZV、类圆线虫属线虫高度传染和艰难梭状芽孢杆菌结肠炎[93]。感染的主要危险因素是先前使用类固醇和(或)TNF 抑制剂或纳武单抗联合治疗。因此,除非与其他免疫抑制剂一起使用,或在使用前或联合使用,CTLA-4 阻断似乎不会导致感染增加。

6.5.5.10　PD-1/PD-L1 抑制剂

PD-1/PD-L1(程序性死亡配体)是抑制外周组织 T 细胞活性的另一个关键免疫检查点。PD-1 的激活会严重抑制 CD+8 T 细胞效应器清除浸润性肿瘤细胞的功能。PD-1 和 PD-L1 靶向药物包括纳武单抗、派姆单抗和阿特朱单抗。这些制剂用于几种转移性癌症的治疗,包括非小细胞肺癌、黑色素瘤、肾细胞癌等。对照试验没有显示感染的风险增加,因为它们增加 T 细胞效应功能的作用机制,这种情况的发生是不可预期的。与

CTLA-4 抑制剂类似，使用 PD-1/PD-L1 阻断剂会增加自身免疫反应的风险，从而使用类固醇等免疫抑制剂[90]。对接受检查点抑制剂治疗的黑色素瘤患者的数据进行回顾，其中严重感染的病例占 6.0%，包括 PJP 和 TB，主要是因自身免疫反应接受类固醇和抗 TNF 药物治疗，或联合使用纳武单抗和 CTLA-4 抑制剂的患者[90]。然而，有报道指出，在 PD-1/PD-L1 阻断的情况下，出现了几例 TB 再激活病例，且没有出现免疫不良事件或使用免疫抑制剂的情况，这可能代表了一种免疫重建综合征，因为感染在启动免疫检查点抑制剂后 3 个月内迅速发生[93]。

6.5.5.11　淋巴细胞功能相关抗原 3 抑制剂

阿法赛特是一种二聚体融合蛋白，其通过阻断淋巴细胞功能相关抗原 3（LFA-3/CD2 相互作用），抑制 T 细胞的激活和增殖，从而影响 CD4+ 和 CD8+ 效应器功能。阿法赛特是 FDA 批准的第一种用于治疗慢性中重度斑块型银屑病的生物制剂，但 2011 年由于商业原因停止生产[88]。长期研究显示，3% 接受治疗的患者出现轻中度感染，主要是呼吸道感染和蜂窝织炎，但无机会性感染[90]。

6.5.5.12　黏附分子抑制剂

那他珠单抗是 α4-整合素链的一种选择性黏附分子抑制剂，它可以阻断活化的白细胞跨血脑屏障的转移，并被批准用于治疗复发-缓解型 MS。维多株单抗选择性靶向结合 α4β7 整合素抑制黏膜黏附细胞分子，用于治疗难治性溃疡性结肠炎和克罗恩病[90]。依法珠单抗可防止 T 细胞与内皮细胞、角化细胞和树突状细胞上的细胞间黏附分子-1（ICAM-1）结合，用于治疗严重的斑块型银屑病，但由于其具有 PML 的高风险而退出市场[90]。

加拿大一项纳入接受治疗的 MS 患者的队列研究显示，那他珠单抗略微增加了感染风险（调整危险比为 1.59），但主要是上呼吸道感染[94]。然而，

截至 2017 年 6 月，在接受那他珠单抗治疗的患者中有 731 例确诊为 PML[95]。PML 的风险受以下因素的影响：JCV 血清呈阳性、先前使用过免疫抑制剂（AZA、MXT、环磷酰胺、抗 TNF 制剂和霉酚酸酯），以及那他珠单抗治疗时间。在先前服用免疫抑制的情况下，PML 的风险估计为 1/1000，且高剂量类固醇可能通过损害 JCV 的免疫监测而与更高的风险相关[96]。一份较早的报道指出，接受那他珠单抗治疗的 MS 患者中有 20 例出现中枢神经系统疱疹病毒感染，其中 16 例由 HSV 引起，4 例由 VZV 引起[97]。

因为淋巴细胞通过血脑屏障的迁移不依赖于 α4β7 整合素，维多株单抗不影响中枢神经系统免疫监测，而且没有使用该制剂的 PML 病例报道[88]。综合临床试验和队列研究的数据表明，与安慰剂相比，接受维多株单抗治疗的 IBD 患者发生严重感染的风险中度增加（主要是肠道和手术部位感染），治疗组和安慰剂组的感染率分别为 4.3/100PY 和 3.4/100PY[98]。

6.5.5.13　CD-19 和 CD-20 抑制剂

CD-19 靶向药物——博纳吐单抗、英比利珠单抗和 Combotox 消耗正常 B 细胞，低丙种球蛋白血症患者的 IgG 水平降低 6%，常规化疗患者的 IgG 水平降低 0.9%[91]。这些药物主要用于急性淋巴细胞白血病和 B 细胞淋巴瘤。与常规化疗相比，CD-19 抑制剂并没有显著增加感染风险[91]。

抗 CD20 单克隆抗体通过调节 B/T 细胞来影响免疫应答，并可能对自身抗体的产生具有选择性作用，从而损害细胞免疫。这些药物被用于治疗 CD20 阳性的 B 细胞恶性肿瘤、侵袭性自身免疫性疾病、移植排斥反应、移植物抗宿主病和 MS[91]。在感染并发症方面，最多的研究数据来自利妥昔单抗治疗。利妥昔单抗治疗淋巴瘤和 RA 的汇总数据和荟萃分析未显示感染风险增加。然而，一项针对免疫性血小板减少症患者的大规模人群研究显示，接受利妥昔单抗治疗的患者发生严重

感染的风险比未接受治疗的患者高 2.6 倍，而接受类固醇治疗患者的感染风险增加 3.8 倍[99]。上市后的数据表明，抗 CD20 药物可导致与细胞免疫受损相关的感染，如 PJP、PML、播散性带状疱疹、HBV 和 HVC 重新激活[91]。

奥美珠单抗是一种抗 CD20 人源化单克隆抗体，可清除未成熟、初始和记忆型 B 淋巴细胞，被批准用于治疗复发缓解性 MS 和进展性 MS[95]。在Ⅲ期临床试验中，相比使用安慰剂的患者(5.9%)，使用奥美珠单抗的患者更常发生上呼吸道感染(10.9%)，但两者的严重感染风险类似(6.2%对5.9%)[89]。5%~15%的患者接受利妥昔单抗治疗 1~5 个月后，使用抗 CD20 药物可导致迟发性中性粒细胞减少。总体数据表明，抗 CD20 药物与感染风险中度增加有关，包括严重呼吸道感染、HBV、HCV 和 VZV 再激活[91]。

6.5.5.14　CD52 抑制剂

阿仑单抗是一种有效的免疫抑制型人源化单克隆抗体，可导致持久的 B 淋巴细胞和 T 淋巴细胞减少[89]。CD4+ T 淋巴细胞平均减少 61 个月，CD8+淋巴细胞平均减少 30 月[95]。该药物被批准用于治疗 MS 和难治性 B 细胞慢性淋巴细胞白血病(CLL)，并超适应用于治疗淋巴瘤、器官移植中的移植物排斥反应和移植物抗宿主病。B 细胞 CLL 和肾移植的感染并发症风险最大，MS 的感染风险最低[89]。阿仑单抗可导致外周血淋巴细胞(T 细胞和 B 细胞，特别是 CD4+细胞)的严重消耗，预计其感染风险与艾滋病相似。CD4 淋巴细胞减少(<220 个细胞/微升)在治疗结束后的几个月被报道。在非霍奇金淋巴瘤试验中，使用该药物导致 CMV 感染的风险增加，PML 可用于淋巴增生性疾病而非 MS 患者的治疗[93]。在 MS 研究中经常发现 HSV 和 VZV 的活化。人乳头瘤病毒(HPV)感染的风险可能增加(2%)，且在 MS 试验中报道了李斯特菌病和 TB 病例[91]。

6.5.5.15　S1P 受体调节剂

芬戈莫德是首个获批的口服 MS 治疗药物，作用于磷酸鞘氨酯 1 受体(S1P$_{1,3,4,5}$)，并阻止特定淋巴细胞亚群从淋巴组织排出，导致外周血淋巴细胞减少[90]。初始和中央记忆型 CD4+和 CD8+ T 细胞亚群受影响最大，而效应记忆型 T 细胞增加。在中枢神经系统(CNS)中，芬戈莫德降低了 CD4+ T 细胞的比例，导致 CD4+/CD8+ T 细胞比例逆转。用芬戈莫德治疗 MS 可导致轻微的皮肤和黏膜 VZV 和 HSV 感染，也有严重感染的报道，包括致命的原发性水痘感染、2 例 HSV 脑炎、1 例 VZV 喉炎和 1 例 VZV 脑炎[90,95]。报道的其他机会性感染包括隐球菌脑膜炎、PML、组织胞浆菌病、广泛的传染性软疣瘤、HCV 再激活、非典型分枝杆菌感染和卡波西肉瘤[95]。到目前为止，在芬戈莫德治疗的患者中有 9 例发生了 PML，总发病率为1/18 000，且患者年龄越大，发病风险越高。

6.5.5.16　泛素蛋白酶体途径抑制剂

泛素蛋白酶体途径是蛋白质降解途径的重要组成部分，抑制泛素可诱导癌细胞系凋亡和选择性 T 细胞缺失[100]。蛋白酶体抑制剂(PI)，如硼替佐米、卡非佐米和伊沙佐米用于治疗多发性骨髓瘤和套细胞淋巴瘤[90]。多发性骨髓瘤患者即使未受到化疗或生物制剂的影响，侵入性肺炎球菌感染、带状疱疹和流感的发病率也会增加[101]。由于 T 细胞的消耗，PI 的使用与病毒感染发病率增加相关，特别是 VZV 的再激活风险，当其与其他免疫抑制剂(类固醇)联合使用时，可能会增加机会性感染的风险[102]。

临床试验和系列研究报道，使用硼替佐米治疗后，带状疱疹的发病率较基线水平增加11%~22.3%[103]。此后，大多数中心都使用了阿昔洛韦或伐昔洛韦，并在后续试验中使用新型 PI(卡非佐米或伊沙唑米)进行预防。使用 PI 后，巨细胞病毒、HSV 和 HBV 再激活的风险似乎很低[90]。

PI 相关临床试验没有报道肺炎风险增加(发病率为 8%),但偶尔有联合使用其他免疫抑制剂的 PJP 病例的报道。罕见的结节病和原藻病的 PI 治疗也被报道[90]。使用 PI 后,病毒性呼吸道感染似乎更严重。在澳大利亚,PI 患者感染流感导致住院率较高(66.7%),重症监护率较高(41.6%),死亡率较高(33.3%)[104]。表 6.3 总结了用于非炎症条件下的生物制剂的感染风险。

6.6 新型非生物制剂

酪氨酸激酶抑制剂可以减少在细胞信号转导中起重要作用的酪氨酸激酶磷酸化,从而抑制癌细胞增殖[105]。依鲁替尼是一种酪氨酸激酶抑制剂,已被 FDA 批准用于慢性淋巴细胞白血病、B 细胞淋巴瘤、瓦尔登斯特伦巨球蛋白血症和难治性移植物抗宿主病。依鲁替尼的主要细胞靶点是 Bruton 酪氨酸激酶,该激酶对 B 细胞增殖至关重要,可破坏受体介导的吞噬作用,包括真菌的吞噬作用[106]。有一些关于接受依鲁替尼治疗的患者发生机会性感染的报道,包括 PJP、隐球菌病和侵袭性真菌感染[107]。对 378 例接受依鲁替尼治疗的淋巴肿瘤患者的综述显示,有 43 例患者出现严重感染(11.4%);其中 23 例出现侵袭性细菌感染(53.5%),16 例出现侵袭性真菌感染(37.2%)[108]。感染导致 43 例患者中的 6 例患者死亡(14%)。

6.7 使用生物制剂预防感染

预防 BRM 严重感染和机会性感染再激活的策略包括在治疗前对来自流行国家的潜在患者进行 TB(对阳性患者进行治疗)、HBV(表面 Ag 和核心抗体)、HCV、VZV 和粪类圆线虫筛查。对于有 HBV-Ag 或核心抗体(无保护性表面抗体)的患者,当使用生物制剂治疗时,应使用恩替卡韦或替诺福韦。对于可检测到病毒 RNA 的 HCV 活跃患者,应根据其基因型采取相应的抗病毒治疗。没有 VZV 抗体的受试者应接种水痘疫苗,而

表 6.3 BRM 在血液病、肿瘤性疾病和多发性硬化中的感染风险

类别	免疫损伤	感染风险	感染类型	具体媒介
抗 CTLA-4(ILM、TLM)	无	因自身免疫反应使用类固醇/抗 TNF 药物	肺炎、败血症、OI	PJP、VZV
抗 PD-1/PD-L1 (NLM、PBL、ALZ)	无	因自身免疫反应使用类固醇/抗 TNF 药物	OI、肺炎	MTB、PJP
抗 CD19(BTM、IBL、CMT)	消耗 B 细胞	低	细菌性感染	无
抗 CD52(阿化单抗)	消耗 B/T 细胞	可能较高	几例 OPI	CMV、HSV、VZV、HPV、TB、李斯特菌属
抗 S1P(芬戈莫德)	淋巴细胞减少症	轻度增加	偶发轻微的皮肤或黏膜感染 OI、PML	VZV、HSV、JCV、组织胞浆菌属等
抗 UPP(BTZ、CFZ、IXZ)	T 细胞消耗	中度增加	病毒性感染、流感、偶发 OI	VZV、严重流感病毒、CMV、HSV、HBV

ALZ,阿特朱单抗;BTM,博纳吐单抗;BTZ,硼替佐米;CFZ,硼替佐米;CMT,combotox;CTLA,细胞毒性 T 淋巴细胞相关抗原;IBL,伊奈利珠单抗;ILM,伊匹单抗;IXZ,伊沙佐米;PBL,派姆单抗;PD-L1,程序性死亡配体-1;OI,机会性感染;CMV,巨细胞病毒;HBV,乙型肝炎病毒;HPV,人乳头瘤病毒;MTB,结核分枝杆菌;PJP,卡式肺孢子菌肺炎;UPP,泛素蛋白酶体途径;VZV,水痘-带状疱疹病毒。

先前暴露过的受试者可考虑接种新的重组疫苗 (Shingrix)，该疫苗似乎非常有效。应考虑接种肺炎疫苗(肺炎疫苗和脑膜炎球菌)和脑膜炎球菌疫苗，以确定与这些微生物感染增加相关的特定生物制剂。由于发病率较低，大多数指南不推荐对开始生物治疗的患者进行 PJP 预防,然而当联合使用类固醇或其他免疫抑制剂时,可考虑用复方新诺明预防损害 T 细胞功能的生物制剂造成的影响。对于在试验和临床实践中使用 CD52 抑制剂(阿仑单抗)的患者,由于感染风险较高,通常采取 PJP 和疱疹预防措施。接受 BRM 治疗的患者应在每年流感季节开始前或开始时接种流感疫苗。此外,获得检测(PCR)结果之前应尽快使用奥司他韦及时治疗患者的呼吸道症状。

6.8 结论

在过去 20 年里,可以改变免疫反应的生物制剂已经得到了应用,而且它们在多种疾病中的应用越来越广泛,包括自身免疫性炎症性疾病、恶性肿瘤、器官移植、排斥反应和移植物抗宿主病。总体而言,相比其他疗法,这些药物相对安全,但大多数药物可能导致严重感染的风险轻至中度增加。采取预防措施可以降低一些可感知的风险。不幸的是,使用上述药物后确实会导致继发性死亡,这对家庭和医生来说是毁灭性的,特别是在无生命威胁的情况下以改善生活质量为目的使用时,如银屑病和 RA。然而,BRM 改善了许多患者的生活质量和生命周期(某些恶性肿瘤)。

未来的研究和发展应探索开发新的制剂,以疾病过程的选择性致病机制为靶点,且不影响免疫系统的保护成分。另一种方法是开发抗原特异性免疫疗法,在自身免疫性疾病中重编程或去除自身反应细胞和(或)诱导对自身抗原的免疫耐受[109]。RA 和 SLE 的动物模型证明了这一概念的可行性。

（郭子睿 刘民 译）

参考文献

1. Chatham WW (2018) Glucocorticoid effects on the immune system. UpToDate. www.uptodate.com
2. Atkinson JP, Frank MM (1974) Complement independent clearance of IgG sensitized erythrocytes: inhibition by cortisone. Blood 44:629
3. Ashwell JD, Lu FW, Vacchio MS (2000) Glucocorticoids in T cell development and function. Annu Rev Immunol 18:309
4. Stuck A, Minder CE, Frey FJ (1989) Risk of infectious complications in taking glucocorticosteroids. Rev Infect Dis 11:954–963
5. Dixon WG, Abrahamowicz M, Beauchamp ME, Ray DW, Bernatsky S, Suissa S, Sylvestre MP (2012) Immediate and delayed impact of oral glucocorticoid therapy on risk of serious infection in older patients with rheumatoid arthritis: a nested case-controlled analysis. Ann Rheum Dis 71:1128–1133
6. Ginzler E, Diamond H, Kaplan D et al (1978) Computer analysis of factors influencing frequency of infections in systemic lupus erythematosus. Arthritis Rheum 21:37
7. Wolfe F, Caplan L, Michaud K (2006) Treatment for rheumatoid arthritis and the risk of hospitalization for pneumonia. Arthritis Rheum 54:628–634
8. Waljee AK, Rogers MAM, Li P et al (2017) Short term use of oral corticosteroids and related harms among adults in the United States: population based cohort study. BMJ 357:j1415
9. Klein NC, Go CH, Cunha BA (2001) Infections associated with steroid use. Infect Dis Clin N Am 15:423–432
10. Pappas DA, Hooper MM, Kremer JM et al (2015) Herpes zoster reactivation in patients with rheumatoid arthritis: analysis of disease characteristics and disease-modifying antirheumatic drugs. Arthritis Care Res 67:1671–1678
11. Migita K, Arai T, Ishizuka N et al (2013) Rates of serious intracellular infections in autoimmune disease patients receiving initial glucocorticoid therapy. PLoS One 8:e78699
12. Genestier L, Paillot R, Fournel S, Ferraro C, Miossec P, Revillard JP (1998) Immunosuppressive properties of methotrexate: apoptosis and clonal deletion of activated peripheral T cells. J Clin Invest 102:322

13. O'Meara A, Headon B, Reen DJ (1985) Effect of methotrexate on the immune response in children with acute lymphatic leukemia. Immunopharmacology 9:33–38

14. Stenger AA, Houtman PM, Bruyn GA, Eggink HF, Pasma HR (1994) Pneumocystis carinii pneumonia associated with low dose methotrexate treatment for rheumatoid arthritis. Scand J Rheumatol 23:51

15. Kaneko Y, Suwa A, Ikeda Y, Hirakata M (2006) Pneumocystis jirovecii pneumonia associated with low-dose methotrexate treatment for rheumatoid arthritis: report of two cases and review of the literature. Mod Rheumatol 16:36

16. Boerbooms AM, Kerstens PJ, van Loenhout JW et al (1995) Infections during low-dose methotrexate treatment in rheumatoid arthritis. Semin Arthritis Rheum 24:411–421

17. Segal BH, Sneller MC (1997) Infectious complications of immunosuppressive therapy in patients with rheumatic diseases. Rheum Dis Clin N Am 23:219–237

18. Kanik KS, Cash JM (1997) Does methotrexate increase the risk of infection or malignancy? Rheum Dis Clin N Am 23:955–967

19. Doran MF, Crowson CS, Pond GR et al (2002) Predictors of infection in rheumatoid arthritis. Arthritis Rheum 46:2294–2300

20. Huskisson EC (1984) Azathioprine. Clin Rheum Dis 10:325

21. Mckendry RJR (1991) Purine analogues. In: Dixon J, Furst BE (eds) Second line agents in treatment of rheumatic diseases. Marcel Decker, New York

22. Pinals RS (1976) Azathioprine in the treatment of chronic polyarthritis: long-term results and adverse effects in 25 patients. J Rheumatol 3:140

23. Singh G, Fries JF, Spitz P, Williams CA (1989) Toxic effects of azathioprine in rheumatoid arthritis. A national post-marketing perspective. Arthritis Rheum 32:837

24. Mok MY, Ng WL, Yuen MF, Wong RW, Lau CS (2000) Safety of disease modifying anti-rheumatic agents in rheumatoid arthritis patients with chronic viral hepatitis. Clin Exp Rheumatol 18:363

25. Anderson MA (2000) Dorland's illustrated medical dictionary, 29th edn. Saunders, Philadelphia, p 444

26. CPS (2009) Compendium of pharmaceutical and specialties. Cyclosporine. Canadian Pharmacists Association, Ottawa, pp 1532–1536

27. Mosmann TR, Moore KW (1991) The role of IL-10 in cross-regulation of Th1 and Th2 responses. Immunol Today 12:A49

28. Engel P, Gomez-Puerta JA, Ramos-Casals M et al (2011) Therapeutic targeting of B cells for rheumatic autoimmune diseases. Pharmacol Rev 63:127

29. Furst DE (2018) Overview of biologic agents and kinase inhibitors in the rheumatic diseases. UpToDate. www.uptodate.com

30. Reiner SL (2008) Peripheral T lymphocytes response and function. In: Paul WE (ed) Fundamental immunology, 6th edn. Wolter Kluwer/Lippincott, Williams & Wilkins, Philadelphia, pp 407–425

31. Noack M, Miossec P (2014) Th17 and regulatory T cell balance in autoimmune and inflammatory diseases. Autoimmun Rev 13:668–501

32. Brennan FM, Chantry D, Jackson A et al (1989) Inhibitory effect of TNF-α antibodies on synovial cell interleukin-1 production in rheumatoid arthritis. Lancet 2:244–247

33. Aaltonen KJ, Virkki LM, Malmivaara A et al (2012) Systematic review and meta-analysis of the efficacy and safety of existing TNF blocking agents in treatment of rheumatoid arthritis. PLoS One 7:e30275

34. Ghivizzani SC, Kang R, Georgescu HI et al (1997) Constitutive intra-articular expression of human IL-1β following gene transfer to rabbit synovium produces all major pathologies of human rheumatoid arthritis. J Immunol 159:3605–3612

35. Schlesinger N, Alten RE, Bardin T et al (2012) Canakinumab for acute gouty arthritis in patients with limited treatment options: results from two randomized, multicenter, active-controlled, double-blind trials and their initial extensions. Ann Rheum Dis 71:1839

36. Akira S, Taga T, Kishimoto T (1993) Interleukin-6 in biology and medicine. Adv Immunol 54:1

37. Waite JC, Skokos D (2012) Th17 response and inflammatory autoimmune diseases. Int J Inflamm 2012:819467

38. Frleta M, Siebert S, McInnes IB (2014) The interleukin-17 pathway in psoriasis and psoriatic arthritis: disease pathogenesis and possibilities of treatment. Curr Rheumatol Rep 16:414

39. Genovese MC, Durez P, Rahman P et al (2013) Efficacy and safety of secukinumab in patients with rheumatoid arthritis: a phase II, dose-finding, double-blind, randomized, placebo-controlled study. Ann Rheum Dis 72:863

40. Lyakh L, Trinchieri G, Provezza L, Carra G, Gerosa F (2008) Regulation of interleukin-12/interleukin-23 production and the T-helper 17 response in humans. Immunol Rev 226: 112–131

41. Quatresooz P, Hermanns-Le T, Pierard GE, Humbert P, Delvenne P, Pierard-Franhimont C (2012) Ustekinumab in psoriasis immunopathology with emphasis on the Th17-IL-23 axis: a primer. J Biomed Biotechnol 2012:147413

42. Lenschow DJ, Walunas TL, Bluestone JA (1996) CD28/B7 system of T cell costimulation.

Annu Rev Immunol 14:233

43. Doran MF, Crowson CS, Pond GR, O'Fallon M, Gabriel SE (2002) Frequency of infection in patients with rheumatoid arthritis compared with controls. A population-based study. Arthritis Rheum 46:2287–2293

44. Winthrop KL (2012) Infections and biologic therapy in rheumatoid arthritis: our changing understanding of risk and prevention. Rheum Dis Clin N Am 38:727–745

45. Wagner UG, Koetz K, Weyland CM, Goronzy JJ (1998) Perturbation of the T cell repertoire in rheumatoid arthritis. Proc Natl Acad Sci U S A 95:14447–14452

46. Horneff G (2015) Biologic-associated infections in pediatric rheumatology. Curr Rheumatol Rep 17:66

47. Takiainen M, Tynjala P, Vahasalo P, Lahdenne P (2015) Occurrence of adverse events in patients with JIA receiving biologic agents: long-term follow-up in a real-life setting. Rheumatology (Oxford) 54:1170–1176

48. Becker I, Horneff G (2017) Risk of serious infection in juvenile idiopathic arthritis patients associated with tumor necrosis factor inhibitors and disease activity in German biologics in pediatric rheumatology registry. Arthritis Care Res 69:552–560

49. Woerner A, Nicole R (2013) Infections in children treated with biological agents. Pediatr Infect Dis J 32:284–288

50. Tragiannidis A, Kyriakidis I, Zundorf I, Groll AH (2017) Invasive fungal infections in pediatric patients treated with tumor necrosis alpha [TNF-α] inhibitors. Mycoses 60:222–229

51. Horneff G (2015) Safety of biologic therapies for treatment of juvenile idiopathic arthritis. Expert Opin Drug Safety 14:1111–1126

52. Ruperto N, Lovell DJ, Quartier P, Pediatric Rheumatology International Trials Organization, Pediatric Rheumatology Collaborative Study Group et al (2010) Long-term safety of abatacept in children with juvenile idiopathic arthritis. Arthritis Rheum 62:1792–1802

53. Alexeeva EI, Valieva SI, Bzarova TM et al (2011) Efficacy and safety of repeated courses of rituximab treatment in patients with severe refractory juvenile idiopathic arthritis. Clin Rheumatol 30:1163–1172

54. Cunnane G (2003) Infections and biological therapy in rheumatoid arthritis. Best Pract Res Clin Rheumatol 17:34563

55. Keane J, Gershon S, Wise RP et al (2001) Tuberculosis associated with infliximab, a tumor necrosis factor α-neutralizing agent. N Engl J Med 345:1098–1104

56. Hamilton CD (2004) Infectious complications of treatment with biological agents. Curr Opin Rheumatol 16:393–398

57. Bongartz T, Sutton AJ, Buchan I, Montori V (2006) Anti-TNF antibody therapy in rheumatoid arthritis and the risk of serious infections and malignancies. A systematic review and meta-analysis of rare harmful effects in randomized controlled trials. JAMA 295:2275–2285

58. Furst DE (2010) The risk of infections with biologic therapies for rheumatoid arthritis. Semin Arthritis Rheum 39:327–346

59. Wolfe F, Caplan L, Michaud K (2006) Treatment for rheumatoid arthritis and the risk of hospitalization for pneumonia. Associations with prednisone, disease-modifying antirheumatic drugs, and anti-tumor necrosis factor therapy. Arthritis Rheum 54:628–634

60. Curtis JR, Yang S, Patkar M et al (2014) Risk of hospitalized bacterial infections associated with biological treatments among US veterans with rheumatoid arthritis. Arthritis Care Res 66:990–997

61. Yun H, Xie F, Delzell E et al (2015) Risk of hospitalized infection in rheumatoid arthritis patients receiving biologics following previous infection while on treatment with anti-TNF therapy. Ann Rheum Dis 74:1065–1071

62. Grijalva CG, Chen L, Delzell E et al (2011) Initiation of tumor necrosis factor-antagonists and the risk of hospitalization for infection in patients with autoimmune diseases. JAMA 306:2331–2339

63. Kawashima H, Kagami SI, Kashiwakuma D, Takahashi K, Yokota M, Furuta S, Iwamoto I (2017) Long-term biologic agents does not increase the risk of serious infections in elderly patients with rheumatoid arthritis. Rheumatol Int 37:369–376

64. Ramiro S, Gaujoux-Viala C, Nam JL et al (2014) Safety of synthetic and biological DMARDs: a systematic review informing the 2013 update of the EULAR recommendations for management of rheumatoid arthritis. Ann Rheum Dis 73:529–535

65. Michaud TL, Rho YH, Shamliyan T et al (2014) The comparative safety of tumor necrosis factor inhibitors in rheumatoid arthritis: a meta-analysis update of 44 trials. Am J Med 127:1208–1232

66. Singh JA, Cameron C, Noorhaloochi S et al (2015) The risk of serious infection with biologics in treating patients with rheumatoid arthritis: a systematic review and meta-analysis. Lancet 386:258–265

67. Wallis D, Thavaneswaran A, Haroon N, Ayearst R, Inman RD (2015) Tumor necrosis factor inhibitor and infection risk in axial spondyloarthritis: results from a longitudinal observational cohort. Rheumatology 54:152–156

68. Kourbeti IS, Ziakas P, Mylonakis E (2014) Biologic therapies in rheumatoid arthritis and the risk of opportunistic infections: a meta-analysis. Clin Infect Dis 58:1649–1657

69. Strangfeld A, Listing J, Herzer P, Liebhaber A, Rockwitz K, Richter C, Zink A (2009) Risk of herpes zoster in patients with rheumatoid arthritis treated with anti-TNF-α agents. JAMA 301:737–744

70. Galloway JH, Mercer LK, Moseley A et al (2013) Risk of skin and soft tissue infections [including shingles] in patients exposed to anti-tumor necrosis factor therapy: results from the British Society for Rheumatology Biologics Register. Ann Rheum Dis 72:229–234

71. Pappas DA, Hooper MM, Kremer JM et al (2015) Herpes zoster reactivation in patients with rheumatoid arthritis: analysis of disease characteristics and diseases-modifying anti-rheumatic drugs. Arthritis Care Res 67:1671–1678

72. Yun H, Xie F, Delzell E et al (2015) Risks of herpes zoster in patients with rheumatoid arthritis according to biologic disease-modifying therapy. Arthritis Care Res 67:731–736

73. Marra F, Lo E, Kalashnikov V, Richardson K (2016) Risk of herpes zoster in individuals on biologics, disease-modifying antirheumatic drugs, and/or corticosteroids for autoimmune diseases: a systemic review and meta-analysis. Open Forum Infect Dis 3:ofw205.e Colllection 2016

74. Curtis JR, Xie F, Yun H, Bernatsky S, Winthrop KL (2016) Real-world comparative risks of herpes virus infections in tofacitinib and biological-treated patients with rheumatoid arthritis. Ann Rheum Dis 75:1843–1847

75. Strand V, Ahadieh S, French J et al (2015) Systematic review and meta-analysis of serious infections with tofacitinib and biologic disease-modifying antirheumatic drug treatment in rheumatoid arthritis clinical trials. Arthritis Res Ther 17:362

76. Cohen S, Radominski SC, Gomez-Reino JJ et al (2014) Analysis of infections and all-cause mortality in phase II, phase III, and long-term extension studies of tofacitinib in patients with rheumatoid arthritis. Arthitis Rheum 66:2924–2937
ment and registry [PSOLAR]. JAMA Dermatol 15:961–969. https://doi.org/10.1001/jamadermatol.2015.0718

79. George MD, Baker JF, Winthrop K et al (2019) Risk of biologics and glucorticoids in patients with rheumatoid arthritis undergoing arthroplasty. Ann Intern Med 170:825–836

80. Cordtz RL, Zobbe K, Hojgaard P et al (2018) Predictors of revision, prosthetic joint infection and mortality following total hip or total knee arthroplasty in patients with rheumatoid arthritis: a nationwide cohort study using Dutch healthcare registers. Ann Rheum Dis 77:281–288

81. Kim WB, Marinas JEC, Qiang J, Shahbaz A, Greaves S, Yeung J (2015) Adverse events resulting in withdrawal of biologic therapy for psoriasis in real-world clinical practice: a Canadian multicenter retrospective study. J Am Acad Dermatol 73:237–241

82. Epple HJ (2009) Therapy- and non-therapy-dependent infectious complications in inflammatory bowel disease. Dig Dis 27:555–559

83. Bonovas S, Fiorino G, Allocca M, Lytras T, Nikolopoulos GK, Peyrin-Biroulet L, Danese S (2016) Biologic therapies and risk of infection and malignancy in patients with inflammatory bowel disease: a systematic review and network meta-analysis. Clin Gastroenterol Hepatol 14:1385–1397

84. Ford AC, Peyrin-Biroulet L (2013) Opportunistic infections with anti-tumor necrosis factor-α therapy in inflammatory bowel disease: meta-analysis of randomized controlled trials. Am J Gastroenterol 108:1268–1276

85. Lawrence SJ, Sadarangani M, Jacobson K (2017) Pneumocystis jirovecii pneumonia in pediatric inflammatory bowel disease: a case report and literature review. Front Pediatr 5:161. https://doi.org/10.3389/ped.2017.00161

86. Salmon-Ceron D, Tubach F, Lortholary O et al (2011) Drug-specific risk of non-tuberculosis opportunistic infections in patients receiving anti-TNF therapy reported to the 3-year prospective French RATIO registry. Ann Rheum 70:616–623

87. Desai RJ, Bateman BT, Huybrechts KF et al (2017) Risk of serious infections associated with use of immunosuppressive agents in pregnant women with autoimmune inflammatory conditions: cohort study. BMJ 356:j895

88. Yusof MY, Vital EM, Buch MH (2015) B cell therapies, approved and emerging: a review of infectious risk and prevention during therapy. Curr Rheumatol Rep 17:65. https://doi.org/10.1007/s11926-015-0539-7

89. Winthrop KL, Mariette X, Silva JT et al (2018) ESCMID Study Group for Infections in Compromised Hosts [ESGICH] Consensus Document on the safety of targeted and biological therapies: an infectious diseases perspective [soluble immune effector molecules [II]: agents targeting interleukins, immunoglobulins and complement factors]. Clin Microbiol Infect 24:S21–S40. https://doi.org/10.1016/j.cmi.2018.02.002

90. Redelman-Sidi G, Michielin O, Cervera C, Ribi C, Aguado JM, Fernandez-Ruiz M, Manuel O (2018) ESCMID Study Group for Infections in Compromised Hosts [ESGICH] Consensus Document on the safety of targeted and biological therapies: an infectious diseases perspective [immune checkpoint inhibitors, cell adhesion inhibitors, shingosine-1-phosphate receptor modulators and proteasome inhibitors]. Clin Microbiol Infect 24:S95–S107

91. Miokulska M, Lanini S, Gudiol C, Drgona L, Ippolito G, Fernandez-Ruiz M (2018) ESCMID Study Group for Infections in Compromised Hosts [ESGICH] Consensus Document on the safety of targeted and biological therapies: an infectious disease perspective [agents target-

ing lymphoid cells surface antigens [1]: CD19, CD20 and CD52]. Clin Microbiol Infect 24:S71–S82

92. McNamarra LA, Topaz N, Wang X, Hairi S, Fox L, MacNeil JR (2017) High risk for invasive meningococcal disease among patients receiving eculizumab [Solaris] despite receipt of meningococcal vaccine. MMWR Morb Mortal Wkly Rep 66:734

93. Del Castillo M, Romero FA, Arguello E, Kyi C, Postow MA, Redelman-Sidi G (2016) The spectrum of serious infections among patients receiving checkpoint blockade for the treatment of melanoma. Clin Infect Dis 63:1490–1493

94. Picchi H, Mateus C, Chouaid C et al (2018) Infectious complications associated with the use of immune checkpoint inhibitors in oncology: reactivation of tuberculosis after PD-1 treatment. Clin Microbiaol Infect 24:216–218

95. Wijnands JMA, Zhu F, Kingwell E et al (2018) Disease-modifying drugs for multiple sclerosis and infection risk: a cohort study. J Neurosurg Psychiatry 89:1–7. https://doi.org/10.1136/jnnp-2017-317493

96. Grebenciucova E, Pruitt A (2017) Infection in patients receiving multiple sclerosis disease-modifying therapies. Curr Neurol Neurosci Rep 17:88

97. Antoniol C, Jilek S, Schuluep M et al (2012) Impairment of JCV-specific T-cell response by corticotherapy : effect on PML-IRIS management? Neurology 79:2258–2264

98. Fine AJ, Sorbello A, Kortepeter C, Scarazzini L (2013) Central nervous system herpes simplex and varicella zoster virus infections in natalizumab-treated patients. Clin Infect Dis 57:849–852

99. Bye WA, Jairath V, Travis SPL (2017) Systematic review: the safety of vedolizumab for the treatment of inflammatory bowel disease. Aliment Pharmacol Ther 46:3–15

100. Moulis G, Lapeyre-Mestre M, Palmaro A, Sailler I (2017) Infections in nonsplenectomized persistent or chronic primary immune thrombocytopenia adults: risk factors and vaccination effect. J Thromb Haemost 15:785–791

101. Manasanch EE, Orlowski RZ (2017) Proteosome inhibitors in cancer therapy. Nat Rev Clin Oncol 14:417–433

102. Blimark C, Holmberg E, Meliqvist UH et al (2015) Multiple myeloma and infections: a population based study on 9253 multiple myeloma patients. Haematologica 100:107–113

103. Kim SJ, Kim K, Kim BS et al (2008) Bortezomib and the increased incidence of herpes zoster in patients with multiple myeloma. Clin Lymphoma Myeloma 8:237–240

104. Teh BW, Worth LJ, Harrison SJ, Thursky KA, Slavin MA (2015) Risks and burden of viral respiratory tract infections in patients with multiple myeloma in the era of immunomodulatory drugs and bortezomib: experience at an Australian Cancer hospital. Support Care Cancer 23:1901–1906

105. Jiao Q, Bi L, Ren Y, Song S, Wang Q, Wang Y-S (2018) Adavnces in strudies of tyrosine kinase inhibitors and their acquired resistance. Mol Cancer 17:36

106. Strijbis K, Tafesse FG, Fairn GD et al (2013) Bruton tyrosine kinase [BTK] and Vav1 contribute to dectin1-dependent phagocytosis of Candida albicans in macrophages. PLoS Pathog 9:e1003446

107. Ghez D, Calleja A, Protin C et al (2018) Early-onset invasive aspergillosis and other fungal infections in patients treated with ibrutinib. Blood 131:1955. https://doi.org/10.1182/blood-2017-11-818286

108. Vaughese T, Taur Y, Cohen N, Palomba ML, Seo SK, Hohl TM, Redelman-Sidi G (2018) Serious infections in patients receiving ibrutinib for treatment of lymphoid cancer. Clin Infect Dis 67:687–692

109. Pozsgay J, Szekanecz Z, Sarmay G (2017) Antigen-specific immunotherapies in rheumatic diseases. Nat Rev Rheumatol 13:525–537

第 **7** 章

气候变化:对全球健康和 传染病的影响

7.1 气候变化

古生物学资料表明,在过去的几百万年间,地球气候经历了颠覆性的变化。在北极发现的鳄鱼祖先的化石,甚至可以追溯到恐龙在地球上游荡的白垩纪时期,这有力地证明了这一时期全球热带或亚热带气候的存在。地质学家基于强有力的数据提出这样的观点:地球数亿年来经历了剧烈的周期性的温度和气候变化。有史以来,地球上至少发生过 5 次大冰期,平均 4 万~10 万年就有一次亚冰期,在亚冰期期间,冰盖甚至向赤道延伸,并随着全球变暖而逐渐消退。人们认为,行星轨道周期可能是造成更新气候周期性变化的原因。又由于大气中二氧化碳浓度的变化与全球气候变化同步,推测大气中的二氧化碳浓度很可能发挥了重要作用(Pleistocene Epoch, Britannica Online Encyclopedia)。科学证据表明,大约 2.52 亿年前(二叠纪末期),火山喷发导致全球快速变暖,至少导致 2/3 的海洋和陆地动物大规模灭绝(Erwin D. Extinction:How life on Earth nearly ended 250 million years ago. Princeton Univ. Press,2015)。

气候变化的发现始于 19 世纪初期,当时的科学家发现了大冰期存在的证据以及古气候和温室效应的自然变化[1]。地质学家也发现了一系列与 18 世纪末的气候变化有关的地质时代的证据。气候变化是一种重要而持久的天气形势的变化,持续时间从几十年到数百万年不等。气候变化可以由不同的因素引起,如地球接收到的太阳辐射的变化、海洋条件(如海洋环流)的变化、生物过程、火山爆发和导致世界变化的人类活动[1]。目前,人类排放二氧化碳的增加引起的温室效应,是导致全球变暖和悄然加剧的气候变化的重要原因。早在 19 世纪初中期,人们就认识到大气层将可见的太阳光有效地传输到地球表面,被地表吸收的太阳光发射出红外辐射(未被大气全部传输至太空),导致地表温度升高。地表射出的红外辐射主要为长波辐射,其被低层大气吸收的比例比入射的太阳辐射大得多。此后的一项调查发现,二氧化碳、水蒸气和甲烷能强烈阻挡红外辐射(覆盖效应),从而导致地球表面温度升高。到 19 世纪末,有人提出,气候的变化可能是由大气中二氧化碳浓度的变化造成的。人为产生的二氧化碳会造成温室效应,从而导致全球变暖[1]。

随着气温升高,到 20 世纪 60 年代,二氧化碳排放和空气污染(烟雾)水平的上升已经成为世界上许多主要城市的严重问题。1972 年,一篇气候学综述得出结论:人为因素造成大气中二氧化碳温室气体浓度呈指数级上升,并准确预测了1972—2000 年间全球变暖的速度[2]。有研究者指出, 在 20 世纪, 大气中的二氧化碳浓度增加了25%,全球气温上升了 0.6℃,比最近几个世纪的气候变化幅度还大。自 20 世纪 90 年代以来,大量的研究和模型已经证实,人类活动造成的温室效应和对气候变化的影响,主要归因于大气中二氧化碳含量的上升,也包括甲烷和氯氟烃含量的增加。1988 年,数百名科学家参加了一次国际会议并得出结论,人类造成的大气污染是对国际安全的重大威胁,并已在全球许多地区造成健康危害[3]。

在 21 世纪, 全球仍在继续经历着全球变暖带来的影响,而且没有结束的迹象。中世纪的暖期从大约 10 世纪一直持续到 14 世纪。需要注意的是,在中世纪暖期最初的 100 年里,温度升高了 1℃, 预测 1990—2100 年温度将升高 1.4~5.8℃,这速度比哺乳动物进化要快得多[4]。在众多引人注目的全球巨大变化中,全球变暖的趋势被大众媒体持续强调。近期的研究表明,在 2000—2016 年间, 加拿大北极高地的 1773 个冰川中有1353 个显著缩小, 并且许多冰川注定要消失(B. Weber,the Canadian Press)。在 20 世纪 90 年代中期之前, 平均每 10 年气温上升约 0.12℃, 但从1995—2016 年,每 10 年上升 0.78℃,是之前的 6 倍以上。冰川融化导致海平面上升和土地被侵蚀,一些热带岛屿逐渐消失。南加州海岸正在逐渐失去沿海陆地,预计到 21 世纪末将有 40 米的海岸线消失(D. Fears,The Washington Post)。当前的研究表明,全球变暖将导致更强烈的飓风和前进速度较慢、时间更长的气旋,造成平均降雨量增加24%,从而导致更多的灾难性洪水灾害的发生(D. Fletcher Sun Sentinel)。这一方面由于热空气比冷空气能容纳更多的水分,另一方面温暖的海洋(海水蒸发)虽然可能不会导致更多的风暴

产生,但是为风暴提供了燃料。

如今,全世界许多国家的夏季都非常炎热,一些国家一年中其他季节也变得比以往更热。即使是北温带的国家,也在不断经历着空前的高温。斯堪的纳维亚半岛的夏季温度通常为 15~20℃,但如今其气温比 20 世纪 30 年代的温度高出 10℃(J. Samenow,The Washington Post)。2018 年夏季,北极圈以北的城镇气温接近 90℉(32.2℃),南欧国家,如西班牙和葡萄牙,也创下了 43℃以上的高温纪录。气候学家注意到,这种过去每 10 年才发生一次的热浪, 现在每 2 年就发生一次(AJ Rubin,the New York Times)。夏季日益增加的闷热天气及季风季节不断加剧的潮湿气候,给热带和亚热带地区的较落后国家带来严重的影响。从3 月到 9 月, 热带和亚热带地区的炎热国家和城市会变得越来越热,夏季气温通常会达到 43~48℃。1951—2010 年间,在印度的一些主要城市,夏季的热指数(平均温度和相对湿度)每 10 年上升 0.6~0.69℃, 季风季节的热指数上升 0.26~0.55℃(S. Sengupta,the New York Times)。公共卫生研究人员发现,2010 年 5 月, 印度西部一个炎热的城市——艾哈迈达巴德的气温上升到 48℃时,该城市的死亡率上升了 43%。极端高温是一个重大的公共卫生问题, 正在危害数千万人的健康和生计。在东南亚和许多热带国家,夏季大部分时间太过于炎热,不适合进行户外体力劳动。世界银行近期的报告指出, 气温上升可能导致 8 亿人的生活水平降低。据国际劳工组织估计,到 2030年, 对劳动生产率造成的损失可能高达 2.6 万亿美元。据报道,日本 2018 年夏季的气温创历史新高,1 周内约有 2.3 万人因与高温有关的疾病住院,其中有 86 人死于中暑(M. Rich,H. Ueno & M. Inoue,The New York Times)。

7.2　气候变化的影响

气候变化严重影响人类的福祉、生计、健康,

以及其他有组织性的社会功能。气温上升和全球变暖带来的直接影响包括风暴强度的变化、洪灾的加剧、干旱及更极端的热浪，将影响全球人民的身心健康。其间接影响包括作物减产，随之而来的是依赖当地农业的贫困地区的收入损失和饥饿风险增加、传染病负担加重、人口流离失所，以及暴力冲突事件的增加[5-7]。此外，全球变暖致使全球温带地区，如欧洲、北美和澳大利亚的森林火灾风险增加，这些地区每年夏季将损失数千公顷的森林。此外，森林火灾导致大量的二氧化碳及其他有毒燃烧产物释放，也加剧了温室效应，并造成了广泛的空气污染。数百万棵树木的损失也削弱了自然环境利用树木进行自然净化的能力（树木的自然净化是指树木将大气中二氧化碳吸收并向大气中排出氧气）。这些直接或间接影响有些已经发生，如果全世界的国家和国际社会不采取行动以减轻影响，情况只会变本加厉。环境的恶化最终将阻碍和制约社会和经济发展，破坏公共卫生成果，导致过去100年来人类文明的倒退。

气候变化通过直接影响、生态系统介导的影响及人类机构介导的影响三种方式影响人类健康。直接影响包括平均气温升高造成的热浪次数和强度的增加，以及洪水和风暴灾害的频率和强度不断加剧。前者会导致热相关死亡率增加，后者则对人身伤害、溺水事件、经水传播的传染病传播、精神后遗症等事件产生影响，并对人类社

区造成危害[8]。生态系统介导的影响包括经水传播的传染病和经病媒传播的传染病的频率和分布发生变化、作物歉收造成的营养不良，以及人口流离失所。除了干旱会导致作物歉收外，据估计全球变暖也会导致破坏农作物的害虫扩散，从而造成至少20%的农业歉收。人类机构介导的影响主要是职业健康风险的影响和公共卫生系统崩溃造成的广泛的社会危害。

7.3 全球变暖的健康影响

2000—2016年，全球暴露在热浪下的脆弱人群增加了约1.25亿人。其中2015年有1.75亿人受到热浪的伤害，创历史新高。极端高温事件对人体健康的影响有所差异，如直接高温应激和中暑、原有心力衰竭恶化、脱水导致肾损伤的发生率增加、空气污染和变应原增多导致慢性肺部疾病患者呼吸困难加剧，以及精神疾病的突发[10-12]。老年人、儿童和慢性肺部疾病、心血管疾病和肾脏病患者尤其容易受到热浪的影响，如表7.1所示。

气候变化也会影响气候相关灾害的发生。过去的20年里，90%的自然灾害都与天气有关[9]。紧急灾难数据库记录的2007—2016年的气候相关灾害比1990—1999年增加了46%，平均每年发生306起灾害。其中亚洲大陆因人口密度、贫困程度和幅员辽阔等因素，受到气象灾害的影响最大。1990—2016年间，全球共发生2843起气候相

表 7.1　受气候变化影响的非传染性疾病

疾病	全球变暖/气候变化的影响	结局
中暑	极端环境温度的直接影响	老年人死亡率增加
心脏病	极端高温	心力衰竭发病率增加
慢性肺部疾病	污染/变应原和高温	呼吸困难发病率增加
肾脏病	高温导致的脱水	肾脏病发病率增加
营养不良	旱涝灾害对作物歉收的间接影响(低收入国家)	儿童营养不良发病率增加和贫穷发生率增加
黑色素瘤	浅肤色人群太阳照射增加	发病率增加
精神疾病	气候相关灾害带来的压力增加	突发

关灾害,有 48 亿人受到影响,505 013 人死亡[9]。这些气候相关灾害包括干旱、洪水、风暴、野火和高温等极端天气事件。2015 年,《柳叶刀》专家委员会根据当前气候变化趋势估计,到 21 世纪末,受干旱影响的人口将增加 14 亿,受洪水影响的人口将增加 23 亿[13],并将导致难以想象的人员伤亡,且这些事件造成的死亡人数远远超过人身伤害、疾病传播、粮食歉收、水源不安全及对精神健康的影响等相关事件造成的死亡人数。此外,这些气候相关灾害对住房、教育、农业、安全、公共卫生和卫生保健基础设施,以及国家经济都会产生持久的影响,间接地影响相关人群的健康幸福。在包括高收入国家在内的许多国家,气候相关灾害造成的死亡率都有所上升。由于对电力、供水、通讯和医疗保健的间接影响通常不包括在估计范围之内,通常难以确定自然灾害造成的死亡人数,而且该数据经常被低估。例如,2016 年波多黎各在飓风"玛丽亚"过境后,官方公布的死亡人数为 64 人。然而,后来将飓风造成的间接后果纳入分析计算出的与飓风有关的实际死亡人数是官方估计人数的 70 倍[14]。

粮食安全问题和营养不良严重影响人口的幸福和健康。人口营养不良程度较高的"最脆弱的国家"位于气候脆弱的地区,其人口以当地粮食生产作为收入来源[9]。气温升高会降低作物产量,特别是在低纬度地区。研究表明,气温每升高 1℃,小麦产量就会减少 6%,而大米产量会减少 10%[15,16]。最容易受气候变化影响而导致作物减产的 30 个国家全部位于非洲和南亚,这些国家都是低收入国家,当地的经济高度依赖当地粮食生产,且其农业多样化程度低。

7.4　气候敏感性疾病

《全球疾病负担研究(2015)》[13]列出并评估了 6 类气候敏感性疾病:与自然天气有关的疾病(如相关天气事件)、与冷热暴露有关的疾病 (如中暑、蛋白质-营养不良、腹泻、恶性黑色素瘤、登革热及疟疾)(表 7.1 和表 7.2),其评估的主要非传染性疾病是与紫外线相关的恶性黑色素瘤。尽管已在黑色素瘤的治疗和监测方面取得了进展,但该病的死亡率一直在稳步上升。这表明恶性黑色素瘤的发病率可能与气候变化有关[9]。对全球变暖对其他疾病的间接影响尚未进行系统评估。高温可能会减少户外活动和户外锻炼,尤其是在空调设施有限的落后国家和地区,高温可能使人们更容易患上与活动减少相关的疾病,如肥胖、糖尿病、高血压、心血管疾病和卒中。在全球范围内,几乎所有国家(从低收入到高收入国家)的肥胖症和糖尿病发病率都在上升,但气候变化在其中的影响尚未被评估或纳入考虑。

7.5　气候敏感性传染病

气候因素通常与传染病的流行病学特征有关,如温带地区的冬季和热带地区的季风季节的流感暴发。气候变化对传染病流行的影响很复杂,涉及与其他因素(如社会经济因素、行为因素、人口因素、地形因素和其他环境因素等)的相互作用[9]。气候变化对传染病影响的评估通常集中于病媒传播疾病。然而,气候条件不仅影响蚊子和蜱等媒介的扩散和分布,使得传染病对其十分敏感,也与宿主以外的病原体生存、环境污染、经水传播疾病、与干旱和洪水相关营养不良造成的免疫力下降,以及飓风/气旋等气象灾害造成的基础保健设施的损坏有关。据估计,50% 或以上的传染病受气候条件的影响,但其似乎并不是疾病发生的常见原因。而且气候条件主要影响由病原体引起的疾病,因为这些病原体的部分生命周期在宿主体外度过且暴露于环境中[17]。受气候影响的最主要的传染性疾病是经节肢动物传播、经水传播和经食物传播的疾病。

7.5.1　蚊媒传染病

蚊子是病媒传播疾病最重要且最常见的传

表 7.2   受气候变化影响的传染病

模式	疾病	致病微生物	受影响地区	关联强度
媒介传播				
蚊				
库蚊属	中枢神经系统疾病	西尼罗病毒	欧洲、北美洲	强至极强
	淋巴丝虫病	班氏吴策线虫	非洲部分地区	预计发病率增加
按蚊属	疟疾	恶性疟原虫	非洲高地	弱,预计发病率增加
伊蚊属	登革热	登革热病毒	欧洲、地中海盆地	强,预计发病率增加
	寨卡热/基孔肯雅病	寨卡病毒,基孔肯雅病毒	美洲、欧洲	弱,预计发病率增加
蜱				
硬蜱属	莱姆病	伯氏疏螺旋体(北美株)	北美	强,扩张
	莱姆病	伯氏疏螺旋体(欧洲株)	欧洲	强,向北扩张
蓖麻硬蜱	脑炎	蜱传脑炎病毒	欧洲	强,向北扩张
璃眼蜱属	地中海斑疹热	康氏立克次体	欧洲部分地区	弱,向北扩张
	克里米亚-刚果出血热	克里米亚-刚果出血热病毒	地中海盆地、伊朗	弱,预计发病率增加
其他				
白蛉	利什曼病	婴儿利什曼原虫/热带利什曼原虫	中欧	预计发病率增加
锥蝽属	恰加斯病	克氏锥虫	智利再次出现	一般至强,美国发病率增加
非病媒传播				
经水传播				
钉螺相关疾病	血吸虫病	曼氏血吸虫/日本血吸虫	非洲	预计发病率增加
腹泻	病毒性肠炎	轮状病毒、诺如病毒、肠道病毒	发生洪水的地区	较强
	肝炎暴发	甲型肝炎病毒/戊型肝炎病毒	低收入国家和地区	与洪水存在关联,强度一般
细菌	腹泻暴发	霍乱弧菌	亚洲、非洲、南美洲	强
		弯曲杆菌,大肠杆菌,志贺菌	发生洪水的地区	强
		沙门菌,伤寒沙门菌	发展中国家	较强
	钩端螺旋体病	钩端螺旋体属	发展中国家	强
	类鼻疽	类鼻疽伯克菌	东南亚	较强
寄生虫	腹泻暴发	隐孢子虫属	发生洪水的地区	强
		贾第虫属	发生洪水的地区	弱
其他	蜂窝织炎	链球菌或金黄色葡萄球菌	在美国,随着气候变暖,蜂窝织炎的发病风险增加	弱
	尿路感染	主要是大肠杆菌	在美国,随着炎热天气增加,尿路感染的发病风险增加 6%[a]	弱

(待续)

表 7.2(续)

模式	疾病	致病微生物	受影响地区	关联强度
其他	手术部位感染	多种细菌	季节变动,气候变暖地区的发病风险增加	弱
	球孢子菌病	粗球孢子菌	气候因素影响该病在美国暴发	弱
	汉坦病毒肺综合征	汉坦病毒	天气因素,美国啮齿动物数量增加导致发病率增加	弱

[a] Simmering J et al. Urinary tract infection incidence is associated with recent environmental temperatures. ID Week 2018;Abstract 127.

播媒介,传播的疾病包括疟疾、登革热、黄热病、西尼罗热、寨卡病毒、基孔肯雅病毒、丝虫病等。除了在那些被冰永久覆盖的地区之外,传播这些疾病的蚊子几乎存在于全球各地。全球大约有3500种蚊子,其中近 3/4 存在于热带、亚热带地区及湿地[18]。经蚊媒传播的疾病易受气候变化的影响,这也是全球重要的公共卫生问题。然而,大多数研究和模型都报道了气候变化对登革热和疟疾在世界温带和以前非流行地区的分布和蔓延的影响。一般认为,登革热、疟疾和黄热病仅局限于热带和亚热带地区,但据历史记载并非如此。

据历史记载,在 1865 年左右,巴黎发生了疟疾流行;在 1923 年,苏联发生了疟疾大流行,导致 500 万人感染、6 万人死亡[19]。直到第二次世界大战结束前,有 41.5% 的欧洲人口生活在疟疾肆虐的地区,20 世纪 70 年代,疟疾在欧洲被消除(土耳其除外)[19]。欧洲通过排干沼泽、城市化和广泛喷洒杀虫剂(二氯二苯三氯乙烷,DDT)消除疟疾。在 19 世纪末和 20 世纪初,疟疾也在美国大部分地区流行[20]。现在普遍认为,北美的疟疾是在16~17 世纪由非洲奴隶带入的。美国疟疾的发病率在 1875 年左右达到高峰,到 1914 年,美国已有超过 60 万例疟疾病例[20]。

登革热在世界上大多数热带和亚热带国家均有流行,而且正在不断蔓延。历史上可能出现的登革热大流行包括:在 18 世纪后半期广泛传播的登革热、1879 年费城登革热的流行和地中海地区登革热的暴发[21]。到 20 世纪 40 年代中期,登革热的主要传播媒介——埃及伊蚊被从地中海盆地消除。

黄热病也由埃及伊蚊传播。埃及伊蚊是 1492 年之后由非洲奴隶贸易船只带到西半球和美洲的。自此之后,北美发生了超过 25 次黄热病的大流行。1793 年费城黄热病的流行造成数千人死亡,1878 年密西西比河流域地区有 2 万人死于黄热病 (History of Yellow Fever, Wikipedia Encyclopedia)。美国最后一次黄热病暴发发生在 1905 年的新奥尔良。在 19 世纪,欧洲也暴发了黄热病,推测可能是由来自加勒比的船只上的蚊子引起的。巴塞罗那分别在 1803 年、1821 年和 1870 年暴发过黄热病疫情,最后一次疫情造成 12 000 人感染,1235 人死亡(Wikipedia)。在欧洲的其他港口城市,如法国的圣纳泽尔和威尔士的斯旺西,也发生过小规模疫情。

越来越多的证据表明,在温带气候区、北美洲及欧洲,以蚊子为传播媒介的病原体种类在不断增加,如西尼罗病毒、基孔肯雅病毒、托斯卡纳病毒和乌苏图病毒[22-25]。人们普遍预测,气温上升,加上社会土地利用和栖息地的变化,将会导致蚊子种群数量、发育速度和每一宿主叮咬率的增加,从而导致蚊媒疾病的发病率增加。然而,许多用于预测气候变化和蚊媒传播疾病的模型都有明显的缺陷。目前已开发出一个新的综合模型,该模型解决了以往大多数常用流行病学统计模型的局限性。该方法利用温度相关的时滞微分方程模型,结合滞育和温度对各生命阶段死亡率的不同影响,证明了温度的季节变化和年际变化的敏感性[26]。该模型可用于预测温带气候地区蚊子数量增加和蚊媒传染病风险增加的情况,但没有考虑到降雨量和湿度的影响。

7.5.1.1 西尼罗病毒

西尼罗病毒(WNV)是世界上分布最广泛的虫媒病毒之一。自20世纪90年代以来,西尼罗病毒在西半球温带地区不断蔓延,已成为一种地方病。西尼罗病毒广泛分布于非洲、中东、南亚、澳大利亚、北美洲、欧洲和苏联[27]。西尼罗病的传播是多种因素共同作用的结果,包括旅行及贸易全球化、合适的地方性传播媒介、野生自然宿主的改变和气候变化。尖音库蚊是西尼罗病毒的主要传播媒介,常见于欧洲和北美洲的温带区域,本地鸟类是其主要宿主。许多温带蚊子,包括尖音库蚊,通过受精雌蚊的滞育(代谢不活跃状态)在冬季存活,而西尼罗病毒可以在蚊媒的卵巢中生存。滞育蚊子可以在0~10℃的温度下存活,因此如果冬季气温较高,会有较多数量的传播媒介越冬存活。而在寒冷地区的冬季,如加拿大和俄罗斯,滞育蚊子只能够生存在地下排水系统等较温暖的场所。俄罗斯大部分地区的冬季温度为-22~-4℃,而尖音库蚊滞育蚊虫栖息场所的温度为-11~-1.1℃,因此尖音库蚊种群得以繁衍[28]。自2010年以来,东欧和南欧每年都有西尼罗病毒病的传播发生,这与月平均气温升高有关,7月的高温天气被用作预测该季度后期西尼罗病毒感染流行的风险指标[29,30]。该病暴发的其他环境因素包括植被状况、水体(降雨)及鸟类迁徙路线[31]。

7.5.1.2 登革热及其他类似疾病

登革热病毒、寨卡病毒、基孔肯雅病毒、黄热病毒及梅亚罗病毒(南美洲热带森林特有的人畜共患病病原体)都是主要由埃及伊蚊和白纹伊蚊传播的病毒。自1990年以来,全球登革热病例数

每10年增加1倍。据估计,2013年登革热造成全球范围内5840万人感染,超过10万人死亡,伤残调整寿命年损失1.14[32],这可能是气候变化造成的[33]。目前通过蚊子媒介传播效能及每天感染病例产生的续发病例数来评估全球登革热传播趋势。调查显示,从20世纪70年代末开始,两种蚊子媒介传播登革热的能力显著提高,埃及伊蚊和白纹伊蚊的媒介效能分别为3.0%和6.0%[9]。

在过去50年里,登革热的发病率急剧增加,发病范围也在不断扩大。在1970年以前,全球只有9个国家发生过严重的登革热流行,而如今登革热在全球超过100个国家都有流行[34]。过去10年间,在全球变暖、降雨量增加和病媒传播的影响下,全球登革热的发病率增加75%以上[35]。同时,随着温度和湿度的增加,未来的气候变化也将导致热带和温带地区登革热的发病率增加[36-38]。中国和印度最新的研究也表明,降雨量和温度等气候条件在蚊子丰度、登革热传播率和人口发病率三者的关系中起重要作用[39,40]。

尽管埃及伊蚊的发源地不是在欧洲,但是它也与欧洲偶尔暴发的登革热有关,其中包括2013年葡萄牙马德拉的登革热流行[41]。随着有利于登革热传播的气候变化、全球旅行和贸易增加,白纹伊蚊的地理分布范围也在不断增加,30年来,白纹伊蚊已经遍布整个欧洲大陆。白纹伊蚊是入侵性最强的蚊子,其于1990年首次入侵意大利,其后遍布地中海盆地及其周边国家[42]。蚊子分布蔓延的形势与法国、巴尔干、西班牙东海岸和亚得里亚海、比荷卢国家、德国西部的气候变化形势一致[43]。白纹伊蚊还引起了欧洲其他一些媒介传染病的流行,包括2007年、2010年、2014年、2015年以及2017年在法国和意大利发生的基孔肯雅热暴发,以及2010年在法国和克罗地亚发生的登革热暴发[44]。白纹伊蚊和气候变化也是2014年日本温带大都市——东京出现162例登革热暴发的原因,这是日本60多年来的首次疫情暴发。

白纹伊蚊因其滞育及其他机制，在热带到温带地区均可生存，其比埃及伊蚊更能耐受环境和温度变化[45]。埃及伊蚊引起的一些传染病属于地方病，只存在于美国南部一些州（如佛罗里达州、得克萨斯州和加利福尼亚州），在美国 36 个州有白纹伊蚊的足迹。其覆盖范围最北接近加拿大，到达纽约南部、宾夕法尼亚州及新泽西州的部分地区[46]。迄今为止（最近一段时间），只有佛罗里达州和得克萨斯州等气候温暖的南部各州报道了经蚊子传播的登革热和寨卡病毒感染[47]（CDC，Update on noncongenital Zikavirus disease，2016），但如果全球气候变化得不到有效缓解和控制，可以想象蚊子将进一步向北蔓延传播疾病。令人诧异的是，虽然加勒比地区出现过基孔肯雅热病例，但美国各州没有报道过出现基孔肯雅热病毒本土传播病例。

7.5.1.3　疟疾

尽管全球都在努力遏制疟疾，但进展有限，全球疟疾负担的下降趋势停滞不前。研究证据表明，受气候变化影响，全球部分地区抗疟取得的成果甚至出现了倒退的迹象。2016 年，全球 91 个国家共报告疟疾病例 2.16 亿例，较 2015 年增长 500 万例，其中死亡 44.5 万例（WHO，World malaria report 2017）。据世界卫生组织估计，全球 15 个疟疾高负担国家的疟疾负担占全球疟疾总负担的 80%，除印度外，其余 14 个国家均为撒哈拉以南的非洲国家。

作为疟疾病原体的疟原虫的传播媒介是疟蚊，465 种疟蚊中有 70 种可以传播疟疾，其中 41 种是疟原虫传播的优势种[48]。目前已在美国 48 个州发现能够传播疟原虫的疟蚊[20]。野生疟蚊和四斑疟蚊是北美洲疟疾传播最重要的两种媒介，其分别存在于落基山脉的东部和西部。也有其他疟蚊参与了当地的疟疾传播，如加利福尼亚州的赫氏按蚊[49]。气候条件，如环境温度、湿度和降雨等因素会影响雌蚊的寿命及疟原虫子孢子周期（疟

原虫成熟）时间。疟原虫的子孢子周期取决于其种类及外环境温度。当温度为 27℃时，间日疟原虫和恶性疟原虫的成熟周期为 8~13 天；如果温度较低，如在 18℃或 20℃时，其成熟周期要长得多[51]。这两种疟原虫不能在 18℃以下完成成熟周期，也不会传播疟疾。子孢子完成成熟周期的温度不能超过 33℃。

在最近 5 年的博茨瓦纳疟疾传播研究中，评估了疟疾传播与气候变化的时间关系[51]，在撒哈拉以南的非洲国家观察到的疟疾传播模式与博茨瓦纳相似。降雨量、洪水范围、平均最低气温和平均气温均与疟疾的发病率呈现相关性。2008—2010 年间，赞比亚的疟疾发病率上升的主要原因是气候变化对疟疾传播的影响[52]。基于南亚和东南亚气候变化及疟疾空间模型的预测结果显示，疟疾在空间格局上具有异质性。据预测，印度、缅甸南部、泰国南部、婆罗洲东部、柬埔寨边境地区、马来西亚及印度尼西亚群岛的疟疾发病率将有所降低，而在中国台湾，预计疟疾的发病率将增加[53]。此研究结果与中国的一项研究结果一致，预测在 2030—2050 年，暴露于 4 种主要疟蚊的人口将大幅增加[54]。据预测，在印度部分地区，气候因素（降雨、温度和湿度）的波动有利于蚊子的生长、疟原虫的发育和疟疾的传播[55]。

目前，全球的疟疾发病率因采取控制措施而有所下降，所以对于气候变化是否影响了疟疾的分布和发病存在着诸多争议。部分证据表明，气候变暖导致蚊媒蔓延到东非高地，从而造成疟疾传播。近几十年来，肯尼亚、乌干达及卢旺达等地山区报道了疟疾暴发[48]。哥伦比亚和埃塞俄比亚高地的时空数据建模也表明，如果因气候变化导致气温升高而没有缓解，在非洲和南美洲人口稠密的高地，疟疾负担将会进一步加重[56]。还有证据表明，温暖的厄尔尼诺南部振荡与非洲之角的疟疾和裂谷热的高发病风险有关，而遇到寒冷的拉尼娜现象时，发生登革热、基孔肯亚热和黄热病的风险更大[57]。另一项关于非洲疟疾传播的研究

预测，适宜传播疟疾的总区域面积略有增加，但最适合疟疾传播的区域在减少。预计传播风险最高的地区将从西非沿海地区转移到刚果民主共和国和乌干达之间的艾伯丁裂谷和撒哈拉以南沿海地区[58]。有研究估计，气候变化导致非洲疟疾的传播媒介——冈比亚按蚊的分布由西向东、向南等不常见地区转移[59]。

气候变化带来的影响不仅包括全球气温升高，还包括干旱、强降水和洪水等极端天气事件出现的频率增加。2003—2012 年间，全球约 50% 的灾害与极端降水及洪水有关（Brussels：Centre for Research on the Epidemiology of Disasters，2014）。1997—1998 年，非洲东部肯尼亚和乌干达发生严重洪灾后，报道了大量因疟疾死亡的病例[60]。2013年，乌干达高地的强降雨和洪水导致当地居民患疟疾的风险增加 30%[61]。

曾经发生疟疾流行的温带地区，如欧洲和北美洲的疟疾的复燃，与气候变化有关。尽管在南欧存在传播媒介，但只有西班牙和希腊报道了零散的本地疟疾病例[62]。在 20 世纪 50 年代，疟疾被认为已经从北美消除，但 1957—1994 年间，美国又有 21 个州报道了 74 例本地感染的病例，包括俄勒冈州、纽约州中北部和新罕布什尔州等三个北部的州[63]。

7.5.1.4 淋巴丝虫病

淋巴丝虫病是一种在全球 72 个国家流行的经蚊虫传播的寄生虫病，被世界卫生组织列为需要消除而被忽视的热带疾病之一。由于每年进行大规模的药物治疗，该疾病的感染人数从 2000 年的 5300 万下降到 2016 年的 2900 万，且目前几乎没有证据表明该病的流行病学变化与气候变化有关[35]。然而，淋巴丝虫病的传播媒介——尖音库蚊易受气候变化的影响。此外，强降雨和洪水也会导致地表水增加，从而增加疾病的传播风险。一项生态学模型研究预测表明，气候变化及人口增长将扩大非洲淋巴丝虫病的传播范围，增

加其传播风险。据估计，未来受淋巴丝虫病威胁的人口将从 543 万~804 万增加到 1.65 亿~1.86 亿，具体取决于气候变化情况[64]。

7.5.2 蜱媒传染病

近几十年来，由于气候变化，蜱媒传染病的流行病学特征发生了明显变化。短期气候变化（温度和降雨量）会影响蚊子的生命周期和病媒传播的病原体繁殖，长期的气候变化则会影响蜱虫的生物学特性和病原体的传播[65]。蜱虫是常见的传染病传播媒介，是仅次于蚊子的第二大传染病传播媒介。蜱类节肢动物几乎可以寄生于世界各地的各类脊椎动物中，是人畜共患病最重要的传播媒介之一[66]。有证据表明，与气候变暖相关的蜱虫，如北美肩突硬蜱和欧洲蓖麻硬蜱，正在向北极蔓延[66]。蜱的南北扩散与鸟类的迁徙路线一致，是由森林生态环境的变化所致。硬蜱通常在温带地区土壤表面下或枯枝落叶层中越冬，其间其发育缓慢。天气恶劣会导致大多数存活的蜱虫死亡，如果冬季气温较温和，在春季就会产生更多的蜱虫幼虫。

美国疾病预防控制中心（CDC）最新报道指出，过去的 13 年间，美国蜱媒传染病的数量增加超过 1 倍[67]，其中部分原因可能是气候变化。经美国东北部的肩突硬蜱和西部各州的太平洋硬蜱传播的莱姆病病例占蜱媒传染病病例的 82%，其他蜱媒传染病病原体包括查菲埃立克体、嗜吞噬细胞无形体、立克次体、蜱传回归热、田鼠巴贝虫和玻瓦桑病毒（引起蜱传脑炎）。玻瓦桑病毒也是由肩突硬蜱传播的，该病毒导致的病例增加，特别是在美国东北部，这与蜱的分布范围扩大有关。过去的 20 年里，莱姆病在美国和加拿大的发病率及分布范围都有所增加，这可能与气候变化有关。气候变化影响了蜱虫的地理分布和丰度，促进了伯氏疏螺旋体的本地传播[68]。据估计，与 1996 年相比，2015 年美国有近 50% 的县发现了肩突硬蜱，蜱传疾病的疾病负担被严重低估[69]。美国疾病预防控制中心每年报道约 3 万例莱姆病

病例，但实际发病率可能要比这高出 10 倍[65]。加拿大 2009—2017 年报道的莱姆病病例从 144 例增加到 2025 例，呈几何式增长[70]，其中超过 88% 的病例来自安大略省、魁北克省和新斯科舍省。莱姆病病例的急剧增加与黑脚硬蜱的丰度增加及携带病原体的病媒比例增加有关。据不完全统计数据显示，随着气温升高，气候变化也会增加美国落基山斑疹热、鼠疫和兔热病的传播风险，并扩大其传播范围[70-73]。

欧洲两种最重要的蜱传疾病——莱姆病和蜱传脑炎的主要传播媒介是东欧的蓖麻硬蜱和亚洲的全沟硬蜱。欧洲联盟每年估计有 65 000 例莱姆病病例，是欧洲联盟蜱媒传染病中最大的疾病负担[44]。在过去 30 年中，欧洲疫区报道的蜱传脑炎病例数增加了近 4 倍，其中 2014 年增加了 2057 例，这可能与欧洲加强监测、改进诊断以及气候变化有关。蓖麻硬蜱存在于欧洲的大部分地区，有记录表明，其向高纬度（瑞典、奥地利和捷克共和国）和高海拔地区（挪威和德国）蔓延[44]。在瑞典、斯洛伐克和匈牙利，蜱传疾病的高发与冬季温暖、夏季潮湿有关，户外娱乐活动也可能对此产生影响。而欧洲莱姆病的发生风险则与冬季温暖、夏季高温、季节性温度变化低和植被茂盛有关[74]。关于气候变化对蜱传脑炎的重要性，尚有争议，因为其他因素，如旅游活动、啮齿类动物宿主的种群密度、社会经济条件和疫苗覆盖率也可能在疾病传播中发挥作用[75]。

欧洲的气候变化与其他蜱媒传染病之间的关系仍不明确。近年来，立克次体的分布范围不断扩大，地中海盆地变得更适合克里米亚-刚果出血热（CCHF）传播[76]。气候变化可能会扩大地中海传播媒介（边缘璃眼蜱）向北传播的范围[76]。在伊朗，平均温度、降雨量和相对湿度的变化与 CCHF 的月发病率有关[77]。因此，根据目前的气候变化趋势可以预见，伊朗 CCHF 的负担将会增加。在希腊撒丁岛北部，夏季平均最高气温每升高 1℃，地中海斑疹热（MSF）的发病率将增加 32%[78]。西班牙、葡萄牙[79,80]和法国南部[81]的 MSF 流行病学特点也与气候因素有关，即发病率随平均气温升高和降水量减少而增加，随霜冻天数增加而降低。

7.5.3　白蛉传播的疾病

吸血白蛉是皮肤利什曼病和内脏利什曼病的传播媒介，其分布在地中海、南美洲、亚洲、东南亚和非洲等地。它们也传播白蛉热病毒，并引起卡里翁病，后者由巴尔通体引起，并在秘鲁当地传播。有研究主要评估了欧洲和南美洲气候变化对利什曼病的影响。由于白蛉的生存繁殖以及寄生虫的发育受温度和湿度的影响，因此气候变化可能影响利什曼病的传播和分布范围[82]。婴儿利什曼原虫导致的内脏利什曼病是地中海地区的地方病，而热带利什曼原虫导致的皮肤利什曼病，则偶尔在希腊及其邻近国家出现[44]。虽然鲜有证据表明，利什曼病在欧洲的发病率有所增加，但气候变化极有可能将白蛉的分布范围扩大到中欧、巴尔干半岛和喀尔巴阡盆地等地国家，其扩散范围受到白蛉飞行距离的限制。

南美洲一项最新的模拟研究表明，随着气候变化，白蛉的分布呈不均匀扩大。秘鲁一些白蛉集中地区的分布有所减少，但预计其分布范围会向西北方向蔓延[83]。巴西的情况类似，一项模型研究预测，有一种白蛉的分布范围向南方的巴西和阿根廷扩大[84]。生态学模型预测认为，白蛉适宜的栖息地会扩大，这也增加了目前利什曼病非流行地区的流行风险[85]。美国也报道过一些本土传播的利什曼病，预计到 2080 年，北美地区利什曼病的暴露人数将至少增加 1 倍[86]。

7.5.4　恰加斯病（南美锥虫病）

据世界卫生组织估计，2010 年拉丁美洲约有 570 万人（最新估计全球有 800 万人）受克氏锥虫感染[87]。克氏锥虫是恰加斯病的病因，也是美洲最重要的人类寄生虫。克氏锥虫通过接触吸血锥蝽臭虫（接吻虫）受感染的粪便传播，通过磨损或咬伤的皮肤、黏膜和口腔进入人体。克氏锥虫是墨西哥、中美洲和南美洲等地许多国家的地方病，在玻利维亚的发病率最高。恰加斯病主要发生在贫困人群及其他弱势群体中，其传播媒介——锥蝽主要生活在棚屋及不合格房屋的裂缝和孔洞中。在北美南部地区、美国南部各州、中美洲和南美洲许多地区都能找到这种接吻虫。据估计，美国大约有 30 万人感染了克氏锥虫，其中主要是拉丁美洲移民。但自 1955 年以来，南部各州只发生了 7 例克氏锥虫引起的传染病[88]。在美国，许多动物都是克氏锥虫的贮存宿主，包括林鼠、浣熊、臭鼬、郊狼，以及在美国南部存在的 11 种锥蝽[89]。在得克萨斯州一些县的低收入社区，房屋建造质量较差，为锥蝽等提供了适宜的栖息地，使得传播媒介易于进入这些家庭[90]。

在过去几十年中，改变恰加斯病流行病学特征的两个主要因素是移民模式改变和气候变化。一方面，恰加斯病流行国家的锥蝽分布似乎变得更为广泛，而通过拉丁美洲移民的垂直传播、输血或器官移植等行为，非流行国家也出现了恰加斯病[91]。最新的研究表明，估计拉丁美洲移民感染克氏锥虫的比例比以前要高[92]。另一方面，智利的恰加斯病重新出现，气候变化在其中发挥了重要作用。侵扰锥猎蝽和克氏锥虫的分布与最干旱月份的最高温度和降雨量相关[93]。当温度高于30℃、湿度较低、锥蝽生命周期较短时，其往往会更频繁地进食以避免脱水，从而增加了种群密度，也增加了疾病传播的概率[94]。高温下，一些传播媒介（如侵扰锥猎蝽）中的克氏锥虫会发育得更快，也增加了疾病传播的风险[95]。

7.6 非病媒传播疾病

关于气候变化对非病媒传播疾病影响的研究或预测很少。表 7.2 列出了已经明确或预计会受到气候变化影响的非病媒传播疾病。

7.6.1 钉螺相关疾病

钉螺是肝片吸虫和血吸虫的重要中间宿主，当地淡水钉螺的数量通常与寄生虫数量直接相关。钉螺种群数量受水流速度、降雨量和温度的影响，在尼日利亚，旱季刚开始时的降雨量和水流速度较低，温度适中，钉螺数量最多（之后逐渐减少），这与血吸虫病的发病趋势相似[96]。一项基于风险模型的研究预测，未来非洲东北部的血吸虫病发病率将下降，但随着新流行区的出现和气温上升，非洲东南部的血吸虫发病风险将上升[97]。中国的一项模型研究显示了类似的趋势，随着温度升高，血吸虫感染区域向北方扩展到非疫区[98]。最近，研究者对温度升高对钉螺和血吸虫生态学影响的研究和模型进行了系统回顾，也得出了类似的结论，即气候变化可能会显著增加钉螺的种群数量、寄生虫密度，且会改变疾病的流行病学特征[99]。

7.6.2 经水传播的疾病

气候变化除了可能导致不同地区的高温以外，还可以导致长期干旱、暴雨、洪水，甚至可能增加热带风暴和飓风的发生风险。众所周知，洪水和热带风暴经常导致水源性传染病和食源性传染病的暴发，暴发的疾病可能是细菌性、寄生虫性，甚至是病毒性肠胃炎。这可能是由当地污水系统中的污水溢出，污染了地下水和处理后的水库水，破坏了清洁卫生水系统所致。韩国的一项研究分析了 8 年间 65 次洪水和台风发生后，水源性和食源性感染的短期变化情况[100]。与灾难发生前的疾病发病率相比，创伤弧菌性脓毒血症的发病率增加了 2.49 倍，志贺菌病的发病率增加了 3.10 倍，而伤寒和副伤寒疾病的发病率并没有增加。疾病发病率变化可能取决于当地的疾病流行情况和环境污染程度。此外，大规模霍乱暴发与自然灾害（2010 年海地地震）及战争冲突（2017

年也门战争)有关,也与气候变化引起的飓风和洪水事件增加有关。

最近一项综述分析了气候变化对经水传播的疾病的影响[101]。研究回顾了 74 篇文章,发现温度升高与腹泻风险增加有关,且这种关系在细菌和病毒病原体中的可信度比在原生动物病原体中更高。干旱对腹泻疾病发生风险的影响不一致,但在一些情况下,缺乏干净的饮用水可能会导致人群饮用受污染的水,从而增加肠道感染风险。强降雨造成的影响也存在差异,但在工业化国家和发展中国家,强降雨后数天内腹泻的病例数显著增加,可增加几十例到数十万例不等[101]。大多数洪水影响的评估研究报道指出,与同一年的洪水前或非洪水期相比,或与未受洪水影响的人群相比,洪水导致腹泻的发病率增加。据报道,霍乱,不明原因的急性水样腹泻,产毒素大肠杆菌、轮状病毒和诺如病毒感染的暴发均与洪水有关。较早的一篇综述中涉及了 87 起与水有关的极端天气事件,其中约 55% 的事件是由暴雨和洪水引起的[102]。暴发的传染病中最常见的病原体是弧菌(21.6%)和钩端螺旋体(12.7%)。报道的肠道病原体种类也有很多,包括病毒(2.5%~25.7%)、细菌(89%~93%)和原生动物(2.3%),其中最主要的是隐孢子虫属。从 21.6% 的患者体内检出多种病原体,包括甲型肝炎病毒(0.9%~5.4%)和戊型肝炎病毒(0.5%~2.7%)[102]。水源性传染病的病原体可能来自被污染的经过处理的自来水,最常见的是弯曲杆菌属和隐孢子虫属或环境暴露。关于霍乱弧菌感染暴发的报道最常见于亚洲,其次是非洲和南美洲。

据预测,到 2020 年,气候变化将使低收入国家的腹泻疾病负担增加约 25%,而在高收入国家则不会增加疾病风险[102],但这些预测不包括飓风和龙卷风等不可预测的灾害事件带来的负担。当前需要进一步研究的被忽视的领域是发生与气候变化相关的洪水和灾难后,饮用水的化学污染[103]。

7.6.3 其他疾病和原因

全球变暖和气候变化还可能会对其他几种传染病造成影响,但相关研究数据很少,未对其进行系统分析,而且这些疾病与天气变化的关系较弱。这些疾病包括蜂窝织炎[104]、球孢子菌病、汉坦病毒(在美国暴发)、钩端螺旋体病、手术部位感染和尿路感染[105]。飓风"玛利亚"过境后,波多黎各暴发了钩端螺旋体病,这是气候变化导致的洪水增加传染病传播的一个例子[106]。

7.7 预防和减轻气候变化的影响

《巴黎协定》是《联合国气候变化框架公约》下的协议,其主要目标是将 21 世纪全球平均气温上升幅度控制在前工业化时期水平之上 2℃以内,并进一步将全球气温上升幅度控制在 1.5℃以内[107]。其主要通过大幅减少全球化石燃料(煤、石油和天然气)的使用量,增加可再生能源(太阳能、风能和水能)的使用量,重新造林或减少森林砍伐等措施完成目标。起初,大多数国家(197 个国家中有 180 个)签署了该协议,但温室气体最大排放国之一的美国由于现行制度退出了协定,给这一目标的实现蒙上了一层阴影。最新研究显示,若采取限制全球变暖的政策措施,到 21 世纪末,每年可减少约 280 万例登革热病例,而不采取政策措施,将使全球气温升高 3.7℃[108]。登革热只是受气候变化影响的疾病之一,有研究推测,限制温室气体排放和缓解全球变暖的政策可以预防数千万种疾病,并挽救数百万人的生命。

自 2015 年《巴黎协定》签署以来,在缓解气候变化建议的领域的确取得了一些进展,但其进展缓慢[9],以目前的速度和水平难以达到预期目标。除了解决气候变化的罪魁祸首,2015 年《柳叶刀》人群健康与气候变化委员会及其他机构也提出了一些建议措施,以应对气候变化带来的各种疾病发病率的增加。为应对气候变化带来的诸多疾病发病率的预期增长,相适应的计划中的关键要素应包括每年或每两年对病媒传播、水传播以及食源性传播疾病进行国家监测及协调全球监测。《柳叶刀》健康与气候变化委员会的卫生适应计划清单包括:①国家健康适应计划;②城市层面的气候变化风险评估;③监测、预警、准备和应对紧急卫生状况;④气候卫生信息服务;⑤针对脆弱性、影响和健康适应的国家评估;⑥可适应气候变化的卫生基础设施建设[9]。

最近的一项调查研究发现,在调查的 40 个国家中,有 30 个国家具有国家适应战略,以应对气候变化带来的负面健康影响,包括非洲、东南亚和南美地区最脆弱的国家。但只有 16 个国家(40%)采取了相应政策,以增强医疗卫生基础设施的“韧性”[9]。因此,大多数国家,尤其是最脆弱的国家尚未做好准备,以应对气候变化造成的传染病及其他疾病发病率的增加。其中,用于减轻气候变化造成后果的措施还包括针对被忽视的热带病开展大规模药物治疗和最大限度地接种有效的疫苗等。

7.8　经济影响

据估计,2010—2016 年间,与极端天气相关的事件导致平均每年全球经济损失 1270 亿美元,其中 99% 由低收入国家负担。最近的一项研究估计,如果到 21 世纪末,全球温度升高幅度限制在 1.5℃ 以内(联合国目标),累计获得的全球收益将可能超过 20 万亿美元(可能性超过 60%)[109]。然而,并非所有的经济评估都预测气候变化会对财政产生重大的负面影响。最近一项报道估计,21 世纪的气候变化对经济和人类福祉的影响有限,其中负面影响主要集中在贫穷、炎热和地势较低的国家[110]。据世界卫生组织估计,2030—2050 年全球气候变化预计造成每年约 25 万人的额外死亡,每年造成的卫生保健直接损失达 24 亿美元[111]。从全球来看,2015 年由污染燃料导致的全球变暖损失的健康相关成本为 5.3 万亿美元,超过了世

界各国政府在健康方面的总开支[112]。2009 年,气候变化不仅是 21 世纪全球健康的最大威胁[113],还是全球经济的最大威胁。

7.9　热点问题

2018 年 10 月第 1 周,联合国政府间气候变化专门委员会发布的报道指出,仅依靠政府政策不太可能实现全球气温升幅控制在比工业化前高 1.5℃ 以内的目标(《巴黎协定》提出),企业领导人也有责任采取行动参与气候变化控制。纵观历史,企业一直是全球气候变化的帮凶,但一直被忽视 (S. Mufson, B. Dennis & C. Mooney; The Washington Post, October 15, 2018)。为达成目标,不仅需要创立全新的产业来清除大气中的二氧化碳,还要彻底改造当前的能源基础设施。联合国报告指出,到 2050 年,为实现将全球气温升幅控制在 1.5℃ 以内的目标,每年平均需花费 3.5 万亿美元,比各国政府在 2015 年签署《巴黎协定》承诺的高出近 1 万亿美元。这使得私营部门不得不承担大部分资金空缺,希望企业和公司能够意识到并响应这一紧急呼吁。

最近的一项研究还表明,地球大气层的变暖速度快于预期,这使得完成 1.5℃ 目标的时间更少。自 19 世纪末以来,地球温度已经升高了 1℃。海洋是气候系统主要的热量贮存器,研究表明,近几十年来,世界海洋吸收和保留的热量比科学家们认识到的要多 60%[114]。最近一项研究采用最先进的气候模型模拟发现,全球和海洋变暖导致海洋内部的氧气流失,并延伸到大陆架海域,可能会导致像 2.52 亿年前的二叠纪末期的动植物大规模灭绝的情况发生[115]。因此,在 21 世纪末之前,将全球变暖幅度限制在 0.5℃ 以下任重而道远,需要全球社区、政府和私营部门采取前所未有(迄今为止尚未做出的)的措施。

(袁杰　刘民　译)

参考文献

1. Anonymous. History of climate change science. Wikipedia. https://en.wikipedia.org/wiki/history-of-climatechange-science
2. Sawyer JS (1972) Man-made carbon dioxide and the "greenhouse effect". Nature 239:23–26
3. WMO (World Meteorological Organization) (1989) The changing atmosphere: implications for global security, Toronto, Canada, 27–30 June 1988: Conference Proceedings. Secretariat of the World Meteorological Organization, Geneva. http://www.cmos.ca/ChangingAtmosphere1988e.pdf (PDF)
4. Barnosky AD, Kraatz BP (2007) The role of climate change in the evolution of mammals. BioScience 57:523–532
5. Kang Y, Khan S, Ma X (2009) Climate change impacts on crop yield, crop water productivity and food security—a review. Prog Nat Sci 19:1665–1674
6. Lindgren E, andersson Y, Suk JE, Sudre B, Semenza JC (2012) Monitoring EU emerging infectious disease risk due to climate change. Science 336:418–419
7. Reuveny R (2007) Climate change-induced migration and violent conflict. Polit Geogr 26:656–673
8. Smith KR, Woodward A, Campbell-Lendrum D et al (2014) Human health impacts, adaptation, and co-benefits. In: Field CB, Barros VR, Dokken DJ et al (eds) Climate change 2014: impacts, adaptation, and vulnerability. Part A: global and sectoral aspects contribution of Working group II to the Fifth Assessment Panel of the Intergovernmental Panel of Climate Change. Cambridge University Press, Cambridge, pp 709–754
9. Watts N, Amann M, Ayeb-Karlsson S et al (2018) The Lancet Countdown on health and climate change: from 25 years of inaction to a global transformation for public health. Lancet 391:581–630
10. Berry HL, Bowen K, Kjellstrom T (2010) Climate change and mental health: a causal pathways framework. Int J Public Health 55:123–132
11. Reimuth-Selzle K, Kampf CJ, Lucas K et al (2017) Air pollution and climate change effects on allergies in the anthropocene: abundance, interaction, and modification of allergens and adjuvants. Environ Sci Technol 51:4119–4141
12. Glaser J, Lemery J, Rajagopalan B et al (2016) Climate change and the emergent epidemic of CKD from heat stress in rural communities: the case for heat stress nephropathy. Clin J Am Soc Nephrol 11:1472–1483
13. Watts N, Neil Adger W, Agnolucci P et al (2015) Health and climate change: policy responses to protect public health. Lancet 386:1861–1914
14. Kishore N, Marques D, Mahmud A et al (2018) Mortality in Puerto Rico after Hurricane Maria. N Engl J Med 379:162–170
15. Asseng S, Ewert F, Martre P et al (2015) Rising temperatures reduce global wheat production. Nat Clim Chang 5:143–147
16. Peng S, Huang J, Sheehy JE et al (2004) Rice yields decline with higher night temperature from global warming. Proc Natl Acad Sci U S A 101:9971–9975
17. Baylis M (2017) Potential impact of climate change on emerging vector – borne and other infections in the UK. Environ Health 16(Suppl 1):112
18. Roswati A (2017) Global warming and its health impact. Int J Occup Environ Med 8:7–20
19. Schreiber W, Mathys FK (1987) Infectio. Infectious diseases in the history of medicine. Malaria. Hoffmann-La Roche & Co. Ltd., Basle, pp 213–223
20. Pan American Health Organization (1969) Report for registration of malaria eradication from the United States of America. Pan American Health Organization, Washington, DC
21. Vasilakis N, Weaver SC (2008) The history and evolution of human dengue emergence. Adv Virus Res 72:1–76
22. Sambri V, Capobianchi M, Charrel R et al (2013) West Nile virus in Europe: emergence, epidemiology, diagnosis, treatment and prevention. Clin Microbiol Infect 19:699–704
23. Grandadam M, caro V, Plumet S et al (2011) Chickungunya virus, southeastern France. Emerg Infect Dis 17:910–913
24. Charrel RN, Gallian P, Nicholetti L, Papa A, Sanchez-Seco MP, Tenorio A, de Lamballerie X (2005) Emergence of Toscana virus in Europe. Nature 11:1–8
25. Weissenbock H, Kolodziejek J, Uri A, Lussy H, Rebel-Bauder B, Nowotny N (2002) Emergence of Usutu virus, an African mosquito-borne flavivirus of the Japanese encephalitis virus group, central Europe. Emerg Infect Dis 8:652–656
26. Ewing DA, Cobbold CA, Purse BV, Nunn MA, White SM (2016) Modeling the effect of temperature on the seasonal population dynamics of temperate mosquitoes. J Theor Biol 400:65–79
27. Petersen LR, Roehrig JT, Sejvar J (2007) West Nile virus in the Americas. In: Fong IW, Alibek K (eds) New and evolving infections of the 21st century. Springer, New York, pp 3–56

28. Vinogradova EB (2000) *Culex pipiens* mosquitoes: taxonomy, distribution, ecology physiology, genetics, applied importance and control, 2nd edn. Pensoft, Sofia

29. Paz S, Semenza JC (2013) Environmental drivers of West Nile fever epidemiology in Europe and Western Asia—a review. Int J Environ Res Public Health 10:3543–3562

30. Semenza JC (2015) Prototype early warning systems for vector-borne diseases in Europe. Int J Environ Res Public Health 12:6333–6351

31. Paz S, Semenza JC (2013) Environmental drivers of West Nile fever epidemic in Europe and Western Asia—a review. Int Environ Res Public Health 10:3543–3562

32. Stanaway JD, Shepard DS, Undurraga EA et al (2016) The global burden of dengue: an analysis from the Global Burden of Disease Study 2013. Lancet Infect Dis 16:712–723

33. Hales S, de Wet N, Maindonald J, Woodward AQ (2002) Potential effect of population and climate change on global distribution of dengue fever: an empirical model. Lancet 360:830–834

34. World Health Organization (2015) Dengue and severe dengue. http://www.who.int/mediacentre/factsheets/fs117/en/

35. Vos T, Abajobir AA, Abbafati C et al (2017) Global, regional, and national incidence, prevalence, and years lived with disability for 328 diseases and injuries for 195 countries, 1990-2016: a systematic analysis for the Global Burden of Disease Study 2016. Lancet 390:1211–1259

36. Bouzid M, Codon-Gonzalez FJ, Lung T, Lake IR, Hunter PR (2014) Climate change and the emergence of vector-borne diseases in Europe: case study of dengue fever. BMC Public Health 14:781. https://doi.org/10.1186/1471-2458-14-781

37. Colon-Gonzalez FJ, Fezzi C, Lake IR, Hunter PR (2013) The effects of weather and climate change on dengue. PLoS Negl Trop Dis 7:e2503

38. Naish S, dale P, Mackenzie JS, McBride J, Mengersen K, Tong S (2014) Climate change and dengue: a critical and systematic review of quantitative modeling approaches. BMC Infect Dis 14:167

39. Xu L, Stige LC, Chan KS et al (2017) Climate variation drives dengue dynamics. Proc Natl Acad Sci U S A 114:113–118

40. Mutheneni SR, Morse AP, Caminade C, Upadhyayula SM (2017) Dengue burden in India: recent trends and importance of climate parameters. Emergency 6:e70

41. European Centre for Disease Prevention and Control (ECDC) (2013) Dengue outbreak in Madeira, Portugal. Mission report. ECDC, Stockholm

42. Benedict MQ, Levine RS, Hawley WA et al (2007) Spread of the tiger: global risk of invasion by the mosquito *Aedes albopictus*. Vector Borne Zoonotic Dis 7:514–519

43. Caminade C, Medlock JM, Ducheyne E et al (2012) Suitability of European climate for the Asian tiger mosquito *Aedes albopictus*: recent trends and future scenarios. J R Soc Interface 9:2708–2717

44. Simenza JC, Suk JE (2018) Vector-borne diseases and climate change: a European perspective. FEMS Microbiol Lett 365:fnx244

45. Hanson S, Craig GB (1994) Cold acclimatization, diapause, and geographic origin affect cold hardiness in eggs of *Aedes albopictus* [Diptera: Culicidae]. J Med Entomol 31:192–201

46. Rochlin I, Niniaggi DV, Hutchinson ML, Farajollahi A (2013) Climate change and range expansion of the Asian tiger mosquito [*Aedes albopictus*] in northeastern USA: implications for public health practitioners. PLoS One 8:e60874

47. Ramos MM, Mohammmed H, Zielinski-Gutierrez E et al (2008) Epidemic dengue and dengue hemorrhagic fever at the Texas-Mexico border: results of a household-based seroepidemiologic survey, December 2005. Am J Trop Med Hyg 78:364–369

48. Rossati A, Bargiacchi O, Kroumova V, Zaramella M, Caputo A, Garavelli PL (2016) Climate, environment and transmission of malaria. Infez Med 24:93–104

49. Maldonato YA, Nahlen BL, Roberto RR et al (1990) Transmission of *Plasmodium vivax* malaria in San Diego county, California. Am J Trop Med Hyg 42:3–9

50. Pamoana E (1963) A textbook of malaria eradication. Oxford University Press, London

51. Chirebvu E, Chimbari MJ, Ngwenya BN, Sartorius B (2016) Clinical malaria transmission trends and its association with climate variables in Tubu Village, Botswana: a retrospective analysis. PLoS One 11:e0139843

52. Bennett A, Yukich J, Miller JM et al (2016) The relative contribution of climate variability and vector control coverage to changes in malaria parasite prevalence in Zambia. Parasit Vectors 9:431

53. Khormi HM, Kumar L (2016) Future malaria spatial pattern based on potential global warming impact in South and Southeast Asia. Geospat Health 11:416

54. Ren Z, Wang D, Ma A et al (2016) Predicting malarial vector distribution under climate change scenarios in China: challenges for malaria elimination. Sci Rep 16:20604

55. Srimath-Tirumula-Peddinti RC, Neelapu NR, Sidagam N (2015) Association of climatic variability, vector population and malarial diseases in district of Visakhapatnam, India: a modeling and prediction analysis. PLoS One 10:e0128377

56. Siraj AS, Santos-Vega M, Bourma MJ, Yadeta D, Ruiz Carrascal D, Pascual M (2014) Altitudinal changes ion malaria incidence in highlands of Ethiopia and Colombia. Science

343:1154–1158

57. Flahault A, de Castaneda RR, Bolon I (2016) Climate change and infectious diseases. Public Health Rev 37:21

58. Ryan SJ, McNally A, Johnson LR et al (2015) Mapping physiological suitability limits for malaria in Africa under climate change. Vector Borne Zoonotic Dis 15:718–725

59. Peterson AT (2009) Shifting suitability for malaria vectors across Africa with warming climates. BMC Infect Dis 9:59

60. Caminade C, McIntyre MK, Jones AE (2016) Climate change and vector-borne diseases: where are we next heading? J Infect Dis 214:1300–1301

61. Boyce R, Reyes R, Matte M et al (2016) Severe flooding and malaria transmission in the western Ugandan highlands: implications for disease control in the era of global climate change. J Infect Dis 214:1403–1410

62. Rossati A (2017) Global warming and its impact. Int J Occup Environ Med 8:7–20

63. Zucker JR (1996) Changing patterns of autochthonous malaria transmission in the United States: a review of recent outbreaks. Emerg Infect Dis 2:37–43

64. Slater H, Michael E (2012) Predicting the current and future potential distributions of lymphatic filariasis in Africa using maximum entropy ecological niche modeling. PLoS One 7:e32202

65. Ogden NH, Lindsay LR (2016) Effects of climate change on vectors and vector-borne diseases: ticks are different. Trends Parasitol 32:646–656

66. Fong IW (2017) Emergence of new tickborne infections. In: Emerging zoonoses. A worldwide perspective. Springer, New York, pp 81–100

67. Rosenberg R, Lindsey NP, Fischer M et al (2018) Vital signs: trends in reported vector-borne disease cases—United States and territories, 2004-2016. MMWR Mor Mortal Wkly Rep 67:496–501

68. Eisen RJ, Eisen L, Ogden NH, Beard CB (2016) Linkages of weather and climate with *Ixodes scapularis* and *I. pacificus* [Acari: Ixodidae], enzootic transmission of *Borrelia burgdorferi*, and Lyme disease in North America. J Med Entomol 53:250–261

69. Paules CI, Marston HD, Bloom ME, Fauci AS (2018) Tickborne diseases---confronting a growing threat. N Engl J Med 379:701–703

70. Government of Canada. Canada's surveillance of Lyme disease. https://www.canada.ca/en/public-health/services/disease/lyme-disease/surveillance-lyme. Accessed 27 Aug 2018

71. Kaplan JE, Newhouse VF (1984) Occurrence of Rocky Mountain spotted fever in relation to climatic, geophysical, and ecological variables. Am J Trop Med Hyg 33:1281–1282

72. Parola P, Socolovschi C, Jeanjean L et al (2008) Warmer weather linked to tick attack and emergence of severe rickettsiosis. PLoS Negl Trop Dis 2:e338

73. Nakazawa Y, Williams R, Peterson AT et al (2007) Climate changes on plague and tularemia in the United States. Vector Borne Zoonotic Dis 7:529–540

74. Estrada-Pena A, Ortega C, Sanchez N et al (2011) Correlation of *Borrelia burgdorferi* sensu lato prevalence in questing *Ixodes ricinus* ticks with specific abiotic traits in Western Palearctic. Appl Environ Microbiol 77:3838–3845

75. Maltezou HC, Papa A (2010) Crimean-Congo hemorrhagic fever: risk for emergence of new endemic foci in Europe. Travel Med Infect Dis 8:139–143

76. Estrada-Pena A, Venzal JM (2007) Climate niches of tick species in the Mediterranean region: modeling of occurrence data, distribution constraints, and impact of climate change. J Med Entomol 44:1130–1138

77. Ansari H, Shahbaz B, Izadi S et al (2014) Crimean-Congo hemorrhagic fever and its relationship with climate factors in southeast Iran: a 13 year experience. J Infect Dev Ctries 8:749–757

78. Vescio MF, Piras MA, Ciccozzi M, MSF Study Group et al (2008) Socio-demographic and climate factors as correlates of Mediterranean spotted fever [MSF] in northern Sardinia. Am J Trop Med Hyg 78:318–320

79. Espejo Arenas E, Font Creus B, Bella Cueto F et al (1986) Climatic factors in resurgence of Mediterranean spotted fever. Lancet 1:1333

80. de Sousa R, Luz T, Parreira P et al (2006) Buotonneuse fever and climate variability. Ann N Y Acad Sci 1078:162–169

81. Raoult D, tissot Dupont H, Caraco P et al (1992) Mediterranean spotted fever in Marseille: descriptive epidemiology and the influence of climate factors. Eur J Epidemiol 8:192–197

82. Negrev M, Paz S, Clermont A et al (2015) Impacts of climate change on vector borne diseases in the Mediterranean basin---implications for preparedness and adaptation policy. Int J Environ Res Public Health 12:6745–6770

83. Moo-Llanes DA, Arque-Chunga W, Carmona-Castro O et al (2017) Shifts in the ecological niche of Lutzomyia peruensis under climate change scenarios in Peru. Med Vet Entomol 31:123–131

84. McIntyre S, Rangel EF, Ready PD, Carvalho BM (2017) Species-specific ecological niche modeling predicts different range contractions for Lutzomyia intermedia and a related vector of Leishmania braziliensis following climate change in South America. Parasit Vectors

10:157

85. Tiwary P, Kumar D, Mishra M, Singh RP, Rai M, Sundar S (2013) Seasonal variation in the prevalence of sand flies infected *Leishmania donovani*. PLoS One 8:e61370

86. Gonzalez C, Wang O, Strutz SE, Gonzalez-Salazar C, Sanchez-Cordero V, Sarkar S (2010) Climate change and risk of leishmaniasis in North America: predictions from ecological niche models of vector and reservoir species. PLoS Negl Trop Dis 4:e585

87. World Health Organization (2015) Chagas disease in Latin America: an epidemiological update based on 2010 estimates. Wkly Epidemiol Rec 90:33–43

88. Harrington D, Steuben F (2018) Lenahan. Chagas disease in the United States: a growing public health concern. Clinical Adviser. https://www.clinicaladvisor.com/infectious-diseases-information-center/chagas-disease-presentation-and-management/article/78 0512/

89. Bern C, Kjos S, Yabsley MJ, Montgomery SP (2011) *Trypanosoma cruzi* and Chagas' disease in the United States. Clin Microbiol Rev 24:655–681

90. Esteve-gassant MD, Perez de Leon AA, Romero-Salas D et al (2014) Pathogenic landscape of transboundary zoonotic diseases in the Mexico--US border along the Rio Grande. Front Public Health 2:177

91. Pinazo MJ, Gascon J (2015) The importance of the multidisciplinary approach to deal with the new epidemiology scenario of Chagas disease [global health]. Acta Trop 151:16–20

92. Conners EE, Vinetz JM, Weeks JR, Brower KC (2016) A global systemic review of Chagas disease prevalence among migrants. Acta Trop 156:68–78

93. Tapia-Garay V, Figueroa DP, Maldonado A et al (2018) Assessing the risk zones of Chagas' disease in Chile, in a world marked by global climatic change. Mem Inst Oswaldo Cruz 113:24–29

94. Carcavallo RU, Casas SC (1996) Some health impacts of global warming in South America: vector-borne diseases. J Epidemiol 6:S153–S157

95. Asin S, Catala S (1995) Development of *Trypanosoma cruzi* in *Triatoma infestans*: influence of temperature and blood consumption. J Parasitol 81:1–7

96. Polley L, Thomson RCA (2009) Parasite zoonoses and climate change: molecular tools for tracking shifting boundaries. Trends Parasitol 25:285–291

97. McCreesh N, Nikulin G, Booth M (2015) Predicting the effects of climate change on *Schistosoma mansonii* transmission in eastern Africa. Parasit Vectors 8:4

98. Zhou X, Yang G, Yang K et al (2008) Potential impact of climate change on schistosomiasis transmission in China. Am J Trop Med Hyg 78:188–194

99. Kalinda C, Chimbar M, Mukaratirwa S (2017) Implications of changing temperatures on the growth, fecundity and survival of intermediate host snails of schistosomiasis: a systematic review. Int J Environ Res Public Health 14:13

100. Na W, Lee KE, Myubg HN, Jo SN, Jang JY (2016) Incidences of waterborne and foodborne diseases after meteorological disasters in South Korea. Ann Glob Health 82:848–857

101. Levy K, Woster AP, Goldstein RS, Carlton EJ (2016) Untangling the impacts of climate change on waterborne diseases: a systematic review of relationships between diarrheal diseases and temperature, rainfall, folding and drought. Environ Sci Technol 50:4905–4922

102. Cann KF, Thomas DR, Salmon RL, Wyn-Jones AP, Kay D (2013) Extreme water-related weather events and waterborne disease. Epidemiol Infect 141:671–686

103. Phung D, Huang C, Rutherford S, Chu C, Wang X, Nguyen M (2015) Climate change, water quality, and water-related diseases in the Mekong Delta Basin: a systemic review. Asia Pac J Public Health 27:265–276

104. Peterson RA, Polgreen LA, Sewell DK, Polgreen PM (2017) Warmer weather as a risk factor for cellulitis: a population-based investigation. Clin Infect Dis 65:1167–1173

105. Poplgreen PM, Polgreen EL (2018) Infectious diseases, weather, and climate. Clin Infect Dis 66:815–817

106. Leptospirosis ML (2017) USA [07]: [Puerto Rico] Flooding, need for diagnostic testing reagents, Article #20171017.5385237.ProMED-mail

107. Paris Agreement (2015) United Nations Framework Convention on Climate Change. Paris agreement. United Nations, New York

108. Colon-Gonzalez FJ, Harris I, Osborn T, Sao Bernado CS, Peres CA, Hunter PR, Lake IR (2018) Limiting global-mean temperature increase to 1.5-2°C could reduce the incidence and spatial spread of dengue fever in Latin America. Proc Natl Acad Sci U S A 115:6243–6248

109. Burke M, Davis WM, Diffenbaugh NS (2018) Large potential reduction in economic damages under UN mitigation targets. Nature 557:549–553

110. Tol RS (2018) The economic impacts of climate change. Rev Environ Econ Policy 12:4–25

111. WHO/Europe/Media centre. Climate change increasingly affects small countries. http://www.euro.who.int/en/media-centre/sections/press-releaase/2018/climate-change-increasingly-affects-small-countries. Accessed 2 Oct 2018

112. Health in the Americas+ 2017 Edition. Climate change and health. http://www.paho.org/salud-en-las-americas-2017/?p=53. Accessed 2 Oct 2018

113. Costello A, Abbas M, Allen A et al (2009) Managing the health effects of climate change.

Lancet 373:1693–1733

114. Resplandy L, Keeling RF, Eddebbar Y et al (2018) Quantification of ocean heat uptake from changes in atmosphere O_2 and CO_2 composition. Nature 563:105–108

115. Penn JL, Deutsch C, Payne JLO, Sperling EA (2018) Temperature-dependent hypoxia explains biogeography and severity of end-Permian marine mass extinction. Science 362: eaat1327

第 8 章

21世纪输血相关感染：新的挑战

8.1 输血的历史

输血研究始于17世纪，威廉·哈维进行了血液循环试验，之后(1665年)英国皇家学会的理查德·洛尔率先进行了动物之间的输血。而后，法国的让-巴蒂斯特·丹尼斯进行了第一次从动物到人类的输血(Blood transfusion—Wikipedia)。1818年，英国妇产科医生詹姆斯·布伦德尔为治疗产后大出血，使用注射器首次成功进行了输血。1840年，伦敦的塞缪尔·莱恩为治疗血友病患者，首次成功完成了全血输血。19世纪后半叶，由于输血造成的严重反应和高死亡率，输血治疗被禁止。

直到1901年，奥地利的卡尔·兰德斯坦纳发现了3种血型(A型、B型和O型)后，输血治疗方式才变得安全。这也使得输血在紧急失血和手术等现代治疗方式中被接纳和应用(Wikipedia)。1906年，在克利夫兰的凯斯西储大学进行了第一次手术输血。第一次世界大战促进了血库和输血技术的迅速发展。1921年，英国红十字会建立了世界上第一个献血服务机构。1932年，在列宁格勒医院建立了世界上第一个血库。1940年，美国政府在全国范围内建立了采血计划(Highlights of transfusion medicine history；http://www.aabb.org/tm/Pages/highlights.aspx)。

在1941年以前，由于有输血传播梅毒的报道，使得输血被认为是梅毒传染源，并早在血库被普及之前就开始对献血者进行梅毒筛查。尽管保罗·比森在1943年发表了关于输血型肝炎的经典描述(Highlights of transfusion medicine history)，但疟原虫却是第一个已知的可通过输血传播的微生物。据估计，全球每年要输注约8500万单位的红细胞。

8.2 不良反应

输注血液制品会导致几种并发症。大多数并发症是由免疫反应或感染引起的，其中免疫反应引起的并发症更为常见，包括以下几种：①急性溶血性贫血(常见原因是人为因素造成的血型错配)；②延迟性溶血反应，发生在输血后24小时至28天(通常是由抗rh抗体和儿童抗核抗体浓度低或难以检测)；③发热性非溶血反应，这是最常见的输血反应之一，发生率约为7%(由白细胞释放炎性介质所致)；④供血者和受血者的IgE

抗过敏原抗体引起的过敏反应(常见于花粉热/过敏患者);⑤极少数由 IgA 抗血浆蛋白抗体引起的过敏反应;⑥极为罕见的输血后紫癜,与血液中存在针对供血者和受血者的血小板抗体/人血小板抗原有关;⑦输血后 6 小时内发生的急性肺损伤(类似急性呼吸窘迫综合征),由供血者抗体与受血者组织抗原之间相互作用,释放炎性细胞因子,导致毛细血管渗漏所致;⑧输血相关移植物抗宿主病,由受血者存在免疫功能缺陷,不能清除血液制品中的 T 淋巴细胞所致 (Blood transfusion—Wikipedia)。常见的输血相关非免疫反应并发症包括 6 小时内循环过载和急性呼吸窘迫合并心力衰竭征象。

8.3　血液制品相关的感染

输血可通过 3 种机制引起感染性并发症:①无症状供血者血液中存在微生物 (主要是病毒);②储存的血液制品被污染(主要是血小板中的细菌);③输血后免疫抑制导致的术后感染等。输注的红细胞单位或血液制品的数量越多,感染风险就越高,其中以需要长期输血或输注血液制品患者的感染风险最高。

8.4　输血传播的传染病

自人类免疫缺陷病毒(HIV)和丙型肝炎病毒(HCV)被发现并确定以来,人类近 30 年来在血液或血液制品安全方面已经取得了显著进展,但对新出现的感染源的传播风险仍充满担忧。经血液传播的微生物存在一些共性,即供血者在无症状期时血液中存在该种微生物;在加工/存储过程中,该微生物可以在血液中持久存活;该微生物被认为是造成一定比例临床感染的原因[1]。2009年,美国血库协会输血传播疾病委员会的专家确定了 68 种可以通过输血传播的传染病的病原体[1]。如今,可经输血传播的病原体种类变得越来越多,形势持续恶化。1940—2004 年间,新的病原

体以每年 3~5 种的速度增加, 其中 60%~70% 来自动物[2,3]。综合考虑科学/流行病学评估、公众认知和监管关注的重点,将传染病的病原体按风险级别划分为红色、橙色、黄色和白色 4 类[1]。该名单不包括已知的公认的可通过输血传播的病原体,即 HIV、HCV、乙型肝炎病毒(HBV)和梅毒螺旋体。

红色等级表明传染病的病原体具有从低到高的各类血液安全风险的科学证据,可能导致严重的临床结局,包括变异性克雅病(vCJD)、登革热病毒(DENV)和巴氏杆菌属。vCJD 在北美的传播风险非常低,但在首先报道其发生的英国的传播风险却很高。DENV 在南美传播的风险非常低(几乎不存在),但在流行国家的传播风险为中等。巴氏杆菌在美国有中等传播风险,但在加拿大和欧洲,或该寄生虫非流行国家,其传播风险非常低。

橙色等级表明有足够的科学/流行病学证据证明传染病的病原体存在血液传播风险,在未来可能有更高的优先级。这些传染源包括基孔肯雅病毒(CHIKV),存在潜在输血传播风险但尚未被证实;圣路易斯脑炎病毒(SLEV),存在潜在输血传播风险但尚未被证实;利什曼原虫属,低风险物种,有 10 例经证实通过血液传播的病例,主要发生在流行区[4];疟原虫,有经血液传播的记载,在非流行国家的传播率较低, 而在高流行地区,其传播率较高;恰加斯病(克氏锥虫)是经血液传播的疾病,在美国和欧洲的发病率较低,但在南美洲和中美洲的发病率中等。

黄色等级表明传染病的病原体的血液传播风险较低,甚至没有,但受到公众和监管机构的关注。这些病原体包括朊病毒所致的慢性消瘦性疾病, 从未在人体或捐献的血液中被检测到;人疱疹病毒 8 型(HHV-8),在非洲有关于通过输血传播的报道,该病原体可能在美国传播,但目前尚未被证实[6],也未引起临床疾病;HIV 变异株,可能具有经血液传播的能力,但尚未得到证实;人类

细小病毒 B19，已被证实可通过血液传播(2009年有 4 例经血液传播的病例)，但除血友病、需反复慢性输血及免疫抑制的情况外，该病毒的传播风险非常低；甲型禽流感病毒 H5N1 亚型，不太可能通过血液传播，但可能发生大规模流行；猴泡沫病毒，可以通过输血在非人类灵长类动物中传播，理论上有可能在人类中传播，但目前尚未被证实；伯氏疏螺旋体(莱姆病的病原体)，存在输血传播的可能，但未被证实；甲型肝炎病毒，很少在新生儿重症监护病房内通过输血传播。

白色等级表明传染病的病原体为观察对象，可根据实际情况修改。这些病原体包括戊型肝炎病毒(HEV)，主要是人畜共患病亚型，据记录，其主要在戊型肝炎流行地区和工业化国家发生输血传播[7,8]；由于美国一些地区的血清阳性率较高、存在未知菌血症、冷藏储存的血液中存在嗜吞噬细胞无形体，以及动物模型显示其可经输血传播，嗜吞噬细胞无形体在美国被记录为经输血传播(2014 年发生 8 例)，有进一步经血液传播的可能[1]。2009 年，美国血库协会发布输血传播传染病病原体的名单，该名单在 2014 年更新后新增

加 6 种病毒[9]，包括黄热病病毒、多种虫媒病毒、新型人类反转录病毒(XMRV)、除 B19 以外的人类细小病毒、博卡病毒、麻疹病毒和 MERS-CoV病毒。表 8.1 和表 8.2 列出了推荐用于筛查捐献的血液的微生物种类。

8.5 献血者中可传播的病原体近期趋势

病原体经输血传播的风险与当地该病的流行率存在很强的相关性。因此，献血者中高风险传染性病原体感染率的流行病学数据可以与其他预防措施联合作为评估输血风险的指南。近年来，不同国家提供的数据表明，这些病原微生物的感染率有显著的区域差异，但由于某些地区缺乏近期研究，数据并不完整。

8.5.1 非洲

血源性传播的病原体带来的威胁在撒哈拉以南非洲地区格外高，但不同国家之间也存在差异。厄立特里亚于 2010—2016 年对 60 236 名献血者进行了筛查，发现有 3.6% 的献血者的血液中

表 8.1 输血传播传染病的筛查

强制性筛查			
病原体	筛查标志物	试验方法	备注
HIV	抗 HIV，p24 Ag，RNA	EIA，CLIA，NAT	抗原抗体检测，所有国家 NAT，一些国家
HBV	HBsAg，抗 HBc，DNA	EIA，CLIA，NAT	HBsAg，所有国家 抗 HBc，极少数国家 NAT，一些国家
HCV	抗 HCV，HCV-Ag，RNA	EIA，CLIA，NAT	抗 HCV，所有国家 HCV 抗原抗体检测，少数国家 NAT，部分地区
梅毒螺旋体	抗 TP，抗 reagin	TPHA，EIA，VDRL/RPR	偏好使用 EIA 高流行率国家使用 VDRL

以上数据来自世界卫生组织(WHO)，Geneva；2009. https://www.ncbi.nim.nih.gov/books/NKB142989/
Ag，抗原；CLIA/EIA，酶免疫分析；NAT，核酸检测；抗 HBc，乙型肝炎核心抗体；HIV，人类免疫缺陷病毒；HBV，乙型肝炎病毒；HCV，丙型肝炎病毒；TPHA，梅毒螺旋体血凝试验；VDRL，性病研究实验室检查；RPR，快速血清反应试验；HBsAg，乙型肝炎表面抗原。

表 8.2　特定血液传播传染病的选择性筛查

病原体	筛查标志物	试验方法	地区	备注
巨细胞病毒	巨细胞病毒抗体	EIA	无	警惕免疫抑制患者的输血
疟疾	疟原虫或抗原	厚涂片法,EIA	地方性流行	筛查献血者
克氏锥虫	克氏锥虫抗体	EIA	地方性流行	筛查来自流行地区的移民
人类 T 淋巴细胞白血病病毒(HILV) Ⅰ/Ⅱ 型	HTLV-Ⅰ/Ⅱ抗体	EIA	地方性流行	可能发生在一些非流行地区
西尼罗病毒	西尼罗病毒抗体,RNA	EIA,NAT	美国,欧洲部分地区	季节性流行
戊型肝炎	RNA	NAT	欧洲部分地区	存在争议
人类细小病毒 B19	DNA	NAT	美国,欧洲部分地区	混合血浆产品

数据来自参考文献[126]。

EIA,酶免疫分析;NAT,核酸检测。

存在至少 1 种公认的经血液传播的传染病的病原体(TTI),即 HBV、HIV、HCV 和梅毒呈血清阳性,0.1% 的献血者血液中多种病原体呈血清阳性。HBV、HCV、HIV 及梅毒感染的血清阳性率分别为 2.0%、0.7%、0.3%、0.6%,相较于撒哈拉以南非洲的其他国家,该血清阳性率较低。

于 2008—2015 年收集的埃塞俄比亚 11 382 名献血者的数据显示,HIV、HBV、HCV 和梅毒 4 种病原体的总体血清阳性率为 6.6%,HBV、HIV、HCV 和梅毒的血清阳性率分别为 4.4%、0.6%、0.8% 和 1.1%[21]。埃塞俄比亚东部报道的这 4 种 TTI 的总阳性率高达 11.5%,其中大多数(94.5%)是 HBV[22]。在肯尼亚西部地区,自愿献血者中 4 种 TTI 的血清阳性率相对较高,为 9.4%,HIV、HBV、HCV 和梅毒的血清阳性率分别为 1.15%、3.46%、3.21% 和 1.56%[23]。2005—2016 年间,一项在尼日利亚进行的前瞻性献血者筛查发现,14.96% 的献血者感染了 HBV、HCV、梅毒和 HIV 4 种 TTI 中的至少 1 种,阳性率分别为 4.1%、3.6%、3.1% 和 4.2%[24]。4 种 TTI 的阳性率在过去几年中显著下降,尤其以 HIV 下降最为显著。对 2009—2016 年间的 17 份报告中的献血者的 4 种 TTI 的血清阳性率进行研究后发现,西非国家献血者的 TTI 的血清阳性率高于其他国家,尤其是 HBV(10.0%~

14.96%)和 HCV(1.5%~8.69%),但多年来 HIV 流行率呈下降趋势。尼日利亚于 2004—2011 年间报道的 597 例感染艾滋病的儿童中,有 14 例(2.3%)与输血传播相关。自 2005 年引入 NAT 以后,南非西开普省的血液供应也变得更为安全[27]。

8.5.2　中东

中东国家献血者的主要 TTI 的感染率似乎要低于非洲和亚洲国家,2004—2014 年伊朗的 4 种主要 TTI 的感染率也有所下降[28]。在中东地区,HBV、HCV 和 HIV 的总体血清阳性率分别为 0.15%、0.1% 和 0.004%。约旦的献血者的 TTI 感染率也很低。埃及 2013 年的数据表明,献血者的 HIV 和梅毒感染率极低(0%),但 HCV 和 HBV 的感染率为 7.2% 和 2.3%,仍然存在严重的血液传播风险。沙特阿拉伯对小样本的献血者(3028 例)进行血清学检测和核酸检测后的数据显示,HBVsAg 的阳性率为 0.33%,HCV 为 0.40%,HIV 为 0.13%,HTLV 为 0.20%,HBVcAb 为 9.81%。

8.5.3　东南亚

对巴基斯坦的献血者(2014—2015 年)使用快速免疫层析法进行检测,发现 5.46% 的献血者存在 TTI 感染,其中 0.38% 有多重感染[31]。HCV、梅毒、HBV、疟疾、HIV 的阳性率分别为 2.62%、1.55%、1.10%、0.10% 和 0.02%。印度献血者的 TTI 感染率相对较低；加尔各答的献血者的 TTI 总体阳性率为 2.79%；大吉岭的献血者的 HIV、HBV、HCV 和梅毒的累计血清阳性率分别为 0.42%、1.24%、0.62% 和 0.65%[33]。另一项来自印度的研究报道称，替代献血者的 TTI 感染率高于自愿献血者，但在 2008—2012 年，献血者的 TTI 感染率总体呈下降趋势。与 2007—2009 年相比，2010—2012 年泰国的献血者的 TTI 感染率一直在下降，2012 年 HIV、HBV、HCV 和梅毒的感染率分别为 0.26%~0.28%、0.97%~1.42%、0.26%~0.42% 和 0.35%~0.53%。

8.5.4   南美

南美国家的献血者中常见的 TTI 血清学检测数据不完整，在过去 5 年中，只有少数国家有部分 TTI 检测数据。巴西于 2012 年引入了针对 HIV 和 HCV 的核酸检测，最近估计献血者的两种病毒感染率分别为 209.9/100 000 和 66.3/100 000。阿根廷对血库实行了超过 10 年的筛查，报道显示献血者的 HIV 阳性率为 0.075%，HCV 阳性率为 0.05%，HBV 阳性率为 0.045%[37]，与非洲国家和发达国家相比，这可能是中等风险。在哥伦比亚，41 575 例献血者 1 年内的有限数据显示，恰加斯病的患病率为 0.49%，HBV 的感染率为 0.21%，HCV 的感染率为 0.45%，HIV 的感染率为 0.12%，梅毒的感染率为 1.68%，总感染率为 2.95%[38]。

8.5.5   发达国家

对于大多数高收入工业化国家的献血者，常见 TTI 的感染率很低，近年来，只有少数国家更新了血清阳性率数据。美国收集了 2011—2012 年间 1480 万例献血者的数据，占全部献血者的 50%，监测得到的献血者 TTI 阳性率如下：HBV 为 0.76/10 000，HCV 为 2.0/10 000，HIV 为 0.28/10 000、HTLV 为 0.34/10 000。荷兰 1995—2014 年的数据

表明，献血者 TTI 的感染率比一般人群低 6~60 倍[39]，新献血者的 TTI 感染率高于重复献血者。2009—2014 年荷兰的献血者的 TTI 感染率如下：HBV 为 39/10 000，HCV 为 16/100 000，HIV 为 2.4/100 000，HTLV 为 4.2/100 000，梅毒为 28/100 000。荷兰的献血者的 TTI 感染率低于其他工业化国家的献血者，其他国家 HBV 的感染率为 32/100 000~136/100 000，HCV 为 31/100 000~82/100 000，HIV 为 1/100 000~4/100 000，HTLV 为 1/100 000~10/100 000[40]。

8.6   输血传播传染病的风险

世界不同地区的输血传播传染病风险存在差异，且主要取决于以下因素：献血者的 TTI 感染率、检测捐献血液的方式（血清学、抗原或核酸检测），以及减少捐献血液中病原体的技术。一般来说，工业化国家会使用包括 NAT 在内的多种手段，且这些国家的主要 TTI 感染率较低，故而工业化国家的 TTI 风险最低。在贫穷和低收入国家，特别是非洲，TTI 的感染率较高，献血者中自愿无偿献血者较少，缺乏实施 NAT 的设施，这些都是 TTI 传播的风险因素。然而，在中等收入国家（巴西等），常见 TTI 有中等传播风险。不同收入国家 TTI 的比较见表 8.3[41-44]。

8.7   特殊病毒的血液传播风险

8.7.1   巨细胞病毒

巨细胞病毒（CMV）隐性感染在工业化国家（约 60%）和发展中国家（>80%）的成年人中非常常见，并且由于其存在于白细胞中，一旦一个人被长期感染，其可以通过血液传播。CMV 的传播不会对健康的成年人或较大年龄的儿童造成严重的健康危害，但它可导致免疫功能低下的 CMV 血清抗体阴性患者（即干细胞移植患者和早产儿）发生严重疾病。降低高危人群巨细胞病毒输

表 8.3　全球不同收入国家输血传播传染病病原体的可能风险

病原体	高收入国家	中等收入国家	低收入国家	备注
HIV	$\leq 0.33 \times 10^{-6}$	$\leq 11 \times 10^{-6}$	$\leq 64 \times 10^{-6}$	取决于核酸检测
HBV	$\geq 0.16 \times 10^{-5}$	$\geq 289 \times 10^{-5}$	$\geq 534 \times 10^{-6}$	取决于核酸检测
	$\geq 0.16 \times 10^{-6}$			
HCV	$\geq 0.03 \times 10^{-6}$	$\geq 191 \times 10^{-5}$	$\geq 207 \times 10^{-6}$	取决于核酸检测

数据来自参考文献[43，127，128]。

注：高收入国家，如法国；中等收入国家，如巴西；低收入国家，如撒哈拉以南非洲的加蓬。

血传播（TT-CMV）的措施包括：去除血液制品中的白细胞和选择 CMV 阴性的血液。研究表明，CMV IgG 新近阳性的献血者传播 CMV 的风险最高，因为他们的血液中含有最高水平的 CMV DNA[45]。然而，最近的一项综述表明，尚未有科学证据表明去除白细胞或采取任何单一措施能降低高危患者 TT-CMV 的感染风险[46]。

8.7.2　隐匿性乙型肝炎病毒

发达国家和中等收入国家会筛查血液中的 HBsAg 并进行 HBV 核酸检测，因而 HBV 的输血传播发生率极低。但隐匿性乙型肝炎患者血液中的 HBV DNA 含量极低，偶尔从肝脏中脱落，高敏感性的 NAT 有时也无法检测到，因此仍然存在通过血液传播的风险。有模型评估了 HBsAg 和 NAT 检测阴性后，隐匿性乙型肝炎的传播风险为 3%~14%。尽管日本对 HBV 进行了 NAT 检测，但直到 2013 年，每年都有 4~13 例 TT-FHBV 病例在窗口期发生隐匿性乙型肝炎或近期感染[48]。个体 NAT 显示>1.94% 的抗 HBc 和抗 HBs 抗体滴度低的捐献者血液中含有 HBV。因此，日本的血液服务机构选择放弃所有抗 HBc 和抗 HBs 抗体滴度低的血液，这些血液只占总献血量的 1.3%[48]。据澳大利亚的一项研究（没有进行普遍的抗 HBc 检测）估计，隐匿性 HBV 感染的残留风险为 1/982 000U，占总 HBV 感染风险的 55%，并且随着个体 NAT 识别出重复的隐匿性感染献血者而降低[49]。巴西的数据也表明，高抗 HBs 抗体滴度（>100mIU/mL）

确实排除了献血者血液中存在 HBV DNA 的可能[50]。

最近的一项研究报道，斯洛文尼亚的 3 例隐匿性乙型肝炎献血者血液中的病毒载量极低，导致 31 例受血者中有 9 例感染（29%）[51]。该研究表明，最小的 HBV DNA 感染剂量应由 100 拷贝修改为 16 拷贝（或 3IU），并且可通过常规抗 HBc 筛查（由少数中心进行）、高敏感性 NAT[能检测到 0.8 拷贝（0.15IU/mL）病毒 DNA]或减少病原体的方法实现进一步预防。

8.7.3　戊型肝炎病毒

戊型肝炎病毒（HEV）存在于世界各地，在热带及亚热带国家，每年有超过 2000 万例新发戊型肝炎病例，其中 56 000 例死亡[52]。在亚洲、非洲、中美洲国家，戊型肝炎的地方性流行主要是由 1 型和 2 型 HEV 经粪-口传播途径引起的。而在欧洲、北美洲和亚洲部分地区（日本），3 型和 4 型 HEV 存在于许多动物（尤其是家猪）中，属于人畜共患病，当地人群通过食用生猪肉或未煮熟的猪肉，以及输血而发生零星感染[53]。携带 HEV 的献血者通常无症状，转氨酶正常，进行献血者面谈筛查无效。此外，无症状的 HEV 病毒血症可持续长达 68 天[54]。尽管大多数 HEV 感染仅导致无症状或轻度肝炎，但妊娠期戊型肝炎可导致暴发性疾病的出现，既往存在肝硬化和慢性肝炎进展为肝硬化的免疫抑制人群感染 HEV[53]。由于器官移植受体和血液恶性肿瘤患者更常接受血液或血液制品输入，且约 60% 的免疫功能低下的患者感染 HEV 后发展为慢性戊型肝炎，因而输血导致戊型肝炎传播值得关注[55]。

2004 年，在流行地区第一次报道了经输血传播 HEV(TT-HEV)(1 型基因型)[56]，此后大多数输血传播病例均由工业化国家报道（3 型基因型）。欧洲(法国、德国、西班牙、英国)、澳大利亚、加拿大和日本都已报道过相应的病例[57]。输注红细胞、浓缩血小板、新鲜冷冻血浆和浓缩粒细胞均可导致 TT-HEV。目前，全球已发生约 40 例 TT-HEV，其中 21 例来自日本，并且有 17 例输注含有 HEV 的血液制品而未导致 HEV 感染的事件[57]。血液制品的 HEV RNA 普遍筛查在欧洲是一个非常有争议的话题，各国的政策也各不相同。2012—2013 年，英国回顾性筛查了 225 000 例献血者，从其中 79 例检测到 HEV RNA(1:2850)，随访显示，43 例受血者中有 18 例(43%)感染 HEV[58]。在献血者中，HEV 病毒血症的患病率从 1:762（荷兰）到 1:9500(美国)不等，预计受血者感染 HEV 的风险为 40%~50%[59]。受血者输注 HEV 污染的血液制品后发生临床感染的风险取决于受血者的抗体、病毒载量和输血量。目前，最低病毒感染剂量未知，但病毒载量过低(<100IU/mL)不会导致 HEV 感染，且已知导致受血者感染的最低接种量为 2×10^4 IU[58]。目前，在爱尔兰、英国和荷兰进行 HEV RNA 常规献血筛查，而在德国、法国和瑞士的一些血液中心则实施高危患者的选择性筛查[57]。

8.7.4　虫媒病毒

虫媒病毒在世界范围内广泛分布，且不同区域的虫媒物种存在差异。在短期无症状病毒血症期间，特别是在感染发病高峰期，虫媒病毒的输血传播风险很大。然而，在流行地区，难以证实 TT 虫媒病毒是通过输血传播的。尽管目前仅有少数虫媒病毒被证实可以通过血液制品传播，但自 2 年前美洲寨卡病毒流行以来，人们一直关注这一问题。寨卡病毒感染是最常见的无症状感染，因此很容易遗漏病毒血症献血者。此外，妊娠女性通过血液感染寨卡病毒可能导致胎儿严重的神经系统异常[60]。

1975 年报道的科罗拉多蜱热病毒是第一种被报道的通过输血传播的虫媒病毒[61]，但直到 2002 年美国西尼罗病毒感染暴发前，人类都未将输血传播虫媒病毒视为血液安全问题。在大多数情况下，西尼罗病毒只引起患者无症状感染(约 80%)，但可导致老年人和免疫功能低下人群发生严重的神经系统疾病。在美国暴发的西尼罗病疫情中，16 例献血者与 23 例受血者感染西尼罗病毒有关，但所有献血者在献血时检测的西尼罗病毒特异性 IgM 抗体均呈阴性[62]。疫情期间，西尼罗病毒感染的估计风险为每 10 000 例献血者中有 1.46~12.33 例感染[63]。自 2002 年以后，北美每年都会发生西尼罗病毒感染的季节性暴发(夏季到秋季)，但强度有所下降。美国全国范围内的西尼罗病毒 NAT 筛查始于 2003 年，最初由混合微池开始，2 年后转为对个体献血者进行筛查。因为混合微池筛查遗漏了 1/3 的西尼罗病毒 RNA 阳性血液，而低水平的病毒血症也可导致感染[64]。2003 年，美国西尼罗河病毒筛查的估计成本效益为 483 000 美元/质量调整生命年[65]。

其他可通过输血传播的虫媒病毒包括登革热病毒(DENV)和蜱传脑炎病毒[66]。尽管许多热带国家的登革热发病率很高，全球每年至少报道 5000 万例病例，但很少有通过输血传播登革热的报道。截至 2016 年，只有 5 次明确记载的通过输血传播登革热的聚集性感染[67]。一项对巴西 2012 年流行病学的回顾性分析确定了第 6 次通过血液传播登革热的聚集性感染[68]，疫情期间，有 0.5%~0.8%的献血者被证实感染登革热 4 型病毒，42 个 DENV RNA 阳性单位的血液被输注给 35 例受血者。在 16 例易感者中，有 6 例感染登革热 4 型病毒(37.5%)。分析显示，血液传播与病毒载量没有显著相关性，且 90%的供血者和受血者有既往感染一种或多种 DENV 的血清学证据。

基孔肯雅病毒(CHIKV)是另一种虫媒病毒，

可导致类似登革热的临床症状，但会引发更严重和持续的关节痛和关节炎。基孔肯雅病毒广泛分布于热带地区，2013—2014 年在美洲和加勒比地区暴发过疫情[60]。CHIKV 可以通过输血传播，但没有相关报道。CHIKV 感染不同于 DENV、寨卡病毒和西尼罗病毒感染，大多数 CHIKV 感染者是有临床症状的，因此无症状病毒感染者献血引起的感染风险较低。最近泰国的一项研究评估了 CHIKV 输血传播的风险，在疾病流行期间，病毒血症者献血的平均和最大传播风险估计为 0.9% 和 4.8%，但由于只有 10% 的无症状病例，筛查献血者可将风险降低 88.4%[69]。

自 2015 年以来，寨卡病毒(ZIKV)迅速蔓延，在 85 个国家和地区均有病例报道，使得 ZIKV 成为最具风险的输血传播虫媒病毒。大多数感染 ZIKV 的病毒血症患者无临床症状，对暴发疫情时的血液供应和低流行地区疾病传播构成威胁。此外，ZIKV 有严重的致畸作用，并且可以在全血中持续存在长达 2 个月[70]。巴西已报道过 4 例可能经输血传播的 ZIKV 感染病例[71,72]。2013—2014 年，法属波利尼西亚暴发 ZIKV 感染，1505 例献血者中有 42 例(2.8%)ZIKV RNA 检测阳性，随后有 11 例出现症状[73]。在 2016 年波多黎各暴发 ZIKV 感染期间，引入了捐献血液的核酸检测技术，ZIKV RNA 的检出率高达 1.1%[74]。同样，2016 年马提尼克对无症状献血者进行核酸检测，在捐献后 1~6 天检测到 ZIKV RNA 的比例为 1.8%，其中 54% 的献血者有症状[75]。美国已报道了 200 多例本土蚊媒 ZIKV 感染病例和 5300 多例旅行相关感染病例[76]。因此，自 2016 年 8 月开始，美国对所有捐献的血液都进行了 ZIKV RNA 筛查。超过 400 万次献血中筛查出了 9 例确诊阳性（针对个体检测样本），检出率为 1∶480 654[77]。红细胞中的 ZIKV RNA 水平为 40~800 000 拷贝/毫升，并且可在长达 154 天内检测到。血浆中检测到的 ZIKV RNA 水平范围为 12~20 000 拷贝/毫升，可在捐献后 80 天内检测到。目前的个体献血者核酸检测

计划预计每年花费 1.37 亿美元[78]，献血筛查的成本效益超过 100 万美元/质量调整生命年(QALY)，大约为成本的 10 倍，在临床医学中被认为是适宜的[79]。目前，估计美国针对 ZIKV 的个体核酸检测策略每 QALY 花费 3.41 亿美元，而在波多黎各，只有在多蚊季节进行筛查才具有成本效益[80]。

罗斯河病毒(RRV)是澳大利亚地区特有的虫媒病毒，每年有 5000 例病例确诊。澳大利亚、巴布亚新几内亚和所罗门群岛最大规模的疫情暴发影响了 5 万人，使得血液供应存在风险[81]。像 CHKV 一样，RRV 可引起使人虚弱的多发性关节炎流行。最近，第一例经输血传播的 RRV 被报道，这促进了对 RRV 的全面风险审查。建模估计澳大利亚献血者感染 RRV 的风险为 1∶14 943 至 1∶95 039，预计在 1 年内，澳大利亚将发布 8~11 种 RRV 感染的血液成分[82]。

8.7.5　其他病毒

人类细小病毒 B19(B19V)感染常见于儿童和成年人，青少年的 B19V 血清阳性率为 30%~40%，成年人为 40%~60%，老年人的血清阳性率超过 85%[83]。多数感染者为无症状感染者（约 25% 的成年人和 50% 的儿童）或仅表现为轻度非特异性病毒样感染[84]。因此，感染者可能会捐献血液，而病毒血症可在感染者接触暴露后 1 周发生，并持续大约 5 天。B19V 的一个重要致病特征是骨髓细胞嗜性，尤其是红系祖细胞，骨髓细胞分化使其病毒易感性增加[85]。B19V 可以通过血液制品传播，因为在无症状个体急性感染的早期阶段，原发性感染经常发生高水平(高于 10^{12}geq/mL)的病毒血症[86]。B19V 常存在于捐献的血液和血浆中，相比通过红细胞传播，通过血浆衍生物传播更常见。这可能是由病毒未从血液中完全清除、急性感染时发生高水平病毒血症，以及 B19V 对用于制备血浆衍生物的大多数灭活程序有抵抗作用等多种因素造成的[87]。

B19V 是捐献血液和血浆中常见的污染物，在大多数献血者的血液制品中，这种病毒 DNA 最常见。使用 50%~80% 的非灭活凝血因子Ⅷ浓缩物加 30%~50% 的有机溶剂/清洁剂法（S/D 法）灭活的凝血因子Ⅸ浓缩物，可检测到 B19V DNA[88]。在白蛋白（25%）、免疫球蛋白制剂（20%~75%）、凝血因子和混合血浆（>60%）中，B19V DNA 的检出比例较高，病毒载量为 1×10^2geq/mL 到 1×10^8geq/mL[87]。由于没有记录表明，B19V 的 DNA <10^3IU/mL 的混合血浆产品可以传播 B19V，FDA 规定，混合血浆中 B19V DNA 的安全上限为 10^4geq/mL[87]。大约 1% 的细胞血液制品中含有 B19V DNA，且红细胞输注（主要是 B19V DNA 滴度>10^7IU/mL）与 B19V 的传播有关[89]。然而，日本最近一份报道描述了通过输注含低水平 B19V DNA（1.0×10^4IU/mL）的红细胞，造成持续出现症状的 B19V 感染合并严重的血小板减少症[90]。大多数输血导致 B19V 感染的患者无症状，但输血传播疾病的严重程度尚不清楚。疾病的发展受血液系统疾病、免疫缺陷疾病和宿主免疫状态的影响。有 3 类患者感染后特别容易发生严重的疾病：慢性溶血性障碍（即重型地中海贫血和镰状细胞贫血病）患者可发生短暂的再生障碍危象并伴有急性感染；合并免疫缺陷综合征的患者可因骨髓衰竭而发展为慢性重度贫血；艾滋病患者可发展为单纯红细胞再生障碍性贫血。妊娠女性也可出现胎儿异常（如胎儿水肿）[87]。用于确保血浆衍生物安全性的方法包括：血浆混合微池和个体献血者的核酸检测、有机溶剂/清洁剂法（S/D 法）灭活和多步骤去除病毒、在 80℃ 高温下加热 3 天、巴氏杀菌及纳米过滤[87]。

人类 T 淋巴细胞病毒 1 型和 2 型（HTLV-Ⅰ型和 HTLV-Ⅱ型）是慢性感染淋巴细胞的反转录病毒，可以通过输血传播，但只有小部分感染者在多年后会发展成临床疾病。在全球范围内（非洲、亚洲、加勒比、中美洲和南美洲）500 万~1000 万人感染了 HTLV-Ⅰ型，其可导致痉挛性截瘫、HTLV 相关脊髓病（HAM）和成人 T 细胞白血病/淋巴瘤（ATL）[91]。尚未证明 HTLV-Ⅱ型与任何特定的疾病存在联系，但有限的证据表明，一些受 HTLV-Ⅱ型影响的患者可能会发展成慢性神经系统疾病（感觉神经病变、步态障碍、膀胱功能障碍、运动异常和轻度认知障碍）、慢性肺部感染及皮炎[92]。HTLV-Ⅱ型主要发生在美洲，尤其是北美、中美洲和南美洲的美洲印第安人（5%~30% 血清阳性）和非洲的俾格米部落，但是在美国和南欧的静脉注射吸毒者（10%~15%）的血液中也发现了该病毒[93]。HTLV-Ⅰ型和Ⅱ型（主要是Ⅰ型）在亚洲（首先在日本）、加勒比海地区（牙买加）和北美已被证明可以通过细胞血液制品传播，但临床上极少发现[93]。据报道，法国一名心脏移植受者在因输血感染 HTLV-Ⅰ型后，4~5 个月内出现 HAM 的早期征象，这种快速发病极有可能与免疫抑制有关[94]。中国台湾也报道了 2 例 ATL 病例，患者原先存在淋巴瘤和早幼粒细胞白血病，在输血传播 HTLV-Ⅰ型 6 个月和 11 年后发生了 ATL[95]。目前，许多国家对献血者体内的 HTLV-Ⅰ型/Ⅱ型抗体进行检测，这种检测在高流行区域可能具有成本效益，但对在高收入、低流行国家进行普遍筛查的收益存在争议[93]。使用成本效益数学模型估计，在 HTLV 患病率为 1/100 000 的情况下，对所有新献血者进行 HTLV 检测，每挽救 1 例患者的生命需花费 920 万美元，或每个质量调整生命年需花费 42 万美元[96]。如果献血者患病率为 10/100 000，则每挽救 1 例患者的生命需花费约 90 万美元，或每个质量调整生命年的费用为 41 000 美元。在北美、欧洲和澳洲的许多发达国家，HTLV-Ⅰ型的流行率低于 1/1 000 000，对献血者进行普遍检测似乎不具有成本效益，然而，许多低收入和中等收入的高流行国家也没有开展普遍的抗体筛查[93]。目前需要进一步研究过滤减少白细胞和病原体灭活方法，以及它们与抗体筛选相比的成本效益，以指导国家采血系统的工作。

8.8　寄生虫的输血传播

8.8.1　疟疾

疟疾是最早（1911 年）被报道可以经输血传播的传染病之一[97]。导致疟疾的 4 种主要的疟原虫（恶性疟原虫、间日疟原虫、卵形疟原虫、三日疟原虫）可经输血传播引起疟疾，这是因为它们即使在冷冻的血液中也能存活[98]。献血者感染疟原虫后发生输血传播的最长间隔因疟原虫种类而异，恶性疟原虫为 8 年，间日疟原虫为 5 年，卵形疟原虫为 7 年，三日疟原虫为 44 年[97,98]。输血传播疟疾的病例在疟疾流行和非流行国家都有详细的记载。在工业化国家，输血传播疟疾的风险极低，但在资源有限的疟疾流行国家，尤其是在撒哈拉以南非洲地区，输血传播疟疾是重大风险和挑战。在疟疾流行国家，区分疟疾传播是由输血引起还是蚊子传播是一项难题，因此输血传播性疟疾常常被低估。最近的研究估计，非流行国家的输血传播性疟疾的发病率<0.2/1 000 000，而在流行国家则超过 50/1 000 000[98]。一般而言，感染疟疾的献血者是无症状感染者，并且是半免疫性的，体内寄生虫水平低，显微镜下诊断可能会漏诊。输血传播通常是通过全血或红细胞浓厚液传播，血小板和白细胞则很少通过红细胞传播疟疾。

过去 10 年间的研究表明，在撒哈拉以南非洲的输血传播疟疾高危国家，使用厚涂片法检测捐献的血液中的疟原虫，检出率中位数为 10.2%，最低为 0.7%（肯尼亚），最高为 55%（尼日利亚）[99]。而在包括尼日利亚在内的非洲大多数疟疾流行国家中，并没有对献血者进行常规疟疾检测。在巴基斯坦，在 0.57% 的健康献血者的血液涂片中检出了疟原虫；在印度，经快速诊断试验和显微镜诊断证实，疟原虫检出率为 0.03%[100,101]。尽管在非疫区，输血传播疟疾的风险很低，但该风险可能与距离疫区的远近有关。在巴西，疟疾在亚马孙河流域流行，而在亚马孙外地区（即圣保罗州）则不流行。然而，最近的一项研究发现，在圣保罗，7.4% 的献血者疟原虫检测呈阳性（恶性疟原虫占 5.14%，间日疟原虫占 2.26%）[102]。

最近一项对非流行地区输血传播疟疾的回顾性研究发现，1911—2015 年共有 100 例输血传播疟疾病例，在 21 世纪只发生过几例，2015 年被报道的 2 例均来自美国[103]。100 例病例中，美洲报道 54 例、欧洲 38 例、地中海地区 3 例、印度 1 例、东南亚 4 例。恶性疟原虫病例占输血传播疟疾病例数的 45%，三日疟原虫占 30%，间日疟原虫占 16%，卵形疟原虫占 4%，诺氏疟原虫占 2%，1 例为恶性疟原虫和三日疟原虫混合感染，还有 1 例发生在希腊的早熟疟原虫（鸟）感染。死亡结局主要发生在恶性疟原虫（11/45）感染的患者中，而很少发生于三日疟原虫（2/30）或卵形疟原虫（1/4）感染的患者中，但死亡结局并非由疟疾导致[103]。

即使在疟疾流行地区，血库为避免输血传播疟疾而采取的预防措施也有很大差异，截至 2010 年，撒哈拉以南非洲只有少数国家（马拉维、圣多美、普林西比和塞拉利昂）对捐献的血液进行了疟疾筛查[98]。在非流行国家中，采取的预防措施也有所不同，有些国家（美国）依靠献血前的调查问卷进行风险筛查，而一些国家（法国、英国和澳大利亚）则对初期问卷调查中被认为有风险的献血者进行抗体检测[103]。在对捐献的血液进行的筛查中，最常见的方法是通过血液涂片镜检或快速诊断试验，但其在疟原虫含量低时不敏感，而血清学检查则无法区分远期感染和近期感染。PCR 是敏感性最高的方法，但是大多数疟疾流行的国家无法承担广泛使用这种方法的费用。将核黄素作为光敏剂，与紫外线装置（米拉索尔全血系统，科罗拉多州莱克伍德 Terumo BCT）结合使用来灭活病原体的方法可以减少输血传播疟疾而不损害红细胞[104]。

8.8.2 恰加斯病

克氏锥虫是恰加斯病的病因,广泛分布于中美洲和南美洲,传播媒介为锥蝽,主要在居住条件差的农村流行。30%~40%的慢性感染且未经治疗的个体会发生严重的心脏病。在恰加斯病流行地区,其输血传播途径已被认知多年,并已开始对献血者进行筛查[105]。随着拉丁美洲向北美和欧洲移民的增加,在非流行国家经输血传播恰加斯病也成为人们关注的问题。恰加斯病最早是在1952年被认为可以通过输血传播的,在过去的几十年间,输血传播的恰加斯病的总病例数为300~800例[106]。在非流行国家中,美国报道了7例输血传播恰加斯病,西班牙报道了5例,加拿大报道了2例,澳大利亚[106]和瑞士[107]最近也有报道。

多达50%的无症状患者可在感染数年后被检测出低水平的寄生虫血症,而且克氏锥虫在4~22℃的血液储存条件甚至冻融条件下都能存活[106]。血液中的细胞成分可以传播恰加斯病,但血浆不会。血小板是最常见的与输血传播恰加斯病相关的血液制品,这可能是因为血小板克氏锥虫载量高于其他血液制品[108]。恰加斯病输血传播途径的预防包括:利用问卷进行普遍或选择性献血者筛查和克氏锥虫抗体检测。美国于2007年开始对献血者进行恰加斯病筛查,截至2017年12月,美国血库至少报道了2300例感染恰加斯病的献血者(CDC. Chagas disease surveillance activities—seven states,2017. Weekly/July 6,2018/67[26]:738-41)。进行献血者恰加斯病筛查的非流行国家包括:美国、加拿大、西班牙、英国、法国、瑞士和澳大利亚[106]。

8.8.3 巴贝西虫病

巴贝西虫病是由红细胞内寄生虫——巴贝虫属引起的人畜共患病,最常见的病原体是田鼠巴贝虫,其通常由硬蜱传播,类似于血液涂片上的疟原虫,但较小。最常见巴贝西虫病报道的地区是美国东北部和中西部,欧洲和亚太地区。在免疫功能良好的宿主中,该病仅会引起轻度发热,但在免疫功能低下、无脾和老年患者中会引起严重疾病,死亡率高。巴贝西虫病输血传播于1979年在美国首次被报道,自那以后,共报道超过200例与输血相关的巴贝西虫病病例,死亡率为18%~19%[109-111]。超过95%的病例是由田鼠巴贝虫引起的,至少3例是由邓肯巴贝虫引起的[109]。最近也报道了1例来自阿肯色州的因多次输血继发的分歧巴贝虫感染[112]。巴贝西虫病甚至可通过储存长达35天的红细胞和先前冷冻的红细胞进行传播,但很少通过血小板传播[113]。

在美国的巴贝西虫病流行地区,经输血感染巴贝西虫病的病例正在不断增加,并且由于尚未对献血者进行田鼠巴贝虫强制或常规筛查,使得输血传播巴贝西虫病已成为一个公共卫生问题。在纽约疫区和康涅狄格州沿海地区的献血者中,巴贝虫的血清阳性率分别高达4.3%和3.0%[111]。一项研究对康涅狄格州、马萨诸塞州、明尼苏达州和威斯康星州捐献的血液进行血清学和PCR检测,89 153份血液样本中有335份 (0.38%)被检出血清学阳性,其中67份(20%)PCR阳性[114]。因此,在美国巴贝西虫病流行地区进行献血筛查可以降低经输血传播巴贝西虫病的风险。

8.9 输血引起的细菌感染

细菌感染是输血首要的感染风险,最常见的原因是血液制品加工或储存过程中的细菌污染(直接影响)。但人们也越来越多地认识到输血的间接影响,如输血与免疫调节有关,免疫调节可能导致细菌感染风险增加。此外,减少血液中的白细胞也可以降低医疗相关感染的风险[115]。在最近一篇关于输血后与医疗保健相关的感染的综述中提到,与自由输血策略相比,限制输血虽然并没有减少总的医疗保健相关感染,但降低了严重感染的风险[116]。这对于接受髋关节和膝关节置换术的患者以及败血症患者来说尤为重要。

血液制品的细菌污染可能来自献血者的皮肤（如痤疮丙酸杆菌或葡萄球菌），或是来自含有多种细菌的环境（如耶尔森菌、假单胞菌、变形杆菌、大肠杆菌、克雷伯菌、不动杆菌和沙雷菌)[117]。一些研究发现,由于小肠结肠炎耶尔森菌能够在低温下生长繁殖,所以其污染血液制品的情况最常见。输血引起的败血症常见于血小板输血,而红细胞输血不常见。估计血小板和红细胞被细菌污染的风险分别为 1/5000 和 1/30 000[117]。最近,来自荷兰的证据表明,输注储存于血小板添加液中的血小板浓缩物与细菌感染风险增加 4 倍有关[118]。美国每年输注大约 220 万单位血小板（2011 年数据),在 2009—2013 年的 5 年间,发生了 13 例与血小板制品细菌污染有关的死亡,平均每年发生 2.6 例,大约每输注 100 万单位血小板发生 1.3 例[119]。近年来,该情况似乎没有改善,因为 2015 年又发生了 5 例因细菌污染血小板制品引起的死亡[120]。在过去 5 年中,输血引起的细菌污染中,金黄色葡萄球菌感染造成的死亡人数最多(5/18),其他与死亡相关的细菌包括:黏质沙雷菌、肺炎克雷伯菌、摩氏摩根菌、荧光假单胞菌、不动杆菌和屎肠球菌。

有研究报道了用血小板培养标本主动和被动监测血小板细菌污染的情况。在一项为期 7 年（2007—2013 年)的研究中,51 440 个血小板单位中有 20 个单位被细菌污染(0.004%;389/1 000 000),仅导致 5 例败血症输血反应[121]。在高收入国家,血小板制品的细菌污染虽然是最常见的输血传播感染(每血小板单位 0.01%~0.07%),但在低收入国家,如非洲,该比例要高得多。在撒哈拉以南非洲的 7 项研究中,全血或红细胞中细菌污染的平均比率为 8.8%,血小板污染要高得多[122]。为了防止血小板受到细菌污染,FDA 建议加强细菌检测或实施病原体减少/灭活策略。美国和欧洲已经批准了一种 Amotosalen+A 段紫外线(UVA)的广谱病原体灭活系统[123]。

8.10　总结及未来方向

虽然目前血液供应比以往任何时候都更安全,但在输血传播传染病方面仍然存在重大问题,尤其是随着新的病原体不断出现。此外,在资源匮乏的国家,特别是撒哈拉以南非洲国家,在供应与发达国家相当数量的安全血液方面仍然存在挑战。在过去 10 年间,美国的血液使用量显著下降,2009—2016 年间,美国红十字会收集和分发的血液单位数减少了 26%,预计到 2020 年将减少 40%,这引发了美国血液系统危机[124]。可以预见,血液将来会是一种不可替代的基本药物,因此更安全的血液供应对公共卫生规划至关重要。

防止多种病原微生物通过输血传播非常昂贵、耗时和烦琐。许多献血筛查措施每增加一个质量调整生命年将多花费超过 100 万美元,是临床医学认为的合适成本的 10 倍[125]。建立一个安全且能够负担的血液系统的关键是应用可减少病原体的系统,以灭活所有或大多数病毒、寄生虫、细菌和朊病毒,且这种减少病原体的系统无论是在资源匮乏还是资源丰富的国家均可以实施。这将避免血清学检测、核酸检测等昂贵的筛查需求。一些减少病原体的方法已经被使用,包括米拉索尔病原体减少技术系统(美国莱克伍德 Terumo BCT),其应用核黄素+UVB 作用于红细胞和血小板,从而将包括 HIV、HCV 和 HBV 在内的大多数可经输血传播的病毒减少 2.3~5.19 个对数,同时减少寄生虫和细菌;拦截(INTECEPT)血液检测系统（美国,Cerus 公司）利用 Amotosalen+UVA 对病毒、细菌和寄生虫进行灭活;THERAFLEX(法国里尔,MacoPharma 公司)使用不同方法对血浆和血小板进行光化学灭活,其对病毒和细菌有效,但治疗后有 2 例发生 HIV 血浆传播;利用有机溶剂/清洁剂法(S/D 法)处理血浆,对多种有包膜的和细胞内病毒、细菌和原生生物都非常有效,可与过滤相结合,以提高功效;化学烷化剂的应用也在探索中[126]。当前和未来一段时间,需要　　输血传播的传染病发生。
进行更多的对比试验,以选择可用于全血、红细
胞、血小板和血浆的最合适的技术,从而预防经　　　　　　　　　　　　（袁杰 刘民 译）

参考文献

1. Stramer SL, Hollinger FB, Katz LM et al (2009) Emerging infectious disease agents and their potential threat to transfusion safety. Transfusion 49:1S–29S
2. Stramer SL, Dodd RY, AABB Transfusion-Transmitted Disease Emerging Infectious diseases Subgroup (2013) Transfusion-transmitted emerging disease infectious diseases: 30 years of challenges and progress. Transfusion 53:2375–2383
3. Jones KE, Levy MA et al (2008) Global trends in emerging infectious diseases. Nature 451:990–994
4. Cardo LJ (2008) Leishmania: risk to the blood supply. Transfusion 48:1333–1341
5. Hladik W, Dollard SC, Mermin J et al (2006) Transmission of human herpesvirus-8 by blood transfusion. N Engl J Med 355:1331–1338
6. Dollard SC, Nelson KE, Ness PM, Stambolis V, Kuehnert MJ, Pellett PE, Cannon MJ (2005) Possible transmission of human herpesvirus-8 by blood transfusion in a historical United States cohort. Transfusion 45:500–503
7. Matsubayashi K, Kang JH, Sakata H et al (2008) A case of transfusion transmitted hepatitis E caused by blood from donor infected with hepatitis E virus via zoonotic food-borne route. Transfusion 48:1368–1375
8. Boxall E, Herborn A, Kochethu G, Pratt G, Adams D, Ijas S, Teo C-G (2006) Transfusion-transmitted hepatitis E in a "non-hyperendemic" country. Transfus Med 16:79–83
9. Stramer SL (2014) Current perspectives in transfusion-transmitted infectious diseases: emerging and re-emerging infections. ISBT Sci Ser 9:30–36
10. Xu T, Yi ZM, Luo JM et al (2018) Prevalence and trends of transfusion-transmittable infection among blood donors in Southwest China. J Public Health 17:17
11. Li L, Li KY, Yan K et al (2017) The history and challenges of blood donors screening in China. Transfus Med Rev 31:89–93
12. He M, Wang J, Chen L, Liu J, Zeng P (2017) The impact of emerging infectious diseases on Chinese blood safety. Trans Med Rev 31:94–101
13. Wang W, Liao Q, Wu X et al (2015) Potential risk of blood transfusion-transmitted brucellosis in an endemic area of China. Transfusion 55:586–592
14. Nelson KE (2014) Transmission of hepatitis E virus by transfusion: what is the risk? Transfusion 54:8–10
15. Guo QS, Yan Q, Xiong JH et al (2010) Prevalence of hepatitis E virus in Chinese blood donors. J Clin Microbiol 48:317–318
16. Du J, Chen C, Gao J et al (2014) History and update of HTLV infection in China. Virus Res 55(191):134–137
17. Grogl M, Daugirda JL, Hoover DL, Magill AJ, Berman JD (1993) Survivability and infectivity of Leishmania tropica from operation desert storm participants in human blood products maintained under blood bank conditions. Am J Trop Med Hyg 49:308–315
18. Young NS, Brown KE (2004) Parvovirus B19. N Engl J Med 350:586–597
19. Hogema BM, Slot E, Molier M et al (2012) Coxiella burnetti infection among blood donors during the 2009 Q-fever outbreak in the Netherlands. Transfusion 52:144–150
20. Siraj N, Achila OO, Isaac J et al (2018) Seroprevalence of transfusion-transmittable infections among blood donors at the National Blood Transfusion Service, Eritrea: a seven-year retrospective study. BMC Infect Dis 18:264
21. Teklemariam Z, Mitiku H, Waldegebreal F (2018) Seroprevalence and trends of transfusion transmitted infections at Harar blood bank in Harari regional state, Eastern Ethiopia: eight years retrospective study. BMC Hematol 18:24
22. Mohammed Y, Bekele A (2016) Seroprevalence of transfusion transmitted infections among blood donors at Jijiga blood bank, Eastern Ethiopia: retrospective 4 year study. BMC Res Notes 9:129
23. Onyango CG, Ogonda L, Guyah B et al (2018) Seroprevalence and determinants of transfusion transmissible infections among voluntary blood donors in Homobay, Kisumu and Siaya counties in western Kenya. BMC Res Notes 11:410
24. Okoroiwu HU, Okafor IM, Asemota EA, Okpokam DC (2018) Seroprevalence of transfusion-transmissible infections [HBV, HCV, syphilis and HIV] among prospective blood donors in a tertiary health care facility in Calabar, Nigeria: an eleven years evaluation. BMC Public Health 18:645
25. Tafesse TB, Gebru AA, Gobalee S et al (2017) Seroprevalence and diagnosis of HIV, HBV,

HCV and syphilis infections among blood donors. Hum Antibodies 25:39–55

26. Brown BJ, Oladokun RE, Ogunbosi BO, Osinusi K (2017) Blood-transfusion-associated HIV infection in children in Ibadan, Nigeria. J Int Assoc Provid AIDS Care 16:303–308

27. Cable R, Leslie N, Bird A (2013) Reduction of the risk of transfusion-transmitted viral infections by nucleic acid amplification testing in Western Cape of South Africa: a 5 year review. Vox Sang 104:93–99

28. Fahashadpour F, Tajbakhani R, Tajbakhsh S et al (2016) Prevalence and trends of transfusion transmissible viral infections among blood donors in south of Iran: an eleven-year retrospective study. PLoS One 11:e0157615

29. Souan L, Tout F, Siag M, Sughayer MA (2016) Seroprevalence rates of transfusion-transmitted infections among blood donors in Jordan. J Infect Dev Ctries 10:377–383

30. Nada HA, Atwa M (2013) Seroprevalence of HBV, HCV, HIV and syphilis markers among blood donors at Suez Canal University Hospital Blood Bank. J Blood Disorders Transfus 5:177

31. Saeed M, Hussain S, Rasheed F, Ahmad M, Arif M, Hamid Rahmani MT (2017) Silent killers: transfusion transmissible infections-TTI, among asymptomatic population of Pakistan. JPMA J Pak Med Assoc 67:369–374

32. Karmaker PR, Shrivastava P, Ray TG (2014) Seroprevalence of transfusion transmissible infections in blood donors at the blood bank of a Medical College of Kolkata. Indian J Public Health 58:61–64

33. Mandal R, Mondal K (2016) Transfusion transmissible infections among blood donors from sub-Himalayan rural tertiary care center in Darjeeling, India. J Tradit Complement Med 6:224–229

34. Chandra T, Rizvi SN, Agarwal D (2014) Decreasing prevalence of transfusion transmitted infections in Indian scenario. Sci World J 2014:173939

35. Chiamchanya N (2014) The prevalence of transfusion-transmissible infection in blood donors in Thammasat University hospital between 2007-2012. J Med Assoc Thail 97:1055–1063

36. Veira PCM, Lamarao LM, Amaral CEM et al (2017) Residual risk of transmission of human immunodeficiency virus and hepatitis C virus infections by blood donation in northern Brazil. Transfusion 57:1968–1975

37. Blanco S, Balangero MC, Valle MC, Montini OL, Carrizo LH, Gallego SV (2017) Usefulness of nucleic acid testing to reduce risk of hepatitis B virus transfusion-transmitted infection in Argentina: high rate of recent infections. Transfusion 57:816–822

38. Gomez LA, Penuela O, Higuera F (2014) Prevalence of antibodies against transfusion-transmissible infections [TTI] in blood donors from the Colombian eastern region. Clin Lab 60:869–871

39. Dodd RY, Notari EP, Nelson D et al (2016) Development of a multisystem surveillance database for transfusion-transmitted infections among blood donors in the United States. Transfusion 56:2781–2789

40. Slot E, Janssen MP, van der Kreek TM, Zaaijer HL, van de Laar TJ (2016) Two decades of risk factors and transfusion-transmissible infections in the Dutch blood donors. Transfusion 56:203–214

41. Rehambiah LK, Rehambiah LE, Bengone C, Djoba Siawaya JF (2014) The risk of transfusion transmitted viral infections at the Gaboese National Blood Transfusion Centre. Blood Transfus 12:330–333

42. Viera PCM, Lamrao LM, Amaral CEM et al (2017) Residual risk of transmission of human immunodeficiency virus and hepatitis C virus infections by blood transfusion in northern Brazil. Transfusion 57:1968–1976

43. Garraud O, Filho LA, Laperche S, Tayou-Tagny C, Pozzetto B (2016) The infectious risk in blood transfusion as of today—a no black and white situation. Presse Med 45:e303–e311

44. Ainley LI, Hewitt PE (2018) Haematology patients and the risk of transfusion transmitted infections. Br J Haematol 180:472–483

45. Ziemann M, Thiele T (2017) Transfusion-transmitted CMV infection—current knowledge and future perspectives. Transfus Med 27:238–248

46. Mainou M, Alahdab F, Tobian AA et al (2016) Reducing the risk of transfusion-transmitted cytomegalovirus infection: a systemic review and meta-analysis. Transfusion 56:1569–1580

47. Candotti D, Boizeau L, Laperche S (2017) Occult hepatitis B infection and transfusion-transmission risk. Transfus Clin Biol 24:189–195

48. Taira R, Satake M, Momose S et al (2013) Residual risk of transfusion-transmitted hepatitis B virus [HBV] infection caused by blood components derived from donors with occult HBV infection in Japan. Transfusion 53:1393–1404

49. Seed CR, Kiely P (2013) A method of estimating the residual risk of transfusion-transmitted HBV infection associated with occult hepatitis B virus infection in a population without universal anti-HBc screening. Vox Sang 105:290–298

50. Moresco MN, Virgolino Hde A, de Morais MP et al (2014) Occult hepatitis B virus infection among blood donors from the Brazilian Amazon: implications for transfusion policy. Vox Sang 107:19–25

51. Candotti D, Assennato SM, Laperche S, Allain JP, Levicnik-Stezinar S (2019) Multiple HBV transfusion transmission from undetected occult infections: revising the minimal infectious dose. Gut 68:313–321. https://doi.org/10.1136/gutjnl-2018-316490

52. Rein DB, Stevens GA, Theaker J, Wittenborn JS, Wiesma ST (2012) The global burden of hepatitis E virus genotypes 1 and 2 in 2005. Hepatology 55:988–997

53. Fong IW (2017) Hepatitis E: a zoonosis. In: Emerging zoonoses. A worldwide perspective. Springer, Cham, pp 155–171

54. Hogema BM, Mollier M, Sierps M et al (2016) Incidence and duration of hepatitis E virus infection in Dutch blood donors. Transfusion 56:722–728

55. Izopet J, Lhomme S, Chapuy-Regaud S, Mansuy JM, Kamar N, Abravanel F (2017) HEV and transfusion-recipient risk. Transfus Clin Biol 24:176–181

56. Khuroo MS, Kamili S, Yattoo GN (2004) Hepatitis E virus infection may be transmitted through blood transfusion in an endemic area. Gastroenterol Hepatol 19:778–784

57. Dreier J, Knabbe C, Vollmer T (2018) Transfusion-transmitted hepatitis E: NAT screening of blood donations and infectious dose. Front Med. https://www.frontiersin.org/articles/10.3389/fmed.2018.00005/full

58. Hewitt PE, Ijaz S, Brailsford SR et al (2014) Hepatitis E virus in blood components: a prevalence and transmission study in southeast England. Lancet 384:1766–1773

59. Ankcorn MJ, Tedder RS (2017) Hepatitis E: the current state of play. Transfus Med 27:84–95

60. Fong IW (2017) Chikungunya virus and Zika virus expansion: an imitation of dengue virus. In: Emerging zoonoses. A worldwide perspective. Springer, Cham, pp 101–130

61. Centers for Disease Control (1975) Transmission of Colorado tick virus by blood transfusion—Montana. MMWR 24:422–427

62. Pealer LN, Marfin AA, Petersen LR et al (2003) Transmission of West Nile virus through blood transfusion in the United States in 2002. N Engl J Med 349:1236–1245

63. Biggerstaff BJ, Petersen LR (2003) Estimated risk of the West Nile virus through blood transfusion in the US, 2002. Transfusion 43:10007–10017

64. Busch H, Caglioti S, Robertson EF et al (2005) Screening the blood supply for West Nile virus RNA by nucleic acid amplification testing. N Engl J Med 353:460–467

65. Custer B, Busch MP, Marfin AA, Petersen LR (2005) The cost-effectiveness of screening US blood supply for West Nile virus. Ann Intern Med 143:486–492

66. Petersen LR, Busch MP (2010) Transfusion-transmitted arboviruses. Vox Sang 98:495–503

67. Levi JE (2016) Dengue virus and blood transfusion. J Infect Dis 213:689–690

68. Sabino EC, Loureiro P, Lopes ME et al (2016) Transfusion-transmitted dengue and associated clinical symptoms during the 2012 epidemic in Brazil. J Infect Dis 213:694–702

69. Appassakij H, Promwong C, Rujirojindakul P, Khuntikij P, Silpapojakul K (2016) Risk of transfusion-transmitted chikungunya infection and efficacy of blood safety implementation measures: experience from the 2009 epidemic in Songkhla Province, Thailand. Transfusion 56:2100–2107

70. Lustig Y, Mendelson E, Paran N, Melamed S, Schwartz E (2016) Detection of Zika virus RNA in whole blood up to 2 months after symptoms onset, Israel, December 2015 to April 2016. Euro Surveill 21(26):30269

71. Barjas-Castro ML, Angerami RN, Cunha MS et al (2016) Probable transfusion transmitted Zika virus in Brazil. Transfusion 56:1684–1688

72. Motta IJ, Spencer BR, Cordeiro da Silva SG et al (2016) Evidence for transmission of Zika virus by platelet transfusion. N Engl J Med 375:1101–1103

73. Musso D, Nhan T, Robin E et al (2014) Potential for Zika virus transmission through blood transfusion demonstrated during an outbreak in French Polynesia, November 2013 to February 2014. Euro Surveill 19(14):20761

74. Kuehnert MJ, Basavaraju SV, Moseley RR et al (2016) Screening of blood donations for Zika virus infection—Puerto Rico, April 3-June 11 2016. MMWR Morb Mortal Wkly Rep 65:627–628

75. Gallian P, Cabie A, Richard P et al (2017) Zika virus in asymptomatic blood donors in Martinique. Blood 129:263–266

76. Cumulative Zika virus disease case counts in the United States, 2015–2018. Centers for disease Control and Prevention. https://www.cdc.gov/zika/reporting/case-counts.html

77. Saa P, Proctor M, Foster G et al (2018) Investigational testing for Zika virus among US blood donors. N Engl J Med 378:1778–1788

78. Ellingson KD, Sapiano MRP, Haass KA et al (2017) Cost projections for implementation of safety interventions to prevent transfusion-transmitted Zika virus infections in the United States. Transfusion 57(Suppl 2):1625–1633

79. Bloch EM, Ness PM, Tobian AAR, Sugarman J (2018) Revisiting blood safety practices given emerging data about Zika virus. N Engl J Med 379:1837–1841

80. Russell WA, Stramer SL, Busch MP, Custer B (2019) Screening the blood supply for Zika virus in the 50 US States and Puerto Rico. Ann Intern Med 170:164–174

81. Dunstan RA, Seed CR, Keller AJ (2008) Emerging viral threats to the Australian blood supply. Aust N Z J Public Health 32:354–360

82. Seed CR, Hoad VC, Faddy HM, Kiely P, Keller AJ, Pink J (2016) Re-evaluating the residual risk of transfusion-transmitted Ross River virus infection. Vox Sang 110:317–323

83. Anderson LJ, Tsou C, Parker RA et al (1986) Detection of antibodies and antigens of human parvovirus B19 by enzyme-linked immunosorbent assay. J Clin Microbiol 24:522–526

84. Heegaard ED, Brown KE (2002) Human parvovirus B19. Clin Microbiol Rev 15:485–505

85. Takahashi T, Ozawa K, Takahashi K et al (1990) Susceptibility of human erythropoeitic progenitor cells to B19 parvovirus in vitro increases with differentiation. Blood 75:603–610

86. Siegal G, Cassinotti P (1998) Presence and significance of parvovirus B19 in blood and blood products. Biologicals 26:89–94

87. Marano G, Vaglio S, Pupella S et al (2015) Human parvovirus B19 and blood product safety: a tale of twenty years of improvements. Blood Transfus 13:184–196

88. Norja P, Lassikla R, Makris M (2012) Parvovirus transmission by blood products-a cause for concern? Br J Haematol 159:385–393

89. Blumel J, Burger R, Drosten C et al (2010) Parvovirus B19—revisited. Transfus Med Hemother 37:339–350

90. Nagaharu K, Sugmoto Y, Hoshi Y et al (2017) Persistent symptomatic parvovirus B19 infection with severe thrombocytopenia transmitted by red blood cell transfusion containing low parvovirus B19 DNA levels. Transfusion 57:1414–1418

91. Gessain A, Cassar O (2012) Epidemiological aspects and world distribution of HTLV-1 infection. Front Microbiol 3:388

92. Szczypinska EM (2014) Human T-cell lymphotropic viruses. Medscape. http://emedicine.medscape.com/article/219285-overview

93. Murphy EL (2016) Infection with human T-lymphotropic virus types-1 and -2 [HTLV-1 and -2]: implications for blood transfusion safety. Transfus Clin Biol 23:13–19

94. Gout O, Boulac M, Gessain A et al (1990) Rapid development of myelopathy after HTLV-1 infection acquired by transfusion during cardiac transplantation. N Engl J Med 322:383–388

95. Chen YC, Wang CH, Su IJ et al (1989) Infection of human T-cell leukemia virus type-1 and development of human T-cell leukemia lymphoma in patients with hematologic neoplasms: a possible linkage to blood transfusion. Blood 74:388–394

96. Stigum H, Magnus P, Samdal HH, Nord E (2000) Human T-cell lymphotropic virus testing of blood donors in Norway: a cost-effect model. Int J Epidemiol 29:1076–1084

97. Woolsey G (1911) Transfusion for pernicious anemia. Transgend NY Surg Soc, pp 132–133

98. Abdullah S, Karunamoorthi K (2016) Malaria and blood transfusion: major issues of blood safety in malaria-endemic countries and strategies for mitigating the risk of *Plasmodium* parasites. Parasit Res 115:35–47

99. Owusu-Ofori AK, Parry C, Bates I (2010) Transfusion-transmitted malaria in countries where malaria is endemic: a review of the literature from sub-Saharan Africa. Clin Infect Dis 51:1192–1198

100. Ali N, Ahmed J, Ali N, Jehan F, Saleem S (2010) Transfusion transmitted malaria in three major blood banks of Peshawar, Pakistan. Afri J Biotechnol 9:5445–5449

101. Bahadur S, Jain M, Pujani M (2010) Use of rapid detection tests to prevent transfusion transmitted malaria in India. Asian J Transfus Sci 4:140–141

102. Maselli LM, Levy D, Laporta GZ et al (2014) Detection of *Plasmodium falciparum* and *Plasmodium vivax* subclinical infection in non-endemic region: implications for blood transfusion and malaria epidemiology. Malar J 13:224

103. Verra F, Angheben A, Martello E, Giorli G, Prandin F, Bisoffi Z (2018) A systematic review of transfusion-transmitted malaria in non-endemic areas. Malar J 17:36

104. Allain JP, Owusu-ofori AK, Assennato SM, Marschner S, Goodrich RP, Owusu-Ofori S (2016) Effect of *Plasmodium* inactivation in whole blood on the incidence of blood transfusion-transmitted malaria in endemic regions: the African investigation of the Mirasol System [AIMS] randomized controlled trial. Lancet 387:1753–1761

105. Schmunis GA (1991) *Trypanosoma cruzi*, the etiologic agent of Chagas disease: status in the blood supply in endemic and nonendemic countries. Transfusion 31:547–557

106. Angheben A, Boix L, Buonfrate D et al (2015) Chagas disease and transfusion medicine: a perspective from non-endemic countries. Blood Transfus 13:540–550

107. Ries J, Korarek A, Gottshalk J et al (2016) A case of possible Chagas transmission by blood transfusion in Switzerland. Transfus Med Hemother 43:415–417

108. Cancino-Faure B, Fisa R, Riera C, Bula I, Girona-Llobera E, Jiminez-Marco T (2015) Evidence of meaningful levels of *Trypanosoma cruzi* in platelet concentrates from seropositive blood donors. Transfusion 55:1249. https://doi.org/10.1111/trf.12989

109. Herwaldt BL, Linden JV, Boserman E, Young C, Olkowska D, Wilson M (2011) Transfusion-associated babesiosis in the United States: a description of cases. Ann Intern Med 155:509–519

110. Fang DC, McCullough J (2016) Transfusion-transmitted *Babesia microti*. Transfus Med Rev 30:132–138

111. Linden JV, Prusinski MA, Crowder LA et al (2018) Transfusion-transmitted and community-acquired babesiosis in New York, 2004 to 2015. Transfusion 58:660–668

112. Burgess MJ, Rosenbaum ER, Pritt BS et al (2017) Possible transfusion-transmitted *Babesia*

divergens-like/MO-1 infection in an Arkansas patient. Clin Infect Dis 64:1622–1625

113. Young C, Kraus PJ (2009) The problem of transfusion-transmitted babesiosis. Transfusion 49:2548–2550

114. Moritz ED, Winton CS, Tonnetti L et al (2016) Screening for *Babesia microti* in the US blood supply. N Engl J Med 375:2236–2245

115. Lannan KL, Sahler J, Spinelli SL, Phipps RP, Blumberg N (2013) Transfusion immunomodulation-the case for leucoreduced and [perhaps] washed transfusion. Blood Cells Mol Dis 50:61–68

116. Rhode JM, Dimcheff DE, Blumberg N et al (2014) Health care-associated infection after red blood cell transfusion. A systematic review and meta-analysis. JAMA 311:1317–1326

117. Zia M (2017) Transfusion-transmitted diseases. Bacterial infections Medscape. Updated 15 Jan 2017. http://emedicine.medscape.com/article/1389957-overview#a2

118. Kreuger AL, Middelburg RA, Kerkhoffs JH, Schipperus MR, Wiersum-Osselton JC, van der Bom JG (2017) Storage medium of platelet transfusions and the risk of transfusion-transmitted bacterial infections. Transfusion 57:657–660

119. US Food and Drug Administration (2013) Fatalities reported to FDA following blood collection and transfusion: annual summary for Fiscal year 2013. https://www.fda.gov/BiologicsBloodVaccines/safety/Availability/Report/transfusionDonationFatalities/ucm391574.htm

120. Fatalities reported to FDA following blood collection and transfusion: annual summary for Fiscal Year 2015. http://transfusion.ru/2016/12-05-2.pdf2015

121. Hong H, Xiao W, Lazarus HM, Good CE, Maitta RW, Jacobs MR (2016) Detection of septic transfusion reactions to platelet transfusion by active and passive surveillance. Blood 127:496–502

122. Hume HA, Ddungu H, Angom R et al (2016) Platelet transfusion therapy in sub-Saharan Africa: bacterial contamination, recipient characteristics and acute transfusion reactions. Transfusion 56:1951–1959

123. Levy JH, Neal MD, Herman JH (2018) Bacterial contamination of platelet for transfusion: strategies for prevention. Crit Care 22:271

124. Klein HG, Hrouda JC, Epstein JS (2017) Crisis in the sustainability of the US blood system. N Engl J Med 377:1485–1488

125. Custer B, Hoch JS (2009) Cost-effectiveness analysis: what it really means for transfusion medicine decision making. Transfus Med Rev 23:1–12

126. Ware AD, Jacquot C, Tobian AAR, Gehrie EA, Ness PM, Bloch EM (2018) Pathogen reduction and blood transfusion safety and challenges of implementation in low-resource settings. Vox Sang 113:3–112

127. Di Minno G, Perno CF, Tiede A, Navarro D, Canaro M, Guertler L, Ironside JW (2016) Current concepts in the prevention of pathogen transmission via blood/plasma-derived products for bleeding disorders. Blood Rev 30:35–48

128. Rerambiah LK, Rerambiah LE, Bengone C, Djoba Siawaya JK (2014) The risk of transfusion-transmitted viral infections at the Gabonese National blood Transfusion Centre. Blood Transfus 12:330–333

第 **9** 章

大规模药物治疗热带病：真的进步了吗？

9.1 引言

据估计，世界上有超过 10 亿的贫困人口正遭受着一些慢性"被忽视的热带病"的折磨。这些热带病常共存，并且影响着 58 个热带国家的大多数人口[1]。被忽视的热带病包括 30 多种细菌、真菌、蠕虫、寄生虫、原生生物和病毒感染，其中 13 种热带病的负担最重（表 9.1）。受影响最严重的国家位于非洲、亚洲、东南亚、拉丁美洲、加勒比地区、中东地区和太平洋岛屿，主要是农村地区。2012 年，世界卫生组织（WHO）提出，到 2020 年，减少这些疾病负担并消除它们作为公共卫生关

注的目标[2]。这些疾病带来了很高的发病率和死亡负担，导致贫穷和经济压迫的恶性循环。每年被忽视的热带病（NTD）会导致大约 53.4 万人死亡[3]。在 WHO 的组织下，由政府机构、制药公司、慈善基金会和私人捐助者组成的多元化财团在《伦敦被忽视的热带病宣言》[4]中承诺，提供大量的捐赠资金用于治疗，以控制其中的 10 种疾病，并根除几内亚龙线虫。

消除和消灭人类传染病的尝试已经进行了 1 个多世纪，但成效有限。天花已被完全消灭，小儿麻痹症和几内亚龙线虫也即将被消灭。疟疾、黄热病和雅司病的根除计划已经失败[5]。目前有

表 9.1　大多数流行的被忽视的热带病没有通过群体性治疗得到控制

疾病	流行状态	控制策略
布如里溃疡	在非洲、东南亚和美洲的 30 多个国家流行	早期诊断，抗生素或手术治疗
恰加斯病	在拉丁美洲贫困人口中有 1500 万病例	控制传播媒介，即南美洲锥虫
麻风病	持续在 122 个国家流行，每年有 20 万例新发病例	卡介苗，早期诊断和治疗
利什曼病	全球约 1200 万例有内脏、皮肤和黏膜感染	控制传播媒介，早期治疗
非洲锥虫病	非洲西部和中部地区有 <1 万例病例	控制传播媒介，早期治疗
登革热	在超过 100 个国家，每年有 5 千万至 1 亿例病例	控制传播媒介，限量使用疫苗
囊虫病	在亚洲、非洲和拉丁美洲流行，非洲农村地区和南美地区的感染率为 10%~20%	改善卫生条件，检疫猪肉

两种方法可用于控制或消除 NTD：①强化筛查、诊断和积极治疗；②针对目标社区或目标人群的群体性服药[6]。

9.2 加强诊断和治疗

《抗击被忽视热带病伦敦宣言》提出了需要强化疾病管理(IDM)的 4 种疾病，包括麻风病、非洲(冈比亚)昏睡病、印度次大陆的黑热病和查加斯病。这些疾病的共同特征是不确定潜伏期的长短，也不确定无症状携带者的传播程度，以及不确定无症状感染者和有症状患者的比例，这些不确定性都对病例的发现和治疗有很大的影响，使得控制这些疾病的尝试失败[6]。

作为全球公共卫生问题，麻风病是被纳入消灭目标的首批 NTD 之一。尽管其发病率有所下降，但由于在过去 10 年间取得的进展有限，该目标远未实现[7]。当前麻风病的控制策略包括病例在医疗机构的被动检出、病例在流动设施("面部理疗馆")中的主动检出，以及病例在麻风病高流行社区和家庭中的主动检出[6]。由于麻风病的早期检出和诊断主要基于症状和体征，因此需要可及早发现无症状携带者的检测方法。目前需要更敏感的诊断工具，结合对密切接触者的追踪和筛查，以及建立预防性治疗机构，可以在 2 年内将接触者的患病风险降低 50%~60%[7]。人们正在研制一种麻风病的特异性疫苗，能够在多年内增强 T 细胞的免疫力。

冈比亚昏睡病是由人类非洲锥虫病(由舌蝇传播)引起的，该病局限于非洲西部和中部。20 世纪非洲昏睡病的流行导致数百万人丧生，但这种疾病现在很罕见，WHO 已将其作为消除目标[8]。消除冈比亚昏睡病的关键策略包括主动筛查疾病、控制舌蝇、关注高危人群，以及增加诊断试验的可及性[6]。布氏冈比亚锥虫引起了以人为主要宿主的慢性冈比亚昏睡病，其主要存在于非洲西部和中部地区，而布氏罗得西亚锥虫引起了更为严重的急性快速进展性疾病，其主要存在于非洲东部和南部地区，主要宿主是家畜和野生动物[8]。因此，积极筛查和治疗无症状的布氏冈比亚锥虫可能有助于控制和消除该疾病。

印度次大陆上的黑热病是由一种寄生虫(利什曼属寄生虫)引起的，这种寄生虫通过白蛉叮咬传播。黑热病主要存在于贫困社区，但由于采取了控制措施，其发病率一直在下降。黑热病的消除策略包括快速病例检测、病例治疗和使用室内滞留喷雾控制病媒[9]。为长期消除黑热病，可能需要更好地理解传播动力学、改进诊断和治疗黑热病后皮肤利什曼病(PKDL)[6,9]。

恰加斯病是由克氏锥虫引起的一种疾病，主要存在于拉丁美洲的贫困农村地区，由锥蝽臭虫(接吻虫)传播，很少通过母婴传播或输血传播。感染通常在儿童时期发生，直到很多年后，当某些患者出现心脏或胃肠道症状时才被诊断。当前控制该疾病的策略是在室内喷洒滞留杀虫剂控制病媒，但活动性传播仍在几个区域发生[10]。动力学传播模型显示，在感染病例中进行高效的病媒控制，结合筛查诊断试验及针对锥虫病的治疗，可以在很大程度上减少疾病的传播，降低感染率和患病率[11]。

9.3 群体性药物治疗/管理的背景

群体性药物治疗或管理(MDA)是 WHO 控制或消除 5~7 个最流行的 NTD 的基础计划。它基于预防性化疗的原则，通过提供廉价的基本抗微生物剂，向人群或社区提供预防疾病的治疗，而不进行单独诊断[12]。对于被忽视的人群，MDA 的概念被用于传染病并不新鲜，它最初是在热带以外的地区应用。20 世纪初，在美国南部腹地，经土壤传播的蠕虫，尤其是钩虫，在学龄儿童中非常普遍(40%)。1910 年，洛克菲勒卫生委员会发起了一项消除运动，将 MDA 与驱虫药、卫生和教育相结合，取得了巨大成功[13]。这导致美国贫困人口的健康、教育和经济发展得到长期改善。然而，将 MDA 用于 NTD 的预防性化疗在国内尚属首次[14]。

1972 年，中国首次在两个高流行地区将 MDA 与乙胺嗪（DEC）治疗相结合，随后又扩展到其他流行地区，目的是将人群的微丝蚴感染率降低至 1% 以下。中国建立了 3 种与 DEC 治疗联合的 LF 控制方案：重复血液检查和治疗方案、对流行地区的淋巴丝虫病进行治疗，并开展全体人群的大规模化疗，使用含 DEC 的强化盐进行治疗[15]。0.3% DEC 盐具有良好的耐受性，并且罕见有轻度副作用。以 2~4 个疗程（3 个月治疗）间歇给药，每人总剂量为 9~13.5g。经过 10 年的密集监测，中国淋巴丝虫病的传播已经中断，没有发现新的 LF 病例[16]。2007 年，WHO 证实在中国，LF 已作为一种公共卫生问题被消除了[15]。

在过去的 20 年中，每年有超过 7 亿人接受 MDA 治疗 NTD，要想实现 WHO 的目标，未来几年内每年需要有 19 亿人接受 MDA[12]。由 MDA 控制的 5 种 NTD 包括：①土壤传播的蠕虫病；②淋巴丝虫病（LF）；③盘尾丝虫病；④血吸虫病；⑤沙眼。尽管存在争议，且没有被纳入 WHO 关于 MDA 的 NTD 中，但一些研究评估了 MDA 在低流行地区控制疟疾的效果。

9.4　土壤传播的蠕虫病和群体性药物治疗

据估计，全球约 15 亿人感染了肠道线虫、蛔虫（似蚓蛔线虫）、钩虫（十二指肠钩虫和美洲钩虫）和鞭虫（毛首鞭形线虫）[17]，但实际上只有少数感染者有症状或发病。蛔虫和鞭虫最常见于学龄儿童，是由于摄入或接触了被感染个体排出的寄生虫卵污染的食物、水或土壤而被感染的。钩虫感染常发生于成年人，这是由受污染泥土中的幼虫侵袭人裸露的足部所致[18]。因此，这些疾病是在经济贫困、卫生条件不佳的环境中发生的感染。这三种寄生虫通常在贫困的发展中国家的营养

不良、生长发育迟缓、智力低下、认知和教育功能障碍的儿童中共存[19]，这促使 WHO 将其作为消除目标。然而，对于寄生虫感染和发病的因果关系尚存争议，MDA 的结果和结局是混淆的。

绝大多数受感染的儿童或成年人没有症状，但中度至重度感染可引起症状。蛔虫感染常引起腹胀和不适，幼儿罕见的并发症包括部分小肠梗阻、肠套叠、肠扭转、阑尾炎、胰腺和胆道梗阻伴继发性胆管炎[19]。毛首鞭形线虫（鞭虫）主要存在于盲肠，严重感染可导致儿童慢性痢疾和直肠脱垂，并可能与贫血有关[19]。严重的钩虫感染可导致缺铁性贫血和疲劳，在妊娠期间可能会对胎儿产生不利影响，而极罕见的是其与低蛋白血症和全身水肿有关[19]。据估计，小肠中的 40 条成虫足以使人的血红蛋白降低到正常水平以下。

WHO 关于消除经土壤传播的蠕虫病的 MDA 指南建议，在流行率 ≥20% 至 <50% 的地区，每年给学龄儿童（75% 的覆盖率）服用单剂量阿苯达唑或甲苯达唑进行驱虫，为期 5~6 年；在流行率 ≥50% 的地区，每年给学龄前儿童服用 2~3 次阿苯达唑或甲苯达唑，目的是将流行率降至 1% 以下[18]。迄今为止，许多发展中国家已经在高流行地区对土壤传播的蠕虫实施了 MDA。这些 MDA 计划的有效性可以通过两种方法进行评估：①对干预地区的学生进行随机粪便检测，以评估经过几年的治疗或 MDA 后，这些寄生虫感染的流行率；②与实施 MDA 前相比，对治疗后的临床发病率进行评估，如贫血的患病率、认知障碍和学业成绩等。

最近发表了一些关于 MDA 对世界不同国家蠕虫感染流行率影响的研究。孟加拉国政府从 2008 年起对学龄儿童实施了两年一次的甲苯达唑（500mg）MDA，8 年后多项研究发现，该国许多地区的蠕虫感染率很高[20]。与 MDA 计划相关的主要障碍包括药物分配政策、学校可及性、记录保存不佳、随访和信息推广不足等。一项来自埃塞俄比亚南部的研究显示，启动 MDA 3 年后，以

社区为基础对小学生进行了肠道蠕虫的粪便检查，并评估了疾病负担[21]。在 46.3% 的参加者中发现肠道蠕虫，其中 6.1% 为双重感染，感染的危险因素是食用没有清洗的水果和蔬菜，以及有游泳的习惯。因此，研究人员得出结论，应将经土壤传播寄生虫（STH）的 MDA 与驱虫、水、卫生、卫生习惯及健康教育相结合[21]。应当指出，使用 MDA 成功控制经土壤传播的寄生虫仅与经济发展和卫生状况改善相关，如韩国[22]。

哪些证据表明 MDA 可以降低发展中国家蠕虫病流行社区的发病率？模型研究表明，在越南，5~6 年内每 6 个月进行甲苯达唑的 MDA，覆盖 80% 的人群，可显著降低肠道蠕虫的患病率，发病率可降低 67.7%[23]。最近发表了两篇有关 MDA 化疗对蠕虫临床益处的综述。在对 45 项试验的 Cochrane 系统评价中，作者得出结论，对流行地区所有儿童实施 MDA 不能改善其营养状况、血红蛋白水平、认知能力、学业成绩或生存能力[24]。最近一篇关于大规模驱虫项目益处的综述得出的结论是，缺乏其改善儿童身高、体重、血红蛋白水平和认知能力等方面的直接证据[25]。

9.4.1 群体性化学疗法治疗蠕虫病的问题

在流行地区，对 STH 进行 MDA 有两个主要问题：①蠕虫物种普遍存在耐药性；②治疗人群中过敏性疾病的风险增加。群体性化学预防已被用于产乳动物，并且在感染小型反刍动物和牛的蠕虫中观察到了广泛的驱虫抗性[26,27]。评估人体对驱虫药（苯并咪唑）耐药性的研究很少。β-微管蛋白基因突变或单核苷酸多态性（SNP）与动物中多种线虫的苯并咪唑抗药性有关[28]。巴西的一项研究评估了在使用 MDA 控制 STH 的 6 个州的儿童中提取的线虫中是否存在 SNP。在 62 个粪便样本中均未发现蛔虫卵的突变，但是在 48 例患儿中发现 1.1%~1.4% 的美洲钩虫卵突变[29]。因此，在实施 MDA 后的最初几年，苯并咪唑耐药性尚未成为一个问题，但钩虫存在耐药性增加的潜

力。对于已经接受 MDA 的肠道线虫患者，评估单剂量治疗的临床反应也可以确定耐药性的发展。最近的一项研究发现，使用单剂量的阿苯达唑（400mg）对蛔虫属有很好的疗效（治愈率为 91.4%），对钩虫的疗效较差（治愈率为 58.3%），但强度降低仍然足够，为 88.9%[30]。因此，迄今未能检测到 STH 的临床耐药性。

在全球蠕虫感染率高的地区，过敏性/特应性疾病的负担较低，并且有假设认为感染寄生虫可以预防过敏性疾病。最近的两项研究探讨了这个问题。在乌干达进行的一项开放的整群随机试验将 26 个高血吸虫病传播的村落随机分为标准 MDA（每年使用吡喹酮加 6 个月单剂量阿苯达唑）和全社区密集型 MDA（每季度使用单剂量吡喹酮加 3 天阿苯达唑）[31]。结果发现，3 年后，两组人群在特应性疾病、过敏相关疾病及蠕虫相关病理学方面无差异。但是，该研究没有包括未进行驱虫治疗的小组，因此没有完全回答该问题。印度尼西亚的一项研究评估了 150 例学龄儿童在接受阿苯达唑治疗前和治疗后 1 年皮肤过敏的发病率[32]。STH 的患病率从治疗前的 19.6% 下降到治疗后的 6%，皮肤过敏的发病率从 18.7% 上升到 32.7%。尽管还需要大规模的前瞻性或安慰剂对照试验来证实这些结论，但数据表明，针对 STH 的 MDA 可以增加特应性/过敏性疾病的发病率。

9.5 淋巴丝虫病的群体性药物治疗

淋巴丝虫病（LF）是由蚊虫传播的班氏丝虫、马来丝虫和帝汶丝虫引起的疾病。LF 在 73 个国家流行，感染了 6800 万人，并有 2000 万人发展成慢性疾病[33]。临床表现包括儿童的亚临床淋巴损伤，最常见的是鞘膜积液、成人慢性四肢淋巴水肿（象皮病），以及相关的心理健康障碍、边缘化、社会污名化和经济困难。全球消除淋巴丝虫病规划（GPELF）于 2000 年制订，其目标是到 2020 年将 LF 作为公共卫生问题在全球范围内消

除[33]。WHO 为阻止 LF 传播而实施的规划包括每年至少实施 5 轮 MDA，对 65% 以上的流行人群采用两种药物联合治疗：①采用 DEC 与阿苯达唑（DA）联合给药；②在同时流行盘尾丝虫病的地区，采用伊维菌素与阿苯达唑（IA）联合给药；③在同时流行罗阿丝虫病的地区，每年使用两次阿苯达唑[34]。自 2000 年以来，至少有 8.5 亿人接受了 67 亿次治疗。2016 年，需要 MDA 的总人口从 2000 年的 12 亿减少了 57.9%，降至 40 个国家的 4.956 亿[34]。同期，伤残调整生命年的疾病负担从 190 万下降到 120 万（减少了 36.8%）[17]。在进行为期 13 年的 MDA 治疗 LF 后，微丝虫病的患病率下降幅度最大（68%），其次是鞘膜积液（49%）和淋巴水肿（25%），并且已经避免了 7920 万人发展成慢性疾病[35]。

然而，最近的模型研究表明，每年的 MDA 策略将不足以在 2020 年之前消除 LF，而每两年一次的三重药物治疗 [伊维菌素，DEC 和阿苯达唑（IDA）] 则有望实现这一目标[36]。来自不同国家的最新研究报道了实施 MDA 数年（6~16 年）后出现的热点地区或 LF 低水平持续传播，这表明在 MDA 计划中断后，LF 很可能会重新出现[37-39]。例如，在缅甸，每年针对丝虫感染和传播开展 6 轮持续的 MDA 后，抗原血症的患病率为 2.63%，微丝虫病的患病率为 1.03%[39]。最近，在巴布亚新几内亚进行的一项小型随机试验比较了应用单剂 3 种药物（IDA）与连续 3 年每年两种药物（IA）持续清除微丝蚴血症的有效性[40]。在接受单一 2 种药物治疗方案的 52 例参与者中，43 例（83%）的微丝蚴被清除，相比之下，3 种药物的治疗方案在 36 个月时清除了 57 例患者中 55 例的微丝蚴血症（96%）（P=0.02），但与连续 3 年每年使用 2 种药物的治疗方案相当，在 36 个月时，52 例参与者中有 51 例（98%）的微丝蚴血症被清除。

9.5.1　有关消除丝虫病的观点

毋庸置疑，MDA 已经显著降低了 LF 的全球负担，但是在 1 年内实现到 2020 年在全球范围内消除 LF 这一公共卫生问题的目标显然是不可能实现的。三重药物疗法（IDA）似乎非常有前景，但可能不需要实施一年两次或一年一次方案。正如一些模型所示，基于最近的试验，可以每 3 年给予 2~3 个周期治疗。MDA 应与改进的病媒控制、健康教育相结合，以提高社区的参与度，使 80% 以上的患者接受治疗，并改善参与者的用药情况。效果评估应在计划期间进行，最重要的是应在 MDA 停止后数年进行评估。研究应结合分子生物学方法来评估耐药性突变。

9.6　盘尾丝虫病的群体性药物治疗

盘尾丝虫病（又称为河盲症）是由黑蝇（蚋）传播的丝状线虫盘尾丝虫引起的，在 31 个非洲国家流行，巴西和委内瑞拉是局部疫区[41]。成虫生活在皮下结节中，产生成千上万的微丝蚴，它们主要存在于皮肤和眼睛中，并在死亡时诱发炎症反应，从而产生症状和疾病。慢性皮肤盘尾丝虫病（盘皮丝虫皮炎）会产生严重的瘙痒，伴有色素沉着或斑块状的色素沉着、瘢痕和苔藓化（称为豹皮），眼睛受累可能导致硬化性角膜炎、虹膜睫状体炎、视网膜炎、视神经炎和失明[41]。在世界范围内，盘尾丝虫病被认为是致盲的第二大传染病。据估计，目前仍有 1500 万~1800 万人患有盘尾丝虫病，其中 99% 的患者居住在非洲，还有 75 万人视力降低或失明[17,41]。成虫可以存活 15 年，对病理几乎没有影响，微丝蚴可以存活 6~12 个月，并且可以通过成年雌性线虫的繁殖进行补充或被黑蝇叮咬后重新感染。

自 1974 年以来，人们开始尝试控制河盲症，主要是使用杀虫剂进行病媒控制，并对感染病例进行结节切除或驱虫药治疗。虽然，人是唯一宿主，但是在沿着河流的偏远的农村地区消灭病媒仍然非常困难。曾尝试使用 DEC，但由于其快速驱杀微丝蚴的作用，垂死的幼虫造成了严重的副作用,包括视力和皮肤反应的不断恶化[42]。伊维菌素驱杀微丝蚴的作用较慢,类似的反常反应并不常见。目前,尚无大规模驱杀微丝蚴的药物。自1987年以来,默克公司通过 Mecitizan 捐赠计划捐赠了伊维菌素,近1.32亿人接受了治疗。目前有1.98亿人生活在疫区,但是140万人已不再需要治疗[43]。当前流行地区的控制/消灭策略包括:每年或每半年进行伊维菌素的 MDA,其覆盖率超过80%,通常持续12~15年,并在3个国家(赤道几内亚、乌干达和坦桑尼亚)进行补充病媒控制措施[41]。在非洲中部,同时感染罗阿罗阿丝虫的地区,应避免使用伊维菌素,因为它会引起严重的反应,如脑病和死亡。

自20世纪90年代以来,使用伊维菌素的 MDA 在美洲取得了巨大成功。在最初13个南美的盘尾丝虫病流行区中,有11个已经消除或阻断了传播,而在南美的6个国家中,仍有2个流行区[41]。美洲的4个国家(哥伦比亚、墨西哥、厄瓜多尔和危地马拉)已完成 WHO 的消除核查程序[44]。在非洲,盘尾丝虫病的发病率和传播率有所降低,但仍没有被消除,但是在2002年西非盘尾丝虫病控制计划结束之前,病媒控制和伊维菌素治疗在11个国家的热带稀树草原地区取得了巨大成功。据估计,到2002年,可以预防60万例病例发生失明[41]。非洲对盘尾丝虫病的控制工作取得了进一步进展,2016年在苏丹的阿布哈马德首次确定消灭了盘尾丝虫[45],3个国家(埃塞俄比亚、尼日利亚和乌干达)已在至少一个次国家级地区停止了 MDA,并开始了治疗后的监测[46]。

9.6.1　与群体性药物治疗和盘尾丝虫病控制相关的问题

要在2030年之前消除盘尾丝虫病这一公共卫生问题,非洲仍面临许多挑战。很明显,目前要想实现这一目标,需要覆盖有 MDA 风险的所有人口(2.4亿),目前覆盖率为69.6%[46]。此外,以盘尾丝虫病结节病例超过20%和失明病例超过1%

作为高流行地区标准,对于 MDA 来说似乎过于局限,因为在没有开展结节检查的低流行地区,微丝蚴血症的患病率仍为20%[43]。WHO 现在正在采取措施,扩大消除盘尾丝虫病区域的分布图,使得盘尾丝虫病流行地区不被排除在 MDA 之外。除了无法充分参与外,非洲一些流行国家仍然存在后勤保障问题,包括持续的冲突和内乱(例如,也门)、参与者不服从,以及难以向偏远地区运送药物[42]。例如,在使用伊维菌素进行 MDA 的15年后,仍然有证据表明,喀麦隆西部地区的盘尾丝虫仍在继续传播[47],这可能是多种原因造成的。一种可能的解释是微丝蚴的抗性突变导致效果不佳。在加纳观察到使用伊维菌素的效果不佳之后,这个问题曾被提出,在使用伊维菌素后,当地的成虫恢复微丝蚴繁殖的速度比预期更快[47]。关于伊维菌素耐药突变的调查,应当被纳入 WHO 消除盘尾丝虫病的计划。在一些非洲国家,由于动员不力、药品分发和规划普及程度较低,导致覆盖率低、盘尾丝虫病持续传播[48]。

9.6.2　消除盘尾丝虫病的未来方向

一些建议和模型研究表明,每半年或每季度使用伊维菌素进行病媒控制及加强 MDA 可以加快消除过程[49]。除了使用杀虫剂外,社区指导的病媒控制可能通过"降低和清除"干预措施来清除相当于黑蝇幼虫附着点的植被繁殖点[50]。还应考虑每年使用结构与伊维菌素(半衰期<1天)相似的药物——莫西菌素,其半衰期为20~43天,因为单一剂量的新药比单一剂量的伊维菌素更有效,对传播的影响程度更强,相对于高峰传播季节,其作用对剂量的依赖性较小[51,52]。伊维菌素与盐酸多西环素联合使用(100~200mg/d,持续6周)比单独使用任何一种药物都更有效,但不适用于 MDA。强盐酸多西环素以内共生的沃尔巴克菌为靶点,并在治疗后18个月内阻断微丝蚴胚胎的产生,减少或消除微丝蚴[53]。它对成虫也有一定的效果,可使其数量减少50%~60%[54]。然而,将多西

环素用于治疗盘尾丝虫病患者，同时将 MDA 用于流行地区的社区人群是有价值的，有助于阻断传播。

9.7　血吸虫病的大规模药物治疗

血吸虫病（又称为裂体吸虫病）是一种慢性寄生虫病，是由血吸虫（吸虫）在日常农业、家务、工作和娱乐活动中通过中间宿主淡水螺传播引起的疾病。卫生习惯不良或有某些习惯（例如，在疫水中游泳、涉水或钓鱼）导致易感人群，尤其是学龄儿童处于暴露危险之中。据估计，2016 年至少有 2.064 亿人需要接受预防性治疗，78 个国家（非洲 42 个国家、地中海东部 16 个国家、美洲 10 个国家、西太平洋 6 个国家、东南亚 3 个国家和欧洲 1 个国家）存在血吸虫病的传播[55]。感染的蠕虫量的多少，可以导致血吸虫病患者出现不同症状和慢性虚弱。血吸虫病被认为是热带地区（除疟疾和肠道蠕虫病外）第三大最常见的使人虚弱的寄生虫感染。

人类血吸虫有 5 种，给人类带来痛苦的三大主要血吸虫分别是曼氏血吸虫（存在于结肠的肠系膜小静脉中），主要在非洲、南美洲和加勒比地区流行；埃及血吸虫（存在于膀胱静脉丛中），主要在非洲、中东地区、印度和土耳其流行；日本血吸虫（存在于小肠的肠系膜小静脉中），仅在亚洲（印度尼西亚、菲律宾和泰国）流行[56]。其他较少见的人类血吸虫包括：在中非和西非的热带雨林中发现的间插血吸虫，以及在东南亚的湄公河流域发现的湄公血吸虫。据估计，血吸虫病每年能导致 1.5 万人丧生，175 万~200 万伤残调整寿命年减少，其中 85% 发生在撒哈拉以南的非洲地区[17]。

控制血吸虫病的基本措施是针对流行国家的危险人群开展 MDA、保障饮用水安全、改善环境卫生、开展个人健康教育并实施灭螺措施[55]。2001 年以来，WHO 控制血吸虫病的主要策略一直是对高危人群使用吡喹酮进行 MDA 的预防性化学治疗。该策略是基于社区或学校的治疗方案，具体取决于感染的流行程度。最易受感染并可能被感染的是学龄儿童（SAC，5~14 岁）。在低风险社区，该策略是每 3 年治疗所有 SAC 和可疑病例；在中等风险社区，该策略是每 2 年治疗所有 SAC 和高危成年人；在高风险社区，该策略是每年治疗所有 SAC 和高危成年人[57]。40mg/kg 的吡喹酮用于治疗 75%~100% 的 SAC，但 2020 年新指南的目标是达到 100% 的地理覆盖率、75% 的全国覆盖率和 5% 以下的重症感染率[57]。2015 年，在 52 个国家需要治疗的 2.18 亿人中，有 6100 万人接受了吡喹酮 MDA[58]。

实施吡喹酮的 MDA 对控制流行区血吸虫病的效果如何？在多哥，以社区为基础的综合血吸虫病 MDA 于 2010 年开始，规划覆盖率超过 94%，4~5 年后，血吸虫病的患病率从 23.5% 下降到 5.0%（P=0.001）[59]。消除血吸虫病的目标是将患病率降至 1% 以下，这需要在 SAC 中的覆盖率达到 75%~100%。然而，据 2016 年 WHO 报道，在 SAC 中，MDA 全球仅为 35.6%~53.0%，在成年人中，该覆盖率为 14.3%[60]。菲律宾的调查结果也证明了这一点，该国的全国覆盖率为 43.3%，MDA 不依从的情况很普遍（约 27%）[61]。埃及从 1992 年开始在尼罗河三角洲地区推广吡喹酮选择性治疗，并于 1997 年升级为 MDA，但在尼罗河三角洲高风险地区，曼氏血吸虫的传播仍然没有中断，农村曼氏血吸虫的流行率为 16.5%~49.5%[62]。来自肯尼亚的两项最新研究报道，在开展 MDA 4~5 年后，SAC 中的血吸虫负担和曼氏血吸虫的感染率并没有降低[63,64]。

9.7.1　消除血吸虫病的观点和关注

除非采取新的、更有效的措施，否则即使到 2030 年，似乎也无法消除血吸虫病这一公共卫生问题。模型研究表明，需要将 MDA 覆盖范围扩大到至少 85% 的 SAC 和 40% 的成年人，并需要加强对钉螺的控制，实施更有力的水、环境卫生和个人卫生的相关措施,以有效控制或消除血吸虫病[65]。但是,如果没有对目标社区进行适当教育,仅实施这些措施可能是不够的。一个尚未完全解决的问题是,在实施MDA后,通过基因方法监测到吡喹酮耐药性的进展。20世纪90年代中期,首次报道了曼氏血吸虫对吡喹酮的耐药性[66]。许多报道表明,曼氏血吸虫对吡喹酮MDA的反应降低[67-71],但尽管已广泛使用,有关耐药性的研究仍然有限[72-75]。有人提出,在吡喹酮的基础上补充新的抗血吸虫药或重新利用已开发的针对不同寄生虫发育特性的药物(如米替福新、甲氟喹和莫西克汀)将更有效地控制或消除血吸虫病,并降低其耐药性的风险[76]。

9.8 沙眼的大规模药物治疗

沙眼是全球范围内感染性致盲的最常见原因,由沙眼衣原体A、B、Ba和C型反复慢性感染眼睛所致[77]。慢性角膜结膜炎可导致角膜混浊和失明。卫生条件差、很少洗脸、居住条件拥挤、缺乏清洁的水资源和厕所设施、接触苍蝇或与感染者接触等都会增加感染的风险。自从1999年WHO制订了减少活动性(滤泡性)沙眼的规划以来,沙眼负担已急剧减少。据估计,2009年全球有4000万人患有活动性沙眼[78],2016年全球患者数估计为330万[17]。最近,摩洛哥、老挝、尼泊尔和墨西哥等几个国家实现了成功消除沙眼的目标[80]。但是,沙眼以前在北美和欧洲很流行,但随着卫生条件和社会经济状况的改善而被消除。在3~5年内,每年向1~9岁儿童大规模分发阿奇霉素(单次观察到的口服剂量为20mg/kg)是WHO在流行率10%以上的地区控制沙眼计划的主要内容,目标是将患病率降至5%以下,目标人群的覆盖率超过80%[81]。这是对沙眼性倒睫患者进行手术治疗、使用抗生素、面部清洁和改善环境(SAFE)战略的关键组成部分。

尽管在防治沙眼方面取得了良好的进展,但

埃塞俄比亚仍然存在沙眼高流行区,一些受影响严重的地区已经开展了10年治疗[80],并且有1.58亿人生活在37个流行国家(WHO,Trachoma;Key facts,October 2018)。2017年,有8350万人接受了沙眼的MDA,仅占全球目标覆盖率的52%,低于80%的目标。据估计,沙眼是造成190万人失明或视力障碍的原因[79]。在埃塞俄比亚北部的沙眼高流行地区开展的最新研究显示,在治疗4年后停用阿奇霉素会导致3年后沙眼复发;在一些社区中,连续治疗7年并没有消除沙眼衣原体感染[82]。尽管模型研究表明,在高流行地区每半年一次开展MDA可能更有效,但3项临床试验表明,经过3~4年治疗后,复发率无明显差异[83]。在沙眼高流行地区,最佳的消除策略尚不确定,但到2020年甚至到2030年都不太可能实现在全球范围内消除沙眼。在流行地区,实现覆盖率接近100%、MDA、面部卫生和改善卫生条件等综合措施可能是最佳选择。

9.8.1 对沙眼的大规模药物治疗的关注

作为沙眼控制计划的一部分,已在沙眼流行地区使用超过7亿剂阿奇霉素[84],使得人们对其增强细菌大环内酯类药物的耐药性产生了质疑。沙眼衣原体对大环内酯类药物的耐药性尚未被证明是一个问题或担忧[85]。然而,有报道称,其他细菌在治疗中发生了耐药突变。在最近一项有关开展MDA后阿奇霉素耐药性的系统综述中,对19项研究进行了分析,其中12项研究评估了肺炎链球菌、8项研究评估了其他细菌[86]。在所研究的5种微生物中,报道了其中3种在实施MDA后对大环内酯类药物产生耐药性,但综述证实沙眼衣原体缺乏耐药性。总体而言,研究表明,治疗后不久,肺炎链球菌对大环内酯类药物的耐药性增加,随时间延长可以恢复至基线水平。5项研究纳入了未治疗的对照组,发现在开展阿奇霉素治疗后的社区中,肺炎链球菌的耐药性显著增加,但在未开展治疗的社区则没有增加。提高MDA

的频率(每半年一次)增加了大环内酯类药物耐药性的可能。实施 MDA 后发现，金黄色葡萄球菌和大肠杆菌对大环内酯类药物的耐药性显著增强，但通常不使用大环内酯类药物治疗这些细菌。评论家指出，在阿奇霉素常用于治疗的细菌中，如淋病奈瑟球菌、伤寒沙门菌、志贺菌和弯曲杆菌，但缺乏评估大环内酯类药物的耐药性的研究[86]。据报道，在开展大规模阿奇霉素治疗雅司病后，苍白密螺旋体出现了耐药性[87]，但未见有评估研究的系统综述报道。

9.8.2 关于沙眼大规模药物治疗的观点

采取阿奇霉素 MDA 的益处似乎超过了大环内酯肺炎链球菌耐药性增加的潜在负面影响，其作用是暂时的，大环内酯类药物通常不用于治疗肺炎球菌感染，尤其是在沙眼流行的国家。此外，越来越多的证据表明，阿奇霉素的 MDA 可通过不明机制将 5 岁以下儿童的全因死亡率降低14.4%[88]。

9.9 疟疾的大规模药物治疗

疟疾不是一种 NTD，但在过去的 10 年间，人们对 MDA 控制疟疾的作用重新产生了兴趣。据估计，疟疾影响了全球约 2.1 亿人，每年导致 50 万人死亡，其中约 90% 的死亡发生在非洲[89]。MDA 最初是在 20 世纪中期开始实施的，其目的是控制疟疾，但由于有效性、可行性和诱发耐药性等多种因素而放弃[90]。2015 年，WHO 建议在以下情况下对疟疾实施 MDA[91]：①在疟疾流行的岛屿和低流行性非岛屿地区实施 MDA，以中断恶性疟疾的传播，这些地区正在消灭疟疾，且重新引入的风险极小，并且有良好的治疗途径，可以进行病媒控制和监测；②在面临多重耐药性威胁的大湄公河次区域，MDA 是加速消灭疟疾的重要组成部分，可提供良好的治疗、病媒控制和监测；③MDA 作为流行病应对措施的一部分，同时采取其他干预措施可迅速降低疟疾的发病率和死亡率；④在

发生复杂的紧急情况，卫生系统不堪重负且无法为社区提供服务的特殊情况下，可使用 MDA。

研究人员使用多模型研究报道了 MDA 对疟疾的影响，发现 MDA 可能会在有限的时间内减少疟疾的传播，但不能有效替代现有的病媒控制[92]。除非已经消除了疟疾，否则必须定期重复使用 MDA 才能维持效果，并且主要的问题是促进了多药耐药性恶性疟原虫的增殖。目前尚无法确定 MDA 对疟疾的有效性，但迄今已报道的一些研究结果喜忧参半。在 2012 年进行的大规模化学预防疟疾的初步报道中，在泰国-缅甸边境的 3 个偏远村庄，存在亚微观无症状疟疾的居民占 55%~68%，他们接受了 1~3 剂双氢青蒿素-哌喹(DAP)治疗[93]。在 6 个月的随访期间，恶性疟原虫已被消除（患病率从 7% 降至 0）；间日疟原虫持续存在（患病率从 85% 降至 35%），但未使用伯氨喹。值得注意的是，有 62% 的恶性疟原虫感染患者携带青蒿素耐药性的 PF Kelch 样蛋白标记的单点突变。在该地区最近的一项观察性研究中，缅甸东部的 4 个疟疾热点地区（疟疾发病率 >40%，其中 20% 的病例为恶性疟原虫感染），除疟疾治疗外（增加对临床疟疾的早期诊断和治疗机会），每月还采取 DAP +单剂量普氨喹(PMQ)的靶向 MDA 治疗，为期 3 个月。恶性疟原虫感染在乡镇的发病率降低了 98%，MDA 与热点村庄内的发病率下降 5 倍有关[94]。有趣的是，青蒿素耐药性的 K13 分子标记的野生型基因型在 3 年中保持稳定（39%）。在柬埔寨村庄进行 3 轮 DAP 的随机对照试验中，也显示出类似的积极结果，在干预 12 个月后，开展治疗的村庄的恶性疟原虫感染发病率较 1 年内没有临床病例的未开展治疗村庄的发病率显著降低，间日疟的发病率下降了 50%[95]。在老挝进行的一项试验的初步结果也显示，经过 3 轮 DAP/PMQ，无症状恶性疟原虫感染发病率减少了 85%[96]。

一项来自非洲高流行地区(昂儒昂岛、科摩罗联盟)的研究显示，无论有没有 PMQ，大规模青

蒿素–哌喹(AP)治疗均可显著减少疟疾病例[97]。该研究涉及两个队列,2012年10月至12月,约32.2万名居民中有86%~93%的居民接受了为期3个月的治疗。在接受AP和PMQ干预的村庄,疟疾的月发病率从310.8/100 000降至2.06/100 000;在接受AP干预的村庄,发病率从412.1/100 000降至12.60/100 000;且PFK13螺旋桨序列多态性在MDA治疗前后保持不变[97]。这与在疟疾低流行区——桑给巴尔(消除前)进行DAP+PMQ和MDA的两轮随机试验(间隔1个月)的整群随机试验结果相反[98]。在实施MDA 6个月后,对照组和干预组的累积疟疾发病率没有差异(4.2/1000和3.9/1000);在实施MDA后3个月,PCR测定的寄生虫患病率也没有差异(分别为1.4%和1.7%)。干预的覆盖率很高,为87%~91%,依从率为82%~93%,两组患者的桑给巴尔岛外旅行史相似[98]。在桑给巴尔试验中,MDA失败的原因可能是MDA的数量太少,因此有必要开展MDA数量更多的试验。

9.9.1 对疟疾MDA的关注

对疟疾MDA的主要关注是其增加了多药耐药性的风险,迄今为止,在早期报道中尚未发现。MDA的方案似乎是安全且耐受性良好的。

从历史来看,MDA在消灭疟疾方面是有成功先例的。过去,伯氨喹的大规模给药被广泛用于温带地区,以消除间日疟原虫[99]。在西南太平洋的一个小岛,疟疾也被消除了。在1991年,该岛的718名居民全部接受了9周剂量的氯喹、乙胺嘧啶/磺胺多辛和PMQ治疗[100]。White提出了一些令人信服的论点,他认为如果选择适当的目标人群,使覆盖率达到80%~100%,用于疟疾的MDA不会导致耐药性扩散,可能会降低风险[101]。在实验室中发现,从药物敏感到耐药性的基因的自发突变率为 10^{-8}/次,并且人体内存在大量寄生虫增加了选择耐药突变的概率,这些突变体由于选择优势而不断增加[102]。在疟疾流行地区,低虫血症

的无症状感染人数比有症状的疟疾患者要多得多,疟疾患者的寄生虫载量是无症状疟疾患者的1000倍以上。因此,高寄生虫载量的有症状患者是耐药性的主要来源,尤其是在使用低剂量或抗疟药物不足的情况下[103]。对目标社区实施MDA,旨在消除无症状感染者的寄生虫血症,预防有症状的疟疾发生及其传播,并减少耐药性疟疾的出现和传播[101]。然而,疟疾耐药性问题更为复杂,涉及寄生虫遗传多样性、宿主和病媒、社区耐药性的基线水平,以及用于MDA的药物组合。

在过去10年间,泰国–柬埔寨边境沿线出现的青蒿素耐药性导致青蒿素联合治疗的失败率上升,如青蒿琥酯–甲氟喹和蒿甲醚–黄麻黄素导致DAP在柬埔寨被用作首选药物和现场试验的MDA药物[104]。青蒿素耐药性机制似乎很复杂,它可能导致低水平耐药性,即使有 *kelch 13* 突变,也可以消除突变的寄生虫,如果配对药物没有抗药性,则可以通过适当的治疗清除感染[104]。然而,在柬埔寨的一些地区,青蒿素耐药性突变的增加和哌喹耐药性的出现导致柬埔寨北部和西部DAP治疗失败的概率高达46%[105,106]。

总体而言,在社区的充分参与和政府的支持下,在疟疾低流行地区尝试局部消除计划,结合用苄氯菊酯处理衣物、室内滞留杀虫剂等措施进行病媒控制,以及DAP+PMQ的MDA等都是有价值的。对社区人群进行教育,并鼓励80%以上的居民参与是非常重要的,因为任何工作不到位都可能导致多重耐药性疟疾死灰复燃。例如,在缅甸东部村庄进行的一项试点研究显示,3轮MDA与干预3个月后疟疾流行率降低有关,但与干预9个月后疟疾流行率降低无关,这可能归因于人群参与度低;小村庄的人群参与率是57%~61%,大村庄的人群参与率只有28%~29%[107]。添加单次低剂量PMQ可以减少恶性疟原虫配子细胞的传播,并可以防止任何获得性耐药的传播。联合伊维菌素治疗可能是有用的,因为该药已被

证明可以杀死西非的野生按蚊,并抑制疟疾的传播,还可以抑制间日疟原虫的孢子形成[108]。一项在东南亚进行的研究评估了伊维菌素联合 DAP/PMQ 的疗效和安全性[104]。表 9.2 总结了在 NTD 和疟疾患者中实施的 MDA。

9.10　大规模预防性化疗的额外收益

多年来,大规模预防性化疗带来了额外的益处(表 9.3),最近 Hortez 等人对其进行了概述[109]。用于控制淋巴丝虫病或盘尾丝虫病的伊维菌素单一剂量为 200μg/kg,可降低澳大利亚原住民和柬埔寨人口的粪类圆线虫病患病率。它还降低了罗阿丝虫和盘尾丝虫感染率,以及与曼森菌共存的亚马孙地区的罗阿丝虫病的发病率[109]。非洲和南太平洋的伊维菌素 MDA 大样本研究表明,疥疮和继发性脓疱病的负担减轻了[110]。在新几内亚和加纳,阿奇霉素用于沙眼的 MDA,已被证实可以降低雅司病的发病率[111],但大环内酯类药物的耐药性增加却令人担忧[87]。非洲一项大型随机随访研究证实了阿奇霉素 MDA 给降低婴儿死亡率带来无法解释的益处,该研究证实了接受阿奇霉素治疗的学龄前儿童的死亡率较低。这种效益主要发生在药物使用后的前 3 个月[112]。

还有证据表明,在加纳北部和汤戈,对肠道寄生虫实施阿苯达唑 MDA 似乎降低了食管吻合口瘘(由食管口分叉引起)的患病率[109]。此外,单剂量吡喹酮 MDA 治疗血吸虫病可能有益于减轻东南亚地区的吸虫病和绦虫感染[109]。

表 9.2　对被忽视的热带病和疟疾患者进行 MDA

疾病	流行状态	MDA 控制	解释
蠕虫病(蛔虫病、鞭虫病、钩虫病)	全球超过 1 亿人	ABZ 或甲苯达唑,每年 1~3 次,持续 5~6 年	对发病率没有改善,消除的可能性很小,10%的负担较重
淋巴丝虫病	73 个国家中共 6800 万人,主要在非洲东南部和亚洲	IVM/ABZ(非洲),DEC/ABZ(其他地方),每年 6 次	降低发病率,很有可能消除
盘尾丝虫病	1500 万~1800 万人,其中 99%在非洲	IVM 每年 1~2 次,持续 12~15 年	改善发病率,很有可能消除
血吸虫病	54 个国家的 2.4 亿人	PZQ 每 1~3 年 1 次,持续 5~6 年以上	对发病率没有改善,消除的可能性很小
沙眼	37 个国家的 330 万人	阿奇霉素,每年 1 次,持续 3~5 年	效益显著,很有可能消除
疟疾(恶性疟)	90 个国家的 2.19 亿人,其中 92%的病例和 90%的死亡病例发生在非洲	DAP+PMQ,每月 1 次,持续 3 个月以上	目标区域,GMS 承诺的结果

ABZ,阿苯达唑;IVM,伊维菌素;DEC,乙胺嗪;DAP,双氢青蒿素–派喹;GMS,大湄公河次区域;PMQ,伯氨喹;PZQ,吡喹酮。

表 9.3　大规模预防性化疗对热带病的额外收益

药物	额外收益	目标
阿苯达唑	食道口线虫感染、粪类圆线虫病	蠕虫
阿奇霉素	儿童死亡率、雅司病	沙眼
伊维菌素	疟疾传播、曼森线虫病、粪类圆线虫病	丝虫病,盘尾丝虫病
吡喹酮	吸虫病、绦虫病	血吸虫病

9.11　结论

MDA 对于控制及消除淋巴丝虫病、盘尾丝虫病和沙眼具有显著的作用,在特定地区和环境中控制疟疾似乎很有希望。它对血吸虫病的控制可能不是很有效,对经土壤传播的蠕虫病的控制更是如此,但是大规模预防性化疗有意想不到的益处。未来的研究需要继续监测耐药性的进展,截至目前,耐药性还不是主要问题。

来自血吸虫病控制倡议的最新数据支持使用吡喹酮 MDA 控制撒哈拉以南非洲 8 个国家的多年治疗计划,用于控制曼氏血吸虫和埃及血吸虫传播[113]。尽管 WHO 的规划在短期内似乎很有效,但从长远来看,不太可能持续下去。吡喹酮仅对血吸虫成虫有效,但不能杀死正在发育的血吸虫,以防止再次感染[114]。因此,终止治疗后可能会很快再次发生感染。

(吴俣 刘民 译)

参考文献

1. Hotez PJ, Fenwick A, Savioli L, Molyneux DH (2009) Rescuing the bottom billion through control of neglected tropical diseases. Lancet 373:1570–1575
2. World Health Organization (2012) Accelerating work to overcome the global impact of neglected tropical diseases—a roadmap for implementation. World Health Organization, Geneva
3. Hortez PJ, Molyneux DH, Fenwick A, Ottesen E, Erlich Sachs S, Scahs JD (2006) Incorporating a rapid-impact package for neglected tropical diseases with programs for HIV/AIDS, tuberculosis, malaria. PLoS Med 3:e102
4. London Declaration on Neglected Tropical Diseases (2012). http://unitingtocombatntds.org/london-declaration-neglected-tropical-diseases/
5. Henderson DA (1998) Eradication: lessons from the past. Bull World Health Organ 76:17–21
6. Hollingsworth TD (2018) Counting down the 2020 goals for 9 neglected tropical diseases: what have we learned from quantitative analysis and transmission modeling? Clin Infect Dis 66(Suppl 4):S237–S244
7. Steinmann P, Reed SG, Mirza F, Hollingsworth TD, Richardus JH (2017) Innovative tools and approaches to end the transmission of Mycobacterium leprae. Lancet Infect Dis 17:e298–e305
8. Buischer P, Cecchi G, Jamonneau V, Priotto G (2017) Human African trypanosomiasis. Lancet 390:2397–2409
9. Cameron MM, Acosta-Serrano A, Bern C et al (2016) Understanding the transmission dynamics of Leishmania donovani to provide robust evidence for transmission to eliminate visceral leishmaniasis in Bihar, India. Parasit Vectors 9:25
10. Espinoza N, Borras R, Abad-Franch F (2014) Chagas disease vector control in a hyperendemic setting: the first 11 years of intervention in Cochabamba, Bolivia. PLoS Negl Trop Dis 8:e2782
11. Cucunuba ZM, Nouvellet P, Peterson JK, Bartsch SM, Lee BY, Dobson AP, Basanez MG (2018) Complimentary paths to Chagas disease elimination: the impact of combining vector control with etiological treatment. Clin Infect Dis 66(S4):S293–S300
12. Webster JP, Molyneaux DH, Hotez PJ, Fenwick A (2014) The contribution of mass drug administration to global health: past, present and future. Philos Trans R Soc Lond Ser B Biol Sci 369:20130434
13. Bleakly H (2007) Disease and development: evidence from hookworm eradication in the American south. Q J Econ 122:73–117
14. Hortez PJ, Molyneux DH, Fenwick A, Kumaresan J, Scahs SE, Sachs J, Savioli L (2007) Control of neglected tropical diseases. N Engl J Med 357:1018–1027
15. De-jian S, Xu-li D, Ji-hui D (2013) The history of the elimination of lymphatic filariasis in China. Infect Dis Poverty 2:30
16. Molyneux D (2006) Elimination of transmission of lymphatic filariasis in Egypt. Lancet 367:966–968
17. GBD 2016 Disease and Injury Incidence and Prevalence Collaborators (2017) Global, regional and national incidence, prevalence, and years lived with disability for 328 diseases and injuries for 195 countries, 1990–2016: a systematic analysis for the Global Burden in Disease Study 2016. Lancet 390:1211–1259
18. Farrell SH, Coffeng LE, Truscott JE, Werkman M, Oor J, de Vias SJ, Anderson RM (2018) Investigating the effectiveness of current and modified World Health Organization guidelines for the control of soil-transmitted helminth infections. Clin Infect Dis 66(S4):S253–S259

19. Bethony J, Brooker S, Albanico BM, Geiger SM, Laukus A, Diemert D, Hotez PJ (2006) Soil-transmitted helminth infections: ascariasis, trichuriasis, and hookworm. Lancet 367:1521–1532
20. Nath TC, Padmawati RS, Murhandarwati EH (2019) Barriers and gaps in utilization and coverage of mass drug administration against soil-transmitted helminth [STH] infection: an implementation research. J Infect Public Health 12(2):205–212. https://doi.org/10.1016/j.jph.2018.10.002
21. Alemu G, Aschalew Z, Zerihun E (2018) Burden of intestinal helminthes and associated factors three years after initiation of mass drug administration in Arbaminch Zuria district, southern Ethiopia. BMC Infect Dis 18:435
22. Hong S-T, Chai J-Y, Choi M-H, Huh S, Rim H-J, Lee S-H (2006) A successful experience of soil-transmitted helminth control in the Republic of Korea. Korean J Parasitol 44:177–185
23. Debaveye S, Torres G, De Smedt D, Heirman B, Kavanagh S (2018) The public health benefit and burden of mass drug administration programs in Vietnamese schoolchildren: impact of mebendazole. PLoS Negl Trop Dis 12:e0006954
24. Taylor-Robinson DC, Maayan N, Soares-Weiser K, Donegan S, Garner P (2015) Deworming drugs for soil-transmitted intestinal worms in children: effects on nutrition indicators, hemoglobin, and school performance. Cochrane Database Syst Rev 7:CD000371
25. Campbell SJ, Nery SV, Doi S et al (2016) Complexities and perplexities: a critical appraisal of the evidence for soil-transmitted helminth infection-related morbidity. PLoS Negl Trop Dis 10:e0004566. https://doi.org/10.1371/journal.pntd.0004566.
26. Wolstenholme AJ, Fairweather I, Prichard R, von Samson-Himmelstjerna G, Sangster NC (2004) Drug resistance in veterinary helminths. Trends Parasitol 20:469–476
27. Sutherland IA, Leathwick DM (2011) Anthelminthic resistance in nematode parasites of cattle: a global issue? Trends Parasitol 27:176–181
28. Furtado LF, de Paiva Bello ACP, Rabelo EML (2006) Benzimidazole resistance in helminths: from problem to diagnosis. Acta Trop 162:95–102
29. Zuccherato LW, Furtado LF, Medeiros CD, Pinheiro CDS, Rabelo EM (2018) PCR-RFLP screening of polymorphisms associated with benzimidazole resistance in *Necator americanus* and *Ascaris lumbricoides* from different geographical regions in Brazil. PLoS Negl Trop Dis 12:e0006766
30. Vaz Nery S, Qi J, Llewellyn S et al (2018) Use of quantitative PCR to assess the efficacy of albendazole against *Necator americanus* and Ascaris spp. in Manufahi District, Timor-Leste. Parasit Vectors 11:373
31. Sanya RE, Nkurunungi G, Hook Spaans R et al (2018) The impact of intensive versus standard anthelminth treatment on allergy-related outcomes, helminth infection intensity and helminth-related morbidity in Lake Victoria fishing communities, Uganda: results from the LaVIISWA cluster randomized trial. Clin Infect Dis 68:1877. https://doi.org/10.1093/cid/ciy781.
32. Staal SL, Hogendoorn SKL, Voets SA et al (2018) Prevalence of atopy following mass drug administration with albendazole: a study in school children in Flores Island, Indonesia. Int Arch Allergy Immunol 177:192–198
33. Hooper PJ, Chu BK, Mikhailov A, Ottesen EA, Bradley M (2014) Assessing progress in reducing the at-risk population after 13 years of the global program to eliminated lymphatic filariasis. PLoS Negl Trop Dis 8:e3333
34. Ramaiah KD, Ottesen EA (2014) Progress and impact of 13 years of the programme to eliminate lymphatic filariasis on reducing the burden of filarial disease. PLoS Negl Trop Dis 8:e3319
35. World Health Organization (2017) Global programme to eliminate lymphatic filariasis: progress report, 2016. Wkly Epidemiol Rec 92:589–608
36. Irvine MA, Stalk WA, Smith ME, Subramanian S, Singh BJ, Weil GJ, Michael E, Hollingsworth TD (2017) Effectiveness of triple-drug regimen for global elimination of lymphatic filariasis: a modeling study. Lancet Infect Dis 17:451–458
37. Srividya A, Sabramanian S, Sadanandone C, Vasuki V, Jambulingam P (2018) Determinants of transmission hotspots and filarial infections in households after eight rounds of mass drug administration in India. Tropical Med Int Health 23:1251–1258
38. de Souza DK, Otchere J, Ahorlu CS et al (2018) Low microfilaremia levels in three districts in coastal Ghana with at least 16 years of mass drug administration and persistent transmission of lymphatic filariasis. Trop Med Infect Dis 3:105
39. Dickson BFR, Graves PM, Aye NN et al (2018) The prevalence of lymphatic filariasis infection and disease following six rounds of mass drug administration in Mandalay Region, Myanmar. PLoS Negl Trop Dis 12:e0006944
40. King CL, Suamnai J, Sanuku N et al (2018) A trial of a triple-drug treatment for lymphatic filariasis. N Engl J Med 379:1801–1810
41. Smith DS. Onchocerciasis [river blindness]. Medscape Updated Jun 22, 2018. https://emedicine.medscape.com/article/224309-print
42. Higazi TB, Geary TG, Mackenzie CD (2014) Chemotherapy in the treatment, control, and

elimination of human onchocerciasis. RRTM 2014. https://doi.org/10.2147/RRTM.S36642

43. Cantey PT, Roy SL, Boakye D, Mwingira U, Ottesen EA, Hopkins AD, Sodahlon YK (2018) Transitioning from river blindness control to elimination: steps towards stopping treatment. Int Health 10(Suppl 1):i7–i13. https://doi.org/10.1093/inthealth/ihx049

44. World Health Organization (2016) Progress towards eliminating onchocerciasis in the WHO Region of the Americas: verification of elimination in Guatemala. Wkly Epidemiol Rec 91:501

45. Zarroug ISA, Hashim K, ElMubark WA et al (2016) The first confirmed elimination of onchocerciasis focus in Africa: Abu Hamed, Sudan. Am J Trop Med Hyg 95:1037–1040

46. World Health Organization (2018) Progress report on the elimination of human onchocerciasis, 2017–2018. Wkly Epidemiol Rec 93:633–648

47. Katabarwa MN, Eyamba A, Nwane P et al (2013) Fifteen years of annual mass treatment of onchocerciasis with ivermectin have not interrupted transmission in the west region of Cameroon. In: J Parasit Res. https://doi.org/10.1155/2013/4200928

48. Grizwold E, Eigege A, Ityonzughui C et al (2018) Evaluation of treatment coverage and enhanced mass drug administration for onchocerciasis and lymphatic filariasis in five local government areas treating twice per year in Edo state, Nigeria. Am J Trop Med Hyg 99:396–403

49. Verver S, Walkeer M, Kim YE et al (2018) How can onchocerciasis elimination in Africa be accelerated? Modeling the impact of increased ivermectin treatment frequency and complementary vector control. Clin Infect Dis 66(S4):S267–S274

50. Jacob BG, Loum D, Lakwo TS et al (2018) Community-directed vector control to supplement mass drug distribution for onchocerciasis elimination in Madi mid-North focus of northern Uganda. PLoS Negl Trop Dis 12:e0006702

51. Opoku NO, Bakajika DK, Kanza EM et al (2018) Efficacy and safety of a single dose of moxidectin in *Onchocerca volvulus* infection: a randomized, double-blind ivermectin-controlled trial in Ghana, Liberia, and the Democratic Republic of the Congo. Lancet. https://doi.org/10.1016/S0140-6736[17]32844-1

52. Boussinesq M (2018) A new powerful drug to combat river blindness. Lancet 392:1170. https://doi.org/10.1016/S0140-6736[18]30101-6

53. Hoerauf A, Mand S, Adejei O, Fleischer B, Buttner DW (2001) Depletion of Wolbachia endobacteria in *Onchocerca volvulus* by doxycycline and microfilaridermia after ivermectin treatment. Lancet 357:1415–1416

54. Taylor MJ, Hoerauf A, Townson S, Slatko BE, Ward SA (2014) Anti-Wolbachia drug discovery and development: safe macrofilaricides for onchocerciasis and lymphatic filariasis. Parasitology 141:119–127

55. World Health Organization. Schistosomiasis. February 20, 2018. https://www.who.int/news-room/fact-sheets/detail/schistosomiasis

56. Ahmed SH. Schistosomiasis [Bliharzia]. Medscape; Updated September 20, 2018. https://emedicine.medscape.com/articles/228392-print

57. World Health organization (2013) Schistosomiasis: progress report 2001–2011 and strategic plan 2012–2020. WHO, Geneva

58. WHO 2016, Wkly Epidemiol Rec; 52:129–50

59. Bronzan RN, Dorkenoo AM, Agbo YM et al (2018) Impact of community-based integrated mass drug administration on schistosomiasis and soil-transmitted helminth prevalence in Togo. PLoS Negl Trop Dis 12:e0006551. https://doi.org/10.1371/journal.pntd.0006551

60. WHO/Department of Control of Neglected Tropical Diseases (2017) Schistosomiasis and soil-transmitted helminthiasis: number of people treated in 2016. Wkly Epidemiol Rec 92:749–760

61. Inobaya MT, Chau TN, Ng SK et al (2018) Mass drug administration and the sustainable control of schistosomiasis: an evaluation of treatment compliance in the rural Philippines. Parasit Vectors 11:441

62. Elmorshedy H, Bergquist R, El-Ela NE, Eassa SM, Elsakka EE, Barkat R (2015) Can human schistosomiasis mansoni control be sustained in high-risk transmission foci in Egypt? Parasit Vectors 8:372

63. Lelo AE, Mburu DN, Magoma GN et al (2014) No apparent reduction in schistosome burden or genetic diversity following four years of school-based mass drug administration in Mwea, Central Kenya, a heavy transmission area. PLoS Negl Trop Dis 8:e3221

64. Sicar AD, Mwinzi PNW, Onkanga IO et al (2018) Schistosoma mass drug administration regimens and their effect on morbidity among schoolchildren over a 5-year period-Kenya, 2010–2015. Am J Trop Med Hyg 99:362–369

65. Toor J, Alsallaq R, Truscott JE, Turner HC, Werkman M, Gurarie D, King CH, Anderson RM (2018) Are we on our way to achieving the 2020 goals for schistosomiasis morbidity control using current World Health Organization guidelines? Clin Infect Dis 66(S4):S245–S252

66. Ismail M, Bottros S, Metwally A, Williams S, Farghally A, Tao LF, Bennett JL (1999) Resistance to praziquantel: direct evidence from *Schistosoma mansoni* isolated from Egyptian villages. Am J Trop Med Hyg 60:923–925

67. Black CL, Steinauer ML, Mwinzi PN, Evan Secor W, Karanja DM, Ciolley DG (2009) Impact of intense, longitudinal retreatment with praziquantel on cure rates of schistosomiasis mansoni in a cohort of occupationally exposed adults in western Kenya. Trop Med Int Health 14:450–457

68. Cioli D, Botros SS, Wheatcroft-Francklow K et al (2004) Determination of ED_{50} values for praziquantel in praziquantel-resistant and –susceptible *Schistosoma mansoni* isolates. Int J Parasitol 34:979–987

69. Crellen T, Walker M, Lamberton PH, Kabatereine NB, Tukahebwa EM, Cotton JA, Webster JP (2016) Reduced efficacy of praziquantel against *Schistosoma mansoni* is associated with multiple rounds of mass drug administration. Clin Infect Dis 63:1151–1159

70. Danso-Appiah A, De Vlas SJ (2002) Interpreting low praziquantel cure rates of *Schistosoma mansoni* infections in Senegal. Trends Parasitol 18:125–129

71. Melman SD, Steiner ML, Cunningham C et al (2009) Reduced susceptibility to praziquantel among naturally occurring Kenyan isolates of *Schistosoma mansoni*. PLoS Negl Trop Dis 3:e504

72. Botros S, Sayed H, Amer N, El-Ghannam M, Bennett JKL, Day TA (2005) Current status of sensitivity to praziquantel in a focus of potential drug resistance in Egypt. Int J Parasitol 35:787–791

73. Wang W, Dai JR, Li HJ, Shen XH, Liang YS (2010) Is there reduced susceptibility to praziquantel in *Schistosoma japonicum*? Evidence from China. Parasitology 137:1905–1912

74. Xu J, Xu JF, Li SZ, Zhang LJ, Wang Q, Zhu HH, Zhou XN (2015) Integrated control programmes for schistosomiasis and other helminth infections in P.P. China. Acta Trop 141:332–341

75. Fallon PG, Mubarak JS, Fookes RE, Niang M, Butterworth AE, Sturrock RF, Doenhoff MJ (1997) *Schistosoma mansoni*: maturation rate and drug susceptibility of different geographic isolates. Exp Parasitol 86:29–36

76. Bergquist R, Utzinger J, Keiser J (2017) Controlling schistosomiasis with praziquantel: how much longer without a viable alternative? Infect Dis Poverty 6:74

77. Bobo LD, Novak N, Munoz B, Hsieh YH, Quinn TC, West S (1997) Severe disease in children with trachoma is associated with persistent Chlamydia trachomatis infection. J Infect Dis 176:1524–1530

78. Mariotti SP, Pascolini D, Rose-Nussbaumer J (2009) Trachoma: global magnitude of a preventable cause of blindness. Br J Ophthalmol 93:563–568

79. WHO 2018; Wkly Epidemiol Rec; 93: 359–80

80. Lietman TM, Pinset A, Liu F, Deiner M, Hollingsworth D, Porco TC (2018) Models of trachoma transmission and their policy implications: from control to elimination. Clin Infect Dis 66(S4):S275–S280

81. Taylor HR, Burton MJ, Hadddad D, West S, Trachoma WH (2014) Lancet 384:2142–2152

82. Keenan JD, Tadesse Z, Gebresillasie S et al (2018) Mass azithromycin distribution for hyperendemic trachoma following a cluster-randomized trial: a continuation study of randomly reassigned subclusters [TANA II]. PLoS Med 15:e1002633

83. Lietman TM, Pinset A, Liu F, Deiner M, Hollingswort TD, Porco TC (2018) Models of trachoma transmission and their policy implications: from control to elimination. Clin Infect Dis 66(S4):S275–S280

84. Emerson PM, Hooper PJ, Sarah V (2017) Progress and projection in the program to eliminate trachoma. PLoS Negl Trop Dis 11:e0005402

85. West SK, Moncada J, Munoz B et al (2014) Is there evidence for resistance of ocular Chlamydia trachomatis to azithromycin after mass treatment for trachoma control? J Infect Dis 210:65–71

86. O'Brien KS, Emerson P, Hooper PJ, Reingold AL, Dennis EG, Keenan JD, Lietman TM, Oldenburg CE (2019) Antimicrobial resistance following mass distribution for trachoma: a systemic review. Lancet Infect Dis 19:e14–e25

87. Mitja O, Godornes C, Houinei W et al (2018) Re-emergence of yaws after single mass azithromycin treatment followed by targeted treatment: a longitudinal study. Lancet 391:1599–1607

88. Oldenburg CE, Arzika AM, Amza A et al (2018) Mass azithromycin to prevent childhood mortality: a pooled analysis of cluster-randomized trials. Am J Trop Med Hyg 0:1–5. https://doi.org/10.4269/ajmh.18-0846.

89. World Health Organization Global Malaria Programme (2015) World malaria report 2015. WHO, Geneva. Report No.: 978 92 4 156483 0

90. World Health Organization (2010) Guidelines for treatment of malaria, 2nd edn. World Health Organization, Geneva

91. World Health Organization. Global Malaria Programme. The role of mass drug administration, mass screening and treatment, and focal screening and treatment for malaria. http://www.who.int/malaria/publicatiobna/atoz/role-of-mda-for-malaria.pdf?ua=1

92. Brady OJ, Slater HC, Ross PP et al (2017) Falciparum malaria: a consensus modeling study. Lancet Glob Health 5(7):e680-e687. https://doi.org/10.1016/S2214-109X(17)30220-6

93. Lwin KM, Imwong M, Suangkanarat P et al (2015) Elimination of *Plasmodium falciparum*

in an area of multi-drug resistance. Malar J 14:319

94. Landier J, Parker DM, Thu AM, Lwin KM, Delmas G, Nopsten FH (2018) Effect of generalized access to early diagnosis and treatment and targeted mass drug administration on *Plasmodium falciparum* malaria in Eastern Myanmar: an observational study of a regional programme. Lancet 39:1916–1926

95. Tripura R, Peto TJ, Chea N et al (2018) A controlled trial of mass drug administration to interrupt transmission of multidrug-resistant malaria in Cambodian villages. Clin Infect Dis 67:817–826

96. Pongvongsa T, Phommasone K, Adhikari B et al (2018) The dynamic of asymptomatic *Plasmodium falciparum* infections following mass drug administrations with dihydroarteminisin-pipreaquine plus a single low dose of primaquine in Savannakhet Province, Laos. Malar J 17:405

97. Deng C, Huang B, Wang Q et al (2018) Large-scale artemisinin-piperaquine mass drug administration with or without primaquine dramatically reduces malaria in a highly endemic region of Africa. Clin Infect Dis 67:1670–1676

98. Morris U, Msellem MI, Mkali H et al (2018) A cluster randomized controlled trial of two rounds of mass drug administration in Zanzabar, a malaria pre-elimination setting---high coverage and safety, but no impact on transmission. BMC Med 16:215

99. Kondrashin A, Baranova AM, Ashley EA, Recht J, White NJ, Sergiev VP (2014) Mass primaquine treatment to eliminate vivax malaria: lessons from the past. Malar J 13:51

100. Kaneko A, Taleo G, Kalkoa M, Yamar S, Kobayakawa T, Bjorkman A (2000) Malaria eradication on islands. Lancet 356:1560–1564

101. White NJ (2017) Does antimalarial mass drug administration increase or decrease the risk of resistance? Lancet Infect Dis 17:e15–e20

102. Kim Y, Schneider KA (2013) Evolution of drug resistance in malaria parasite populations. Nat Educ Knowledge 4:6

103. White NJ, Pongtavornpinyo W, Maude RJ et al (2009) Hyperparasitemia and low dosing are important source of anti-malarial drug resistance. Malar J 8:253

104. Zuber JA, Takala-Harrison S (2018) Multidrug-resistant malaria and the impact of mass drug administration. Infect Drug Resist 11:299–306

105. Leang R, Taylor WR, Bouth DM et al (2015) Evidence of *Plasmodium falciparum* malaria multidrug resistance to artemisinin and piperaquine in Western Cambodia: dihydroartemisinin-piperaquine open-label multicenter clinical assessment. Antimicrob Agents Chemother 59:4719–4726

106. Spring MD, Lin JT, Manning JE et al (2015) Dihydroartemisinin-piperaquine failure associated with a triple mutant including kelch 13 C580Y in Cambodia: an observational cohort study. Lancet Infect Dis 15:683–691

107. Landier J, Kajeechiwa L, Thwin MM et al (2017) Safety and effectiveness of mass drug administration to accelerate elimination of artemisinin-resistant falciparum malaria: a pilot trial in four villages of Eastern Myanmar. Wellcome Open Res 2:81

108. Kobylinski KC, Ubalee R, Ponlawat A et al (2017) Ivermectin susceptibility and sporontocidal effect in greater Mekong subregion Anopheles. Malar J 16:280

109. Hortez PJ, Fenwick A, Molyneux DH (2019) Collateral benefits of preventive chemotherapy--expanding the war on neglected tropical diseases. N Engl J Med 380:2389–2391

110. Engelman D, Kiang K, Chosidow O et al (2013) Towards the global control of human scabies: introducing the International alliance for the Control of Scabies. PLoS Negl Trop Dis 7(8):e2167

111. Mitja O, Houinei W, Moses P et al (2015) Mass treatment with single-dose azithromycin for yaws. N Engl J Med 372:703–710

112. Keenan ID, Bailey RL, West SK et al (2018) Azithromycin to reduce childhood mortality in sub-Saharan Africa. N Engl J Med 378:1583–1592

113. Doel AK, Fleming FM, Calvo-Urbano, et al. Schistomiasis–assessing progress towards the 2020 and 2025 global goals. N. Engl J Med 2019; 38: 2519–28

114. McManus DP. Defeating Schistosomiasis. N Engl J Med 2019; 38: 2567–8

第 10 章

一些细菌感染的治疗问题：万古霉素的使用、骨髓炎、心内膜炎和金黄色葡萄球菌菌血症

10.1 万古霉素疗法

10.1.1 引言

万古霉素是一种抑制细菌细胞壁合成的三环糖肽,于 1958 年首次获 FDA 批准使用。尽管使用了近 60 年,但对其治疗方法仍存在争议[1]。它被认为是耐甲氧西林葡萄球菌、金黄色葡萄球菌(MRSA)、表皮葡萄球菌(MRSE)、凝固酶阴性葡萄球菌严重感染的首选药物。万古霉素对大多数革兰阳性需氧球菌和革兰阳性需氧杆菌均具有抵抗活性,但对乳杆菌、明串珠菌、丹毒丝菌和片球菌的固有耐药性除外[1]。除对肠球菌具有抑菌作用外,它还被认为对易感的革兰阳性菌具有杀菌作用,但与 β-内酰胺类药物对甲氧西林敏感的金黄色葡萄球菌(MSSA)的抗性相比,它对金黄色葡萄球菌的杀菌活性较慢,导致其临床效果

最差[2-4]。最近一项关于金黄色葡萄球菌菌血症的研究显示,119 例患者中万古霉素治疗的高失败率(48%)归因于 26.7% 的分离株对万古霉素有耐药性[最低杀菌浓度(MBC)/最低抑菌浓度(MIC)≥32][5]。

10.1.2 早期使用万古霉素的经验

在上市后不久,万古霉素的早期使用与耳毒性和肾毒性的高发生率有关,这归因于 20 世纪 70 年代后期的早期制剂中存在杂质[6]。随着医院中对 MRSA 隔离的增加,万古霉素开始在 20 世纪 80 年代被广泛使用。关于耳毒性的报道很少,肾毒性也很罕见(5%)且可逆,主要是在与氨基糖苷类药物联用时发生[7]。万古霉素对葡萄球菌的体外杀灭曲线试验未显示出,随着 MIC 的浓度逐步增加 2~64 倍,其杀灭作用也相应增加[8]。万古霉素具有相对较慢的细菌杀灭作用,与其他细胞壁活性剂(β-内酰胺类)类似,主要表现出时间依

赖性杀灭作用,与浓度的关系最小,其最大杀伤力为 MIC 的 4 倍[9,10]。实际上,如果抗生素浓度过高且超过 MBC,可能会导致青霉素[11]产生较小细菌抑制作用的反常效应(老鹰效应)。最近,万古霉素在 MIC 的 64 倍浓度下对艰难梭菌产生老鹰效应[12]。因此,在每天治疗的 24 小时内,万古霉素达到 MIC (MRSA 的 MIC 为 8μg/mL)4 倍以上的高浓度是没有优势的。体外数据表明,当接种量从 5×10^5 增加到 5×10^7 时,万古霉素的 MIC/MBC 仅增加了 1~2 倍,因此没有必要为了抑制更高的细菌载量而使用更高的浓度[13]。

10.1.3 MIC 与万古霉素疗效的关系

早期的一项研究(2004 年)可能部分解释了目前的万古霉素疗效。据该研究报道,在易感范围内,较高的 MIC(1~2.0μg/mL)与 MRSA 菌血症应用万古霉素治疗失败有关[14]。随后,几项个体研究发现了相互矛盾的结果。有关该主题的 3 项早期荟萃分析表明,万古霉素 MIC 水平升高与最差的结局有关[15-17]。然而,这些研究主要分析了高度异质性人群不同部位的非细菌感染。随后,对万古霉素 MIC 与金黄色葡萄球菌菌血症患者的死亡率之间的关系进行了更深入的研究(系统综述和荟萃分析)。该分析包括 38 项研究,共纳入了 8291 例使用万古霉素治疗菌血症的病例。万古霉素 MIC 高(≥1.5mg/L)的患者与 MIC 低(<1.5mg/L)的患者的死亡率无差异[18]。对于仅包含 MRSA 菌血症的研究,其结果是相同的(n=7232)。自 2014 年这篇综述被发表以来,最近一项包括 673 例 MRSA 感染的大规模侵袭性金黄色葡萄球菌感染(n=1027)的报道指出,万古霉素的高 MIC 与 30 天死亡率增加无关[19]。

10.1.4 药效和剂量及万古霉素

2009 年,美国传染病学会(IDSA)与美国卫生系统药师学会(ASHP)和美国感染病药师学会(SIDP)合作,建议每 8~12 小时服用一次万古霉

素,剂量为 15~20mg/kg,对于复杂性 MRSA 感染(包括心内膜炎、骨髓炎、脑膜炎和医院获得性肺炎),推荐将万古霉素的血药浓度维持在 15~20mg/L,而对于其他适应证,则建议维持在 10mg/L 以上[20]。以前,5~15mg/L 的血药浓度被认为是合适的,但是基于万古霉素 MIC 的数据,以及 MRSA 感染的预后较差,建议提高谷浓度[21]。以更高的浓度为目标可以增加 24 小时内稳态血药浓度时间曲线下的面积 (AUC_{24})/MIC≥400 的机会。根据体外试验、动物模型和有限的临床研究结果,其被认为是万古霉素用于 MRSA 感染的疗效的最佳预测指标[22]。但是,即使在这些指南发布之前,有关 AUC/MIC 的临床研究结果与较高浓度及其与预后的关系仍存在矛盾[23]。

另一个需要解决的重要问题是,当 AUC/MIC≥400 时,15~20mg/L 的血药浓度有多精确?最近一项研究对 100 例成年 MRSA 感染患者进行了回顾性分析,并解决了该问题。与万古霉素浓度为 10~14.9mg/L 的患者相比,在浓度为 10~14.9mg/L 的患者中,AUC/MIC≥400 的实现率没有差异[24]。但是较高的浓度与肾毒性的增加有关。最近在儿科患者中也对此问题进行了综述,共纳入了 11 项研究,作者得出结论,在儿科患者中,万古霉素浓度达到 6~10mg/L 足以实现 AUC/MIC≥400[25]。

此外,这些药效学指标尚未在 MRSA 心内膜炎动物模型或人体中得到验证。最近的一项研究在 MRSA 实验兔模型中评估了药效学指标(AUC/MIC≥400)与万古霉素对感染的瓣膜的消毒作用之间的关系。对两组动物使用了 3 株 MRSA(MIC 0.5~2.0mg/L),比较万古霉素在标准剂量和调整剂量下在 48 小时内达到 AUC/MIC≥400 的疗效[26]。不同剂量的万古霉素的杀菌效果无显著差异。

10.1.5 万古霉素药效学靶点与 MRSA 感染的临床研究

自 2009 年指南发布以来,已经有多项关于

万古霉素治疗严重 MRSA 感染和谷浓度下的疗效的研究,但其结果相互矛盾。2015 年发表了 3 项系统评价和荟萃分析。一项综述包括 4 项前瞻性研究和 12 项回顾性研究(n=2003),并比较了当万古霉素浓度较低(<15mg/L)与较高(≥15mg/L)时对疗效的影响[27]。两组在治疗失败或全因死亡率方面无显著差异,但当万古霉素浓度较低时,患者的微生物学失败率更高。然而,当万古霉素浓度≥15mg/L 时,肾毒性明显更高。第二篇综述纳入了 17 项研究(n=2578),比较了低浓度和高浓度万古霉素的治疗结局[28]。高浓度万古霉素的治疗结果或患者死亡率并未整体优于低浓度,但与菌血症亚组中失败率较低相关。其次,高浓度与肾毒性风险密切相关。在第三项荟萃分析中,14 项观察性研究共纳入了 1677 例金黄色葡萄球菌菌血症患者[29]。高浓度(≥15mg/L)万古霉素与治疗失败、持久性菌血症或死亡率降低无关,但 AUC/MIC≥400 与治疗失败、持久性菌血症和死亡率降低相关。荟萃分析汇总见表 10.1。

我们回顾了 2014—2018 年发表的,但未纳入先前的荟萃分析中的个体研究(表 10.1),发现 9 项(英文)研究中有 4 项是前瞻性观察研究,研究对象是 606 例成人和 387 例儿童,未发现低浓度万古霉素与预后相关[30-32]。一项研究发现,AUC/MIC≥400 与 MRSA 菌血症的预后改善相关(n=117)[30],但一项更大规模的混合感染研究(n=334)显示,PK/PD 与预后无相关性[32]。回顾性队列研究共纳入了 460 例成人[33,34]和 430 例儿童[35-38]。没有一项成人研究发现低浓度万古霉素与临床失败有关。在 4 项儿童研究中,万古霉素浓度≥15mg/L 并没有显示出益处,但是与>10mg/L 的浓度相比,浓度<10mg/L 与持续的菌血症相关[36,38]。因此,结合近期对 1851 例成人和儿童患者(回顾性和前瞻性)的观察性研究结果,未发现以万古霉素浓度在 15~20mg/L 为目标的治疗益处,其与肾毒性增加密切相关,但在前瞻性研究中,AUC/MIC≥400 与治疗成功的相关性混杂在一起,这种相关性在金黄色葡萄球菌菌血症中比在混合感染

表 10.1　万古霉素的药效学及治疗结局的研究

序号	类型	感染类型	患者人数	结局和解释	参考文献
1	荟萃分析	混合 MRSA	2003	不同浓度组死亡率和 Rx 失败率无差异	[27]
2	荟萃分析	混合革兰阳性菌	2578	不同浓度组死亡率和 Rx 失败率无差异,但在菌血症亚组中有差异	[28]
3	荟萃分析	葡萄球菌菌血症	1677	万古霉素浓度与结局无关,但 AUC/MIC 与结局有关	[29]
4	前瞻性研究	MRSA 菌血症	117	万古霉素浓度与结局无关,但 AUC/MIC 与结局有关	[30]
5	前瞻性研究	混合革兰阳性菌	370A/100C	万古霉素浓度与结局无关	[31]
6	前瞻性研究	混合革兰阳性菌	334	PK/PD 指数与结局无关	[32]
7	回顾性研究	金黄色葡萄球菌肺炎	98	高浓度不能改善结局	[33]
8	回顾性研究	混合革兰阳性菌(90 例 MRSA)	111	高浓度不能改善结局	[34]
9	回顾性研究	MRSA 菌血症	102C	高浓度不能改善结局	[35]
10	回顾性研究	MRSA 菌血症	232C	高浓度不能改善结局	[36]
11	前瞻性研究	MRSA 菌血症	341C	高浓度不能改善结局	[37]
12	回顾性研究	MRSA 菌血症	46C	高浓度不能改善结局	[38]

MRSA,耐甲氧西林金黄色葡萄球菌;A,成人;C,儿童;PK,药代动力学;PD,药效动力学;Rx,治疗。

中更好。

10.1.6 万古霉素的肾毒性

2009 年的指南指出,治疗严重 MRSA 感染时,在万古霉素浓度达到 15~20mg/L 之前,抗生素对肾脏的伤害非常少见(≤5%)。然而,此后万古霉素的肾毒性显著增加,高达 50% 的危重症患者的使用剂量为 >38mg/(kg·d),57% 的患者的血药浓度 >20mg/L[39]。据报道,有几个因素与肾毒性有关,包括每天总剂量(>4g/d)、持续时间(>5~7 天)、同时服用具有肾毒性的药物、疾病的严重程度(危重病)、肥胖(体重 >101.4kg)和 >15mg/L 的稳定浓度[40,41]。出乎意料的是,一些研究报道了与单独使用万古霉素相比,万古霉素和哌拉西林或他唑巴坦(PT)联合使用会增加急性肾损伤(AKI)的发病率。最新一项荟萃分析对 14 项研究共 3549 例患者进行了分析[42]。在一些研究中,超过 50% 的患者需要 ICU 护理,万古霉素和 PT 合用与成人和儿童 AKI 发病率增加相关。这表明疾病的严重程度是 AKI 的主要预测因素,而与 PT 的联合应用并不是其预测因素。

自 2009 年以来,不断重复的数据表明,为了达到更高的浓度而大量使用万古霉素与肾脏损伤的增加有关。一些报道已经注意到万古霉素的剂量毒性反应,以及 AKI 增加与分级谷浓度之间

存在线性关系[43]。关于该主题的一些系统综述已经被发表。2011 年对 12 项研究的综述发现,万古霉素的肾毒性与剂量 ≥4g/d 或 30mg/kg,以及万古霉素浓度为 15~20mg/L 有关[44]。随后的文献综述报道,肾毒性与剂量 >4g/d、浓度 >20mg/L、联合服用肾毒性药物、ICU 住院时间延长,以及治疗时间延长(>7 天)有关[45]。一项针对 15 项研究的荟萃分析表明,相比浓度 <15mg/L,万古霉素浓度 ≥15mg/L 与肾毒性显著相关(OR=2.67,95% CI=1.95~3.65)[46]。此外,随着治疗时间的延长,肾脏损伤也逐渐增加。尽管通常患者的肾功能在停用万古霉素后会完全恢复,但有些患者需要临时或长期的血液透析。此外,即使是轻度的 AKI 也与医疗费用增加、住院时间延长和住院患者死亡有关[47]。表 10.2 汇总了 2013 年后发表的关于万古霉素浓度与肾毒性的研究。

10.1.7 关于万古霉素的结论和未来方向

有大量数据表明,使用高剂量(15~20mg/L)的万古霉素并不能改善预后,与 AUC/MIC≥400 的相关性较差,并且与肾毒性密切相关。作者建议废除现行的剂量和监测指南,因为没有指南总比有害的指南要好得多。理想情况下,这个问题应该通过随机试验来解决,但这可能需要很多年才能完成。尽管与万古霉素浓度相比,高 AUC/

表 10.2 关于高浓度万古霉素与肾毒性的研究

序号	研究类型	感染类型	患者人数	肾毒性解释	参考文献
1	荟萃分析	混合 MRSA	2003	浓度 ≥15mg/L 时增加	[27]
2	荟萃分析	混合革兰阳性菌	2578	浓度 ≥15mg/L 时增加	[28]
3	荟萃分析	葡萄球菌菌血症	1677	浓度 ≥15mg/L 时增加	[29]
4	前瞻性研究	混合革兰阳性菌	370A/100C	浓度 ≥15mg/L 时增加	[31]
5	回顾性研究	金黄色葡萄球菌肺炎	98	浓度 ≥15mg/L 时增加	[33]
6	回顾性研究	混合革兰阳性菌	111	不良结局与谷浓度无关	[34]
7	回顾性研究	葡萄球菌菌血症	102C	浓度 ≥15mg/L 时增加	[35]
8	前瞻性研究	葡萄球菌菌血症	341C	浓度 ≥15mg/L 时增加	[37]
9	回顾性研究	MRSA 菌血症	127	与浓度 >15mg/L,AUC>563 有关	[48]
10	前瞻性研究	混合革兰阳性菌	252	与浓度 >15mg/L,AUC>600 有关	[49]

MRSA,耐甲氧西林金黄色葡萄球菌;A,成人;C,儿童。

MIC 似乎与预后的相关性更高，尤其是对于 MRSA 菌血症，但与肾毒性相关性的数据不足，但两项研究报道，AUC 较高时 AKI 升高[48,49]，而且在大多数情况下进行常规临床护理是不切实际的。

多项体外研究表明，万古霉素浓度高于 MIC（8~10mg）的 4 倍不会增加万古霉素的杀伤作用。为了改善严重 MRSA 感染的治疗效果，我们应考虑其他选择，即使用其他药物或与万古霉素联合使用。当用抗葡萄球菌 β-内酰胺类药物治疗时，对甲氧西林敏感的金黄色葡萄球菌（MSSA）菌血症患者的死亡率小于 10%，而用万古霉素治疗 MRSA 菌血症时，死亡率为 20%~30%[50]。利福平与万古霉素联合使用似乎有望用于治疗严重的 MRSA 和 MRSE 感染，先前一项针对 93 例院内 MRSA 肺炎患者的随机试验显示，与单独使用万古霉素相比，联合使用利福平可改善预后[51]。近期一项大型多中心、随机、双盲、安慰剂对照试验显示，在 758 例患者金黄色葡萄球菌菌血症的受试者中，辅助性使用利福平不能改善预后[52]。但是，只有 47 例（6%）患者感染了 MRSA，并不能证明万古霉素与利福平联合使用对 MRSA 感染的益处。因此，对严重的 MRSA 感染（包括菌血症和心内膜炎）患者使用万古霉素或其他药物辅助利福平治疗是有必要的。

有趣的是，据体外药代动力学/药效学研究报道，某些 β-内酰胺类药物与万古霉素对 MRSA 有协同作用，并在 48 小时时具有最佳杀菌作用[53,54]。动物模型也表明万古霉素与 β-内酰胺类药物对 MRSA 感染具有协同作用[55]。已经报道了两项针对 MRSA 菌血症患者，以及联合使用 β-内酰胺和万古霉素与单独使用万古霉素的疗效相关的回顾性队列研究。第一项研究（n=80）发现，联合用药治疗（96%）的微生物根除效果比单一药物治疗更大（80%）（P=0.021）[56]。第二项研究（n=110）发现，在多变量分析中，联合治疗是降低治疗失败率的唯一变量[57]。一项试点性随机对照试验结

果显示，与单独使用万古霉素相比，万古霉素与氟氯西林联合使用可以缩短 MRSA 菌血症的持续时间，但不足以评估结局[58]。显然，在不久的将来，需要进行更大规模的多中心随机对照试验来评估效果。

10.2　骨髓炎患者静脉注射抗生素的必要性

10.2.1　骨髓炎的背景

骨髓炎是一种骨骼感染，在健康的儿童和成人中并不常见。据估计，在高收入国家，每年约有 1/100 000 的儿童发生急性骨髓炎，而在低收入国家，该病的发病率更高[59]，但成人的患病率或发病率并未被很好地估计。骨髓炎可分为急性骨髓炎（病程<2 周）、亚急性骨髓炎（病程为 2 周至 3 个月）、慢性骨髓炎（病程>3 个月）。感染的来源可能是血源性（在儿童中最常见），从相邻的皮肤/软组织感染（在成人中，最常见的是糖尿病足感染）到手术后伤口感染（在成人中，植入假体感染逐渐被认识）。从历史上看，骨髓炎治疗需要长期使用抗生素，急性感染需要治疗 4~6 周，慢性感染需要治疗 3 个月以上（加上外科引流和清创术）。标准护理方案是静脉注射抗生素至少 4 周，这是多年来的经验。

10.2.2　急性骨髓炎的儿科研究

1997 年发表的文章是最早评估儿童急性葡萄球菌性骨髓炎治疗从使用非肠道抗生素向口服抗生素早期过渡的研究之一[60]。这项针对 50 例儿童的前瞻性研究表明，在胃肠外治疗 3~4 天后，口服抗生素 3~4 周与全胃肠外抗生素治疗一样有效。同一组研究人员随后对 131 例儿童进行了关于急性血源性骨髓炎（89%由金黄色葡萄球菌所致）的前瞻性随机研究[61]。所有患者均接受了 2~4 天的静脉注射抗生素治疗，67 例儿童接受了 20 天的口服药物治疗，64 例儿童接受了 30 天的

克林霉素或第一代头孢菌素治疗。随访 1 年后，所有患者均完全恢复，每组有 1 例患者有轻度后遗症。尽管该研究没有对主要口服治疗与单纯 IV 治疗进行直接比较，但它证明了两点：首先，短暂的胃肠外治疗后口服抗生素对于治疗小儿急性骨髓炎非常有效且安全；其次，如果 C-反应蛋白(CRP)<20mg/L[]，3 周治疗就足够了[61]。随后在 2002 年发表了一篇关于该主题的系统综述[62]，并得出结论，短期使用胃肠外抗生素(<7 天)，然后开展口服治疗，对儿童急性骨髓炎非常有效(95.2%)。

自从这篇综述发表以来，儿科相关文献中已有一些前瞻性和回顾性研究，以及对该问题的综述。两项大型回顾性研究纳入了共 4029 例急性骨髓炎患儿：2076 例患儿接受了长期胃肠外治疗，1952 例患儿以口服治疗为主[63,64]。两种治疗方式的治疗失败率相似，全肠外治疗的失败率为 5%~6%，以口服治疗为主的失败率为 4%~5%。2012 年，一项纳入了 12 000 例小儿急性骨髓炎患者的系统综述[65]和 2016 年最新的概述[66]得出相同的结论，越来越多的证据表明，长时间的胃肠外治疗弊大于利。

10.2.3 成人骨髓炎

10.2.3.1 背景

传统上，根据病程、组织学和影像学表现，将成人骨髓炎分为急性和慢性骨髓炎，但正如 1970 年的一篇综述所述[67]，骨髓炎的特征往往重叠且定义不清晰，起病很难描述。但是，将成人急性骨髓炎的发病时间定为 3 个月内，而将慢性骨髓炎的发病时间定为 3 个月以上仍是合理的。与小儿骨髓炎不同，成人的骨感染更加多样且复杂，并伴有血管疾病(糖尿病足感染)或存在异物，如义肢关节、骨棒、骨板和用于骨折内固定的螺钉等。此外，急性血源性骨髓炎非常罕见，主要累及脊柱。尽管急性椎体骨髓炎最常见的病因是金黄色葡萄球菌感染，但微生物病因常因诱发条件不同

而不同，如混合大肠菌群、葡萄球菌、链球菌和厌氧菌；皮肤细菌[凝固酶阴性葡萄球菌(CoNS)、类白喉菌]、金黄色葡萄球菌，偶有革兰阴性杆菌的假体。因此，关于成年骨髓炎治疗的数据来自对各种抗生素的小型回顾性研究，依据不同的病原体进行研究，通常研究质量较低。

10.2.3.2 成人骨髓炎的治疗

大多数急性骨髓炎在无假体、异物、脓肿或血管疾病的情况下可以单独使用抗生素治疗 6 周。存在慢性骨髓炎、脓肿、组织坏死和异物的通常需要手术治疗，且疗程通常更长。尽管没有充分的证据表明，在大多数疗程中都需要使用肠外抗生素，但这一直是惯例。有人误以为静脉注射抗生素需要高血清水平，才能达到足够的骨渗透/浓度，以治疗骨髓炎，尤其是使用 β-内酰胺类药物。最近对抗生素骨渗透的综述指出，大多数口服抗生素，包括氯唑西林、阿莫西林、阿莫西林-克拉维酸盐、多西环素、利福平、喹诺酮、克林霉素、头孢菌素、夫西地酸、甲氧苄啶/磺胺甲恶唑(TMP/SMX)，可提供足够的骨浓度，高于 MIC 或敏感性的断点浓度[68]。在高收入和低收入国家，通常不需要静脉注射抗生素，长时间的静脉注射治疗费用昂贵，并伴有局部静脉炎、血栓栓塞性疾病、外渗性损伤，以及局部和全身感染(包括菌血症和念珠菌血症)等并发症[69]。

10.2.3.3 成人骨髓炎的口服抗生素研究

在成人骨髓炎的研究中，直到最近也很少有前瞻性或随机研究，其中大多数是小型的且功效不足的研究。即使是口服抗生素治疗的综合数据，包括成人骨髓炎的回顾性和前瞻性研究，也远没有儿童骨髓炎那么可靠。近年来，一些关于成人骨髓炎抗生素治疗的系统综述已经发表。

2001 年，一项系统综述和荟萃分析纳入 22 项临床试验，仅有 927 例患者，多数研究样本量小且质量低，结果显示静脉注射抗生素和口服药

物,尤其是与利福平-环丙沙星联合用药的长期结果无显著差异[70]。一篇对骨髓炎抗生素治疗的综述回顾了儿童和成人的数据,并得出结论,没有足够的数据来确定最佳的药物、治疗途径和治疗时间[71]。关于椎体骨髓炎的研究表明,胃肠外抗生素和口服喹诺酮类药物(尤其是对革兰阴性杆菌)效果相似,但葡萄球菌对喹诺酮类药物的耐药性增强,使得这些药物不可靠[72]。尽管由于生物利用度较差而不建议口服 β-内酰胺类药物,但可以通过增加剂量来克服这个问题(个人经验)。此外,口服 β-内酰胺类药物已在小儿急性骨髓炎治疗中使用,效果非常好,并且没有生物学证据证明它们对成人无效。

2012 年发表了一篇对成人慢性骨髓炎治疗方法的综述,指出胃肠外治疗与口服治疗的治疗成功率相似,而有关延长静脉注射治疗的研究较少[73]。在动物模型、回顾性研究和一项骨科植入相关葡萄球菌性骨髓炎的随机试验中,均显示出利福平联合治疗的疗效有所改善[73,74]。抗生素治疗的最佳持续时间仍未明确,尽管术后通常使用 4~6 周,手术切除坏死和感染骨并使用抗生素似乎可以提高慢性骨髓炎的治愈率,但并非总是需要治愈。尽管口服喹诺酮类药物对敏感的革兰阴性菌骨髓炎似乎非常有效,但有关革兰阳性球菌感染复发和耐药的报道越来越多。该报道表明,对于葡萄球菌感染,TMP/SMX 或克林霉素可能更适用,替代药物包括多西环素和利奈唑胺[73]。2013年,Cochrane 对抗生素治疗慢性骨髓炎的综述在口服和胃肠外治疗方面得出了类似的结论,但研究质量较低,仅纳入了 8 项小型试验和 282 例参与者[75]。没有足够的证据得出有关治疗其他方面的任何结论,如手术、治疗时间或口服抗生素的选择。

糖尿病足骨髓炎可能是成人最常见的骨髓炎,鉴于潜在的血管疾病和周围神经病变伴有慢性复发性足底溃疡,容易导致反复感染,其治疗是一个挑战。此外,尽管金黄色葡萄球菌是最常见的单一病原体,并且通常需要进行清创术、脓肿引流术以及手指或足前部的部分截肢手术,但微生物病因却经常混杂在一起。口服抗生素治疗糖尿病足骨髓炎的资料稀疏,且多数是回顾性研究。在 2006 年发表的一项研究对 79 例共 94 次骨髓炎的患者进行了 2~4 种口服抗生素的治疗,无论有无短暂的胃肠外治疗,接受长时间治疗后,缓解率高达 80.5%[76]。指南建议,在不进行手术切除的情况下,术后 6 周开始使用抗生素,持续 3 个月以上[77]。然而,一项小型随机多中心试验显示,在未行骨切除的情况下,6 周(n=20)和 12周(n=20)的抗生素治疗效果相似[78]。在这项研究中,口服抗生素用于治疗全程或 5~7 天的胃肠外治疗。最大型的糖尿病足感染的抗生素试验之一(n=371)包括了以皮肤/软组织感染为主的患者,其中有 77 例是骨髓炎患者。随机给予利奈唑胺加或不加氨曲南或氨苄西林/β-内酰胺酶抑制剂,采取静脉注射(7.8~10.4 天),然后口服治疗约 2 周,静脉注射与口服治疗的治愈率相似,但这不是本研究的主要目的,骨髓炎的治愈率仅为 60%~65%[79]。

最近发表了关于在骨和关节感染患者中使用口服和胃肠外抗生素的最大型、最有力的研究。这项多中心随机试验招募了 1057 例参与者(每组 527 例),主要接受静脉注射抗生素治疗与超过 6 周的口服抗生素治疗(胃肠外治疗 7 天后),随访 1 年,结果未发现差异,治疗失败率为 13.2%~14.6%[80]。这些患者有复杂的整形外科感染,其中 60.6%为金属器皿相关感染,未经手术治疗的患者占 7.6%。在与金属植入物(不包括关节假体)相关的感染中,有 40.5%(167/414)的植入物被清除,有 247(59.7%)例患者进行了清创术并保留了植入物。尚不清楚在保留植入物的患者中,是否主要是长期稳定的脊柱植入物,在临床实践中通常保留植入物(个人经验)。225 例人工关节感染患者中有 135 例(60%)进行了器械摘除,其中 90 例(40%)进行了一阶段翻修手术。最常用的静脉注射抗生素是糖肽类(万古霉素和替考拉宁)、头孢菌素,以及多种口服药物(根据微生物学结果、药敏性和生物利用度)。值得注意的是,辅助性口服利福平的患者在接受胃肠外治疗的患者中占 28.7%,在接受口服治疗的患者中占 69%,但不同的利福平使用结局并无变化(尽管该试验并非针对该评估而设计)。最常用的口服药物包括喹诺酮类药物(21.5%)、青霉素(8.1%)、四环素类(多西环素,5.8%)、大环内酯类/克林霉素(7.5%),以及与其他药物联用 (利福平除外,9.6%)。该试验没有显示出各种口服抗生素之间存在任何区别,但是其效力不足,且并非为此目的而设计[80]。静脉注射组的中位治疗时间为 78 天,口服治疗组为 71 天。各组之间的病原微生物相似,包括总体 MSSA(37.7%)、CoNS(27.1%)、链球菌(14.5%)、假单胞菌(5.1%)和其他革兰阴性杆菌(15.5%)[80]。

近期,一项前瞻性观察性研究纳入了 85 例早期脊柱感染患者,74 例(87.1%)患者接受了脊柱融合术。报道指出,手术清创和冲洗后使用静脉注射抗生素 10 天,随后口服药物(最常见的是左氧氟沙星、利福平和阿莫西林)6 周,1 年后治疗成功率为 91.8%[81]。值得注意的是,当存在手术器械和骨移植物时,用手术刷和脉冲生理盐水仔细清洗它们,并将其固定在适当的位置。这对保留移植物的结局可能很重要,因为这些程序可能有助于去除生物膜,而常规的清创术和冲洗效果较差。另一项近期进行的多中心回顾性观察性研究对清创术和植入物保留(DAIR)治疗人工关节感染(87 例髋部或膝部)进行了回顾,主要比较了 6周和 12 周治疗的疗效[82]。最初的静脉注射抗生素治疗平均需要 10~13 天,然后口服抗生素(两组中有 69%的患者联合使用利福平) 治疗,平均随访4.3 年,发现其疗效与 69%的无症状感染者相似。

10.2.4 选择用于治疗骨髓炎的口服抗生素

没有基于临床试验或观察数据的证据确定

最适合治疗骨髓炎的口服抗生素。使用任何特定药物的临床决策应以微生物学鉴定和药敏性、口服生物利用度、潜在合并症(如肾功能)、过敏、药物相互作用、发生不良反应的年龄,以及合理的生物学效应为指导。各种口服药物治疗骨髓炎的优缺点参见表 10.3。

利福平是一种广谱抗生素,在体外和生物膜环境中,甚至处于生长固着期时,都具有杀菌活性和对葡萄球菌的高效力,具有非常好的生物利用度,以及良好的细胞内渗透性,可以渗透到包括骨骼在内的许多组织[83]。它不能被单独使用,因为其很快会产生耐药性。利福平通常具有良好的耐受性,但偶尔会引起肝功能紊乱、肾炎,很少引发血细胞减少。主要缺点是药物相互作用,因为它是细胞色素 P450 氧化途径的有效诱导剂[84],即使联合使用也会产生耐药性。利福平与各种抗生素联合用于植入物相关葡萄球菌感染, 包括MSSA、MRSA、MRSE 和 CoNS,尤其是与骨科器械相关的感染(ODRI)。尽管一些动物研究表明,对于与植入物相关葡萄球菌感染,利福平辅助治疗比单药治疗更有效,但人群研究显示结果好坏参半,有效率为 55%~100%[85]。根据体外和体内研究显示,利福平联合用药对细菌含量低的年轻早期生物膜最有效,在症状持续时间短(<1 个月)、皮肤完整且无窦道的患者中, 获得了 ODRI 临床研究的最佳结果[85]。利福平在各种组合中(最常与喹诺酮联用)的临床获益主要来自一项小型随机试验[74]和 ODRI 的一项大型多中心回顾性研究[86]。利福平的一个问题是耐药性迅速发展,在接受利福平辅助治疗的金黄色葡萄球菌自体瓣膜心内膜炎病例中,有 27%的患者发生了耐药[87]。因此,对于植入物相关细菌血症患者,建议在抗生素治疗5 天后开始使用利福平,以减少高细菌负荷,并降低耐药风险。接受利福平辅助治疗的 ODRI 患者中,葡萄球菌的持续存在与 10%的利福平耐药性有关[86]。引起新的关注的是,具有 rpoB 基因突变的利福平耐药性可能导致金黄色葡萄球菌对万

表 10.3　短暂胃肠外治疗后口服抗生素治疗骨髓炎

抗生素	生物利用度	骨浓度	活性	优势	劣势
利福平**	很好	很好	强大的抗葡萄球菌活性	生物膜渗透	易产生耐药性，药物间相互作用
喹诺酮	很好	好	广谱	容易给药	↑副作用 ↑葡萄球菌耐药性
克林霉素	很好	好	革兰阳性菌、球菌、厌氧菌	副作用少	↑艰难梭菌结肠炎
双氯西林	好（约 70%）	好	MSSA，葡萄球菌	罕见艰难梭菌	多次口服
头孢氨苄	很好	好	MSSA，葡萄球菌	副作用少	多次口服
夫西地酸	很好	好	MSSA，MRSA	副作用少	多次给药，主要与利福平一起使用
利奈唑胺	很好	好	MSSA，MRSA，CoNS	容易给药	长期服用费用高昂，副作用严重
TMP/SMX	很好	好	MSSA，MRSA，CoNS	容易给药	↑老年人中的副作用
多西环素	很好	骨骼中积累	MSSA，MRSA，CoNS	容易给药，对骨骼具有生物学作用	↑老年人中的胃肠道不适

**仅联合使用。

MSSA，对甲氧西林敏感的金黄色葡萄球菌；MRSA，耐甲氧西林的金黄色葡萄球菌。

古霉素和达托霉素产生交叉耐药性[88]。在开展广泛的外科清创术并保留植入物后，首选在 ODRI 患者中使用利福平，最好更换衬垫，并进行一期关节置换术，但不建议进行二期置换术（>6 周）[85]，置入关节间隔物是复发性生物膜感染的危险因素，可以使用利福平治疗。对于金黄色葡萄球菌感染的辅助治疗，没有利福平合适剂量的指南，研究剂量为 300~600mg，每天两次。但是，剂量应以患者的体重为依据，以达到足够的血液和组织浓度。

在研究中，喹诺酮类药物（环丙沙星、左氧氟沙星和莫西沙星）通常与利福平一起用于 ODRI。这些药物的优点包括广谱活性、良好的生物利用度和骨渗透性、较低的药物负担，以及在过去几年内公认的良好安全性。近年来，葡萄球菌对氟喹诺酮类药物的耐药性有所增加，与利福平联用会导致治疗失败及疾病复发。2016 年的一份报道显示，对于骨关节感染患者，14% 的 MSSA、85% 的 MRSA 和 46% 的 CoNS 存在对环丙沙星的耐药性[89]。因为口服抗生素的选择有限，喹诺酮类药物仍然是革兰阴性杆菌骨髓炎患者的良好选择。喹诺酮类药物的长期使用引起了人们的关注，尤其是对于老年患者，因为出现了严重的不良反应。环

丙沙星和其他喹诺酮类药物是严重复发性艰难梭菌结肠炎的高风险药物，在有假肢、多种合并症（例如，肾衰竭）和接受质子泵抑制剂（PPI）的老年患者中风险增加。跟腱炎和跟腱断裂被认为是老年患者和类风湿关节炎患者的罕见并发症，且与 CYP1A2 代谢相关的几种药物（茶碱、氯氮平和奥氮平）的相互作用有关。近年来，FDA 多次警告喹诺酮类药物会产生严重的药物反应，建议在没有合适替代品的情况下使用，尤其是长期使用时。这些严重的不良反应包括使用后不久发生的周围神经病变，在某些患者中可能是不可逆的；中枢神经系统病变（幻觉、抑郁、焦虑、严重头痛、失眠、精神错乱、精神病反应和无菌性脑膜炎）；小儿关节炎、肌痛及重症肌无力加重；QT 间期延长和心律不齐；光敏性和光毒性；低血糖（主要用于口服降糖药的受试者中）；某些患者（患有动脉粥样硬化、高血压、马方综合征和埃勒斯-当洛斯综合征的老年患者）发生主动脉破裂或撕裂的风险增加。喹诺酮类药物具有生物学效应，可以解释其不良反应，从理论上讲，骨关节疾病患者应避免使用这些药物。氟喹诺酮类药物会引起细胞外基质、信号蛋白的改变，基质金属蛋白酶

(特别是 MMP-3)和细胞凋亡标志物 caspase-3 的增加,从而导致 1 型胶原蛋白减少[90,91],这可能是肌腱病、肌肉骨骼和血管效应的机制。环丙沙星在幼犬中的临床前研究表明,跛足伴有永久性病变和负重关节软骨侵蚀 (FDA 关于药物安全性的报道)。

在成人骨髓炎的研究中,口服 β-内酰胺类药物并不常用,但儿科数据支持将它们用于血源性金黄色葡萄球菌(MSSA)骨髓炎,且没有充分的理由不在成年人中使用这些非常安全的药物。第一代头孢菌素和抗葡萄球菌青霉素可用于治疗成人骨髓炎,并在有限的成人数据中显示有效,指南推荐可以将其与利福平联用于 ODRI[92]。它们是用于 MSSA 和链球菌感染的合适药物,但是 CoNS 和棒状杆菌等皮肤细菌通常对 β-内酰胺类药物具有耐药性,从而限制了它们在人工关节感染治疗中的使用。除过敏反应外,这些药物十分安全,对艰难梭菌结肠炎(很少使用氯西林)的危险性很低,对头孢氨苄的危险性呈低到中度。过去,高剂量的氯唑西林或青霉素 V 和丙磺舒被用于治疗慢性金黄色葡萄球菌骨髓炎,191 例患者的反应非常好[93]。口服氯唑西林的吸收率仅为 50%,双氯西林的吸收效果更好(约 70%),头孢氨苄的吸收率为 90%~100%[94]。使用这些药物的缺点是每天需要给药 4 次,并且要达到高血浓度和良好的骨渗透性,高剂量的药物负担会很大,可能会导致不耐受。阿莫西林-克拉维酸盐(棒酸钾)是一种适用于糖尿病足骨髓炎的广谱抗生素,因为它涵盖了 MSSA、链球菌、厌氧菌和社区获得性大肠菌群。其生物利用度良好,并具有良好的骨渗透性。此外,高剂量药物棒酸钾-875 每天可以服用两次。较广泛的抗菌活性是其缺点之一,因为与阿莫西林和头孢氨苄相比,它导致腹泻和艰难梭菌结肠炎的风险更大。

无论是否使用利福平,用于治疗骨髓炎(包括 ODRI)的其他口服抗生素包括 TMP/SMX、克林霉素、夫西地酸和利奈唑胺。后者适用于 MRSA 和 MRSE 感染,并具有良好的骨浓度,但在没有合适的口服药物时应继续使用。尽管它是通用药物,但价格昂贵,使用 2 周以上会产生明显的血液学副作用和神经病风险。关于利奈唑利耐药的金黄色葡萄球菌的报道也越来越多,其广泛使用将推动这一趋势。克林霉素被用于包括 ODRI 在内的骨髓炎的一些研究和回顾性报道,因为其口服吸收效果非常好,并且可以提供足够的骨浓度。但是,超过 24% 的 MSSA、超过 44% 的 CoNS 和超过 76% 的 MRSA 对克林霉素有耐药性[89]。耐克林霉素的金黄色葡萄球菌在全球范围内持续增加,在美国某个地区高达 97%[95]。长期使用克林霉素的主要缺点是艰难梭菌结肠炎的发病风险较高,这种结肠炎经常复发,并且由于持续使用抗生素而难治。TMP/SMX 是一种广谱抗菌药物,对革兰阴性菌和葡萄球菌,包括 MSSA、多数 MRSA 和 CoNS 具有良好的抗菌活性,其在一些报道中已与利福平一起联合用于 ODRI。一项随机试验显示,TMP/SMX 在治疗严重 MRSA 感染(36% 菌血症)时可产生与万古霉素类似的反应/失败,但不能证明其非劣效性[96]。老年患者长期使用 TMP/SMX 的缺点包括副作用风险更大,如肾功能损害、高血钾症和偶尔发生的骨髓抑制。据报道,TMP/SMX 可能导致高钾血症,导致老年患者突然死亡,尤其是在接受血管紧张素-肾素系统抑制剂或螺内酯的患者中[97,98]。在欧洲,夫西地酸主要被用于葡萄球菌引起的骨关节感染,并被认为是联合利福平治疗 ODRI 的良好选择,因为 MSSA(3%)、MRSA(8%) 的耐药性较低,而 CoNS 的耐药性更高(26%)[89]。数十年来,欧洲有几篇关于夫西地酸用于慢性骨髓炎的报道,其中多数与利福平或其他药物联用。单一疗法很容易发生低水平耐药性,与利福平共同给药可降低血药浓度(通过诱导 CYP3A4),并导致对夫西地酸和利福平耐药[99]。除胃肠道不适、腹泻、头痛、罕见的皮肤反应,以及少见的粒细胞减少症和血小板减少症外,夫西地酸通常具有良好的耐受性[100]。

关于四环素类药物用于骨髓炎治疗的文献很少，大型随机试验显示，仅 5.8% 的患者接受了多西环素治疗[80]。然而，四环素(特别是长效剂)具有一些最适合治疗骨和生物膜感染的生物学和药效学性质。四环素对革兰阳性菌、革兰阴性菌和非典型细菌具有广谱活性。多西环素和米诺环素优于四环素家族的其他成员，具有几乎完全吸收和提高血清半衰期(18~24 小时)的优势，在大多数组织中具有良好的渗透性[101]。即使对短效四环素有抗药性，长效四环素对 MSSA、MRSA/MRSE 和 CoNS 等葡萄球菌具有很好的体外活性[102]。多西环素或米诺环素已用于治疗 MRSA 并发的皮肤和软组织感染，90 例患者的应答率为 96%[103]。然而，3 项国际替加环素临床研究显示，对于来自复杂皮肤和软组织感染的金黄色葡萄球菌选择性菌株，在 2.5%~16.1% 的 MSSA 和 11.9%~46.2% 的 MRSA 中发现了四环素抗性基因，并具有明显的区域差异[104]。在 2005—2009 年从德国 15 个地点收集的 17 种抗革兰阳性细菌药物的耐药性趋势和体外活性的调查中，多西环素对 MSSA 的耐药性从 3.4% 下降至 0.7%，对 MRSA 的耐药性保持稳定，从 5.8% 下降至 4.6%，对 CoNS 的耐药性从 10.1%~12.3% 降至 5.9%~6.1%[105]。2015 年，笔者大学的教学医院收集的葡萄球菌敏感性试验数据显示，293 株 CoNS 菌株中有 91% 为四环素易感，而 330 株金黄色葡萄球菌(MSSA 和 MRSA)中有 93% 为四环素易感(未发表数据)。

四环素(及其衍生物)是一种骨探查剂，过去一直被用作骨吸收研究的有用标志物。它具有与其他骨探查剂(例如，双膦酸盐)相似的骨吸收和释放动力学[106]。四环素通过与钙螯合，沉积在代谢活跃的骨中，3%~6% 的剂量(高达 80% 的渗透率)被保留并累积在骨中，动物研究显示，单剂量可能在 70 天内排泄 100%("慢房室")[106]。多西环素和米诺环素在亚微生物浓度下具有抗炎作用，可抑制基质金属蛋白酶(MMP)，并减少牙周破坏和口腔外骨质流失[107]。这两种长效药物是四环素类似物中最有效的 MMP 抑制剂，可用于改善与炎症性关节炎相关的骨质减少[108,109]。除了具有抑制 MMP 活性外，四环素对骨骼和软骨的积极保护作用还包括激活成骨细胞和抑制破骨细胞活性[110,111]。关节炎动物模型显示，四环素衍生物通过抑制胶原蛋白分解，对骨完整性产生积极影响[112]。骨中四环素和钙结合可能有助于抑制生物膜的形成，生物膜形成是植入物介导的感染，可能是慢性骨髓炎的主要致病机制。一项体外研究显示，钙结合的米诺环素的疏水涂层使药物得以持续释放，从而为抑制生物膜的形成提供有效的抗生素和抗炎作用[113]。

长效四环素通常具有良好的耐受性，最常见的副作用是胃肠道紊乱，可以通过进食减少其症状，常见于老年患者(个人经验)；其他不常见的副作用有食管炎、光过敏、小儿牙齿变色(儿童禁忌)，很少发生肝毒性、过敏和特发性颅内高压[114]。与多西环素相比，米诺环素更可能引起中枢神经系统副作用，如头晕、注意力不集中、共济失调、眩晕、耳鸣，伴虚弱、恶心和呕吐。因此，多西环素更加常用。与喹诺酮和其他广谱抗生素相比，相比其他抗生素，长期使用多西环素的一个显著优势是降低了艰难梭菌结肠炎的发病风险[115]。

在关于骨和关节感染的研究中，多西环素使用不足，因此有必要进行大量的前瞻性和随机对比研究。然而，在过去的 15~20 年中，笔者具有丰富的在骨髓炎和 ODRI 治疗中应用多西环素的经验，主要涉及葡萄球菌(MSSA、MRSA 和 CoNS)、棒杆菌属、痤疮丙酸杆菌，偶尔涉及革兰阴性杆菌，其反应良好。最常见的是，在为期 1~4 周的胃肠外治疗后开展口服多西环素联合利福平治疗 ODRI，但偶尔从一开始就使用该药进行口服治疗。

10.2.5 口服抗生素在骨和人工关节感染中的结论

基于随机试验、观察性前瞻性和回顾性队列研究的综合数据，大量数据支持在大部分疗程中

(即使不是整个过程),针对骨和关节感染,包括人工关节或硬件感染,使用口服抗生素治疗。对于儿童和成人来说,长期静脉注射抗生素治疗这些感染是过时的、昂贵的且不必要的。此外,目前有令人信服的数据表明,关节假体和脊柱假体感染可采用短疗程治疗,主要是口服抗生素 6 周,并在经过特殊的手术引流、冲洗和去除生物膜的方法后保留人工关节/硬件。但是,这些人工关节应该是稳定的,在发病后的早期(发病后 3 周内)进行治疗,与窦道和耐药细菌(如 MRSA)无关,后者复发或失败的风险更高[81,82]。尽管尚无足够的数据推荐使用任何特定的口服药物,但联合利福平治疗假体/硬件葡萄球菌感染的效果似乎是最好的。

10.3　细菌性心内膜炎的口服抗生素治疗

10.3.1　感染性心内膜炎的背景

感染性心内膜炎(IE)是一种罕见但严重的感染性疾病,近年来,其发病率呈上升趋势,在美国,从 1998 年的 9.3/100 000 增加到 2011 年的 15/100 000[116]。这种增加似乎主要与医疗保健相关的 IE(占病例的 34%)增加和滥用(IVDA)IV 药物导致 IE 增加有关[117]。感染源的变化引起了病原微生物频率的变化,金黄色葡萄球菌占分离细菌的 40%,是最常见的单一原因,尽管 70%的病例是社区获得的。

10.3.2　感染性心内膜炎的治疗

IE 的治疗很复杂,在国际上,无论有无手术用人工瓣膜替代心脏瓣膜,使用肠外抗生素治疗 4~6 周已成为国际标准。单独或联合使用抗生素对心脏赘生物进行灭菌处理,被认为是必需的,心脏赘生物被认为是生物膜感染的一种形式[118]。延长 IV 抗生素治疗的价格昂贵,在医院或家庭实施胃肠外治疗可引起多种并发症。这是在 IVDA 中首先发现的问题,因为患者经常提早出院,而在家中不方便开展胃肠外治疗或药物注射手段不合规。因此,最早的一项评估口服抗生素与 IV 抗生素的随机试验在 1996 年针对 85 例右侧葡萄球菌 IE 的 IVDA 患者,比较了口服环丙沙星和利福平与苯唑西林或万古霉素 IV 治疗的疗效,患者住院治疗 28 天。两者治愈率相似,分别为 89%和 90%,但药物毒性在胃肠外治疗组更为常见,分别为 62%和 3%(P<0.0001)[119]。

第一项关于口服抗生素治疗左侧 IE 的重要研究将 30 例患者随机分为两组,两组患者分别接受头孢曲松 IV 治疗 4 周,或者头孢曲松 IV 治疗 2 周后口服阿莫西林 2 周(每天 4g),两组治愈率均为 100%[120]。但是,该试验规模太小,无法排除组间显著差异,是一项初步的探索性研究。7 项观察性研究评估了口服 β-内酰胺(5 项研究),口服环丙沙星联合利福平(1 项研究),以及利奈唑胺(1 项研究)治疗 IE(左右两侧混合)的效果,报道的治愈率为 77%~100%[121]。法国有关 IE 治疗的大型队列研究显示,右侧 IE 患者占 6%,人工瓣膜患者占 23%,214 例患者(50%)在中位 20 天时改为口服抗生素,与全肠外治疗的患者相比,死亡率、复发率或再感染率没有差异[122]。口服抗生素患者包括单独使用阿莫西林 109 例,联合使用克林霉素、喹诺酮、利福平和(或)阿莫西林 46 例。

10.3.3　近期部分口服抗生素治疗心内膜炎的随机试验

最近发表了最大规模的关于部分口服抗生素与 IV 抗生素治疗 IE 的随机、非劣效、多中心试验。丹麦的一项试验(POET)纳入了 400 例因链球菌(49%)、粪肠球菌(24.3%)、金黄色葡萄球菌(21.8%)和 CoNS(5.8%)导致左侧稳定 IE 的成年患者[123]。107 例患者出现人工瓣膜 IE(26.8%),14 例患者出现起搏器 IE(3.5%)。所有患者均接受了至少 10 天的肠胃外治疗,从诊断到随机分组的中位时间为 17 天,IV 组外加 19 天(共 36 天),口服组外加 17 天(共 34 天)。口服方案由两种不同类别、作用机制不同、代谢方式不同的抗生素组成，因此可能是微生物的附加或协同作用有效，但这不是联合用药的目的。部分 IV 或完全肠胃外抗生素治疗 6 个月后的综合结局（全因死亡率、计划外心脏手术、栓塞事件或菌血症复发)无差异(IV 组为 12.1%，口服组为 9.0%)[123]。中位时间为 3.5 年的长期结果显示，两种治疗方法间无差异，但两组的综合预后均有所提高（IV 组为 38.2%，口服组为 26.4%)[124]。表 10.4 显示了 POET 试验中的口服抗生素联合方案。

10.4　金黄色葡萄球菌菌血症的治疗问题

10.4.1　金黄色葡萄球菌菌血症的背景

金黄色葡萄球菌菌血症(SAB)是一种严重且常见的感染，由于临床上越来越多地将长期或永久性导管用于血液透析和其他目的，以及假体和人工植入物的使用越来越频繁，在工业化国家，这种感染的发生率似乎正在增加。在丹麦，SAB 的发病率从 1957 年的 3/100 000 人年增长到 1990 年的 20/100 000 人年[125]。这主要归因于医院感染和医疗保健相关感染。在发达国家，人群发病率为 (10~30)/100 000 人年[126]，而在美国部分地区，发病率最高可达 38.2/100 000 人年[127]。自 20 世纪 90 年代以来，全因死亡率保持在 20%，而不断增加的甲氧西林耐药性是死亡率的独立危险因素[128,129]。最近欧洲大多数研究发现，社区获得性 SAB 仅占病例的 26%~27.6%，而医疗保健相关和医院感染占 63.2%~72%[130,131]。汇总的来自 5 项国际观察研究的 3395 例 SAB 病例数据显示，14 天和 90 天的粗死亡率分别为 14.6% 和 29.2%，其与年龄、MRSA、医院获得性疾病、IE 和肺炎独立相关，但与一个未确定的因素密切相关[131]。死亡率的其他危险因素包括多种合并症、疾病严重程度(败血症性休克)和原发菌血症。

对于 SAB，尤其是在没有临床来源或病灶的患者中，主要关注的是 IE 的发展，以及骨骼和关节的转移性感染。根据研究的不同，SAB 患者的 IE 发病率为 10%~46%，具体取决于患者人群（例如，IVDA、潜在的心脏瓣膜疾病)，但是对近 3400 例患者进行的大规模前瞻性研究显示，IE 发生

表 10.4　POET 试验中口服抗生素的使用

1. 青霉素和甲氧西林敏感的金黄色葡萄球菌和 CoNS	4. 粪肠球菌
(1)阿莫西林 1g×4 和夫西地酸 0.75g×2	(1)阿莫西林 1g×4 和利福平 0.6g×2
(2)阿莫西林 1g×4 和利福平 0.6g×2	(2)阿莫西林 1g×4 和莫西沙星 0.4 g×1
(3)利奈唑胺 0.6g×2 和夫西地酸 0.75g×2	(3)利奈唑胺 0.6g×2 和利福平 0.6g×2
(4)利奈唑胺 0.6g×2 和利福平 0.6g×2	(4)利奈唑胺 0.6g×2 和莫西沙星 0.4g×1
2. 甲氧西林敏感的金黄色葡萄球菌和 CoNS	5. 链球菌 MIC<1mg/L 青霉素
(1)双氯西林 1g×4 和夫西地酸 0.75g×2	(1)阿莫西林 1g×4 和利福平 0.6g×2
(2)双氯西林 1g×4 和利福平 0.75g×2	(2)利奈唑胺 0.6g×2 和利福平 0.6g×2
(3)利奈唑胺 0.6g×2 和夫西地酸 0.75g×2	(3)利奈唑胺 0.6g×2 和莫西沙星 0.4 g×1
(4)利奈唑胺 0.6g×2 和利福平 0.76g×2	6. 链球菌 MIC≥1mg/L 青霉素
3. 甲氧西林敏感的 CoNS	(1)利奈唑胺 0.6g×2 和利福平 0.6g×2
(1)利奈唑胺 0.6g×2 和夫西地酸 0.75g×2	(2)莫西沙星 0.4g×1 和利福平 0.6g×2
(2)利奈唑胺 0.6g×2 和利福平 0.6g×2	(3)莫西沙星 0.4g×1 和克林霉素 0.6g×3

CoNS，凝固酶阴性葡萄球菌；MIC，最低抑菌浓度。

率为 8.3%,转移性骨关节感染发生率为 13.4%[132]。尽管皮肤和软组织感染(包括手术伤口)可引起短暂菌血症(占 SAB 的 14.8%)[132],很少与 IE 的后续风险相关。

10.4.2　金黄色葡萄球菌菌血症管理中的关注和争议

传统上,将 SAB 划分为无任何深部或转移性感染证据的简单型,以及合并 IE 或深层转移性感染(原因或后果)的复杂型,建议对简单型 SAB 患者进行 2 周肠胃外治疗,对复杂型 SAB 患者进行 4~6 周肠胃外治疗[133,134]。由于 IE 在临床上可能会漏诊,因此建议在将患者归类为简单型 SAB 之前进行经食管超声心动图(TEE)检查。然而,TEE 是一项昂贵的侵入性测试,并非在所有医疗中心都可进行,并且在临床实践也不经常使用。进行超声心动图检查的心脏科医生通常会采取经胸超声心动图检查(TTE),只有在怀疑 IE 或发现异常时才进行 TEE(个人经验)。

目前没有关于 TTE 与 TEE 在 SAB 中的益处,或者不考虑 IE 的计算风险或预测试概率是否需要对所有患者进行超声心动图的随机研究。一项涉及 724 例 SAB 患者的大型前瞻性观察研究显示,复杂 SAB 的最强预测指标是治疗后 48~96 小时的血培养阳性[135]。几项研究已经确定了可能不需要超声心动图检查的低 IE 风险患者的标准,包括来自中心静脉线路的医疗保健相关或院内 SAB,缺乏心脏内假体装置,没有 IE 的临床体征,以及有记录的短暂菌血症(<48 小时)[136,137]。最近的一项回顾性研究显示,678 例 SAB 患者中有 13% 的患者被确诊为 IE,根据梅奥诊所的研究结果,提出了一种两阶段程序来优化 TEE 的使用[138]。在入院第 1 天,高 IE 风险患者应接受 TEE,社区获得的具有心脏内假体的 SAB、医疗相关且具有心血管可植入电子装置(CIED)和 IE 临床体征的 SAB,如果未发现 IE 且长期存在菌血症,则应在以后重复 TEE;在入院第 5 天的第二阶段,对社区发病的 SAB 患者,或者存在心脏内假体(伴有院内菌血症)的患者或者长期菌血症超过 72 小时的患者实施 TEE。在这种程序中,如果没有心脏内假体且菌血症持续时间小于 72 小时(并且可能是由皮肤/软组织感染引起的短暂菌血症)的医疗相关/院内 SAB 患者不需要 TEE,除非后来出现 IE 症状[138]。先前的 5 项研究表明,IE 低风险患者可以不实施 TEE,低危标准的阴性预测值为 93%~100%[139]。一项多中心回顾性队列研究显示,833 例 SAB 患者中有 536 例在 28 天内接受了 TTE,对于 IE 流行率为 14.2% 的人群,排除了 IE 阴性预测值为 99% 的低危患者[140]。

指南建议,为期 2 周的肠胃外抗生素治疗可用于简单型 SAB,但尚无随机试验或大型前瞻性研究来评估其真正疗效。由于数据不足,一项对导管相关 SAB 患者进行短程治疗的早期荟萃分析尚无定论[141]。一项前瞻性观察队列研究评估了简单型 SAB 的治疗时间,483 例 SAB 患者中有 111 例符合简单型菌血症的标准(MRSA 占 47.7%)[142]。比较短疗程<14 天(中位时间为 8.5 天)与长疗程>14 天(中位时间为 16 天)的研究显示,两者的治疗失败率和粗死亡率无差异,但治疗时间少于 14 天患者的复发率更高(7.9% 对 0)。因此,近 8% 的 SAB 患者的 7~11 天短疗程治疗与复发相关,但 14~16 天治疗可预防复发。

10.4.3　关于金黄色葡萄球菌菌血症管理的观点

我们需要通过随机对照试验,甚至是采用倾向性评分匹配病例的大型前瞻性观察研究来获得关于 SAB 管理方法的良好数据。指南中使用的根据患者 SAB 血培养阳性结果≥1 次决定是否进行昂贵的检查并长期服用不必要的抗生素的方法并不是很有用。从多年的广泛临床数据中可以明显看出,对于患有或有 IE 发病风险,以及有血管内感染发病风险的患者,血培养阳性≥2 次,培养时间至少为 2 小时,且最好间隔 2 小时,患者体内细菌载量较高，可以在培养 14 小时后检测到菌血症[143]。因此，短暂菌血症（≥2 次血培养结果中有一次为阳性）源自皮肤/软组织，或者没有心脏内装置患者的既往伤口感染应作为软组织感染（5~10 天抗生素治疗）进行管理，而无须行超声心动图检查。

简单型 SAB 患者（至少两次不同时间的血培养阳性）无须进行 TEE，除非 TTE 显示可疑或存在明显的心脏瓣膜异常。尽管与 TTE（75%）相比，TEE 在检测赘生物方面更为敏感（85%~90%），但几乎所有 IE 患者都存在瓣膜异常，可以通过 TTE 检测到[144]。对于简单型 SAB 低危患者，需要进行随机试验，以比较诊断后 5~7 天的 TTE 表现，然后仅对有瓣膜异常的患者进行 TEE，而无须进行超声心动图检查，除非随后 6 周后有临床体征。

针对简单型 SAB 的治疗时间进行的一项前瞻性研究发现，90% 以上的接受约 1 周非肠道抗生素治疗的患者不会复发感染[142]。因此，应该对明确的简单型 SAB 患者进行随机对照试验，以比较 7 天和 14 天的治疗效果。目前，一项设计类似

的随机试验正在进行，该试验涵盖 284 例参与者，预计在 2021 年 11 月之前完成[145]。尽管有实践指南指导，但成人感染性疾病医生在诊断评估和管理 SAB 方面存在很大的差异，从而加强了进行适当的临床随机试验的必要性[146]。

附录

最近，有关 MSSA 菌血症的最佳治疗出现了一个新问题。几十年来，公认的标准疗法一直是使用抗葡萄球菌青霉素。但是，最近的一项大型多中心回顾性研究报道，头孢唑林比苯唑西林或萘夫西林更有效，且不良反应更少[147]。对一些回顾性研究的数据进行综述后发现，头孢唑林与抗葡萄球菌青霉素的疗效无差异[148]。但是回顾性研究通常存在一些固有的缺陷，会使结果产生偏倚。因此，目前正在进行一项随机对照试验，以比较头孢唑林与氯唑西林在 MSSA 菌血症治疗中的作用[149]。

（吴侯　刘民　译）

参考文献

1. Rubenstein E, Keynan Y (2014) Vancomycin revisited---60 years later. Front Public Health 2:217. https://doi.org/10.3389/fpubh.2014.00217
2. Kim SH, Kim KH, Kim HB et al (2008) Outcome of vancomycin treatment in patients with methicillin-susceptible *Staphylococcus aureus* bacteremia. Antimicrob Agents Chemother 52:192–197
3. Stryjiewski ME, Szczech LA, Benjamin DK et al (2007) Use of vancomycin or first-generation cephalosporin for the treatment of hemodialysis-dependent patients with methicillin-susceptible *Staphylococcus aureus* bacteremia. Clin Infect Dis 44:190–196
4. Khatib R, Johnson LB, Fakih MG et al (2006) Persistence in *Staphylococcus aureus* bacteremia: incidence, characteristics of patients and outcome. Scand J Infect Dis 38:7–14
5. Britt NS, Patel N, Shireman TI, El Atrouni WI, Harvat RT, Steed ME (2017) Relationship between vancomycin tolerance and clinical outcomes in *Staphylococcus aureus* bacteremia. J Antimicrob Chemother 72:535–542
6. Moellering RC Jr (2006) Vancomycin: a 50-year reassessment. Clin Infect Dis 42(Suppl 1):S2–S4
7. Rybak MJ, Albrecht LM, Boilke SC, Chandrasekar PH (1990) Nephrotoxicity of vancomycin, alone and with an aminoglycoside. J Antimicrob Chemother 25:679–687
8. Lowdin E, Odenholt I, Cars O (1998) In vitro studies of pharmacodynamics properties of vancomycin against *Staphylococcus aureus* and *Staphylococcus epidermidis*. Antimicrob Agents Chemother 42:2739–2744
9. Craig WA, Ebert S (1991) Kinetics and regrowth of bacteria in vitro: a review. Scand J Infect Dis 74(Suppl):S15–S22
10. Levison ME, Levison JH (2009) Pharmacokinetics and pharmacodynamics of antibacterial agents. Infect Dis Clin N Am 23:791. https://doi.org/10.1016/jdc.2009.06.008
11. Eagle H (1948) A paradoxical zone phenomenon in the bactericidal action of penicillin in vitro. Science 107:10744–10745
12. Jarrad AM, Blastkovich MAT, Prasetyoputri A, Karoli T, Hansford KA, Cooper MA (2018)

Detection and investigation of Eagle effect resistance to vancomycin in *Clostridium difficile* with an ATP-bioluminescence assay. Front Microbiol 9:1420. https://doi.org/10.3389/fmicb.2018.01420

13. Lamp KC, Rybak MJ, Bailey EM, Kaatz GW (1992) In vitro pharmacodynamic effect of concentration, pH, and growth phase on serum bactericidal activities of daptomycin and vancomycin. Antimicrob Agents Chemother 36:2709–2714

14. SaKoulas G, Moise-Broder PA, Schentag J, Forrest A, Moellering RC Jr, Eliopoulos GM (2004) Relationship of MIC and bactericidal activity to efficacy of vancomycin for treatment of methicillin-resistant *Staphylococcus aureus* bacteremia. J Clin Microbiol 42:2398–2402

15. van Hal SJ, Lodise TP, Paterson DL (2012) The clinical significance of vancomycin minimum inhibitory concentration in *Staphylococcus aureus* infections: a systematic review and meta-analysis. Clin Infect Dis 54:755–771

16. Marvos MN, Tansarli GS, Vardakas KZ, Rafailidis PI, Karageorgopoulus DE, Faragas ME (2012) Impact of vancomycin minimum inhibitory concentration on clinical outcomes of patients with vancomycin-susceptible *Staphylococcus aureus* infections. Int J Antimicrob Agents 40:496–509

17. Jacob JT, DiazGranados CA (2013) High vancomycin minimum inhibitory concentration and clinical outcomes in adults with methicillin-resistant *Staphylococcus aureus* infections. Int J Infect Dis 17:e93–e100

18. Kalil AC, Van Schooneveld TC, Fey PD, Rupp ME (2014) Association between vancomycin minimum inhibitory concentration and mortality among patients with *Staphylococcus aureus* bloodstream infections. A systematic review and meta-analysis. JAMA 312:1552–1564

19. Song K-H, Kim M, Kim CJ et al (2017) Impact of vancomycin MIC on treatment outcomes in invasive *Staphylococcus aureus* infections. Antimicrob Agents Chemother 61:e01845

20. Rybak M, Lomaestro B, Rotschafer JC et al (2009) Therapeutic monitoring of vancomycin in adults: a consensus review of the American Society of Health-System Pharmacists, the infectious disease Society of America, and the Society of Infectious Diseases Pharmacists. Am J Health Syst Pharm 66:82–98

21. Elyasi S, Khalili H (2016) Vancomycin dosing nomograms targeting high serum trough levels in different populations: pros and cons. Eur J Clin Pharmacol 72:777–788

22. Liu C, Bayer A, Cosgrove SE et al (2011) Clinical practice guidelines by the Infectious Diseases Society of America for the treatment of methicillin-resistant *Staphylococcus aureus* infections in adults and children. Clin Infect Dis 52:e18–e55

23. Rybak MJ (2006) Pharmacokinetic and pharmacodynamic properties of vancomycin. Clin Infect Dis 42(Suppl 1):S35–S39

24. Hale CM, Seabury RW, Steele JM, Darko W, Miller CD (2017) Are vancomycin trough concentrations of 15 to 20 mg/L associated with increased attainment of an AUC/MIC ≥400 in patients with presumed MRSA infections? J Pharm Pract 30:32935

25. Tkachuk S, Collins K, Ensom MHH (2018) The relationship between vancomycin trough concentrations and AUC/MIC ratios in pediatric patients: a qualitative review. Pediatr Drugs 20:153–164

26. Castaneda X, Garcia-de-la-Maria C, Gasch O et al (2017) AUC/MIC pharmacodynamics target is not a good predictor of vancomycin efficacy in methicillin-resistant *Staphylococcus aureus* experimental endocarditis. Antimicrob Agents Chemother 61:e02486

27. Steinmetz T, Eliakim-Raz N, Goldberg E, Leibovici L, Yahav D (2015) Association of vancomycin serum concentration with efficacy in patients with MRSA infections: a systematic review and meta-analysis. Clin Microbiol Infect 21:665–673

28. Meng L, Fang Y, Chen Y, Zhu H, Long R (2015) High versus low vancomycin serum regimen for gram-positive infections: a meta-analysis. J Chemother 27:213–220

29. Prybylski JP (2015) Vancomycin trough concentration as a predictor of clinical outcomes in patients with *Staphylococcus aureus* bacteremia: a meta-analysis of observational studies. Pharmacotherapy 35:889–898

30. Song K-H, Kim BN, Kim H-S et al (2015) Impact of area under the concentration-time curve to minimum inhibitory concentration ratio on vancomycin treatment outcomes in methicillin *Staphylococcus aureus* bacteremia. Int J Antimicrob Agents 46:689–695

31. Liang X, Fan Y, Yang M et al (2018) A prospective multicenter clinical observational study on vancomycin efficiency and safety with therapeutic drug monitoring. Clin Infect Dis 67(S2):S249–S255

32. Shen K, Yang M, Fan Y et al (2018) Model-based evaluation of the clinical microbiological efficacy of vancomycin: a prospective study of Chinese adult in-house patients. Clin Infect Dis 67(S2):S256–S262

33. Barriere SL, Stryjewski ME, Corey GR, Genter FC, Rubinstein E (2014) Effect of vancomycin serum trough levels on outcomes in patients with nosocomial pneumonia due to *Staphylococcus aureus*: a retrospective, post-hoc, subgroup analysis of the phase 3 ATTAIN studies. BMC Infect Dis 14:183

34. Cao G, Liang X, Zhang J et al (2015) Vancomycin serum trough concentration vs. clinical outcome in patients with gram-positive infection: a retrospective analysis. J Clin Pharm Ther

40:640–644

35. McNeil JC, Kaplan SL, Vallejo JG (2017) The influence of the route of antibiotic administration, methicillin susceptibility, vancomycin duration and serum trough concentration on outcomes of pediatric *Staphylococcus aureus* bacteremic osteoarticular infection. Pediatr Infect Dis J 36:572–577

36. Hsu AJ, Hamdy RF, Huang Y, Olson JA, Ghobrial GJS, Hersh AI, Tamma PD (2018) Association between vancomycin trough concentrations and duration of methicillin-resistant *Staphylococcus aureus* bacteremia in children. J Pediatr Infect Dis 7:338–341

37. McNeil JC, Kok EY, Forbes AR et al (2016) Healthcare-associated *Staphylococcus aureus* bacteremia in children: evidence for reverse vancomycin creep and impact of vancomycin trough values on outcome. Pediatr Infect Dis J 35:263–268

38. Yoo RN, Kim SH, Lee J (2017) Impact of initial vancomycin trough concentration on clinical and microbiological outcomes of methicillin-resistant *Staphylococcus aureus* bacteremia in children. J Korean Med Sci 32:22–28

39. Dong M-H, Wang J-W, Wu Y, Chen B-Y, Yu M, Wen A-D (2015) Evaluation of body weight-based vancomycin therapy and the incidence of nephrotoxicity: a retrospective study in northwest of China. Int J Infect Dis 37:125–128

40. Filippone EJ, Kraft WK, Farber JL (2017) The nephrotoxicity of vancomycin. Clin Pharmacol Ther 102(3):459–469

41. Jeffres MN (2017) The whole price of vancomycin: toxicities, troughs, and time. Drugs 77:1143–1154

42. Hammond DA, Smith MN, Li C, Hayes SM, Lusardi K, Bookstaver PB (2017) Systematic review and meta-analysis of acute kidney injury associated with concomitant vancomycin and piperacillin/tazobactam. Clin Infect Dis 64:666–674

43. Horey A, Mergenhagen K, Mattappallil A (2012) The relationship of nephrotoxicity to vancomycin trough serum concentrations in a veteran's population: a retrospective analysis. Ann Pharmacother 46:1477–1483

44. Wong-Beringer A, Joo J, Tse E, Beringer P (2011) Vancomycin-associated nephrotoxicity: a critical appraisal of risk with high-dose therapy. Int J Antimicrob Agents 37:95–101

45. Elyasi S, Khalili H, Dashti-Khavidaki S, Mohammadpour A (2012) Vancomycin-induced nephrotoxicity: mechanisms, incidence, risk factors and special populations. A literature review. Eur J Clin Pharmacol 68:1243–1255

46. Van Hal S, Paterson D, Lodise T (2013) Systematic review and meta-analysis of vancomycin-induced nephrotoxicity associated with dosing schedules that maintain troughs between 15 and 20 milligrams per liter. Antimicrob Agents Chemother 57:734–744

47. Chertow GM, Burdick E, Honour M, Bonventre JV, Bates DW (2005) Acute kidney injury, mortality, length of stay, and costs in hospitalized patients. J Am Soc Nephrol 16:3365–3370

48. Chavada R, Ghosh N, Sandaradura I, Maley M, Van Hal SJ (2017) Establishment of an AUC-24 threshold for nephrotoxicity is a step towards individualized vancomycin dosing for methicillin-resistant *Staphylococcus aureus* bacteremia. Antimicrob Agents Chemother 61:e02535

49. Neely MN, Kato L, Youn G et al (2018) A prospective trial on the use of trough concentration versus area under the curve [AUC] to determine therapeutic vancomycin dosing. Antimicrob Agents Chemother 62(2):e02042-17. https://doi.org/10.1128/AAC.02042-17

50. Truong J, Veillette JJ, Forland SC (2018) Outcomes of vancomycin plus β-lactam versus vancomycin only for treatment of methicillin-resistant *Staphylococcus aureus* bacteremia. Antimicrob Agents Chemother 62(2):e01554-17. https://doi.org/10.1128/AAC.01554-17

51. Jung YJ, Koph Y, Hong SB et al (2010) Effect of vancomycin plus rifampin in the treatment of nosocomial methicillin-resistant *Staphylococcus aureus* pneumonia. Crit Care Med 38:175–180

52. Thwaites GE, Scarborough M, Szubert A et al (2018) Adjunctive rifampin for *Staphylococcus aureus* bacteremia [ARREST]: a multicentre, randomized, double-blind, placebo-controlled trial. Lancet 391:668–678

53. Leonard SN (2012) Synergy between vancomycin and nafcillin against Staphylococcus aureus in an in vitro pharmacokinetic/pharmacodynamics model. PLoS One 7:e42103

54. Hagihara M, Wiskirchen DE, Kuti JL, Nicolau DP (2012) In vitro pharmacodynamics of vancomycin and cefazolin alone and in combination against methicillin-resistant *Staphylococcus aureus*. Antimicrob Agents Chemother 56:202–207

55. Davis JS, Hal SV, Tong SY (2015) Combination antibiotic treatment of serious methicillin-resistant *Staphylococcus aureus* infections. Semin Respir Crit Care Med 36:3–16

56. Dilworth TJ, Ibrahim O, Hall P, Silwinski J, Walraven C, Mercier R-C (2014) β-Lactams enhance vancomycin activity against methicillin-resistant *Staphylococcus aureus* bacteremia compared to vancomycin alone. Antimicrob Agents Chemother 2014(58):102–109

57. Truong J, Veillette JJ, Fortland SC (2018) Outcomes of vancomycin plus a β-lactam versus vancomycin only for treatment of methicillin-resistant *Staphylococcus aureus* bacteremia. Antimicrob Agents Chemother 62:e001554-17

58. Davis J, Sud A, O'Sullivan MVN et al (2016) Combination of vancomycin and β-lactam therapy for methicillin-resistant *Staphylococcus aureus* bacteremia: a pilot multicenter ran-

domized controlled trial. Clin Infect Dis 62:173–180

59. Blyth MJR, Kincaid R, Craigen M, Bennet G (2001) The changing epidemiology of acute and subacute hematogenous osteomyelitis in children. J Bone Joint Surg (Br) 83:83–102

60. Peltola H, Unkila-Kallio L, Kallio MJ (1997) Simplified treatment of acute staphylococcal osteomyelitis of childhood. The Finnish Study Group. Pediatrics 99:846–850

61. Peltola H, Paakkonen M, Kallio P, Kallio MJ (2010) Short- versus long-term antimicrobial treatment for acute hematogenous osteomyelitis of childhood: prospective, randomized trial on 131 culture-positive cases. Pediatr Infect Dis J 29:1123–1128

62. Le Saux N, Howard A, Barrowman NJ, Gaboury I, Samson M, Moher D (2002) Shorter courses of parenteral antibiotic therapy do not appear to influence response rates for children with acute hematogenous osteomyelitis: a systematic review. BMC Infect Dis 2:16

63. Zaoutis T, Localio AR, Leckerman K, Saddlemiore S, Bertoch D, Keren R (2009) Prolonged intravenous versus early transition to oral antimicrobial therapy for acute osteomyelitis in children. Pediatrics 123:636–642

64. Keren R, Shah SS, Srivastava R et al (2015) Comparative effectiveness of intravenous vs oral antibiotics for post-discharge treatment of acute osteomyelitis in children. JAMA Pediatr 169:120–128

65. Dartnell J, Ramachandran M, Katchburian M (2012) Hematogenous acute and subacute pediatric osteomyelitis: a systematic review of the literature. J Bone Joint Surg Br 94:584–595

66. Batchelder N, So TY (2016) Transitioning antimicrobials from intravenous to oral in pediatric acute uncomplicated osteomyelitis. World J Clin Pediatr 5:224–250

67. Waldvogel FA, Medoff G, Swartz MN (1970) Osteomyelitis: a review of clinical features, therapeutic considerations and unusual aspects [first of three parts]. N Engl J Med 282:198–206

68. Thabit AK, Fatani DF, Bamakhrama MS, Barnawi OA, Basudan LO, Alhejaili SF (2019) Antibiotic penetration into bone and joints: an updated review. Int J Infect Dis 81:128–136

69. Li HK, Agweyu A, English M, Bejon P (2015) An unsupported preference for intravenous antibiotics. PLoS Med 12(5):e1001825

70. Stengel D, Bauwens K, Sehoul J, Ekkernkamp A, Porzsolt F (2001) Systematic review and meta-analysis of antibiotic therapy for bone and joint infections. Lancet Infect Dis 1:175–188

71. Lazzarinni L, Lipsky BA, Mader JT (2005) Antibiotic treatment of osteomyelitis: what have we learned from 30 years of clinical trials? Int J Infect Dis 9:127–138

72. Zimmerli W (2010) Vertebral osteomyelitis. N Engl J Med 362:1022–1029

73. Spellberg B, Lipsky BA (2012) Systemic antibiotic therapy for chronic osteomyelitis in adults. Clin Infect Dis 54:393–407

74. Zimmerli W, Widner AF, Blatter M, Frei R, Ochsner PE (1998) Foreign-body infection [FB] study group role of rifampin for treatment of orthopedic implanted related staphylococcal infections: a randomized controlled trial. JAMA 279:1537–1541

75. Conterno LO, Turchi MD (2013) Antibiotics for treating chronic osteomyelitis in adults. Cochrane Database Syst Rev (9):CD004439. https://doi.org/10.1002/14651858.CD004439.pub3

76. Embil JM, Rose G, Trepman E et al (2006) Oral antimicrobial therapy for diabetic foot osteomyelitis. Foot Ankle Int 27:1–779

77. Lipsky BA, Berendt AR, Cornia PB et al (2012) 2012 Infectious Disease Society of America clinical practice guidelines for the diagnosis and treatment of diabetic foot infections. Clin Infect Dis 54:132–173

78. Tone A, Nguyen S, Devemy F et al (2015) Six-week versus twelve-week antibiotic therapy for nonsurgically treated diabetic foot osteomyelitis: a multicenter open-label controlled randomized study. Diabetes Care 38:302–307

79. Lipsky BA, Itani K, Noprden C, Linezolid Diabetic Foot Infection Study Group (2014) Treating foot infections in diabetes patients: a randomized, multicenter, open-label trial of linezolid versus ampicillin-sulbactam/amoxicillin-clavulanate. Clin Infect Dis 69:309–322

80. Li HK, Rombach I, Zambellas R et al (2019) Oral versus intravenous antibiotics for bone and joint infections. N Engl J Med 380:425–436

81. Fernandez-Gerlinger M-P, Arvieu R, Lebeaux D, Rouis K, Guigui P, Minard J-L, Bouyer B (2019) Successful 6-week antibiotic treatment for early surgical site infections in spinal surgery. Clin Infect Dis 68:856–861

82. Chausade H, Uckay I, Vaugnat A, Druon J, Gra G, Rosset P, Lipsky BA, Bernard L (2017) Antibiotic therapy duration for prosthetic joint infections treated by debridement and implant retention [DAIR]: similar long-term remission for 6 weeks as compared to 12 weeks. Int J Infect Dis 63:37–42

83. Perlroth J, Kuo M, Tan J, Bayer AS, Miller LG (2008) Adjunctive use of rifampin for treatment of *Staphylococcus aureus* infections. A systematic review of the literature. Arch Intern Med 168:805–819

84. Baciewicz AM, Chrisman CR, Finch CK, Self TH (2008) Update on rifampin and rifabutin drug interactions. Am J Med Sci 335:126–136

85. Zimmerli W, Sendi P (2019) Role of rifampin against staphylococcal biofilm infections in vitro, in animal models, and orthopedic-device-related infections. Antimicrob Agents Chemother 63:e01746

86. Lora-Tamayo J, Murillo O, Iribarren JA et al (2013) A large multicenter study of methicillin-susceptible and methicillin-resistant *Staphylococcus aureus* prosthetic joint infections managed with implant retention. Clin Infect Dis 56:182–194

87. Riedel DJ, Weekes E, Forrest GN (2008) Addition of rifampin to standard therapy for treatment of native valve endocarditis caused by *Staphylococcus aureus*. Antimicrob Agents Chemother 52:2463–2467

88. Guerillot R, Goncalves da Silva A, Monk I et al (2018) Convergent evolution driven by rifampin exacerbates the global burden of drug-resistant Staphylococcus aureus. mSphere 3(1):e00550-17. https://doi.org/10.1128/mSphere.00550-17

89. Klein S, Nurjadi D, Eigenbrod T, Bode KA (2016) Evaluation of antibiotic resistance to orally administrable antibiotics in staphylococcal bone and joint infections in one of the largest university hospital in Germany: is there a role for fusidic acid? Int J Antimicrob Agents 47:155–157

90. Sendzik J, Shakibaei M, Schaffer-Korting M, Stahlmann R (2005) Fluoroquinolones cause changes in extracellular matrix, signaling proteins, metalloproteinases and caspase-3 in cultured human tendon cells. Toxicology 212:24–36

91. Corps AN, Harral RL, Curry VA, Fenwick SA, Hazleman BL, Riley G (2002) Ciprofloxacin enhances stimulation of matrix metalloproteinase 3 expression by interleukin-1β in human tendon-derived cells. A potential mechanism of fluoroquinolone-induced tendinopathy. Arthritis Rheum 46:3034–3040

92. Osmon DR, Berbari EF, Berendt AR et al (2013) Diagnosis and management of prosthetic joint infection: clinical practice guidelines by the Infectious Diseases Society of America. Clin Infect Dis 56:e1–e5

93. MacGregor RR, Graziani AL (1997) Oral administration of antibiotics: a rational alternative to the parenteral route. Clin Infect Dis 24:457–467

94. Smith JA, Pham PA, Hsu AJ. John Hopkins ABX guide. https://www.hopkinsguide.com/hopkins/view/John-Hopkins-ABX-Guide/540138/all/Clo. Accessed 4 Mar 2019

95. Uhlemann ACV, Hafer C, Miko BA et al (2013) Emergence of sequence type 398 as a community- and healthcare-associated methicillin susceptible *Staphylococcus aureus* in northwestern Manhattan. Clin Infect Dis 57:700–703

96. Paul M, Bishara J, Yahav D et al (2015) Trimethoprim-sulfamethoxazole versus vancomycin for severe infections caused by methicillin resistant *Staphylococcus aureus*: randomized controlled trial. BMJ 350:h2219

97. Fralick M, MacDonald EM, Gomes T, Canadian Drug Safety and Effectiveness Research Network et al (2014) Co-trimoxazole and sudden death in patients receiving renin-angiotensin system: population based study. BMJ 3491:g6196

98. Antoniou T, Holpland S, MacDonald EM, Gopmes T, Mamdani MM, Juurlink DN, Canadian Drug Safety and Effectiveness Network (2015) Trimethoprim-sulfamethoxazole and risk of sudden death among patients taking spironolactone. CMAJ 187:E138

99. Fernandes P (2016) Fusidic acid: a bacterial elongation factor inhibitor for the oral treatment of acute and chronic staphylococcal infections. Cold Spring Harb Perspect Med 6:a025437. https://doi.org/10.1101/cshperspect.a025437

100. Christiansen K (1999) Fusidic acid adverse drug reactions. Int J Antimicrob Agents 12(Suppl 2):S3–S9

101. Holmes NE, Charles PGP (2009) Safety and efficacy review of doxycycline. Clin Med Ther 1:471–482. http://www.la-press.com

102. Yuk JH, Dignani MC, Harris RL, Bradshaw MW, Wiliams TW Jr (1991) Minocycline as an alternative antistaphylococcal agent. Rev Infect Dis 13:1023–1024

103. Ruthe JJ, Menon A (2007) Tetracyclines as an oral option for patients with community onset skin and soft tissue infections caused by methicillin-resistant *Staphylococcus aureus*. Antimicrob Agents Chemother 51:3298–3303

104. Jones CH, Tuckman M, Howe AYM, Orlowski M, Mullen S, Chan K, Bradford PA (2006) Diagnostic PCR analysis of the occurrence of methicillin and tetracycline resistance genes among *Staphylococcus aureus* isolates from phase 3 clinical trials of tigecycline for complicated skin and skin structure infections. Antimicrob Agents Chemother 50:505–510

105. Kresken M, Becker K, Selfert H, Leitner E, Korber-Irrgang B, von Eiff C, Loschmann PA, Study Group (2011) Resistance trends and in vitro activity of tigecycline and 17 other antimicrobial agents against Gram-positive and Gram-negative organisms, including multi-resistant pathogens, in Germany. Eur J Clin Microbiol Infect Dis 30:1095–1103

106. Stepensky D, Kleinberg L, Hoffmen A (2003) Bone as an effect compartment. Models for uptake and release of drugs. Clin Pharmacokinet 42:863–881

107. Lee HM, Ciano SG, Tiiter G, Ryan ME, Komanoff E, Golub LM (2004) Subantimicrobial dose of doxycycline efficacy as a matrix metalloproteinase inhibitor in chronic periodontitis patients is enhanced when combined with non-steroidal anti-inflammatory drugs. J Periodontal 75:453–463

108. Greenwald RA, Moak SA, Ramamurthy NS, Golub LM (1992) Tetracyclines suppress metalloproteionase activity in adjuvant arthritis and in combination with flurbiprofen, ameliorate bone damage. J Rheumatol 19:927–938

109. Golib LM, Greenwald RA, Ramamurthy NS, McNamara TF, Rifkin BR (1991) Tetracyclines inhibit connective tissue breakdown: new therapeutic implications for a family of drugs. Crit Rev Oral Biol Med 2:297–321

110. Sasaki T, Kaneko H, Ramamurthy NS, Golub LM (1991) Tetracycline administration restores osteoblast structure and function during experimental diabetes. Anat Rec 231:25–34

111. Rifkin BR, Vermillo AT, Golub LM, Ramamurthy NS (1994) Modulation of bone resorption by tetracyclines. Ann N Y Acad Sci 732:165–180

112. Zernicke RF, Wohl GR, Greenwald RA, Moak SA, Leng W, Golub LM (1997) Administration of systemic matrix metalloproteinase inhibitors maintain bone mechanical integrity in adjuvant arthritis. J Rheumatol 24:1324–1331

113. Zhang Z, Nix CA, Ercan UK, Gerstenhaber JA, Joshi SG, Zhong Y (2014) Calcium binding-mediated sustained release of minocycline from hydrophilic multilayer coatings targeting infection and inflammation. PLoS One 9:e84360

114. Carris NW, Pardo J, Montero J, Shaeer KM (2015) Minocycline as a substitute for doxycycline in targeted scenarios: a systematic review. Open Forum Infect Dis 2:ofv178. https://doi.org/10.1093/ofid/ofv178

115. Tariq R, Cho J, Kapoopr S, Orenstein R, Singh S, Ds P, Khanna S (2018) Low risk of primary *Clostridium difficile* infection with tetracyclines: a systematic review and meta-analysis. Clin Infect Dis 66:514–522

116. Pant S, Patel NJ, Deshmukh A et al (2015) Trends in infective endocarditis incidence, microbiology, and valve replacement in the United States from 2000 to 2011. J Am Coll Cardiol 65:2070–2076

117. Wurcel AG, Anderson JE, Chui KK et al (2016) Increasing infectious endocarditis admissions among young people who inject drugs. Open Forum Infect Dis 3(3):ofw157. https://doi.org/10.1093/ofid/ofw157

118. Wang A, Gaca JG, Chiu VH (2018) Management considerations in infective endocarditis. JAMA 320:72–83

119. Heldman AW, Hartert TV, Ray SC et al (1996) Oral antibiotic treatment of right-sided staphylococcal endocarditis in injection drug users: prospective randomized comparison with parenteral therapy. Am J Med 101:68–76

120. Stamboulian D, Bonvehi P, Arevalo C, Bologna R, Cassetti I, Scilingo V, Efron E (1991) Antibiotic management of outpatients with endocarditis due to penicillin-susceptible streptococci. Rev Infect Dis 14(Suppl 2):S160–S163

121. Al-Omari A, Cameron DW, Lewe C, Corrales-Medina VF (2014) Oral antibiotic therapy for the treatment of infective endocarditis: a systemic review. BMC Infect Dis 14:140

122. Mzabi A, Kereis S, Richaud C, Podglajen I, Fernandez-Gerlinger MP, Mainardi JL (2016) Switch to oral antibiotics in the treatment of infective endocarditis is not associated with increased risk of mortality in non-severely ill patients. Clin Microbiol Infect 22:607

123. Iversen K, Ihlemann N, Gill SU et al (2019) Partial oral versus intravenous antibiotic treatment of endocarditis. N Engl J Med 380:415–424

124. Bundgaard H, Ihlemann N, Gill SU et al (2019) Long-term outcomes of partial oral treatment of endocarditis. N Engl J Med 380:1373–1374

125. Frimodt-Moller N, Espersen F, Skinhoi JP, Rosdahl VT (1997) Epidemiology of *Staphylococcus aureus* bacteremia in Denmark from 1957 to 1990. Clin Microbiol Infect 3:297–305

126. Laupland KB, Lytikainen O, Sogaard M et al (2013) The changing epidemiology of *Staphylococcus aureus* blood-steam infection: a multinational population-based surveillance study. Clin Microbiol Infect 19:465–471

127. El Atrouni WI, Knoll BM, Lahr BD et al (2009) Temporal trends in *Staphylococcus aureus* bacteremia in Olmsted County, Minnesota, 1998 to 2005. Clin Infect Dis 49:e130

128. van Hal SJ, Jensen SO, Vaska VL et al (2012) Predictors of mortality in *Staphylococcus aureus* bacteremia. Clin Microbiol Rev 25:362–386

129. Cosgrove SE, Sakoulas G, Perencevich EN et al (2003) Comparison of mortality associated with methicillin-resistant and methicillin-susceptible *Staphylococcus aureus* bacteremia. Clin Infect Dis 36:53–59

130. Le Moing V, Alla F, Doco-Lecompte T et al (2015) *Staphylococcus aureus* bloodstream infection and endocarditis—a prospective cohort study. PLoS One 10(5):e0127385. https://doi.org/10.1371/journal.pone.0127385

131. Bassetti M, Peghin M, Trecarichi EM et al (2017) Characteristics of *Staphylococcus aureus* bacteremia and predictors of early and late mortality. PLoS One 12(2):e0170236

132. Kaasch AJ, Barlow G, Edgeworth JD et al (2014) *Staphylococcus aureus* blood-steam infection: a pooled analysis of five prospective, observational studies. J Infect 68:242–251

133. Liu C, Bayer A, Cosgrove SE et al (2011) Clinical practice guidelines by the infectious disease society of America for the treatment of methicillin resistant *Staphylococcus aureus* infections in adults and children. Clin Infect Dis 52(3):e18–e55

134. Mermel LA, Allon M, Bouza E et al (2009) Clinical practice guidelines for the diagnosis and management of intravascular catheter-related infection. 2009 update by the infectious diseases society of America. Clin Infect Dis 49:1–45

135. Fowler VG Jr, Olsen MK, Corey R et al (2003) Clinical identifiers of complicated *Staphylococcus aureus* bacteremia. Arch Intern Med 163:2066–2072

136. Heriot GS, Cronin K, SYC T, Cheng AC, Liew D (2017) Criteria for identifying patients with *Staphylococcus aureus* bacteremia who are at low risk of endocarditis: a systematic review. Open Forum Infect Dis 4(4):ofx261. https://doi.org/10.1093/ofid/ofx261

137. Bai AD, Agarwal A, Steinberg M et al (2017) Clinical predictors and clinical prediction rules to estimate initial patient risk for infective endocarditis in *Staphylococcus aureus* bacteremia: a systematic review and meta-analysis. Clin Microbiol Infect 23:900–906

138. Palraj BR, Baddour LM, Hess EP, Steckelberg JM, Wilson WR, Lahr BD, Sohail MR (2015) Predicting risk of endocarditis using a clinical tool [PREDICT]: scoring system to guide use of echocardiography in the management of *Staphylococcus aureus* bacteremia. Clin Infect Dis 61:18–28

139. Holland TL, Arnold C, Fowler VG Jr (2014) Clinical management of *Staphylococcus aureus* bacteremia. A review. JAMA 312:1330–1341

140. Showler A, Burry L, Bai AD et al (2015) Use of transthoracic echocardiography of low-risk *Staphylococcus aureus* bacteremia. JACC Cardiovasc Imaging 8:924–931

141. Jernigan JA, Farr BM (1993) Short-course therapy of catheter-related *Staphylococcus aureus* bacteremia: a meta-analysis. Ann Intern Med 119:304–311

142. Chong YP, Moon SM, Bang KM et al (2013) Treatment duration for uncomplicated *Staphylococcus aureus* bacteremia to prevent relapse: analysis of a prospective observational cohort study. Antimicrob Agents Chemother 57:1150–1156

143. Khatib R, Riederer K, Saeed S, Johnson LB, Fakih MG, Sharma M, Tabriz MS, Khosrovaneh A (2005) Time to positivity in *Staphylococcus aureus*: possible correlation with the source and outcome of infection. Clin Infect Dis 41:594–598

144. Habib G, Badano L, Tribouilloy C, Vilacosta I, Zamorano JL (2010) Recommendations for the practice of echocardiography in infective endocarditis. Eur J Echocardiogr 11:202–219

145. Benfield T, Thorlacius-Ussing L. Seven versus fourteen days of treatment in uncomplicated *Staphylococcus aureus* bacteremia [SAB7]. Clinical Trials.gov. https://clinicaltrials.gov/ct2/show/NCT0351146

146. Liu C, Strnad L, Beedkmann S, Polgreen PM, Chambers HF (2019) Clinical practice variation among adult infectious disease physicians in the management of *Staphylococcus aureus* bacteremia. Clin Infect Dis 69(3):530–533. https://doi.org/10.1093/cid/ciy1144

147. McDanel JS, Roghmann MC, Perenevich EN et al (2017) Comparative effe3ctiveness of cefazolin versus nafcillin or oxacillin for treatment of methicillin-susceptible *Staphylococcus aureus* infections complicated by bacteremia: A National Cohort Study. Clin Infect Dis 65:100–6

148. Loubet P, Burdet C, Vindrios W et al (2018) Cefazolin versus anti-stphylococcal penicillins for treatment of methicillin-susceptible *Staphylococcus aureus* bacteremia: a narrative review. Clin Microbiol Infect 24:125–32

149. Burdet C, Loubet P, Le Moing V et al (2018) Efficacy of cloxacillin versus cefazol;in for methicillin-susceptible *Staphylococcus aureus* bacteremia [CloCeBa]: study protocol for a randomized, controlled, non-inferiority trial. BMJ Open 8: e023151

第 11 章

侵袭性念珠菌病管理中的问题和关注

11.1 引言

侵袭性念珠菌病(IC)是一种机会性感染,患者年龄呈双峰分布,为早产儿和老年人,主要来源于社区医院或医疗保健机构中使用永久性或半永久性导管进行血液透析、静脉输液或全肠外营养(TPN)的患者。在社区,因为注射的药物被稀释剂中的念珠菌污染,静脉药物滥用(IVDA)导致的一过性念珠菌血症很少会导致IC。过去几十年内,不同念珠菌的流行病学、发病率和频率一直在变化。20世纪70~80年代,IC常与血液恶性肿瘤化疗引起的中性粒细胞减少症有关,但自从对发热性中性粒细胞减少症的常规抗真菌预防措施和经验性真菌治疗出现后,该病已成为系统性念珠菌病的罕见原因。IC是全球最常见的与过度住院治疗和医疗保健花费相关的全身性真菌感染,其死亡率和发病率均较高。

11.2 流行病学

由于缺乏大多数发展中国家和中等收入国家的数据,难以评估IC的全球负担。最近主要来自高收入和中等收入国家的估计结果表明,全世界每年大约有70万例IC病例,主要来自三级护理中心[1]。对于过去几十年的大多数报道,除了2008—2013年美国两个大城市报道的念珠菌病发病率下降外,院内念珠菌病的发病率一直在上升[2]。尽管不同地理位置的念珠菌病发病率不同,但大型全国性调查报道总人群的发病率为(3~5)/100 000,占所有ICU入院人数的1%~2%[3]。念珠菌病是最容易被诊断的IC,不同国家、同一国家内的不同地区和医疗中心的发病率也不同。重症监护病例占由癌症和移植(13%)导致的念珠菌病病例的60%,全球负担的50%来自亚洲(78 778例),其次是美洲(74 575例)、欧洲(42 549例)和非洲(19 602例)[1]。但是由于缺乏每个洲的多国家数据,数据是不完整的。念珠菌病是IC最常见的形式,与一系列危险因素相关,如中心静脉导管、TPN、近期腹部手术、腹腔内感染、广谱抗生素、多种合并症(肾衰竭、糖尿病、严重复发性胰腺炎合并脓肿),以及多处念珠菌定植[4]。在大多数发展中国家,念珠菌病在院内菌血症中是第三或第四位常见原因,2009年在世界各地ICU进行的一项调查发现,其感染率为18%[5]。

无法检测的念珠菌和一过性血流引起的深部组织感染的 IC，通常与中性粒细胞减少症和播散性腹腔感染有关。随着肠道破裂和广谱抗生素的使用，IC 逐渐被认为是腹腔内念珠菌病（念珠菌性腹膜炎或脓肿）的继发疾病，一些评估显示，该情况可能占 ICU 中 IC 病例的 50%。来自 29 个国家的流行数据报道了 17 640 例念珠菌性腹膜炎，平均发病率为 1.15/100 000[1]。上行性肾感染偶尔（特别是在肾移植患者中）导致 IC[4]，但在 ICU，大多数念珠菌病是不需要特殊治疗的良性疾病。

11.3 侵袭性念珠菌病的发病机制

因为健康人群并不会患有 IC，全身性念珠菌病是由先进的医疗技术和癌症治疗导致的。虽然糖皮质激素和人类免疫缺陷综合征（HIV）引起的淋巴细胞功能障碍与黏膜疾病有关，而与念珠菌病或 IC 无关，但中性粒细胞减少症已被确定为播散性念珠菌病的危险因素。然而，最近几十年，在 20% 以下的病例中，IC 与中性粒细胞减少症有关[6]。大多数（>80%）IC 患者并无免疫抑制或粒细胞减少，而是来源于中央导管跨越解剖屏障直接接种于血液中的中央导管，或者使用广谱抗生素导致正常菌群抑制后念珠菌属的严重定植，或者随着腹膜直接接种到无菌部位。

反之，T 细胞及其分泌的细胞因子 IL-17 在黏膜念珠菌病中具有保护作用。大多数研究表明，骨髓来源的吞噬细胞（中性粒细胞、巨噬细胞、单核细胞和树突状细胞）介导的固有免疫播散性感染提供主要防御。对于小鼠模型，中性粒细胞和组织巨噬细胞的耗竭不足以诱导播散性念珠菌病，但念珠菌播散需要黏膜损伤（移位）和中性粒细胞减少[7]。中性粒细胞在念珠菌入侵的前 24~48 小时是至关重要的（在单核巨噬细胞的协同下），其通过复杂的信号通路，调节产生的炎性细胞因子和趋化因子，从而促进髓过氧物酶的回收、吞噬作用及激活，之后通过活性氧、中性粒

细胞胞外网，以及释放颗粒酶和抗菌肽杀死念珠菌[8,9]。念珠菌通过抑制识别、转运和效应因子释放，进化出逃避局部和循环吞噬细胞的抗菌活性的机制[9]。当吞噬细胞可以有效地吞噬酵母细胞时，这种逃避策略会形成不能被吞噬的菌丝，甚至被吞噬后也能抑制吞噬体的成熟。

ICU 内的 IC 患者的发病机制更为复杂，不只是通过导管将念珠菌种接种到血管中或在发生肠破裂后到达腹腔内。在小鼠模型中，接种单一念珠菌属不会引起播散性疾病，因此建立 IC 模型需要多种菌接种[10]。在重症监护过程中，IC 的主要易感原因是既往或多次发作的脓毒症伴有多个疗程的广谱抗生素治疗，这会导致念珠菌在多个定植位点过度生长。现在，许多研究表明，即使经过充分的治疗，脓毒症仍然会导致患者处于固有免疫失调和适应性免疫抑制的长期炎症状态[11]。中性粒细胞和单核吞噬细胞在败血症症状消失后仍存在功能缺陷，易引发 IC。

念珠菌利用多种机制帮助侵入和逃避宿主的免疫反应，如菌丝的表型转换，通过分泌天冬氨酸蛋白酶（SAP）和磷脂酶来侵入组织[12]。SAP 常被用作侵袭性疾病的标志物。

11.4 侵袭性念珠菌病的遗传易感性

我们如何解释具有相似的多重危险因素的 ICU 中的大多数患者不会发展为 IC，以及其报道死亡率的广泛可变性（15%~70%），关键的免疫相关基因的遗传变异似乎可以做出解释。人群研究发现，IL10、IL12B、TNF、CXCR1、STST1、PSMB8、SP110、CCL*、TLR1、CD58、TAGAP 和 LCE4A-C1orf68 等具有选择性遗传变异型的人群 IC 易感性增加[13]。欧洲和北美洲的 ICU 患者队列研究发现，念珠菌风险增加与 Toll 样受体 1-干扰素-γ 通路中的 3 个单核苷酸多态性（SNP）相关[14]。对于携带三种新型念珠菌风险因子（CD58、TAGAP 和 LCEA-C1orf68 位点）等位基因中的两个或两个

以上的患者,这些是已知的与免疫介导性疾病相关的变异,在全基因组关联研究中发现,其会使念珠菌感染的风险增加 19 倍 [15]。进一步研究发现,CD58 可以调节念珠菌的吞噬作用,间接调节 IL-6 和 TNF-α,该基因的 SNP 也与持久性真菌血症有关。我们发现,TAGAP 在念珠菌引起的炎症和抗真菌宿主防御中起作用,而 LCE4-A-C1orf68 位点在上皮细胞处参与抗念珠菌屏障功能[15]。对于抗真菌治疗,导致免疫白细胞介素 IL-10 增加或促炎因子 IL-12b 水平降低的基因多态性与念珠菌病的持续存在和疾病进展有关[16]。

11.5　微生物相关

　　念珠菌属是正常人类菌群的一部分,在 30%~40%的健康人体的口腔、粪便和阴道(皮肤中不太常见)中都有念珠菌,其中白色念珠菌最为常见。在 150 种念珠菌中,有 15 种与人类感染有关,白色念珠菌、光滑念珠菌、热带念珠菌、近平滑念珠菌和克鲁斯念珠菌是 5 种最常见的引起 IC(95%)的原因[17]。在过去的几十年中,白色念珠菌侵袭性疾病的发病率下降,而非白色念珠菌感染的发病率增加。国际调查发现,对于侵袭性真菌感染,白色念珠菌感染的发病率已经从 70%下降到 50%[18]。在北美和欧洲许多国家,光滑念珠菌感染发病率上升取代了白色念珠菌感染发病率下降,而其他区域的热带念珠菌和近平滑念珠菌感染率上升。在拉丁美洲,白色念珠菌病仍然是最常见的发病类型,光滑念珠菌感染的发病率较低,而近平滑念珠菌感染的发病率上升,其次是热带念珠菌[17]。近平滑念珠菌有皮肤定植的倾向,通常与对 IC 和 ICU 中新生儿使用静脉导管有关。澳大利亚、南欧和一些亚洲国家也报道了近平滑念珠菌感染发病率增加,危险因素包括患者年龄较小、感染控制措施不足和暴露于棘白菌素[17]。然而,在许多国家,向非白色念珠菌种的转移通常与频繁使用氟康唑的预防性和治疗性措施有关。一般来

说,对于北欧和北美的老年人,光滑念珠菌对氟康唑的敏感性降低, 这可能是 30%的念珠菌血症的主要致病原因[19]。关于 8 种测试菌株的动物模型显示,念珠菌的毒力不一,白色念珠菌和热带念珠菌的毒力最强,其次是光滑念珠菌、克柔念珠菌和鲁希特念珠菌, 然后是近平滑念珠菌、克鲁斯念珠菌和高里念珠菌[20]。

　　主要关注的是耳道念珠菌,其迅速成为世界各地的医院中获得性多药耐药真菌感染的原因。2009 年,日本首次从 1 例患者的外耳道中分离出耳道念珠菌。10 年后,6 个大洲 30 多个国家均报道了该菌种[21]。耳道念珠菌之前被误诊为希木龙念珠菌,最早确认的分离株(追溯)来自 1996 年韩国 1 例患者的血液培养[22]。根据耳道念珠菌初始分离株的地理分布,将其分为南亚(分支Ⅰ)、东亚(即原始分离株,分支Ⅱ)、非洲(分支Ⅲ)和南美洲(分支Ⅳ)4 个支系[21]。分支Ⅱ尤其倾向于耳部,61 个分离株中有>93%均来自耳部感染[23]。其他分支很少能从耳部中获取,但可以在皮肤和其他身体部位无限期地定植,持续存在于医疗环境表面和设备上,且可以在患者间传播[24]。与多重耐药细菌类似,耳道念珠菌可导致与侵入性疾病暴发有关的院内和院外或卫生保健机构传播,因此定植患者是感染控制的关键。对于其他念珠菌,除了近平滑念珠菌偶尔在院内传播,其他都是内源或自身感染。耳道念珠菌的主要问题包括快速引起全球紧急事件,多重耐药很常见,少数分离株对 3 类抗真菌药物都有耐药性,临床实验室的错误识别很常见,具有在医院患者间传播的能力和引起感染暴发的能力。耳道念珠菌已经造成在印度、哥伦比亚、巴基斯坦、巴拿马、西班牙、英国的医疗机构中的暴发性感染,现在其是南非和印度一些医疗中心的念珠菌血症的主要原因[25]。严格的隔离预防措施被推荐用于感染或定植患者,类似于耐甲氧西林金黄色葡萄球菌(MRSA)的患者[25]。

　　耳道念珠菌与其他念珠菌不同,它能在高温(42℃)和高盐浓度的条件下生长,很少形成退化

假菌丝[25]。它经常被实验室使用的不同生物化学系统错误地识别，最可靠的方法包括 MALDI-TOF MS 系统，可能还有 Quest Diagnostic 公司的 CMdb 系统、CDC 公司的 MicrobeNet 系统和 VITEK 2 的 8.01 软件更新版[25]。一些常用的医院消毒剂对耳道念珠菌无效，但含氯洗涤剂（次氯酸钠）和过氧化氢是有效的，利用紫外线对室内消毒似乎没有效果[26]。

念珠菌的致病机制和毒力已经在白色念珠菌研究中进行分析，包括介导宿主细胞黏附和入侵的分子、酶（水解酶）的分泌、酵母到菌丝的表型转换、接触感应、生物膜的形成等生存方式[27]。耳道念珠菌也形成生物膜（不如白色念珠菌粗糙），在培养基上形成聚集体，并具有相似的毒性因子。在动物模型中，耳道念珠菌的毒力与白色念珠菌和热带念珠菌相似或略弱[28]。

11.6　侵袭性念珠菌病的临床表现

IC 的临床表现各不相同，从无特异性体征的发热到表现为脓毒症休克或脓毒症综合征，后者最常见于多微生物感染的危重症患者。非特异性念珠菌病是最常见的，涉及深部器官（眼睛、皮肤、肌肉、骨骼、关节、中枢神经系统、肾脏、心脏瓣膜、肺脏、肝脏和脾脏）的念珠菌血症，由于早期进行治疗，现在很少发生。对于严重的中性粒细胞减少症，没有念珠菌感染的深部器官侵犯或败血症更为常见，并且越来越多地在反复使用广谱抗生素治疗的重症坏死性胰腺炎和复发性肠瘘患者中被识别[29-31]。原发性念珠菌性腹膜炎是一种中重度疾病，易于治疗，常见于慢性腹膜透析患者。继发性念珠菌腹膜炎和念珠菌性脓肿已经越来越多地在患有肠穿孔和难治性坏死性胰腺炎的 ICU 患者中被识别。耳道念珠菌侵袭性疾病与其他念珠菌种疾病相似，最常见的是与念珠菌血症有关，但也可在腹腔内液体或身体其他部位发现其播散[25]。

由于各种研究报道的发病率为 5%~70%，存在明显差异，因此很难评估 IC 的可归因死亡率。自从棘白菌素治疗成为全球许多中心的一线治疗，在诊断为念珠菌病后 30 天内，患者死亡率为 40%~60%，未显著下降[35]。一般来说，ICU 患者和恶性血液病患者的死亡率更高，这反映了存在合并症患者的疾病严重程度。耳道念珠菌感染的死亡率相似，为 30%~60%[25]。

11.7　侵袭性念珠菌病的诊断

IC 的诊断可能会因疾病的来源和潜在的机制而变得困难和延迟。虽然尸检研究显示，IC 患者的血液培养显示，念珠菌属阳性的比例仅为 38%（21%~71%）[33]，但这是有误差的，因为几乎所有的数据都来自血液恶性肿瘤患者（尤其是重型中性粒细胞减少症），而那些没有累及器官的念珠菌血症患者在尸检中被排除了。因此，有时血培养对念珠菌的敏感性接近 63%~83%[33]。对于局限性腹腔念珠菌病（脓肿、腹膜炎、感染的胰腺坏死和胆道感染），仅 6%~14% 的病例被报道有念珠菌血症[34,35]。总的来说，据估计，血培养只能检测出 50% 的 IC 患者，包括有念珠菌血症和无念珠菌血症的深部念珠菌病患者[33]。念珠菌血症患者的念珠菌细胞浓度通常 <1CFU/mL，因此，较大的血培养体积对念珠菌的检测更敏感[36]。由于中心导管感染，IC 在 ICU 中最常见，而最好的念珠菌血症检测方法是培养来自念珠菌浓度最高的中心导管血液，外周血也可以。血培养的缺点是获取结果延迟，通常需要 2~3 天，并且及时的特异性抗真菌治疗可能会影响结果。

近几十年来，在使用广谱抗生素治疗持续发热 3~5 天后出现发热性中性粒细胞减少的患者中，采取抗真菌治疗是标准做法，人们不再关注对在癌症治疗过程中发生中性粒细胞减少症患者进行 IC 诊断。目前的诊断难点主要是坏死性胰腺炎或肠穿孔使用抗生素治疗后的反复发热患者。在这种情况下，最好根据影像学检查结果获得经皮无菌抽吸收集的液体或坏死组织，并将其用于细菌和真菌培养(非来自引流管)。然而，在某些情况下，由于收集方法无法实现，这可能不可行。从腹膜液中分离的念珠菌不能反映念珠菌腹膜炎或IC，并且无须对肠道破裂的获得性社区腹膜炎患者应用抗真菌药物[37]。这与以前腹部手术后发生复发性腹膜炎或脓肿形成对比，后者的IC发病风险更大，早期经验性抗真菌药物治疗可能有益[37]。一项大型的肠穿孔或吻合术后肠渗漏的人群队列研究显示，从24.6%的社区获得性腹膜炎患者($n=166$)和20.9%的术后腹膜炎患者($n=224$)的腹腔内标本中分离出念珠菌种[38]。然而，对从腹膜周围分离出念珠菌的临床意义存在争议，因为对于大多数患者，念珠菌不会引起疾病(>60%)，但相比肠穿孔患者，胰腺炎术后患者更容易发生感染(脓肿或腹膜炎)[39]。

在过去10年间，一些研究评估了将非培养方法用于快速诊断IC的价值。这些非培养方法包括假丝酵母抗原和抗体(甘露聚糖/抗甘露聚糖)、白色念珠菌试管抗体(CAGTA)、1,3-β-d-葡聚糖(BDG)抗原、PCR和T2假丝酵母纳米诊断面板(T2Candida)。在这些检测方法中，除了T2Candida外，大多数方法都没有得到FDA的批准。其中血清学检测的敏感性低(25%~73%)，特异性中等(54%~83%)；抗原检测的敏感性和特异性相对较高；PCR检测的敏感性较好(86%~91%)，但特异性较低(33%~97%)[40]。T2Candida采用T2磁共振和专用仪器检测全血念珠菌DNA。FDA批准的T2Candida基于DIRECT试验结果，该试验对6例血源性念珠菌感染患者进行培养，250份血样中含有白色念珠菌、光秃念珠菌、傍裂念珠菌，浓度为1~100CFU/mL，对照组血真菌培养阴性患者的浓度>1500CFU/mL[41]。其敏感性和特异性分别为91%和98%。一项多中心DIRECT2试验的随访研究对152例念珠菌阳性患者进行血培养(1~6d)、重复血培养和T2Candida，平均在诊断后55.5h进行[42]。由于患者既往接受了抗真菌治疗，T2Candida的阳性检出率明显高于血培养(45%

比24%)。T2Candida的优势包括缩短检测时间，念珠菌可在3~5天至数小时后被检出。其局限性是缺乏物种鉴定和易感性，而且除了5种最常见的念珠菌外，其无法检测出其他念珠菌，因此不能被用于检测耳念珠菌。T2Candida不能快速诊断念珠菌，可能无法提高腹腔念珠菌病的诊断率。总体而言，在大多数情况下，非培养诊断试验的阳性率较低，阴性预测值较高[40]。例如，最近一项关于疑似IC伴严重腹膜炎的ICU患者的研究发现，对一个混合的或两个连续的血液样本进行血清学试验(CAGTA和BDG)的敏感性为90.3%，特异性为42.1%，阴性预测值为96.6%[43]。然而，T2Candida可被用于鉴别合并念珠菌血症患者，需要对其进行更长疗程的抗真菌药物治疗。最近的一项前瞻性研究显示，在念珠菌病患者确诊后5天内重复进行血液检查，相比血培养和BDG，T2Candida在预测患者合并感染念珠菌病(死亡和转移性感染风险)方面更有效[44]。

11.8　侵袭性疾病中念珠菌种的耐药模式

美国临床和实验室标准协会(CLSI)利用氟康唑和改进的折点棘白菌素对念珠菌的耐药模式进行了研究[45]。与以前的标准相比，主要的变化是新的折点对大多数菌种具有药物和菌种特异性，除了针对棘白菌素的近平滑念珠菌和高里念珠菌，先前易受影响的MIC折点现在被归类为耐药，因此进一步降低了折点[46]。不再认为光滑念珠菌对氟康唑敏感，应是剂量依赖性敏感(S-DD)(MIC≤32μg/mL)或耐药。被认为是S-DD的念珠菌的分离株可能对高剂量氟康唑(≥400mg/d)有反应。念珠菌的耐药性可以是固有的，也可以是由以前接触过药物而获得的耐药性，耐药性增加的主要趋势是由于具有固有耐药性的念珠菌的流行率增加，如光滑念珠菌和耳道念珠菌[19]。常见敏感性模式见表11.1。

表 11.1　引起念珠菌血症的念珠菌种分布及通常的易感模式

菌种	比例	氟康唑	棘白菌素	评价
白色念珠菌	38%~62%	S	S	发病率因国家而异,目前处于下降状态
热带念珠菌	10%~26%	S	S	在某些中心上升
近平滑念珠菌	17%~38%	S	S/I	拉丁美洲更高
光滑念珠菌	5%~29%	I	S	欧洲和北美更高
克鲁斯念珠菌	1.8%~7.9%	R	S	主要出现在癌症和免疫抑制患者中
耳道念珠菌	最近出现	R	S	7%棘白菌素,45%耐受 2 种抗真菌类(唑类和两性霉素),4%耐受 3 种抗真菌类

I 表示对中等或高剂量敏感(S-DD),R,耐受;S,敏感。

基于 2010 年以前的数据, 在北美（美国资料），罕见白色念珠菌、热带念珠菌和近平滑念珠菌的分离株对氟康唑耐药(≤3%),但在光滑念珠菌氟康唑耐药常见(18%)[47]。数据来自2010—2011 年 SENTRY"哨兵"抗菌剂监测项目,其对来自 34 个国家的 21 种念珠菌的 3107 个分离株进行监测, 使用新的 CLSI 折点, 报道了白色念珠菌(0.4%)、热带念珠菌(1.3%)和近平滑念珠菌(2.1%)的分离株对氟康唑的耐药性较低;但 8.8%的光滑念珠菌对氟康唑耐药[48]。克鲁斯念珠菌所有的分离株都对氟康挫固有耐药。念珠菌对棘白菌素的抗性较低(0~1.7%),而近平滑念珠菌对高 MIC[19]的固有耐药性更强[19]。光滑念珠菌由于外排泵作用,对氟康唑具有固有的相对耐药性,但既往氟康唑的使用增加了耐药菌株的风险[49]。对唑类药物耐药的光滑念珠菌与转录因子 PDR1 基因突变有关,而白色念珠菌、热带念珠菌和近平滑念珠菌对唑类药物耐药主要是因为麦角甾醇生物同步合成基因发生突变,尤其是 ERG11 基因突变[50]。同样也有证据表明,在美国的一些中心,光滑念珠菌的棘白菌素抵抗率正在上升,2001—2010年,某中心的棘白菌素抵抗率从 4.9%上升到 12.3%[51]。光滑念珠菌对棘白菌素的耐药性主要是由编码的念珠菌 FKS 基因突变介导的, 其编码的 β-1、3-D-葡聚糖合成酶是棘白菌素的靶向酶,FKS 突变与 50%以上的治疗失败率有关[51-53]。先前接触棘白菌素可使分离一株 FKS 耐受突变体的风险

增加 20 倍[51,52],30%的分离株可能携带突变体[53]。然而,对于 2008—2014 年从美国各地收集的 1385 株分离株,83 株(6%)对棘白菌素不敏感(19 株中间耐药,64 株耐药),抵抗率从 2008 年的 4.2%上升到 2014 年的 7.8%。虽然既往暴露于棘白菌素对氟康唑耐药是不敏感菌株恢复的危险因素,但59%的病例没有已知的暴露。

最近一项研究报道了 2012—2014 年在亚太地区 13 个中心收集的念珠菌血液分离株的抗真菌敏感性研究[55]。除中国台湾外,世界各地区的非白色念珠菌种均超过白色念珠菌种, 其分布如下:白色念珠菌(30.7%)、热带念珠菌(30.7%)、近平滑念珠菌(15.7%)和光滑念珠菌(13.6%)。对氟康唑敏感的念珠菌依次为白色念珠菌(S=99.7%)、热带念珠菌(S=75.8%,S-DD=6.1%)、近平滑念珠菌(S=94.8%)和光滑念珠菌[S-DD=94.9%]。在本研究中, 所有分离株的棘白菌素抵抗率都很低,而敏感性降低最明显的是白色念珠菌。20 多年来的国际数据显示,在北美(美国)(10.6%)和亚太地区(9.2%),热带念珠菌对氟康唑的抵抗率最高[56]。

最近, 安大略省公共卫生实验室对 3386 种念珠菌进行了体外药敏试验,其中 74%的念珠菌来自无菌场所。对于 2029 株白色念珠菌分离株,对氟氯唑的敏感性为 98%,对棘白菌素的敏感性为 100%;在 994 株光滑念珠菌分离株中,91%为氟康唑敏感株 (S-DD), 其中 45%为高度敏感株,93%~99%为棘白菌素敏感株;在 708 株近平

滑念珠菌分离株中,83%为氟康唑敏感株(之前204株的90%),100%为棘白菌素敏感株;在294株热带念珠菌分离株中,79%为氟康唑敏感株,100%为棘白菌素敏感株(未发表,与 Julianne Kus 的个人交流)。

耳道念珠菌对氟康唑具有固有耐药性,有时对所有 3 类抗真菌药物均具有多重耐药性。印度一项长达 8 年以上的收集 350 株分离株的药敏试验结果表明,90%的菌株对氟康唑耐药,2%对棘白菌素耐药,8%对两性霉素 B 耐药,2.3%对伏立康唑耐药[57]。对唑类药物耐药是由 ERG11 基因突变导致的, 对棘白菌素耐药是由 FKS1 基因突变介导的。在美国,耳道念珠菌对氟康唑的抵抗率为 90%,对两性霉素 B 的抵抗率为 30%,对棘白菌素的抵抗率为 5%;而在英国,对棘白菌素的抵抗率为 10%。最近的一项研究显示,耳道念珠菌生物膜对任何抗真菌药物都不敏感,最小生物膜消灭浓度(MBEC)比 MIC 高 512 倍[58]。对于白色念珠菌和近平滑念珠菌的生物膜,唑类药物和棘白念珠菌素的 MBEC 也显著增加,但对两性霉素 B 的敏感性保持不变。

11.9　侵袭性念珠菌病的管理

IC 的管理主要集中于 ICU 中确诊的非中性粒细胞减少症患者(最常见的是念珠菌病),以及对疑似腹部念珠菌病患者的经验性治疗。

对于 IC 患者,应及时进行治疗,包括源头控制,去除被感染的中心导管,或念珠菌脓肿引流,并使用特定的抗真菌药物。在过去几年中,大多数中心和指南用于治疗 IC 的初始抗真菌药物选择发生了变化:从氟康唑到棘白菌素(卡泊芬净、米卡芬净、阿尼芬净)。在 2016 年,美国传染病学会(IDSA)更新了对侵入性念珠菌病的指南管理,对于大多数念珠菌病患者,推荐初始使用棘白菌素制剂,但对于既往未接触过唑类药物的临床稳定患者,氟康唑是合适的初始治疗药物[59]。对于一开始使用棘白菌素的临床稳定患者,可针对氟康唑敏感分离株改用氟康唑。本指南也适用于念珠菌性中性粒细胞减少症患者[59]。一般情况下,对于非复杂性念珠菌病或已治疗 2 周的 IC 和那些已有 4~6 周转移感染的患者,还没有前瞻性研究评估最佳的药物持续时间。

相比棘白菌素,氟康唑除了更便宜外,还有其他优点,每剂的成本见表 11.2。氟康唑口服生物利用度>90%,既可口服,又可静脉注射,只要肠吸收即可。其广泛分布于体内,在脑脊液(CSF)和房水/玻璃体中的浓度高于血清浓度的 60%~70%,在尿中形式不变[60]。棘白菌素不能口服,在脑脊液、房水/玻璃体和尿液中的浓度较低(<5%、

表 11.2　与棘白菌素相比,氟康唑相关的花费

药物	服用方式/形式	剂量(mg)	美国(美元)	加拿大(美元)
氟康唑	静脉注射/便携式输液装置	200	10.68~18.68	8.23
		400	15.13~21.82	21.34
	口服/片剂	200	13.60~44.0	4.29
米卡芬净	静脉注射/瓶	50	122.0	41.51
		100	224.40	83.0
卡泊芬净	静脉注射/瓶	50	405.25	75.0
		70	421.06	90.0
阿尼芬净	静脉注射/瓶	50	108.00	未知
		100	216.00	未知

注:美国的花费数据来自《约翰·霍普金斯 ABX 指南》;http://www.hopkingsguides.com/hopkins/view。

<1%、<2%,相对血清浓度)[60]。因此,棘白菌素不应该被用于脑膜和眼睛 IC 患者或潜在的念珠菌尿毒症患者。

棘白菌素活性(体外和动物模型)具有杀菌作用,比氟康唑更强[61]。虽然氟康唑是一种抑菌剂,但对于非中性粒细胞减少的念珠菌病患者,它与快速杀灭真菌的两性霉素 B 一样有效[62]。只有一项随机对照试验比较氟康唑和棘白菌素(阿尼芬净)对 IC 患者的疗效,其中 89% 的患者患有念珠菌血症,且至少治疗 2 周[63]。在静脉治疗结束时,阿尼芬净组的有效率为 75.6%(71/118),而氟康唑 组 为 60.2% (71/118) (95% CI =3.9 ~27.0,P = 0.01)。然而,排除最大注册中心夸大治疗反应的数据发现,两者的差异不显著,分别为 73.2% 和 61.1%(CI=−1.1~25.3)。在随访 6 周时,阿尼芬净组的有效率明显大于氟康唑组,但无显著差异,死亡率也未显著降低(23%对 31%),P=0.13[63]。

1989—2006 年, 对包括 1915 例 IC 患者(85%为念珠菌血症)的 7 项随机试验进行了患者个体水平的回顾性分析,并于 2012 年由 Mycoses课题组进行了报道[64]。死亡率的预测值与年龄、急性生理学和慢性健康评估 II 评分、免疫抑制治疗和热带念珠菌呈正相关,而中心静脉导管的移除和棘白菌素抗菌药物的使用与死亡率降低相关。据报道,使用棘白菌素治疗的患者比使用两性霉素制剂或唑类药物治疗的患者的生存期更佳,死亡率分别为 27%、35% 和 36%, 棘白菌素与其他药物相比,差异有统计学意义(P=0.0001)。然而,该分析中包含的 3 个试验不包括棘白菌素治疗组。当将棘白菌素和另一种药物的对比试验纳入分析时,死亡率不存在显著差异(23%对 24%)[60]。在西班牙进行的一项前瞻性多中心观察性研究(168 例念珠菌血症患者)显示,30 天内的总死亡率仍然很高(47%),即使治疗方法和结局主要与宿主因素有关[65]。同样,AmarCAND2 研究对 397例患者的分析显示,在 28 天内,使用棘白菌素的生存益处并未超过使用唑类药物[66]。CANDIPOP

研究显示,一项基于人群的多中心前瞻性队列研究, 使用倾向评分来比较药敏试验前 30 天采取经验性治疗(n=316)的死亡率和药敏试验后采取氟康唑或棘白菌素靶向治疗(n=421)的死亡率[67]。使用氟康唑的经验性治疗组的 30 天死亡率为 18.7%, 使用棘白菌素组的 30 天死亡率为 33.9%(P=0.02);使用氟康唑的靶向治疗组的 30 天死亡率为 19.8%, 使用棘白菌素组的 30 天死亡率为 27.7%(P=0.06)。研究结果与在严重脓毒症或脓毒性休克患者中的结果相似。一项针对 130 例未入住 ICU 的念珠菌病患者的小型前瞻性研究也显示了类似的结果,即临床严重程度与死亡率相关,而初始抗真菌治疗策略与死亡率无关[68]。在大型、多中心回顾性研究中,64%的腹部念珠菌病患者 (n=481,14%念珠菌血症) 的接受棘白菌素治疗、32%接受唑类药物治疗,结局或死亡率与特定治疗无关,但与疾病严重程度(脓毒性休克、继发性腹膜炎)、年龄、生理评分和缺乏足够的病源控制有关[35]。在无病源控制的情况下,无论是否进行抗真菌治疗,败血症休克患者的死亡率均>60%。氟康唑与棘白菌素在 IC 治疗中的比较结果见表 11.3。

是否有证据表明, 对 ICU 中疑似 IC 患者采取经验性抗真菌治疗可降低死亡率?美国传染病学会(IDSA)的念珠菌病管理指南重新考虑了有脓毒症临床体征的高危患者的经验性抗真菌治疗方案[59]。一项多中心双盲安慰剂对照试验将法国 260 例重症非中性粒细胞血症合并 ICU 获得性脓毒症、念珠菌多点定植、多器官衰竭、暴露于广谱抗生素 ICU 的患者随机分为经验型米卡芬净组和安慰剂组[69]。两组无侵袭性真菌感染患者的 28 天存活率没有显著差异,抗真菌组为 68%,而安慰剂组为 60.2%。

另一个相关但独立的问题是预先或预防性抗真菌药物治疗在预防 IC 中的作用。在一项针对肠道手术后发生腹腔感染的 ICU 患者的随机对照试验中,124 例患者接受安慰剂治疗,117 例患者接受米卡芬净预防性治疗以预防 IC[70]。安慰

表 11.3　在侵袭性念珠菌病中比较氟康唑与棘白菌素的前瞻性研究

研究类型	患者数量	念珠菌血症率	结局/死亡率(≥28 天)	评论	参考文献
随机对照试验	236	89%	不显著/氟康唑=31% 棘白菌素=23%(P=0.13)	棘白菌素作用更快	[62]
观察性研究	397	38.5%	不显著	在败血症休克中,棘白菌素阳性	[65]
观察性研究	164	100%(n=168)	47%	结局与治疗无关	[64]
观察性研究	316(经验性治疗)	100%	氟康唑=18.7% 棘白菌素=33.9%	P=0.02	[66]
	421(靶向治疗)	100%	氟康唑=19.8% 棘白菌素=27.7%	P=0.06	
观察性研究 (非 ICU)		100%	30.8%	结局与治疗无关	[67]

注:经验性治疗指在药敏试验前使用药物;靶向治疗指在药敏试验后使用药物。

剂组的 IC 发病率为 8.9%,米卡芬净组的 IC 发病率为 11.1%,差异无统计学意义。该结果类似于另一项在高危 ICU 患者中预先使用卡泊芬净的随机试验(n=222)[71]。应该注意的是,使用抗真菌药物与耐药性增加有关,这是经验性和预防性抗真菌治疗的负面影响。一项针对 193 例念珠菌血症患者的研究显示,治疗后光滑念珠菌的耐药性较为常见,对氟康唑(29.4%)和阿尼芬净获得性耐药(21.6%)[72]。

11.9.1　结论和评论

目前的治疗数据并不能证明棘白菌素治疗 IC 的最终疗效优于氟康唑。阿尼芬净清除念珠菌的速度快,对治疗的反应快,但 6 周存活率并未优于氟康唑治疗[73]。关于初始棘白菌素治疗 IC 的争论之一是,在流行病学研究中对氟康唑有相对耐药性的念珠菌的报道增加。然而,在对光滑念珠菌菌株血液感染的分析中(n=94),初始氟康唑治疗的预后并不比棘白菌素/两性霉素制剂治疗差[74]。此外,最近的一项针对 257 例念珠菌血症患者的研究显示,氟康唑的高 MIC 值并没有对接受氟康唑治疗患者的预后产生负面影响[75]。当然,体外数据显示,已证实或怀疑为耳道念珠菌的 IC 患者应接受棘白菌素治疗。

需要进一步研究,以提高 IC 快速诊断方法的敏感性和特异性,并开发新的手段或药物来提高 IC 患者的整体长期生存率。过度使用抗真菌药物(类似于抗生素)似乎正在推动念珠菌从敏感菌株向固有耐药的菌株转变。在 ICU,经验性和预先抗真菌治疗都有可能导致具有多重耐药性的耳道念珠菌出现,这种菌株很容易在患者间传播,并成为公共卫生问题。

(杜敏　刘珏　译)

参考文献

1. Bongomin F, Gago S, Oladele RO, Denning DW (2017) Global and multi-national prevalence of fungal diseases—estimate precision. J Fungi (Basel) 3:57
2. Cleveland AA, Harrison LH, Farley MM, Hollick R, Stein B, Chiller TM, Lockhart SR, Park BJ (2015) Declining incidence of candidemia and the shifting epidemiology of Candida resistance in two US metropolitan areas, 2008-2013: results from the population-based surveillance. PLoS One 10:e120452. https://doi.org/10.1371/journal.pone.0120452.
3. McCarty TP, Pappas PG (2016) Invasive candidiasis. J Infect Dis Clin North Am 30:103–124

4. Perlroth J, Choi B, Spellberg B (2007) Nosocomial fungal infections: epidemiology, diagnosis, and treatment. Med Mycol 45:321–346

5. Vincent JL, Rello J, Marshall J et al (2009) International study of the prevalence and outcomes of infection in intensive care units. JAMA 302:2323–2329

6. Kulberg BJ, Arendrup MC (2015) Invasive candidiasis. N Engl J Med 373:1445–1456

7. Koh AY, Kohler JR, Coggshall KT, Van Rooijen N, Pier GB (2008) Mucosal damage and neutrophils are required for *Candida albicans* dissemination. PLoS Pathog 4:e35. https://doi.org/10.1371/journal.ppat.0040035

8. Gazendam RP, van der Geer A, Roos D, van der Berg TK, Kuijpers TW (2016) How neutrophils kill fungi. Immunol Rev 273:299–311

9. Duhring S, Germerodt S, Skerka C, Zipfel PF, Dandekar T, Schuster S (2015) Host-pathogen interaction between the human innate immune system and *Candida albicans*—understanding and modeling defense and evasion strategies. Front Microbiol. https://doi.org/10.3389/fmicb.2015.00625

10. Nash EE, Peters BM, Fidel PL, Noverr MC (2015) Morphology-independent virulence of Candida species during polymicrobial intra-abdominal infections with *Staphylococcus aureus*. Infect Immun 84:90–98

11. Delano MJ, Ward PA (2016) Sepsis-induced immune dysfunction: can immune therapies reduce mortality? J Clin Invest 126:23–31

12. Chin VK, Lee TV, Rusliza B, Chong PP (2016) Dissecting *Candida albicans* infection from the perspective of *C. albicans* virulence and omics approaches on host-pathogen interaction: a review. Int J Mol Sci 17:1643

13. Pappas PG, Lionakis MS, Arendrup MC, Ostrosky-Zeichner L, Kullberg BJ (2018) Invasive candidiasis. Nat Rev/Dis Primers 4:8026. https://doi.org/10.1038/nrdp.2018.26

14. Plantinga TS, Johnson MD, Scott WK et al (2012) Toll-like receptor polymorphisms increase susceptibility to candidemia. J Infect Dis 205:934–943

15. Kumar V, Cheng S-C, Johnson MD et al (2014) Immunochip SNP array identifies novel genetic variants conferring susceptibility to candidemia. Nat Commun 5:4675

16. Johnson MD, Plantinga TS, van de Vosse E et al (2012) Cytokine gene polymorphisms and the outcome of invasive candidiasis: a prospective cohort study. Clin Infect Dis 54:502–510

17. Yapar N (2014) Epidemiology and risk factors for invasive candidiasis. Ther Clin Risk Manag 10:95–105

18. Richardson M, Lassa-Florl C (2008) Changing epidemiology of systemic fungal infections. Clin Microbiol Infect 14(Suppl 4):5–24

19. Arendrup MC (2014) Update on antifungal resistance in Aspergillus and Candida. Clin Microbiol Infect 20(Suppl 6):42–48

20. Arendrup M, HJorn T, Frimodt-Moller N (2002) In vivo pathogenicity of eight medically relevant Candida species. Infection 30:286–291

21. Welsh RM, Sexton DJ, Forsberg K, Vallabhaneni S, Litvintseva A (2019) Insights into the unique nature of the East Asian clade of the emerging pathogenic yeast *Candida auris*. J Clin Microbiol 57:e00007–e00019. https://doi.org/10.1128/JCM.00007-19

22. Lee WG, Shin JH, Uh Y, Kang MG, Kim SH, Park KH, Ang HC (2011) First three reported cases of nosocomial fungemia caused by *Candida auris*. J Clin Microbiol 49:3139–3142

23. Kwon YJ, Shin JH, Byeon SA et al (2019) *Candida auris* clinical isolates from South Korea: identification, antifungal susceptibility, and genotyping. J Clin Microbiol 57:e01624–e01618. https://doi.org/10.1128/JCM.01624-18

24. Tsay S, Kallen A, Jackson BR, Chiller TM, Vallabhaneni S (2018) Approach to the investigation and management of patients with *Candida auris*, an emerging multi-resistant yeast. Clin Infect Dis 66:306–311

25. Forsberg K, Woodworth K, Walters M, Berkow EL, Jackson B, Chiller T, Vallbhaneni S (2019) *Candida auris*: the recent emergence of a multidrug-resistant fungal pathogen. Med Mycol 57:1–12

26. Cadnum JL, Shaikh AA, Piedrahita CT et al (2018) Relative resistance of the emerging fungal pathogen *Candida auris* and other Candida species to killing by ultraviolet light. Infect Control Hosp Epidemiol 39:94–96

27. Mayer F, Wilson D, Hube B (2013) *Candida albicans* pathogenicity mechanisms. Virulence 4:119–128

28. Fakhim H, Vaezi A, Damaoui E et al (2018) Comparative virulence of *Candida auris* with *Candida haemuloni*, *Candida glabrata* and *Candida albicans* in a murine model. Mycoses 61:377–382

29. Rebolledo M, Sarria JC (2013) Intra-abdominal fungal infections. Curr Opin Infect Dis 26:441–446

30. Hall AM, Poole LA, Renton B, Fisher M, Neal T, Halloran CM, Cox T, Hampshire PA (2013) Prediction of invasive candidiasis in critically ill patients with severe acute pancreatitis. Crit Care 17:R49. https://doi.org/10.1186/cc12569

31. Montavers P, Dupont H, Gauzit R et al (2006) *Candida* as a risk factor for mortality in peritonitis. Crit Care Med 34:646–652

32. Bassetti M, Righti E, Montravers P, Cornely OA (2018) What has changed in the treatment of

invasive candidiasis? A look at the past 10 years and ahead. J Antimicrob Chemother 73(Suppl 1):i14–i25

33. Clancy CJ, Nguyen MH (2013) Finding the "missing 50%" of invasive candidiasis: how non-culture diagnosis will improve understanding of disease spectrum and transform patient care. Clin Infect Dis 56:1284–1292

34. Vergidis P, Clancy CJ, Shields RK, Park SY, Wildfeuer BN, Simmons RL, Nguyen MH (2016) Intra-abdominal candidiasis: the importance of early source control and antifungal treatment. PLoS One 11:e0153247. https://doi.org/10.1371/journal.pone.0153247

35. Bassetti M, Righi E, Ansaldi F et al (2015) A multicenter study of abdominal candidiasis: epidemiology, outcomes and predictors of mortality. Intensive Care Med 41:1601–1610

36. Pfeiffer CD, Samsa GP, Schell WA, Reller LB, Perfect JR, Alexander BDF (2011) Quantitation of Candida CFU in the initial positive blood cultures. J Clin Microbiol 49:2879–2883

37. Montravers P, Dupont H, Eggimann P (2013) Intra-abdominal candidiasis: the guidelines—forgotten non-candidemic invasive candidiasis. Intensive Care Med 39:2226–2230

38. Dupont H, Bourichon A, Paugam-Burtz C, Mantz J, Desmonts J-M (2003) Can yeast isolation in peritoneal fluid be predicted in intensive care unit patients with peritonitis? Crit Care Med 31:752–757

39. Calandra T, Bille J, Schneider R, Mosimann F, Francioli P (1989) Clinical significance of candida isolation from peritoneum in surgical patients. Lancet 334:1437–1440

40. Clancy CJ, Nguyen MH (2018) Diagnosing invasive candidiasis. J Clin Microbiol 56:e01909–e01917

41. Mylonakis E, Clancy CJ, Ostrosky-Zeichner L et al (2015) T2 magnetic resonance assay for the rapid diagnosis of candidemia in whole blood: a clinical trial. Clin Infect Dis 60:892–899

42. Clancy CJ, Pappas PG, Vazquez J et al (2018) Detecting infections rapidly and easily for candidemia trial, part 2 [DIRECT2]: a prospective, multicenter study of the T2Candida Panel. Clin Infect Dis 66:1678–1686

43. Leon C, Ruiz-Santana S, Saaverdra P et al (2016) Contribution of Candida biomarkers and DNA detection for the diagnosis of invasive candidiasis in ICU patients with severe abdominal conditions. Crit Care 20:149

44. Munoz P, Vena A, Machado M et al (2018) T2MR contributes to the very early diagnosis of complicated candidemia. A prospective study. J Antimicrob Chemother 73(Suppl 4):iv13–iv19

45. CLSI (2012) Reference method for broth dilution antifungal susceptibility testing of yeasts; fourth international supplement. CLSI document M27-S4. Clinical and Laboratory Standards Institute, Wayne

46. Fothergill AW, Sutton DA, McCarthy DI, Wiederhold NP (2014) Impact of new antifungal breakpoints on antifungal resistance in Candida species. J Clin Microbiol 52:994–997

47. Pfaller MA, Diekema DJ (2007) Epidemiology of invasive candidiasis: a persistent public health problem. Clin Microbiol Rev 20:133–163

48. Pfaller MA, Messer SA, Woosley LN, Jones RN, Castanheira M (2013) Echinocandins and tri-azole antifungal susceptibility profiles for clinical yeast and mold isolates collected from 2010 to 2011: application of new CLSI clinical breakpoints and epidemiological cutoff values for characterization of geographic and temporal trends of antifungal resistance. J Clin Microbiol 51:2571–2581

49. Lee I, Zaoutis TE, Fishman NO, Morales KH, Nachamkin I, Lautenback E (2010) Risk factors for fluconazole resistance in patients with Candida glabrata bloodstream infection: potential impact of control group selection on characterizing the association between previous flucon-azole use and fluconazole resistance. Am J Infect Control 38:456–460

50. Whaley SG, Berkow EL, Rybak JM, Nishimoto AT, Barker KS, Rogers PD (2017) Azole antifungal resistance in Candida albicans and emerging non-albicans Candida species. Front Microbiol. https://doi.org/10.3389/fmicb.2016.02173

51. Alexander BD, Johnson MD, Pfieffer CD et al (2013) Increasing echinocandin resistance in Candida glabrata: clinical failure correlates with presence of FKS mutations and elevated minimum inhibitory concentrations. Clin Infect Dis 56:1724–1732

52. Beyda ND, John J, Kilic A, Alam MJ, Lasco TM, Garey KW (2014) FKS mutant Candida glabrata: risk factors and outcomes in patients with candidemia. Clin Infect Dis 59:819–825

53. Shields RK, Nguyen MH, press EG, Updike CL, Clancy CJ (2013) Caspofungin MICs cor-relate with treatment outcomes among patients with Candida glabrata invasive candidiasis and prior echinocandin exposure. Antimicrob Agents Chemother 57:3528–3535

54. Vallabhaneni S, Cleveland AA, Farley MM et al (2015) Epidemiology and risk factors for echinocandin nonsusceptible Candida glabrata bloodstream infections: data from a large mul-tisite population-based candidemia surveillance program, 2008-2014. Open Forum Infect Dis 2:ofv163. https://doi.org/10.1093/0fid/ofv163

55. Tan TY, Hsu LY, Alejandria MM et al (2016) Antifungal susceptibility of invasive Candida bloodstream isolates from the Asia-Pacific region. Med Mycol 54:471–477

56. Pfaller MA, Diekema DJ, Turnidge JD, Castanheira M, Jones RN (2019) Twenty years of the SENTRY antifungal surveillance program: results for Candida species from 1997-2016. Open Forum Infect Dis 6(Suppl 1):S79–S94

57. Chowdhury A, Prakash A, Sharma C et al (2018) A multicenter study of antifungal suscepti-

bility patterns among 350 *Candida auris* isolates [2009-17] in India: role of ERG11 and FKS genes in azole and echinocandin resistance. J Antimicrob Chemother 73:891–899

58. Romera D, Aguilera-Corrrea JJ, Gadea I, Vinuela-Sandoval L, Garcia-Rodriguez J, Esteban J (2019) *Candida auris*: a comparison between planktonic and biofilm susceptibility to antifungal drugs. J Med Microbiol. https://doi.org/10.1099/jmm.0.001036

59. Pappas PG, Kauffmann CA, Andes DR et al (2016) Clinical practice guideline for the management of candidiasis: 2016 update by the Infectious Diseases Society of America. Clin Infect Dis 62:409–417

60. Eschenauer GA, Nguyen M-H, Clancy CJ (2015) Is fluconazole or an echinocandin the agent of choice for candidemia. Ann Pharmacother 49:1068–1074

61. Sobel JD, Revankar SG (2007) Echinocandins: first-choice or first-line therapy for invasive candidiasis? N Engl J Med 356:2525–2526

62. Rex JH, Bennett JE, Sugar AM et al (1994) A randomized trial comparing fluconazole with amphotericin B for the treatment of candidemia in patients without neutropenia. Candidemia Study Group and the National Institute. N Engl J Med 331:1325–1330

63. Reboli AC, Rotstein C, Pappas PG et al (2007) Anidulafungin versus fluconazole for invasive candidiasis. N Engl J Med 356:2472–2482

64. Andes DR, Safdar N, Badley JW et al (2012) Impact of treatment strategy on outcomes in patients with candidemia and other forms of invasive candidiasis: a patient-level quantitative review of randomized trials. Clin Infect Dis 54:1110–1122

65. Puig-Asensio M, Peman J, Zaragoza R et al (2014) Impact of therapeutic strategies on the prognosis of candidemia in the ICU. Crit Care Med 42:1423–1432

66. Bailey S, Leroy O, Azoulay E et al (2017) Impact of echinocandin on prognosis of proven invasive candidiasis in ICU: a post-hoc casual inference model using the AmarCAND2 study. J Infect 74:408–417

67. Lopez-Cortez LE, Almirante B, Cuenca-Estrella M et al (2016) Empirical and targeted therapy of candidemia with fluconazole versus echinocandins: a propensity score-derived analysis of a population-based, multicentre prospective cohort. Clin Microbiol Infect:733.e1–8

68. Murri R, Scoppettuolo G, Ventura G et al (2016) Initial antifungal strategy does not correlate with mortality in patients with candidemia. Eur J Clin Microbiol Infect Dis 35:187–193

69. Timsit JF, Azoulay E, Schwebel C et al (2016) Empiric micafungin treatment and survival without invasive fungal infection in adults with ICU-acquired sepsis, Candida colonization, and multiple organ failure: the EMPIRICUS randomized clinical trial. JAMA 316:1555–1564

70. Knitsch W, Vincent JL, Utzolino S et al (2015) A randomized, placebo-controlled trial of pre-emptive antifungal therapy for the prevention of invasive candidiasis following gastrointestinal surgery for intra-abdominal infections. Clin Infect Dis 61:1671–1678

71. Ostrosky-Zeichner L, Shoham S, Vasquez J et al (2014) MSG-01: a randomized, double-blind, placebo-controlled trial of caspofungin prophylaxis followed by preemptive therapy for invasive candidiasis in high-risk critical care setting. Clin Infect Dis 58:1219–1226

72. Jensen RH, Johansen HK, Soes LM et al (2015) Post-treatment antifungal resistance among colonizing Candida isolates in candidemic patients: results from a systematic multicenter study. Antimicrob Agents Chemother 60:1500–1508

73. Reboli AC, Shor AF, Rotstein C et al (2011) Anidulafungin compared with fluconazole for treatment of candidemia and other forms of invasive candidiasis caused by Candida albicans: a multivariate analysis of factors associated with improved outcome. BMC Infect Dis 11:261

74. Puig-Asensio M, Fernandez-Ruiz M, Aguado JM et al (2016) Propensity score analysis of the role of initial antifungal therapy in the outcome of *Candida glabrata* bloodstream infections. Antimicrob Agents Chemother 60:3291–3300

75. Fernandez-Ruiz M, Guinea J, Lora-Pablos D et al (2017) Impact of fluconazole susceptibility on the outcome of patients with candidemia: data from a population-based surveillance. Clin Microbiol Infect 23:672

第 **12** 章

难以治疗的非结核性分枝杆菌感染

12.1 引言

非结核分枝杆菌（NTM）是从全球水和土壤环境中发现的一个多样化的细菌群，在已知的169个物种中，只有少数与人类疾病有关。它们是生长缓慢的细菌，具有形成生物膜、耐高温、可以在低营养和低氧含量的环境中生长的能力，细胞表面疏水性是维持自然水域、饮用水系统、医院和家庭管道生物膜中 NTM 的主要因素[1]。NTM 存在于自然水体、热水浴缸、温泉浴场、淋浴喷头、加湿器气溶胶颗粒，以及这些场所形成的生物膜中[2]。NTM 菌种最常见于各种水体，以及供水系统、土壤和灰尘，分为鸟分枝杆菌、龟分枝杆菌、戈登分枝杆菌、堪萨斯分枝杆菌和蟾分枝杆菌[1,2]。易感宿主 NTM 感染的风险增加与高湿度和高蒸散（水从陆地到大气的移动）等环境因素有关[3]。大多数患者的感染可能是由于反复暴露于含有高浓度可吸入肺的 NTM 生物气溶胶的环境中[1]。然而，在外科手术后发生的新型 NTM 感染的小范围院内暴发感染已经被报道。偶尔，一些菌种可因为轻微创伤与污染的土壤接触而引起健康人群的皮肤和软组织感染。

12.2 微生物方面

分枝杆菌科是由一组在人类和动物的致病性、宿主和培养基中的生长等方面有广泛差异的细菌组成。它们是需氧的、无孢子形成的、无动力的革兰阳性、抗酸杆菌，有些菌种呈微弯状或呈分枝状，它们的细胞壁中都含有菌酸[4]。以前，鲁尼恩系统根据 NTM 在固体介质和色素形成（I~IV组）上的生长速度进行分类的方法已基本被废弃。生长性状鉴定和生物化学检测已被内部或商用系统的分子方法、DNA 探针、PCR 限制性分析或保守基因的基因测序所取代[5]。近年来，诊断实验室能够通过基质辅助激光解吸电离飞行时间质谱法（MALDI-TOF）鉴定常见的快速生长的NTM。

NTM 可根据固体培养基（类似于 Runyon 分类）的生长速度划分为快速生长（≤7 天）和缓慢生长（≥7 天），两种均可以在环境中被广泛发现，只有少数菌种与临床疾病相关[4]。最常见的与人类疾病有关的快速生长的 NTM 包括：①有 3 个亚种的脓肿分枝杆菌复合体（脓肿分枝杆菌脓肿亚种、脓肿分枝杆菌博莱亚种和脓肿分枝杆菌马赛亚种);②有 4 个亚种的龟分枝杆菌复合体(龟分枝杆菌、富兰克林分支杆菌、免疫原分枝杆菌和嗜盐分枝杆菌);③有 10 种亚种的偶发分枝杆菌(偶发分枝杆菌、外来分枝杆菌、塞内加尔分枝杆菌、赛特分枝杆菌、败血分枝杆菌、猪分枝杆菌、休斯敦分枝杆菌、博尼基分枝杆菌、布里斯班分枝杆菌和新奥尔良分枝杆菌)[4]。脓肿分枝杆菌复合体常与慢性肺部疾病患者的肺部感染相关,创伤、手术或注射后的皮肤、软组织和骨骼感染较少见,偶尔合并免疫抑制的播散性感染。龟分枝杆菌复合体最常与穿孔、文身、整形手术(包括吸脂手术)后的皮肤、软组织和骨骼感染相关,眼科手术后或佩戴隐形眼镜后偶然发生感染,很少在免疫抑制时发生播散感染。偶发分枝杆菌最常与创伤或手术引起的皮肤、软组织和骨骼感染有关(乳房整形术,其他整形手术和心脏手术),免疫缺陷宿主很少发生肺部或播散性感染。

与人类疾病有关的生长缓慢的 NTM 包括:①有 2 种亚种的鸟分枝杆菌复合体(MAC)(鸟分枝杆菌和胞内分枝杆菌),有 4 种亚种的鸟分枝杆菌(鸟分枝杆菌鸟亚种、鸟分枝杆菌猪亚种、分枝杆菌副结核亚种、鸟分枝杆菌森林亚种),以及 MAC 的许多序列变异(最典型的是奇美拉分枝杆菌);②堪萨斯分枝杆菌;③蟾分枝杆菌;④玛尔摩分枝杆菌;⑤嗜血分枝杆菌;⑥日内瓦分枝杆菌;⑦海分枝杆菌;⑧苏尔加分枝杆菌;⑨瘰疬分枝杆菌[4]。表 12.1 总结了与人类疾病相关的主要 NTM。

12.3 非结核分枝杆菌流行病学

虽然 NTM 在环境中普遍存在,但世界各地的非结核分枝杆菌相关疾病(主要是肺部)报道主要来自结核病发病率极低的发达国家,很少来自结核病流行率很高的发展中国家。因此,结核暴露可能提供了针对 NTM 感染的交叉反应保护,从而解释了这种分布状况。基于痰培养,NTM

流行病学数据仅以肺部感染为主。自 2000 年以来,在北美、欧洲、新西兰和澳大利亚,NTM 引起的肺部感染人数持续上升(基于人口的数据)[6]。在北美和澳大利亚,每年患病率为(3.2~9.8)/100 000,远高于欧洲估计的<2/100 000。来自韩国、日本和中国台湾的三级保健中心研究表明,NTM 所致肺部感染的患病率正在上升。韩国最近的一项研究显示,2007—2016 年,患病率和发病率均有所上升,2016 年的患病率为 39.6/100 000,发病率为 19.0/100 000[7]。在日本,MAC 感染的发病率从 2007 年的 5.2/100 000 增加到 2014 年13.1/100 000[8]。在南美、非洲和中东,用于调查疑似结核的痰培养的多项研究报道了 4%~20% 的 NTM[6],但这是否代表 NTM 肺部感染或定植尚不清楚。虽然缺乏来自中国的国家数据,但在山东省的农村地区,2949 份培养分枝杆菌的痰标本中只有 64 份(1.6%)为 NTM[9]。在北美和东亚,MAC 是主要的

表 12.1　与人类疾病相关的非结核分枝杆菌

微生物	疾病
快速生长	
脓肿分枝杆菌	肺,播散性,其他
龟分枝杆菌	皮肤/软组织,播散性
偶发分枝杆菌	皮肤/软组织,播散性
海分枝杆菌	皮肤/软组织
黏液分枝杆菌	导管菌血症
缓慢生长	
鸟分枝杆菌复合体	肺,播散性,淋巴结
堪萨斯分枝杆菌	肺,淋巴结
蟾分枝杆菌	肺
猿分枝杆菌	肺
瘰疬分枝杆菌	淋巴结
苏尔加分枝杆菌	肺
玛尔摩分枝杆菌	淋巴结,肺
嗜血分枝杆菌	淋巴结,播散性
日内瓦分枝杆菌	播散
溃疡分枝杆菌	皮肤(布路里溃疡)
地分枝杆菌	播散性
嵌合体分枝杆菌	心脏移植,播散性

NTM,但在欧洲,堪萨斯分枝杆菌、蟾分枝杆菌和玛尔摩分枝杆菌更常见[6]。

12.4 非结核分枝杆菌感染的发病机制

NTM 是一种机会致病菌, 除非通过创伤、穿刺、注射、各种外科手术和留置导尿管等方法进入通常无菌的身体部位,否则很少引起健康的人群发病。免疫抑制状况和治疗可能导致深部局限性感染或播散性感染,主要由细胞免疫或 T 细胞功能受损所致。这些情况包括使用类固醇、免疫调节药物和用于器官移植的生物制剂,风湿病和自身免疫性疾病,以及癌症。在北美和欧洲,高活性抗反转录病毒药物(ART)出现之前,晚期获得性免疫缺陷综合征 (AIDS) 患者常出现播散性MAC,一旦诊断出人类免疫缺陷病毒(HIV)感染,ART 早期治疗变得普遍,所以现在很少发生。分离或收集的未重新识别免疫抑制[10]的播散性NTM 患者的报道可能代表了未被发现的细胞免疫受损的受试者,如干扰素–γ 或白介素–12 通路的缺陷,需要进行特别调查[11]。

在大多数情况下, 与 NTM 相关的肺部疾病(PD) 由潜在的伴有局部损伤的慢性肺部疾病所致,如囊性纤维化(CF)、无囊性纤维化支气管扩张、慢性阻塞性肺疾病(COPD,最常见)、喉肿瘤或肺肿瘤、胸骨异常、使用类固醇或免疫调节药物、风湿性关节炎,可能还有胃食管反流病[6]。然而,自 1989 年以来,已有关于没有任何明显危险因素的老年白人女性发生 NTM-PD 的报道[12]。美国国立卫生研究院进行了一项广泛调查的前瞻性研究, 对 63 例具有类似特征的患者进行了调查[13]。与对照组相比,患者身高偏瘦,脊柱侧弯、漏斗胸、二尖瓣脱垂和 CF 跨膜传导调节基因突变的发生率较高,但未出现免疫缺陷。症状在 50 岁左右开始出现,95%为女性,91%为白人。在一个相对同质的白人女性群体中,复杂的预先存在的形态类型强烈提示潜在的基因突变和可能未被识别的免疫缺陷。环境因素的作用,如暴露于土壤、陆地地表水和沿海水域并不明确,因为研究的结果并不一致[6]。

在 NTM 疾病的发病机制中有重要的微生物因素。作为细胞壁组成部分的糖脂(GPL),由几种致病性和非致病性分枝杆菌产生, 与 NTM 疾病的发病机制有关 [14]。GPL 由快速生长的致病性NTM(如脓肿分枝杆菌和龟分枝杆菌)和生长缓慢的 NTM(鸟分枝杆菌和胞内分枝杆菌)引起,并已被证明通过与介导巨噬细胞吞噬的宿主受体相互作用来改变细胞功能[14]。对鸟分枝杆菌纯化GPL 的研究表明,这些糖脂可以调节先天和 T 细胞的免疫反应,并消除促炎反应[14]。这些致病分枝杆菌通过阻断吞噬体–溶酶体在吞噬细胞内生存,而 GPL 似乎通过破坏吞噬体膜或提供抵抗溶酶体酶的保护屏障来帮助 MAC 存活。

12.5 特定的分枝杆菌感染

NTM 与 PD、淋巴结炎、皮肤和软组织感染、骨和播散性感染有关;表 12.2 显示了与临床疾病相关的常见 NTM。

12.5.1 鸟分枝杆菌复合体感染

MAC,尤其是鸟分枝杆菌,是世界上大多数NTM-PD 的病因,在一些国家,如美国、爱尔兰和韩国,占比 80%[6]。鸟分枝杆菌是美洲、欧洲、韩国、日本北部和东部最常见的导致肺部和非肺部疾病的 MAC 菌种, 而胞内分枝杆菌在日本南部和西部更为常见[15]。

MAC 糖脂是一种重要的细胞表面抗原,具有免疫原性, 可保护机体免受宿主免疫应答的影响, 血清型特异性 GPL 可对 MAC 菌种进行再分类,至少包括 31 个血清型[15]。一些血清型[1,4,8,9]与AIDS 患者的鸟分枝杆菌感染有关,4 型所致的肺

表 12.2　疾病和常见的 NTM

疾病	常见 NTM
肺部疾病	鸟分枝杆菌复合体
	脓肿分枝杆菌复合体
	堪萨斯分枝杆菌
	蟾分枝杆菌
	玛尔摩分枝杆菌
淋巴结炎	鸟分枝杆菌复合体
	瘰疬分枝杆菌
	玛尔摩分枝杆菌
	嗜血分枝杆菌
皮肤、软组织、骨骼	龟分枝杆菌
	偶发分枝杆菌
	海分枝杆菌
	溃疡分枝杆菌
	脓肿分枝杆菌复合体
播散性	鸟分枝杆菌复合体
	脓肿分枝杆菌
	奇美拉分枝杆菌
	龟分枝杆菌

部感染患者的预后较差[17]。鸟分枝杆菌 GPL 对巨噬细胞中细菌的存活和生物膜的形成非常重要，生物膜的形成使得该微生物能够在肺黏膜中存活，也导致其很难被根除[18]。MAC 和其他 NTM 是低毒性病原体，可能在宿主防御的局部缺陷时侵入而引发疾病。例如，慢性肺部疾病患者吸入 NTM 后，支气管上皮与受损的支气管上皮的清除能力存在缺陷，或经呼吸或胃肠道途径进入人体后，造成免疫功能缺陷，杀伤功能受损，从而使机体进入循环，并扩散到远端器官。NTM（包括 MAC）的免疫清除需要完整的干扰素（IFN）-γ-白介素（IL）-12，有效的吞噬作用和细胞内杀伤作用，以及足够的单核/巨噬细胞造血和循环 CD4+ T 细胞数量[19]。CD4+辅助 T 细胞调节并产生 IFN-γ，MAC 在 AIDS 患者中的播散主要发生在 CD4 计数小于 50 个细胞/毫升时。TNF-α 通过肉芽肿的发展也在细菌控制过程中发挥重要作用[20]。

12.5.2　与鸟分枝杆菌复合体相关的临床疾病

MAC 通常与肺部疾病、淋巴结炎、播散性感染有关，很少与肌肉骨骼和皮肤感染有关。

在慢性肺部疾病中，MAC 最常与肺部感染或无症状定植有关。它可能与非侵袭性疾病或侵袭性、进展缓慢的 PD 有关。由于存在对 MAC 的过敏性肺炎，偶尔无肺部疾病的受试者的 CT 图像上可能出现双侧间质浸润或毛玻璃样外观（热浴盆肺病）[21]。在没有免疫抑制的患者中，MAC PD 表现为两种不同的放射学形态，即纤维空洞型（FC）和结节状支气管扩张型（NB）[22]。FC 通常出现在患有慢性阻塞性肺病（COPD）、既往接受过结核病治疗、囊性纤维变性疾病（CF）和既往患过肺炎等的老年男性中。主要表现为上肺叶空洞和结节，进展缓慢，慢性排痰性咳嗽，咯血，体重减轻伴晚期进展，伴或不伴低热。NB 主要发生于绝经后、不吸烟的白人女性中（但在亚洲的报道中也越来越多地被提及）。她们没有已知的慢性肺部疾病，但具有类似马方综合征的特征，影像学检查显示多个结节伴支气管扩张，右肺中叶和舌叶易受累。免疫抑制患者和 AIDS 患者有时表现为多发结节和弥漫性间质浸润[23]。MAC-PD 的诊断包括：肺部症状（新出现的或恶化的），结节状或空洞混浊的影像学表现，至少 2 次 MAC 痰培养阳性，或 1 次支气管灌洗阳性，或肺活检显示肉芽肿改变和 MAC 培养，排除其他解释性诊断[15]。这些标准也适用于其他 NTM-PD。

弥散性 MAC 在 CD4 计数<50 个细胞/立方毫米的晚期 AIDS 患者中最为常见，但自从出现高效抗反转录病毒治疗以来，其发病率在过去 20 年里急剧下降[24]。然而，随着全球范围内免疫抑制疗法在器官移植、癌症和自身免疫性疾病中的应用不断增加，弥散性 MAC 在非 AIDS 患者中也得到了越来越多的认识[25]。弥漫性 MAC 的 AIDS 患

者通常表现为发热、盗汗、体重减轻/恶病质、腹泻、严重贫血或全血细胞减少,肝功能紊乱,碱性磷酸酶升高超过转氨酶,影像学表现为胸部和腹部弥漫性淋巴结病,但很少累及肺[26]。诊断通常是使用液体培养基中培养抗凝血的方法,该方法的敏感性为90%[27]。

导致NTM淋巴结炎的最常见原因是MAC,在<14岁的健康儿童中常见,尤其是1~4岁儿童。单侧主要涉及颈椎前路节点(包括颌下和颏下淋巴结)潜在扩大,可能发生干酪样变和破裂形成淋巴窦。可以通过抽吸波动淋巴结的干酪样组织和脓液进行活检来明确诊断。正常或免疫抑制的宿主在创伤和手术后很少发生皮肤和软组织MAC感染、腱鞘炎、化脓性关节炎和骨髓炎[23]。除非进行活检和分枝杆菌培养,否则会导致漏诊。

12.5.3 MAC 药敏试验及耐药

指南建议应用微量肉汤稀释法或常量稀释法对从未经治疗的患者中分离出来的MAC进行克拉霉素敏感性试验,MAC ≤4μg/mL 为敏感,MAC ≥32μg/mL 为耐药[24]。当前MAC分离株试验指南自2007年以来一直未发生改变,仍然推荐只对大环内酯类(克拉霉素)进行药敏试验,即便是在治疗失败、复发或预防突破后的分离株,因为其他药物的体外敏感性结果和临床结果之间的相关性较低(阿米卡星除外)。最近一项研究报道了229株MAC分离株的MIC分布,其曾被用于PK/PD相关折点的MAC感染治疗,发现其对克拉霉素的敏感性为93.5%,对乙胺丁醇的敏感性为9.6%,对利福平的敏感性为3%,对莫西沙星的敏感性为15.3%,对利奈唑胺的敏感性为15.7%,对阿米卡星的敏感性为80.8%[28]。根据这些数据,乙胺丁醇和利福平不适合作为常规的MAC治疗药物。然而,仅大环内酯和阿米卡星药敏试验与临床反应的相关性在临床对照试验中被证实[23]。MAC分离株对MIC ≥64μg/mL 的静脉注射阿米卡星或 >64μg/mL 的吸入性阿米卡星有

反应[29]。最近一项研究报道了83株MAC分离株中胞内分枝杆菌对氨基糖苷类(82.7%~88%)、d-环丝氨酸(82.7%)、氯法齐明(97.3%)和克拉霉素(92%)的高度敏感性,以及鸟分枝杆菌对两种氨基糖苷类(异帕霉素、链霉素,87.5%)、d-环丝氨酸(100%)和克拉霉素(100%)的高度敏感性[30]。

总的来说,NTM,尤其是MAC,通过生物膜的形成对许多药物具有固有耐药性,最显著的是PD、外排泵作用(挤出抗生素的转运蛋白)和降解或灭活抗生素的酶。通过MAC[31]的外排泵作用接触大环内酯和编码23rRNA[15]的rrl基因突变可诱导获得性耐药。在MAC和脓肿分枝杆菌中,23S sRNA 的 2058 或 2059 密码子的突变与高水平的大环内酯耐药有关[32]。与结核杆菌相似,对利福霉素的耐药性来自rpoB基因的突变,对乙胺丁醇的耐药性与emb B、emb R,以及编码目标酶用于阿拉伯半乳糖生物合成的emb操纵子中的其他基因突变有关[15]。对氨基糖苷类药物的耐药性与16S rRNA基因rpsl的突变有关[33]。

12.5.4 肺部 MAC 的治疗

应仔细权衡利弊后做出治疗NTM PD的决定,其取决于多种因素,如年龄、合并症、预后、症状的严重程度和影像学表现、分枝杆菌的种类和疾病模式的表型。对于老年患者来说,NB型轻度MAC进展缓慢,可能不需要治疗,因为治疗的副作用可能比疾病症状更严重。因此,治疗的目标应该是改善或维持患者的生活质量,而不是延长生命。

在推荐治疗方案前,考虑疾病的自然病史,并让患者参与决策是很重要的。然而,很少有关于MAC-PD自然史的研究发表,通常是对亚洲患者较温和的无空洞NB形态的回顾性研究。现对2013年以来发表的两项较大的研究进行综述。在包括265例未接受治疗的NB MAC-PD患者队列研究中,有126例(48%)患者在32个月左右出现了放射学恶化或需要治疗的恶化症状[34]。最初

经影像学检查发现空洞或实变的患者很可能进展，且需要治疗。最近的一项研究对 551 例 NB MAC-PD 患者至少随访 4 年，中位时间为 5.8 年，323 例(58.6%)患者在 3 年内进展并需要治疗，其余 228 例(41.4%)仍保持稳定[35]。经过平均 5 年的随访，52.2%的不需要治疗的患者出现自发性痰转化。预测预后的因素包括年龄<60 岁、痰涂片阳性、全身症状、低体重指数(BMI)，以及累及≥4 叶。一项规模较小的研究显示，126 例患者的影像学表现持续进展的预测因子包括 BMI<21kg/m^2，涂片的高细菌负荷、MAC 痰培养阳性[36]。

表 12.3 概述了对不同形式 MAC 感染的推荐治疗方法。在某些情况下，大环内酯类药物、克拉霉素或阿奇霉素是乙胺丁醇、利福平或利福布汀，以及氨基糖苷类药物治疗的主要用药。对于 NB MAC-PD 或 FC-PD 不能耐受日常治疗的患者，建议每周服用 3 种药物 3 次[23]。方案包括克拉霉素 1000mg 或阿奇霉素 500~600mg，乙胺丁醇 25mg/kg，利福平 600mg，每周 3 次。对 FC 型患者来说，每天使用上述 3 种药物，阿奇霉素(250mg)和乙胺丁醇(15mg/kg)剂量较低，但利福平和克拉霉素剂量相同。基于单一随机研究结果，氨基糖

苷类药物被推荐用于 FC 型、耐药或治疗失败的患者，一般在前 2~3 个月使用[37]。这项研究显示，146 例患者随机接受 15mg/kg 链霉素肌内注射(IM)，每周 3 次，持续 3 个月，加上标准的三联用药方案或标准的单独治疗>24 个月。虽然氨基糖苷组的痰转化率较高，但临床或影像学反应及痰复发率无明显差异。最近的一项回顾性研究显示，接受链霉素治疗≥3 个月组患者的转阴成功率明显高于治疗<3 个月的对照组患者(69.3%对46.2%)[38]。痰转阴患者的标准三联药物疗程的持续时间超过 12 个月[39]。相对于每周 3 次与每天 3 次的 NB-PD 治疗，一项针对 217 例患者的回顾性队列研究发现了相似的痰转化率，这个结果支持了推荐指南的方案[40]。

氯法齐明是 20 世纪 50 年代以来用于治疗麻风病的一种古老药物，对 MAC 等 NTM 具有良好的体外活性[30,41]，目前与大环内酯和乙胺丁醇[42]联用。一项包括 107 例 MAC-PD 患者的回顾性研究显示，25%的患者伴空洞化，联用氯法齐明患者的痰转阴率大于联用利福平的患者(100%对 71%，P=0.0002)[43]。因此，我们进行了一项随机、前瞻性、对照研究，比较利福平标准三联疗法与 CLZ

表 12.3 鸟分枝杆菌复合体感染的治疗[23]

疾病类型	推荐治疗
肺部 MAC	
NB (轻度至中度)	阿奇霉素 500~600mg，克拉霉素 1000mg，每周 3 次以上
	乙胺丁醇 25mg/kg，每周 3 次以上
	利福平 600mg，每周 3 次
空洞型	阿奇霉素 250~300mg，每天 1 次，或克拉霉素 500mg，每天 2 次以上
	乙胺丁醇 15mg/kg，每天 1 次以上
	利福平 450~600mg，每天 1 次以上
	前两个月，链霉素 500~1000mg 或阿米卡星 15mg/kg，每周 2~3 次
重型或既往治疗过	与空洞型相同
播散性鸟分枝杆菌复合体	阿奇霉素 250~300mg，每天 1 次，或克拉霉素 500mg，每天 2 次
	乙胺丁醇 15mg/kg，每天 2 次
	利福平 300~450mg，每天 1 次加上抗反转录病毒治疗 HIV
播散性鸟分枝杆菌复合体感染预防	阿奇霉素 1200mg，每周 1 次，或克拉霉素 500mg，每天 1 次或 2 次

NB，结节性支气管扩张性疾病。参见参考文献[23]。

三联疗法在 MAC-PD 中的疗效。

值得注意的是,大多数研究将良好结局定义为开始治疗后痰转阴和维持痰培养阴性≥12 个月。最近的一项报道指出,在接受治疗的 481 例患者中,88%的非空洞疾病患者的预后良好,而76%的 FC 患者预后良好[44]。然而,如果将治疗成功定义为停药后数年内微生物被根除且无复发,那么基于对 38 篇报道的回顾,治疗成功率约为55%[45]。最近的一项综述和荟萃分析显示,依据治疗成功的标准,含有大环内酯的方案的治疗成功率较低[46]。16 项涉及 1462 例患者的研究显示,治疗成功率为 60.0%,治疗失败率为 16%(12%的患者每周治疗 3 次),大环内酯的严重不良事件发生率为 6.4%,其中听力下降是最常见的。本综述报道的失败率和严重不良事件发生率意外得低。在最近的一次开放性随机研究中,分别应用三联药物和双重药物疗法(克拉霉素/乙胺丁醇/利福平对克拉霉素/乙胺丁醇),三联药物方案的失败率为 45.7%,严重不良反应发生率为 37%;双重药物方案的失败率为 33.3%,重大不良反应发生率为 26%[47]。在这项研究中,最初有 59 例患者被分配到三联药物组,只有 32 例患者完成了这项研究,60 例患者被分配到双重药物组,有 40 例患者完成了这项研究。令人惊讶的是,在空洞病变患者中,三联药物组中只有 40.6%的患者出现痰转化,而双重药物组中有 55.0%的患者出现痰转化。然而,高退出率使得上述研究结果无效。

12.5.4.1 肺部 MAC 治疗的问题与争议

对于 MAC-PD,没有显著的双盲、安慰剂、对照试验结果来证明任何治疗的疗效。使用痰转化率比较药物的效果并不是最佳的终点。尤其因为 MAC 和 NTM 通常不具有传染性,而且在慢性肺部疾病患者中,不同菌株的再感染是很常见的。在一项研究中,在治疗≥12 个月后痰液持续呈阳性的患者中,基因分型结果显示这是由于 73%的患者再次感染了新的 MAC 菌株,22%的患者存

在大环内酯耐药[48]。未来的 MAC-PD 临床对比试验应使用复合终点指标,如临床反应或稳定,影像学进展、痰转化、肺功能恶化、全因和 MAC-PD 相关死亡率[49]。在包括 782 例 NB MAC-PD 患者的队列研究中,41.2%的患者在 9 年左右时发生了影像学恶化,2.4%的患者死于 MAC-PD 进展[50]。

特别是在有限的时间内,未来的研究和临床试验需要评估对 MAC-PD 更有效的联合治疗。在临床实践和药物试验中,患者服用多种药物 24~36 个月,却没有任何明确的临床益处或降低死亡率的证据。可以从中空纤维系统模型的结果中选择适合临床试验的组合。最近的一项使用该模型的研究显示,联用阿奇霉素和乙胺丁醇对 MAC 的杀伤率很低,而且在第 28 天,100%出现耐乙胺丁醇的细菌,治疗无效[51]。对于 MAC-PD,应研究标准口服药物与吸入性氨基糖苷的联合应用效果。在初步随机开放标签试验中显示吸入性阿米卡星脂质体用于治疗顽固性 MAC-PD 很有前景[52]。由于潜在的慢性肺部疾病和肺部生物膜感染,MAC-PD 很难治疗。高浓度的吸入性药物将能更好地清除感染的生物膜,应对联合吸入性药物与标准的全身治疗做进一步研究。

12.5.5 播散性 MAC 的治疗

自 1996 年高效联合抗反转录病毒治疗出现以来,播散性 MAC(DMAC)的发病率显著下降,但晚期 HIV 感染仍然是主要病因。最近的报道(包括来自 HIV 流行率较低的国家)发现,在大多数患者中与 DMAC HIV 感染有关,非 HIV 免疫抑制的比例越来越大。一项单中心回顾性研究显示,1992—2015 年,330 例 HIV 感染者被诊断为DMAC,发病率从 1992 年的 65.3/1000 下降到2015 年的 2.0/1000[53]。在 2000 年以后被诊断为DMAC 的患者中,20%的患者新近被诊断为晚期AIDS,80%的患者是长期已知的 HIV 感染者,未能继续接受持续的医疗护理的,并进展至晚期。

DMAC 的治疗指南包括:克拉霉素(每天 2 次,

500mg)或阿奇霉素(每天 500~600mg),乙胺丁醇(每天 15mg/kg)加或不加利福平(每天 300~450mg),以及尽快启动 cART[39]。在最近的报道中,在 24 例 DMAC 合并 HIV 的患者中,79%的新确诊为 DMAC 并接受 cART 的患者发生免疫重建综合征(IRIS),8 例矛盾、11 例被检出,死亡率为 29%[54]。大多数患者可以用非甾体抗炎药(NSAIDS)或类固醇治疗,目前尚无延迟开展 cART 的良好数据。一些指南推荐三联疗法而不是双重药物疗法,以减少大环内酯类药物耐药的风险。一项针对 HIV 和 DMAC 的随机、安慰剂对照试验显示,在克拉霉素和乙胺丁醇中添加利福平并没有改善患者应答或生存率,但大环内酯的耐药性从 14%降至 2%(P=0.055)[55]。另一项针对 DMAC 的双重药物与三联药物治疗的随机试验显示,三联药物组患者的生存期延长了数月,但在临床或微生物反应方面没有差异[56]。利福平素和克拉霉素的药物相互作用是值得关注的,高剂量的利福平(>450mg/d)与葡萄膜炎有关。

DMAC 的难治性感染或复发主要是由于 HIV 感染者依从性差或耐药株导致 HIV 感染控制不足,而在以往采取的预防措施中,对大环内酯耐药的 MAC 很少。已经有学者建议在 MAC 治疗中添加两种具有活性的新药物,但是没有可用的数据[23]。可以考虑添加阿米卡星[15mg/(kg·d)][23]和莫西沙星,应注意乙胺丁醇和氟喹诺酮类药物在顽固性 MAC 菌血症患者中的敏感性[57]。观察数据显示,对于 AIDS 患者,一旦 CD4 细胞计数≥150 个/微升,即可停止 MAC 治疗 3~6 个月。即使采取 cART,DMAC 合并 HIV 的患者仍然有很高的死亡率,主要是由于持续低 CD4 计数的免疫抑制的深远影响[53]。未接受 cART 治疗的 DMAC 患者的中位生存期为 189 天,而在开始接受 cART 治疗的患者中,在第 454 天随访时仍有 60%的患者存活,DMAC 后 5 年生存率为 25%,DMAC 诊断后 10 年生存率仅为 7%[53]。

对于 CD4 细胞计数≤50 个/微升的 AIDS 患者,不再需要进行应用阿奇霉素(1200mg/W)或克拉霉素(1000mg/d)的 MAC 预防,因为一旦启动 cART,DMAC 的发病风险每年只有 10%[58],治疗 3 个月后,CD4 细胞计数通常会增加≥100 个/微升。然而,由于复发率高,对于接受 DMAC 治疗并维持免疫抑制的非 HIV 患者,应考虑进行二级预防[59]。关于非 HIV 免疫抑制患者的 DMAC 治疗的资料很少,但治疗通常包括 12~24 个月的三联药物治疗和减少免疫抑制药物的使用[59]。据报道,对 7 例添加 IFN-γ 的难治性播散性 NTM 感染患者的治疗是有效的,但这些患者很可能有未被识别的继发于遗传突变的 IFN-γ 通路受损[60]。

12.5.6　局限性非肺部 MAC 的治疗

对于分枝杆菌性颈面部淋巴结炎,儿童最常见的病因是 NTM,而在成人中是 TB。MAC 是 NTM 颈部淋巴结炎最常见的病因,其他病因包括瘰疬分枝杆菌、玛尔摩分枝杆菌、嗜血分枝杆菌[61]、堪萨斯分枝杆菌和其他。在具有免疫功能的成人中,MAC 很少引起宫颈或肺外疾病。关于成人分枝杆菌感染的大量调查显示,MAC 宫颈淋巴结炎占 1%~3%[62]。来自欧洲、澳大利亚和新西兰的研究发现,15 岁儿童 NTM 淋巴结炎的发病率为(0.42~0.88)/100 000,其中 MAC 是最常见的[63]。

儿童 NTM(包括 MAC)颈部淋巴结炎的治疗主要是手术切除,复发率<1%[64]。一项比较手术切除和抗生素治疗的随机、对照、多中心研究显示,前者的有效率为 96%,后者为 66%,支持手术切除[65]。然而,手术并发症的发生率为 28%,抗生素治疗导致不良事件的发生率为 78%,其中暂时性面神经衰弱占 20%,永久性面神经衰弱占 2%。因此,无干预观察是确诊儿童的一种选择。一项探索性随机试验对 50 例患儿(每组 25 例)分别开展为期 12 周的克拉霉素和利福平治疗,或者仅观察[66]。使用抗生素治疗的中位时间为 35 周,观察的中位时间为 40 周,在不使用抗生素的情况下,淋巴结炎在 6 个月内的总缓解率为 71%。

治疗 MAC 软组织、骨骼和关节感染的数据有限。通常进行组织清创、关节脓肿引流,常用大环内酯类及标准三联药物≥6 个月,对于顽固性感染病例,再加用非肠道氨基糖苷类药物[23]。

12.6　脓肿分枝杆菌感染

脓肿分枝杆菌复合体包括一组快速生长的低毒力分枝杆菌(RGM),其能够引起多种疾病。从临床标本中获得快速生长的分枝杆菌(或任何 NTM)可能具有或不具有临床意义,但可能代表实验室或仪器被污染或定植。脓肿分枝杆菌、偶发分枝杆菌和龟分枝杆菌都是最重要的低毒力分枝杆菌,但是由于脓肿分枝杆菌广泛性耐药,其是最难治疗的,1992 年其从龟分枝杆菌中被分离出来。

12.6.1　脓肿分枝杆菌体外敏感性

CLSI 建议对阿米卡星、头孢西丁、环丙沙星、克拉霉素、多西环素或米诺环素、亚胺培南、利奈唑胺、莫西沙星、甲氧苄啶、磺胺甲噁唑(TMP-SMX)和妥布霉素(龟分枝杆菌/免疫复合体)进行有临床意义的 RGM 检测[29]。鉴定到种和亚种水平(特别是对脓肿分枝杆菌复合体)是首选的治疗选择。虽然 MALDI-TOF 目前已在许多临床实验室中得到广泛应用,但并不适合对脓肿分枝杆菌复合体进行亚种鉴定,需要采用基因测序方法[29]。不同药物的折点见表 12.4。

RGM 敏感性模式的数据受到检测不同种或亚种的分离株数量较少的限制。总的来说,脓肿分枝杆菌的耐药性最强,其次是龟分枝杆菌和偶发分枝杆菌。2005 年以前的研究发现,分离的脓肿分枝杆菌通常对阿米卡星、克拉霉素(或阿奇霉素)、头孢西丁和亚胺培南敏感;大环内酯类、利奈唑胺类和妥布霉素对龟分枝杆菌有抑制作用;偶发分枝杆菌经常被四环素、TMP-SMX 和喹诺酮类药物抑制[69]。然而,回顾最近的研究结果以确定任何变化模式十分重要。2007 年,得克萨斯

表 12.4　快速生长的分枝杆菌的抗生素 MIC 折点

抗菌剂	MIC(μg/mL)		
	敏感	一般	耐药
阿米卡星	≤16	32	≥64
妥布霉素	≤2	4	≥8
头孢西丁	≤16	32~64	≥128
克拉霉素	≤2	4	≥8
氯法齐明[a]	≤1		≥1
环丙沙星[b]	≤1	2	≥4
亚培安南[c]	≤4	8~16	≥32
利奈唑胺	≤8	16	≥32
米诺环素	≤1	2~4	≥8
利福布汀	≤1		≥1
磺胺甲噁唑	≤38		≥76
替加环素	≤4		≥4

数据来源于参考文献[67,68]。
[a] 一些参考文献将折点设置为≥2。
[b] 表明与莫西沙星折点相同。
[c] 表明与美罗培南折点相同。

州的一项研究报道了 105 株 RGM、40 株脓肿分枝杆菌、31 株偶发分枝杆菌和 25 株黏液分枝杆菌的敏感性[70]。对于脓肿分枝杆菌,阿米卡星和克拉霉素是最有效的药物(95%和 98%敏感),其次是亚胺培南(77%敏感或中度敏感,17.5%完全敏感)和头孢西丁(75%敏感或中度敏感,15%完全敏感)。偶发分枝杆菌菌株对环丙沙星敏感,81%对亚胺培南敏感,71%对 TMP-SMX 敏感;50%以下的患者对多西环素敏感,只有 29%的患者对大环内酯敏感。黏液分枝杆菌菌株(是本研究中引起 RGM 菌血症的最常见原因)对头孢西丁、克拉霉素、亚胺培南和 TMP-SMX 敏感,88%对环丙沙星敏感,50%对多西环素敏感[70]。

近期的研究报道来自亚洲,但通常每个菌种的菌株数量较少。日本的一项研究对 42 株 RGM 进行了测试,发现 13 株脓肿分枝杆菌、12 株龟分枝杆菌和 17 株偶发分枝杆菌菌株[67]。对于脓肿分枝杆菌,阿米卡星和替加环素的药物活性最高(100%敏感),其次为利奈唑胺(76.9%敏感)、克

拉霉素（61.5% 敏感）、亚胺培南（30.8% 敏感，69.2% 一般）。对于龟分枝杆菌，克拉霉素、利奈唑胺、替加环素的活性最高（100% 敏感），其次为阿米卡星（91.7% 敏感）、妥布霉素（83.3% 敏感）、亚胺培南（58.3% 敏感，41.7% 一般）。对于偶发分枝杆菌菌株，喹诺酮类和替加环素的活性最高（100% 敏感），其次为利奈唑胺（86.6% 敏感）、阿米卡星（80% 敏感）、亚胺培南（80% 敏感）、米诺环素（33.3% 敏感），除两株菌株外，其余几乎所有菌株都对大环内酯耐药[67]。中国最近发表了两项研究，两个中心的研究结果有一些差异[68,71]，这些数据结合起来提供了药敏结果的总体情况。只检测了 3 株龟分枝杆菌分离株的结果不包括在内。两项研究共检测了 75 株脓肿分枝杆菌和 28 株偶发分枝杆菌。对于脓肿分枝杆菌，利奈唑胺最敏感（92% 敏感），其次是阿米卡星（85.3% 敏感）、替格霉素（78.65% 敏感）和头孢美唑（73.3% 敏感）。在偶发分枝杆菌中，替格环素最敏感（92.8% 敏感），其次是头孢美唑（85.7% 敏感）、亚胺培南（71.4% 敏感）、左氧氟沙星（63.3% 敏感）、磺胺甲噁唑（TMP/SMX，46.4% 敏感）。有趣的是，尽管利福平对 RGM 的活性较差，但 49.3% 的脓肿分枝杆菌菌株对利福布汀敏感。这与近期一份报道的结果类似，该报道发现所有脓肿分枝杆菌的参考亚种（9 个测试菌株）都对利福布汀敏感，但针对利福平耐药[72]。另一项对 67 株脓肿分枝杆菌的研究显示，氯法齐明和替加环素是两种最有效的药物，这两种药物在 42% 被检测的菌株中具有协同作用[73]。其他研究也表明，对于 117 株脓肿分枝杆菌，氯法齐明与阿米卡星的协同作用活性最高[74]，但最近的一项研究发现，大多数脓肿分枝杆菌和偶发分枝杆菌的 MIC>2μg/mL（<1μg/mL 为敏感），而且 30 株 RGM 中只有 17 株的 MIC<1μg/mL[41]。

脓肿分枝杆菌复合体（MABC）对许多药物具有固有耐药性，并且能够通过抗生素修饰酶使许多抗生素类失活[75]。抗生素的敏感性也因亚种而异，但在体外药敏研究中很少有报道。近年来的研究主要集中于抗菌药物的体外组合和新种类。其中一项研究报道了双重 β-内酰胺类药物的高活性，以及头孢他啶与头孢他林或亚胺培南的协同作用[76]。此前一项研究发现，MABC 转肽类酶容易被头孢菌素和碳青霉烯类灭活[77]。然而，染色体编码的 β-内酰胺酶、Bla$_{Mab}$ 可以灭活几种 β-内酰胺，并且不受到常见的 β-内酰胺酶抑制剂（BLI）抑制，如克拉维酸、他唑巴坦、舒巴坦[78]。阿维巴坦是对 MABC 最有效的 BLI，已经被证明能够在体外和体内模型中增强 β-内酰胺的活性，但最好的研究证明，联用亚胺培南能更好地杀灭 MABC[79]。阿维巴坦不可单独使用，需与 FDA 批准的抗院内革兰阴性杆菌的头孢他啶/阿维巴坦联用。尽管这种组合已被证明对耐药结核病和 MAC 有效[80]，但迄今还没有关于其对 MABC 活性的研究报道，但其可能是有效的。

12.6.2 在脓肿分枝杆菌复合体中大环内酯的突变

有必要进行 rpoβ 基因测序来识别 MABC 的脓肿分枝杆菌亚种。脓肿分枝杆菌在北美更为常见，其中 80% 携带 erm 基因，该基因可预测可诱导的大珠内酯抗性，约 20% 的分离株具有非功能性 erm 基因[29]。脓肿分枝杆菌马赛亚种在韩国较为常见，缺乏可诱导的基因或截断的 erm 基因；与此相反，脓肿分枝杆菌博莱亚种有一种功能性 erm 基因，被认为对大环内酯具有耐药性（大多数研究来自亚洲）[29]。与 MAC 相似，脓肿分枝杆菌复合体中的大环内酯的耐药性也可能是由 23S rRNA 基因突变而来。脓肿分枝杆菌和龟分枝杆菌也可能发生阿米卡星耐药，由 16S rRNA 的单基因突变所致[81]。由于 erm 基因的功能，偶发分枝杆菌对大环内酯具有固有耐药性[82]。

12.6.3 脓肿分枝杆菌感染的临床表现

由于世界上许多国家和世界各地的医疗中心对 NTM 物种形成的限制，脓肿分枝杆菌复合体（MABC）疾病的全球负担尚不清楚。类似于MAC或免疫抑制，它最常与慢性肺部疾病（支气管扩张、CF 等）患者的肺部病变有关；外科伤口感染（乳房成形术、面部整形手术、心脏手术）和注射后脓肿；土壤或水污染造成的创伤后皮肤和软组织感染，可模拟孢子丝菌感染上行淋巴结炎，而原发性淋巴结炎罕见；眼部感染伴角膜炎、巩膜炎或眼内炎；很少发生脑膜炎或脑脓肿；罕见播散性感染的免疫抑制伴骨/关节转移，有时候会引发引流红斑性皮肤结节；血液透析患者或心脏外科手术患者很少发生菌血症/心内膜炎[83,84]。一项来自迈阿密的包含 108 例患者的研究显示了 MABC 感染的临床疾病谱、危险因素和临床疾病相例：10.2%为肾衰竭患者、31.5%为免疫抑制患者、40%为慢性肺部疾病患者；54.6%的分离株来自呼吸道、19.4%来自血液、9.25%来自皮肤/软组织、8.3%来自腹腔内[85]。

在美国，脓肿分枝杆菌复合体仅次于 MAC 感染，占所有分枝杆菌肺部感染的 2.6%~13.0%，发病率<1/100 000，但患病率正在增加[81]。脓肿分枝杆菌感染似乎在东亚更为普遍，占所有 NTM 病例的17.2%，中国台湾每 10 万人中有 1.7 例感染[86]。大多数研究显示，脓肿分枝杆菌马赛亚种和脓肿亚种是最常见的。博莱亚种很少被分离出来[87]。在北美，脓肿分枝杆菌脓肿亚种更常见，由于 erm 基因的存在，其通常对大环内酯具有耐药性，而缺乏 erm 基因的脓肿分枝杆菌马赛亚种在亚洲更常见，如韩国（《约翰·霍普金斯 ABX 指南》）。

MABC 通常与潜在的慢性肺疾病相关，如CF、支气管扩张和既往结核病[83]。MABC-PD 通常是一种慢性进行性疾病，患者症状持续进展，肺功能缓慢下降，但偶尔可伴有呼吸衰竭的急性病程[83]。MABC-PD 的诊断与其他 NTM-PD 相似，包括症状、影像学表现和至少两种独立培养 MABC的痰培养物。这种分枝杆菌在 CF 中是一个特殊的问题，它是欧洲 CF 患者 NTM 感染最常见的原因。有证据表明其存在人际传播，会导致肺功能

下降和治疗困难[88,89]。MABC 不再是 CF 患者肺移植的禁忌证，但术后并发症严重，需要长期积极治疗[90]。

建议采用药敏试验和 PCR 检测可诱导的耐大环内酯 erm 基因，并指导 MABC 感染的治疗。与 MAC 等非结核分枝杆菌肺病不同，与临床控制的长期目标相比，目前还没有一种抗生素治疗方案证明 MABC-PD 患者持续的痰培养转化和治愈（>12 个月痰培养阴性）可能无法实现[91]。根据其耐受性，使用一种或多种静脉注射制剂至少需要持续诱导 8 周；然后使用口服或吸入性药物巩固 12~18 个月；随后复发风险高的患者进入抑制期[91]。一项采用相同方案治疗 MABC-PD 患者的大型研究显示，马赛亚种感染组的痰转化率远高于脓肿亚种组（88%对 25%）[92]。对于大环内酯敏感株（马赛亚种），在所有阶段均应使用口服大环内酯。对于大环内酯类耐药菌株（脓肿亚种），口服大环内酯仍可考虑使用，但有一定争议[93]。对于少数患者，关于阿奇霉素疗效优于克拉霉素的资料有限，每天单次给药的耐受性较好，但诱发erm 基因的可能性较小[94]。

关于肺外 MABC 治疗的数据很少，但已根据小型研究结果的汇编提出了建议[83]（表 12.5）。最常用的静脉注射药物包括阿米卡星（25mg/kg，3 次/周）、亚胺培南（500mg，2~4 次/周）和头孢西丁（多达 12g/d，分 3~4 次给药），最近建议使用替格环素。口服药物包括阿奇霉素（250~500mg/d）或克拉霉素（500mg，每天 2 次），偶尔使用喹诺酮类、利奈唑仑和氯法齐明，视敏感性而定。

对于免疫抑制的 MABC-PD 或严重肺外疾病患者，大多数指南建议诱导期为 2~8 周，使用2~3 种静脉抗生素加大环内酯，然后在巩固期使用 2~3 种口服或吸入性活性抗生素，持续 12~18 个月，在抑制期，一些患者使用两种口服/吸入性活性抗生素[91]。阿米卡星和克拉霉素（可能还有替格霉素）通常在诱导期同时使用。然而，最近的一项体外研究表明，克拉霉素可通过诱导 whiB7 基

表 12.5　脓肿分枝杆菌复合感染的推荐治疗

疾病	初始方案	维持方案	时间
肺脏	大环内酯物、头孢西丁或亚胺培南+阿米卡星×2 周至 2 个月	大环内酯+其他口服活性剂 [a]	痰培养阴性×12 个月
皮肤/软组织	大环内酯+阿米卡星+头孢西丁或亚胺培南×2 周/清创术	大环内酯物+口服药物	最少 4 个月
骨骼	方案相同	方案相同	6 个月
菌血症	阿米卡星(2 周)+大环内酯,去除导管	两种活性药物	在最后一次细菌培养后 4 周
播散性			
眼睛深部	大环内酯+阿米卡星或亚胺培南+手术(静脉注射 2~6 周)	两种活性药物	6 周至 6 个月
中枢神经系统	大环内酯+亚胺培南+阿米卡星×1 个月 +手术	大环内酯+其他口服药物	12 个月

参见参考文献[39,83,95]。

[a] 其他口服活性药物可能包括利福平、氯法齐明、喹诺酮、利奈唑胺,应根据药敏情况而定。替加环素可用于耐多药或大环内酯类菌株。

因,促使脓肿分枝杆菌 ATCC 株在培养过程中对阿米卡星和替加环素产生耐药性[96]。最近的 MABC 治疗指南基于体外数据,将氯法齐明和利奈唑胺作为治疗选择。临床上,氯法齐明主要用于治疗麻风病,最近已用于治疗耐多药结核病。最近的一项观察队列研究评估了作为多药治疗方案一部分的氯法齐明,对 122 例肺外和肺外疾病患者进行评估,其中 54 例患者为 MABC,41 例患者为 MAC,78% 的患者为难治性疾病或其他治疗失败[97]。氯法齐明的中位使用时间为 383 天,平均使用 101 天后,14% 的患者因不良事件停药,82 例 (50%)PD 患者中有 41 例在 12 个月内转为痰培养阴性。

基于药敏结果,利奈唑胺联合其他药物被列为用于巩固治疗的潜在的口服药物[91](《约翰·霍普金斯 ABX 指南》),但尚无关于其对 MABC 感染的价值或耐受性的临床数据。利奈唑胺的长期风险包括细胞减少、神经病变和视神经炎 (《约翰·霍普金斯 ABX 指南》)。最近 FDA 批准的一种与利奈唑胺有关的新抗生素——替地唑胺似乎是一种更适用于 MABC 感染的药物。相比利奈唑胺,其对 NTM 菌株更有效,它的 MIC 值是利奈唑胺的 2~8 倍,每天单次给药,不良反应发生率较

低,但长期使用经验较少[98]。根据最近的体外数据,尽管利福布汀普通耐药,但应考虑在非常耐药菌株的诱导或巩固阶段用于 MABC 治疗[99]。该药物已上市多年,并已在患有播散性 MAC 的 AIDS 患者中进行研究。每天服用 300mg 利福布汀,长期使用似乎是安全的,但每天服用600mg 可能导致葡萄膜炎。贝达喹啉是一种新型抗结核药,用于治疗耐药结核病,已在难治性 MAC 和 MABC 疾病治疗中得到应用,并取得了一定的疗效[100]。

12.6.4　近年来对脓肿分枝杆菌感染治疗的临床研究

MABC-PD 或严重肺外感染对推荐治疗的临床反应尚不明确。在 MABC-PD 的中空纤维模型中,联合使用标准的阿米卡星、克拉霉素和头孢西丁,以及与人类肺部相似的药物暴露,在最初 14 天内被杀灭后,获得性耐药再次发生[101]。最近一项关于标准治疗对 MABC-PD 疗效的系统综述和荟萃分析已经发表,本综述包括 19 项研究的 1533 例患者,对 508 例脓肿分枝杆菌脓肿亚种、204 例脓肿分枝杆菌马赛和 301 例种类不明的脓肿分枝杆菌进行联合治疗[102]。大环内酯类联合用药方案仅能使 34% 的脓肿分枝杆菌脓肿亚

种和 54% 的马赛亚种病例实现痰转化,23% 的脓肿分枝杆菌脓肿亚种和 84% 的马赛亚种患者预后较好。因此,目前推荐的针对脓肿分枝杆菌亚种合并 PD 的联合治疗的效果不佳,需要探索新的治疗方法。在韩国的一项研究中,67 例 MABC-PD 患者治疗后的痰液转化率为 51%,但对痰液持续阳性或复发的患者进行的基因型分析显示,92% 是由体内不同的脓肿分枝杆菌基因型引起的[103]。系统综述的结果与中国一个 MBC-PD 中心最近的一项报道类似,研究共纳入 244 例患者,仅有 45% 的患者获得治疗成功,脓肿分枝杆菌马赛亚种占 81.4%,脓肿分枝杆菌脓肿亚种占 33.5%[104]。值得注意的是,与其他报道类似,78.7% 的患者出现了不良反应(最常见的是胃肠道不适),24.6% 的患者中止或修改了治疗方案。Logistic 回归分析显示,阿奇霉素的疗效优于克拉霉素,治疗成功与使用阿米卡星、亚胺培南、利奈唑胺和替格霉素有关。

关于肺外 MABC 感染对治疗的反应、最合适的治疗方案和治疗持续时间的资料很少。大多数报道包括少数病例,且推荐使用用于 MABC-PD 或基于不同持续时间敏感性的治疗方案。新发感染网络报道了 24 例肺外 MABC 感染(71% 由皮肤/软组织感染引起),主要使用阿米卡星、大环内酯类药物和亚胺培南治疗,中位持续时间为 6 个月,但 67% 的病例需要改变治疗方案[105]。14 例(58%)患者需要手术治疗,58% 的患者在病情改善或推定治愈后也完成了治疗。播散性 MABC 感染极为罕见,有关于对器官移植和自身免疫性疾病等免疫抑制状态患者使用糖皮质激素治疗的报道。文献回顾了 1953—2014 年的研究,只有 34 例病例被报道[106]。RGM 菌血症也非常罕见,主要报道来自大型癌症中心,大多数病例(96%)由中心静脉导管感染所致,偶尔由心脏植入/假体感染所致。对于一个大型癌症中心报道的 119 例 RGM 菌血症病例,黏液分枝杆菌是最常见的病因(39%),其次是偶然分枝杆菌(21%)和 MABC(14%)[107]。

拔除导管并进行为期 4 周的抗生素治疗,可获得良好的治疗效果。台湾大学医院报道了近 7 年的 MABC 菌血症病例,15 例患者的情况如下:使用类固醇/恶性肿瘤(33.3%),糖尿病(26.7%),手术伤口感染(33.3%)是最常见的来源[108]。最常见的药物治疗包括亚胺培南、阿米卡星和克拉霉素,14 天死亡率为 20%;然而,大多数分离株是敏感的博莱亚种。

肺外 MABC 感染的预后取决于潜在的病情、疾病的严重程度、感染的类型和存在功能性大环内酯耐药基因的亚种。韩国关于 20 例 MABC 肺外感染患者的报道反映了这一点,大多数患者无基础疾病,35% 为皮肤/软组织感染,30% 为骨/关节感染,35% 为眼部(主要为浅表)感染[109]。85% 的患者预后良好,其中包括所有的马赛亚种感染和脓肿分枝杆菌感染占 70%;患者对治疗的反应与具有非功能性 *erm* 基因的亚种和脓肿分枝杆菌有关。口服抗生素的中位治疗时间为 177 天,口服/静脉注射联合治疗的中位治疗时间为 27 天。

12.7 分枝杆菌嵌合体感染

分枝杆菌嵌合体是鸟分枝杆菌复合体中一个生长缓慢的 NTM 亚种,在 2004 年首次出现,通常被误认为胞内分枝杆菌。两者的区别在于 16~23S 内转录间隔区测序[110]。很少有报道指出分枝杆菌嵌合体会导致慢性肺部疾病,直到 2014 年开胸心脏手术后,才发现全球范围内的侵入性疾病的暴发[111]。截至 2017 年 9 月,全球共有约 120 例患者进行心脏手术后被报道,包括瑞士、荷兰、德国、英国、美国、澳大利亚、新西兰和加拿大(近期报道)[112,113]。调查显示,分枝杆菌嵌合体从受污染的心肺转流热交换水箱中蒸发(HCU),到目前为止,所有病例均与 Liva Nova 3T HCU 有关,分枝杆菌嵌合体停留在手术器械、开放性伤口或种植体表面[113]。使用全基因组测序和其他遗传方法的研究表明,分枝杆菌嵌合体克隆菌株的点源暴发与一个制造商生产的设备有关,其引发了大多数病例[113]。HCU 的污染似乎发生在设备的生产过程中,从水泵组装区域的水中培养出了分枝杆菌,尽管只涉及一个品牌,其他 HCU 品牌被发现含有分枝杆菌嵌合体[113,114]。过去 10 年生产的大部分 3T HCU 都被同一种分枝杆菌嵌合体菌株污染[115]。分枝杆菌嵌合体的毒性较低,优先感染假体装置,形成生物膜。与疫情暴发相关的最早的手术日期为 2008 年,从手术到出现临床表现的最长时间间隔为 6 年[116]。3T HCU 自 2006 年开始使用,市场占有率为 60%,尽管制造商在 2014 年 9 月对其清洁和消毒程序进行了更改,但在更改后,仍有一些 3T 设备被检测出分枝杆菌嵌合体阳性[116]。

12.7.1　分枝杆菌嵌合体侵袭性感染的临床表现

在大多数分枝杆菌嵌合体感染患者的心脏-肺旁路手术中使用了 3T HCU 进行心脏瓣膜置换术或心脏装置植入 [移植物,左心室辅助装置(LVAD)][117,118]。然而,分枝杆菌嵌合体病例发生在经导管主动脉瓣置换术后(TAVR),不需要心肺分流术,可能是由于装置在植入前被污染[116]。因此,所有接受手术的患者都有可能发生嵌合体感染。

分枝杆菌嵌合体感染的表现有很多,通常具有隐匿性和非特异性。患者可能表现为长时间发热,有假体瓣膜感染的证据,被认为是培养阴性的心内膜炎,或 LVAD 感染、胸骨伤口感染或主动脉-移植物感染;但患者可能有非心脏表现,如肺部症状和类似结节病的体征;椎间盘炎和脉络膜视网膜炎的证据类似于自身免疫性疾病或血管炎,或表现为不明原因的发热和全身性疾病[118]。在美国,所有伴有肝脏、脾脏、骨髓、肾脏、眼睛、骨骼和关节的播散性疾病病例都有合适的假体材料;但冠状动脉旁路移植术后感染的患者仅为局部侵袭性疾病(胸骨创伤、纵隔、胸膜),未见

播散[116]。

最大的病例系列研究(n=30)中,发热和不适(80%)是最常见的症状,其次是体重减轻(60%)、咳嗽(37%)和呼吸困难(33%)[119]。由于眼部疾病的程度与全身感染的程度相关,所有患者均可发现脾大和脉络膜视网膜炎,应行眼部检查[120]。实验室检查结果异常可能包括细胞减少、转氨酶和肌酐升高,组织病理学显示肉芽肿反应,伴有肝炎、肾炎、心肌炎、肺炎、骨髓炎、脉络膜视网膜炎、肌炎和心内膜炎[120]。这些发现往往与结节病相似,在已发表的病例中有 14 例被推定为结节病[120]。

12.7.2　分枝杆菌嵌合体感染的诊断

分枝杆菌嵌合体感染具有潜伏期(<1 个月至 6 年)、隐匿性和非特异性表现,因此其诊断困难。可以依据特殊的血液(肝素化)培养的分枝杆菌,或组织活检,或术中取样的组织做出诊断,但培养可能需要 2~8 周。目前,大多数实验室将 NTM 鉴定为 MAC,但精确的物种鉴定和药敏试验需要在参考实验室进行。快速、可靠的分子诊断方法的作用已得到验证。Taq Man 定量聚合酶链反应(PCR)比培养更敏感,可以检测低浓度(每毫升血液 100 个集落形成单位)[121]。最近有研究表明,一种基于等离子体的新一代测序方法(NGS)可以在 10 例侵袭性疾病患者中的 9 例(90%)(中位时间为 4 天)患者的血液中检测到分枝杆菌嵌合体,包括 8 例播散性疾病患者和 2 例局限性疾病患者中的 1 例[122]。在本研究获得的 24 份分枝杆菌血培养物中,只有 4 份(17%)呈阳性(中位时间为 20 天)且嵌合体分枝杆菌呈阳性(中位时间为 41 天),而 NGS 是首次在 9 例患者中确认 7 例(78%)为该菌种的试验。

12.7.3　分枝杆菌嵌合体感染的处理

治疗分枝杆菌嵌合体感染需要去除受感染的组织(包括假体瓣膜),行外科清创术并延长抗

细菌治疗[118]，但最合适的联合治疗和治疗时间尚不清楚。感染暴发的死亡率相当高，为 46%~63%[120]，这可能反映了播散性疾病的晚期诊断。患者最初可能对药物治疗有反应，随后复发、多系统衰竭，尤其是在延迟手术干预后发生。大多数报道基于对 MAC-PD 的治疗指南，因为关于分枝杆菌嵌合体特异性和敏感性的数据很少。

最近的一项研究报道了 87 株临床和环境分枝杆菌嵌合体分离株的抗菌敏感性[123]。所有分离株均对克拉霉素敏感，MIC 中位数为 2μg/mL，98%对阿米卡星敏感（类似链霉素），18%对利福平耐药，2%对利福布汀耐药，11%对乙胺丁醇耐药，52%对莫西沙星耐药而 25%对其中度敏感，39%对利奈唑胺耐药而 39%对其中度敏感。最近的一篇综述建议联用大环内酯、利福霉素、乙胺丁醇和莫西沙星或氯法齐明与初始非肠道阿米卡星治疗，并考虑在 4~6 周的治疗后进行手术[120]。根据最近的体外试验结果，笔者认为对分枝杆菌嵌合体的侵入性感染最合适的治疗方案应该包括阿奇霉素（或克拉霉素）、利福平、乙胺丁醇，且第 1 个月使用非肠道阿米卡星（氯法齐明可用于乙胺丁醇耐药株），但要在前 2 周内进行清创手术，以便迅速控制和治愈感染。治疗应至少持续 6 个月，直到有证据表明感染得到解决。

12.7.4　预防分枝杆菌嵌合体感染

目前还没有一种可持续的方法被证明可以防止心脏手术过程中 HCU 的生物气溶胶的污染。每天更换水的强化维护方案未能防止分枝杆菌嵌合体对水样的污染[113]。经过全面规划，3 个月成功去污。初步机械去除生物膜、更换 HCU 部件，并连续进行 2 次过氧乙酸循环消毒；然后使用过滤后的自来水和添加的过氧化氢对日常用水进行强化维护，每周使用过氧乙酸循环消毒[124]。这种方法似乎很有希望，但是需要 1 年以上的长期数据来验证其长期作用。直接连接到手术室通风系统的 3T HCU 特制的气密封装已经被生产出来，但需要对整体空气流量管理进行技术评估，以达到良好的耐受性[113]。HCU 也被放置在相邻的房间，但油管长度是一个限制因素，半开的门可能导致生物气溶胶漂浮回流[125]。

（杜敏　刘珏　译）

参考文献

1. Honda JR, Virdi R, Chan ED (2018) Global environmental nontuberculous mycobacteria and their contemporaneous man-made and natural niches. Front Microbiol 9:2029
2. Falkinham JO III (2013) Ecology of nontuberculous mycobacteria-where do human infections come from? Semin Respir Crit Care Med 34:95–102
3. Adejemian J, Olivier KN, Seitz AE, Falkinham JO III, Holland SM, Prevosts DR (2012) Spatial clusters of nontuberculous mycobacteria lung disease in the United States. Am J Respir Crit Care Med 186:553–558
4. Forbes BA, Hall GS, Miller MB et al (2018) Practice guidelines for clinical microbiology laboratories: mycobacteria. Clin Microbiol Rev 31:e00038–e00017
5. Tortoli E (2014) Microbiological features and clinical relevance of new species of the genus Mycobacterium. Clin Microbiol Rev 27(4):727–752. https://doi.org/10.11128/CMR.00035-14
6. Prevots DR, Marrras TK (2015) Epidemiology of human pulmonary infection with nontuberculous mycobacteria: a review. Clin Chest Med 36:13–34
7. Lee H, Myung W, Koh W-J, Moon SM, Jhun BW (2019) Epidemiology of nontuberculous mycobacteria infection, South Korea, 2007-2016. Emerg Infect Dis 25:569–572. https://doi.org/10.3201/eid2503.181597
8. Namkoong H, Kurashima A, Morimoto K et al (2016) Epidemiology of pulmonary nontuberculous mycobacterial disease. Jpn Emerg Infect Dis 22:1116–1117
9. Jing H, Wang H, Wang Y et al (2012) Prevalence of nontuberculous mycobacteria infection, China, 2004-2009. Emerg Infect Dis 18:527–528
10. Chetchotisakd P, Mootsikapun P, Anunnatsiri S et al (2000) Disseminated infection due to rapid growing mycobacteria in immunocompetent hosts presenting with chronic lymphadenopathy: a previously unrecognized clinical entity. Clin Infect Dis 30:29–34

11. Rosenzweig SD, Holland SM (2005) Defects in the interferon-gamma and interleukin pathways. Immunol Rev 203:29–34

12. Prince DS, Peterson DD, Steiner RM, Gottlieb JE, Scott R, Israel HL, Figueroa WG, Fish JE (1989) Infection with *Mycobacterium avium* complex in patients without predisposing conditions. N Engl J Med 321:863–868

13. Kim RD, Greenberg DE, Ehrmantraut ME et al (2008) Pulmonary nontuberculous mycobacterial disease. Prospective study of a distinct preexisting syndrome. Am J Respir Crit Care Med 178:1066–1074

14. Schorey JS, Sweet L (2008) The mycobacterial glycopeptidolipids: structure, function, and their role in pathogenesis. Glycobiology 18:832–841

15. Busatto C, Vianna JS, da Silva Junior LV, Ramis IB, Almeida da Silva PE (2019) *Mycobacterium avium*: an overview. Tuberculosis 114:127–134

16. Chatterjee D, Khoo KH (2001) The surface glycopeptidolipids of mycobacteria: structures and biological properties. Cell Mol Life Sci 58:2018–2042

17. Maekura R, Okuda Y, Hirotani A et al (2005) Clinical and prognostic importance of serotyping *Mycobacterium avium-Mycobacterium intracellulare* complex isolates in human immunodeficiency virus-negative patients. J Clin Microbiol 43:3150–3158

18. Carter G, Wu M, Drummond DC, Bermudez LE (2003) Characterization of biofilm formation by clinical isolates of *Mycobacterium avium*. J Med Microbiol 52:747–752

19. Lake MA, Ambrose LR, Lipman MCI, Lowe DM (2016) "Why me, why now?" using clinical immunology and epidemiology to explain who gets nontuberculous mycobacterial infection. BMC Med 14:54

20. Casanova J-L, Abel L (2004) The human model: a genetic dissection to infection in natural conditions. Nat Rev Immunol 4:55–66

21. Embil J, Warren P, Yakrus M, Stark R, Corne S, Forrest D, Hershfield E (1997) Pulmonary illness associated with exposure to *Mycobacterium avium* complex in hot tub water. Chest 111:813–816

22. Stout JE, Koh W-J, Yew WW (2016) Update on pulmonary disease due to non-tuberculous mycobacteria. Int J Infect Dis 45:123–134

23. Daley C (2017) *Mycobacterium avium* complex disease. Microbiol Spectr 5(2):TNM17-0045-2017. https://doi.org/10.1128/microbialspec.TNM17-0045-2017

24. Buchacz K, Lau B, Jing Y et al (2016) Incidence of AIDS-defining opportunistic infections in a multicohort analysis of HIV-infected persons in the United States and Canada, 2000-2010. J Infect Dis 214:862–872

25. Yoo J-W, Jo K-W, Kim S-H et al (2016) Incidence, characteristics, and treatment outcomes of mycobacterial diseases in transplant recipients. Transpl Int 29:549–558

26. Horsburgh CR Jr, Metchock B, Gordon SM, Havlik JA Jr, McGowan JE Jr, Thompson SE III (1994) Predictors of survival in patients with AIDS and disseminated *Mycobacterium avium* complex disease. J Infect Dis 170:573–577

27. Chin DP, Reingold AL, Stone EN et al (1994) The impact of *Mycobacterium avium* complex bacteremia and its treatment on survival of AIDS patients—a prospective study. J Infect Dis 170:578–584

28. Schon T, Chryssanthou E (2017) Minimum inhibitory concentration distribution for *Mycobacterium avium* complex-towards evidence-based susceptibility breakpoints. Int J Infect Dis 55:122–124

29. Brown-Elliott BA, Woods GL (2019) Mini review: antimycobacterial susceptibility testing of nontuberculous mycobacteria. J Clin Microbiol 57(10):e00834-19. https://doi.org/10.1128/JCM.00834-19

30. Huang CC, Wu MF, Chen HC, Huang WC (2018) In vitro activity of aminoglycosides, clofazimine, d-cycloserine and dapsone against 83 *Mycobacterium avium* complex clinical isolates. J Microbiol Immunol Infect 51:636–643

31. Rodrigues L, Sampaio D, Couto I, Machado D, Keru WV, Amaral L, Viveiros M (2009) The role of efflux pumps in macrolide resistance in *Mycobacterium avium* complex. Int J Antimicrob Agents Chemother 34:529–533

32. van Ingren J, Boeree MJ, van Soolingen D, Moutton JW (2012) Resistance mechanisms and drug susceptibility testing of nontuberculous mycobacteria. Drug Resist Updat 15:149–161

33. Brown-Elliott BA, Nash KA, Wallace RJ Jr (2012) Antimicrobial susceptibility testing, drug resistance mechanisms, and therapy of infections with nontuberculous mycobacteria. Clin Microbiol Rev 25:545–582

34. Lee G, Lee KS, Moon JW, Koh WJ, Jeong BH, Jeong YJ, Woo S (2013) Nodular bronchiectatic *Mycobacterium avium* complex pulmonary disease. Natural course on serial computed tomographic scans. Ann Am Thorac Soc 10:299–306

35. Kwon BS, Lee JH, Koh Y et al (2019) The natural history of non-cavitary nodular bronchiectatic *Mycobacterium avium* complex lung disease. Respir Med 150:45–50

36. Pan S-W, Shu C-C, Feng J-H, Wang J-Y, Chan Y-J, Yu C-J, Su W-J (2017) Microbiological persistence in patients with *Mycobacterium avium* complex lung disease: the predictors and the impact on radiographic progression. Clin Infect Dis 65:927–934

37. Kobashi Y, Matsuushima T, Oka M (2007) A double-blind randomized study of aminoglycoside infusion with combined therapy for pulmonary *Mycobacterium avium* complex disease. Respir Med 101:130–138

38. Kim O-H, Kwon BS, Han M et al (2019) Association between duration of aminoglycoside treatment and outcome of cavitary *Mycobacterium avium* complex lung disease. Clin Infect Dis 68:1870–1876

39. Griffith DF, Aksamit T, Brown-Elliott BA et al (2007) An official ATS/IDSA statement: diagnosis, treatment, and prevention of nontuberculous mycobacterial disease. Am J Repir Crit Care Med 175:367–416

40. Jeong BH, Jeon K, Park HY et al (2015) Intermittent antibiotic therapy for nodular bronchiectatic *Mycobacterium avium* complex lung disease. Am J Respir Crit Care Med 191:96–103

41. Luo J, Yu X, Jiang G et al (2018) In vitro activity of clofazimine against nontuberculous mycobacteria isolated in Beijing, China. Antimicrob Agents Chemother 62:e00072-18

42. Field SK, Cowie RL (2003) Treatment of Mycobacterium avium –intracellulare complex lung disease with a macrolide, ethambutol and clofazimine. Chest 124:1482–1486

43. Jarand J, Davis JD, Cowie RL, Field SK, Fisher DA (2016) Long-term follow-up of *Mycobacterium avium* complex lung disease in patients treated with regimens including clofazimine and/or rifampin. Chest 149:1285–1293

44. Koh W-J, Moon SM, Kim S-Y et al (2017) Outcomes of *Mycobacterial avium* complex lung disease based on clinical phenotype. Eur Repir J 50:1602503. https://doi.org/10.1183/1399300302503-2016

45. Field SK, Fisher D, Cowie RL (2004) *Mycobacterium avium* complex pulmonary disease in patients without HIV infection. Chest 126:566–581

46. Kwak N, Park J, Kim E, Lee C-H, Han SK, Yim J-J (2017) Treatment outcomes of *Mycobacterium avium* complex lung disease: a systematic review and meta-analysis. Clin Infect Dis 65:1077–1084

47. Miwa S, Shira M, Toyoshima M et al (2014) Efficacy of clarithromycin and ethambutol for *Mycobacterium avium* complex pulmonary disease. A preliminary study. Ann Am Thorac Soc 11:23–29

48. Jhun BW, Kim SY, Moon SM et al (2018) Development of macrolide resistance and reinfection in refractory *Mycobacterium avium* complex lung disease. Am J Respir Crit Care Med 198:1322–1330

49. McCoy CE (2018) Understanding the use of composite endpoints in clinical trials. West J Emerg Med 19:641–644

50. Gochi M, Takayanagi N, Kanaauchi T, Ishiguro T, Yanagisawa T, Sugita Y (2015) Retrospective study of the predictors of mortality and radiographic deterioration in 782 patients with nodular/bronchiectatic *Mycobacterium avium* complex lung disease. BMJ Open 5(8):e008058

51. Srivastava S, Deshpande D, Gumbo T (2017) Failure of the azithromycin and ethambutol combination regimen in the hollow-fiber system model of pulmonary *Mycobacterium avium* infection is due to acquired resistance. J Antimicrob Chemother 72(Suppl 2):120–123

52. Griffith DE, Eagle G, Thompson R et al (2018) Amikacin liposome inhalation suspension for treatment-refractory lung disease caused by *Mycobacterium avium* complex [CONVERT]. A prospective, open-label, randomized study. Am J Respir Crit Care Med 09:14

53. Collins LF, Clement ME, Stout JE (2017) Incidence, long-term outcomes, and healthcare utilization of patients with human immunodeficiency virus/acquired immune deficiency syndrome and disseminated *Mycobacterium avium* complex from 1992-2015. Open Forum Infect Dis 4(3):ofx120

54. Kobayashi T, Nishijima T, Teruya K, Aoki T, Kikuchi Y, Oka S, Gatanaga H (2016) High mortality of disseminated non-tuberculous mycobacteria in HIV-infected patients in the retroviral era. PLoS One 11:e0151682

55. Gordin FM, Sullam PM, Shafram SD, Cohn DL, Wynee B, Paxton L, Perry K, Horsbururgh CR Jr (1999) A randomized, placebo-controlled study of rifabutin added to a regimen of clarithromycin and ethambutol for treatment of disseminated infection with *Mycobacterium avium* complex. Clin Infect Dis 28:1080–1085

56. Benson CA, Williams PL, Currier JS et al (2003) A prospective, randomized trial examining the efficacy and safety of clarithromycin in combination with ethambutol, rifabutin, or both for the treatment of disseminated *Mycobacterium avium* complex disease in persons with acquired immunodeficiency syndrome. Clin Infect Dis 37:1234–1243

57. Lee MR, Chien JY, Huang YT et al (2017) Clinical features of patients with bacteremia caused by *Mycobacterium avium* complex species and antimicrobial susceptibility of the isolates at a medical center in Taiwan, 2008-2014. Int J Antimicrob Agents Chemother 50:35–40

58. Hedary M, Nasiri MJ, Mirsaeidi M, Jazi FM, Khoshnood S, Drancourt M, Darban-Sarokhalil D (2019) *Mycobacterium avium* complex infection in patients with human immunodeficiency virus: a systematic review and meta-analysis. J Cell Physiol 234:9994–10001

59. Sridhar S, Fung KSC, Chan JFW et al (2016) High recurrence rate supports need for secondary prophylaxis in non-HIV patients with disseminated *Mycobacterium avium* complex

infection: a multicenter observational study. BMC Infect Dis 16:74

60. Holland SM, Eisenstein EM, Kuhns DB, Turner ML, Fleisher TA, Strober W, Gallin JI (1994) Treatment of refractory disseminated mycobacterial infection with interferon gamma. A preliminary report. N Engl J Med 330:1348–1355

61. Koh W-J (2017) Nontuberculous mycobacteria—overview. Microbiol Spectr 5(1):TNM17-0024-2016. https://doi.org/10.1128/microbiolspec.TNM17-0024-2016

62. Christensen JB, Koeppe J (2010) *Mycobacterium avium* complex cervical lymphadenitis in an immunocompetent adult. Clin Vaccine Immunol 17:1488–1490

63. Blyth C, Best E, Jones C, Nurse C, Goldwater P, Daley A, Burgner D, Henry G, Palsanthiran P (2009) Nontuberculous mycobacterial infection in children: a prospective study. Pediatr Infect Dis J 28:801–805

64. Panesar J, Higgins K, Daya H, Forte V, Allen U (2003) Nontuberculous mycobacterial cervical adenitis: a ten-year retrospective review. Laryngoscope 113:149–154

65. Lindeboom JA, Kuijper EJ, van Coppenraet B, Lindeboom R, Prins JM (2007) Surgical excision versus antibiotic treatment for nontuberculous mycobacterial cervicofacial lymphadenitis in children: a multicenter, randomized, controlled trial. Clin Infect Dis 44:1057–1064

66. Liondeboom JA (2011) Conservative wait-and-see therapy versus antibiotic treatment for nontuberculous mycobacterial cervicofacial lymphadenitis in children. Clin Infect Dis 52:180–184

67. Hatakeyama S, Ohama Y, Okazaki M, Nuku Y, Moriya K (2017) Antimicrobial susceptibility testing of rapidly growing mycobacteria isolated in Japan. BMC Infect Dis 17:197

68. Pang H, Li G, Zhao X, Liu H, Wan K, Yu P (2015) Drug susceptibility testing of 31 antimicrobial agents on rapidly growing mycobacteria isolates from China. Biomed Res Int 2015:419392. https://doi.org/10.1155/2015/419392

69. De Groote MA, Huitt G (2006) Infections due to rapidly growing mycobacteria. Clin Infect Dis 42:175663

70. Han XY, De I, Jacobson KL (2007) Rapidly growing mycobacteria. Clinical and microbiological studies of 115 cases. Am J Clin Pathol 128:612–621

71. Shen Y, Wang X, Jin W, Zhang X, Chen J, Zhang W (2018) In vitro susceptibility of *Mycobacterium abscessus* and *Mycobacterium fortuitum* isolates to 30 antibiotics. Biomed Res Int 2018:4902941. https://doi.org/10.1155/2018/4902941

72. Aziz DB, Law JL, Wu M-L, Gengenbacher M, Teo JW, Dartois V, Dick T (2017) Rifabutin is active against *Mycobacterium abscessus* complex. Antimicrob Agents Chemother 61:e00155–e00117

73. Singh S, Bouzinbi N, Chaturvedi V, Godreuil S, Kremer L (2014) *In vitro* evaluation of a new combination against clinical isolates belonging to the *Mycobacterium abscessus* complex. Clin Microbiol Infect 20:01124–01127

74. Shen G-H, Wu B-D, Hu S-T, Lin C-F, Wu K-M, Chen J-H (2010) High efficacy of clofazimine and its synergistic effect with amikacin against rapidly growing mycobacteria. Int J Antimicrob Agents 35:400–404

75. Luthra S, Romanski A, Sanders P (2018) The role of antibiotic-target-modifying and antibiotic-modifying enzymes in *Mycobacterium abscessus* drug resistance. Front Microbiol 9:2179

76. Pandry R, Chen L, Manca C et al (2019) Dual β-lactam combinations highly active against *Mycobacterium abscessus* complex in vitro. MBio 10:e02895-18. https://doi.org/10.1128/mBio.02895-18

77. Kumar P, Chauhan V, Silva JRA et al (2017) *Mycobacterium abscessus* L,D-transpeptidases are susceptible to inactivation by carbapenems and cephalosporins but not penicillins. Antimicrob Agents Chemother 61:e008666-17

78. Soroka D, Ourghanlian C, Compain F et al (2017) Inhibition of β-lactamases of mycobacteria by avibactum and clavulanate. J Antimicrob Chemother 72:1081–1088

79. Lefebvre A-L, Moigne VL, Bermut A et al (2017) Inhibition of the β-lactamase Bla$_{Mab}$ by avibactam improves the in vitro and in vivo efficacy of imipenem against *Mycobacterium abscessus*. Antimicrob Agents Chemother 61:e02440-16. https://doi.org/10.1128/ACC.02440-16

80. Deshpande D, Srivastava S, Chapagain ML, Lee PS, Cirrincione KN, Pasipanadya JG, Gumbo T (2017) The discovery of cetazidime/avibactam as an anti-*Mycobacterium avium* agent. J Antimicrob Chemother 72(Suppl 2):ii36–ii42

81. Prammananan T, Sander P, Brown BA, Frischkorn K, Go O, Zhang Y, Bottger EC, Wallace RJ Jr (1998) A single 16S ribosomal RNA substitution is responsible for resistance to amikacin and other 2-deoxystreptoamine aminoglycosides in *Mycobacterium abscessus* and *Mycobacterium chelonae*. J Infect Dis 177:1573–1581

82. Nash KA, Andini N, Zhang Y, Brown-Elliott BA, Wallace RJ Jr (2006) Intrinsic resistance in rapidly growing mycobacteria. Antimicrob Agents Chemother 50:3476–3478

83. Lee M-R, Sheng W-H, Hung C-C, Yu C-J, Lee L-N, Hsueh P-R (2016) *Mycobacterium abscessus* complex infections in humans. Emerg Infect Dis 21:1638–1646

84. *Mycobacterium abscessus*/John Hopkins ABX guide. https://www.hopkinsguides.com/hopkins/view/John-Hopkins-ABX-guide/540360/Mycobacterium-abscessus?=abscessus.

Accessed 23 Mar 2019

85. Steir M, Walsh M, Rosa R et al (2018) *Mycobacterium abscessus* complex infections: a retrospective cohort study. Open Forum Infect Dis 5(2):ofy022. https://doi.org/10.1093/ofid/ofy022

86. Lai CC, Tam CK, Chou CH et al (2010) Increasing incidence of nontuberculous mycobacteria, Taiwan, 2000-2008. Emerg Infect Dis 16:294–296

87. Benwell JL, Wallace RJ Jr (2014) *Mycobacterium abscessus* challenges in diagnosis and treatment. Curr Opin Infect Dis 27:506–510

88. Byrant JM, Grogono DM, Greaves D et al (2013) Whole-genome sequencing to identify transmission of *Mycobacterium abscessus* between patients with cystic fibrosis: a retrospective study. Lancet 381:1551–1560

89. Esther CR Jr, Esserman DA, Gilligan P et al (2010) Chronic *Mycobacterium abscessus* infection and lung decline in cystic fibrosis. J Cyst Fibros 9:117–123

90. Benwell JL, Wallace JL Jr (2014) *Mycobacterium abscessus*: challenges in diagnosis and treatment. Curr Opin Infect Dis 27:506–510

91. Nathavitharana RR, Strnad L, Lederer PA, Shah M, Hurtada RM (2019) Top questions in the diagnosis and treatment of pulmonary *M. abscessus* disease. Open Forum Infect Dis 6:ofz221. https://doi.org/10.1093/ofid/ofz221

92. Koh WJ, Jeon K, Lee NY et al (2011) Clinical significance of differentiation of *Mycobacterium massiliense* from *Mycobacterium abscessus*. Am J Respir Crit Care Med 183:405–410

93. Choi GE, Shin SJ, Won CJ et al (2012) Macrolide treatment for *Mycobacterium abscessus* and *Mycobacterium massiliense* infection and inducible resistance. Am J Respir Crit Care Med 186:917–925

94. Park J, Cho J, Lee CH et al (2017) Progression and treatment outcomes of lung disease caused by *Mycobacterium abscessus* and *Mycobacterium massiliense*. Clin Infect Dis 64:301–308

95. Lee MR, Cheng A, Lee YC et al (2012) CNS infections caused by *Mycobacterium abscessus* complex: clinical features and antimicrobial susceptibilities of isolates. J Antimicrob Chemother 67(1):222–225

96. Pryjima M, Burian J, Kuchinski K, Thompson CJ (2017) Antagonism between front-line antibiotics clarithromycin and amikacin in the treatment of *Mycobacteria abscessus* infections is mediated by the whiB7 gene. Antimicrob Agents Chemother 61:e01353–e01317

97. Martiniano SL, Wagner BD, Levin A, Nick JA, Sagel SD, Daley CL (2017) Safety and effectiveness of clofazimine for primary and refractory nontuberculous mycobacterial infection. Chest 152:800–809

98. Ryan K (2018) *Mycobacteria abscesus*: shapeshifter of the mycobacterial world. Front Microbiol 9:2642. https://doi.org/10.3389/fmicb.2018.02642

99. Ganapathy US, Dartois V, Dick T (2019) Repositioning rifamycins for *Mycobacterial abscessus* lung disease. Expert Opin Drug Discov 14:869–878. https://doi.org/10.1080/17460441.2019.1629414

100. Philley JV, Wallace RJ Jr, Benwell JL et al (2015) Preliminary results of bedaquiline as salvage therapy for patients with nontuberculous mycobacterial lung disease. Chest 48:499–506

101. Ferro BE, Srivastava S, Deshpande D, Pasipanodya JG, van Soolingen D, Mouton JW, van Ingen J, Gumbo T (2016) Failure of the amikacin, cefoxitin, and clarithromycin combination regimen for treating pulmonary *Mycobacterium abscessus* infection. Antimicrob Agents Chemother 60:6374–6376

102. Pasipanodya JG, Ogbonna D, Ferro BE, Magombedze G, Srivastava S, Deshpande D, Gumbo T (2017) Systematic review and meta-analysis of the effect of chemotherapy on pulmonary *Mycobacterium abscessus* outcomes and disease recurrence. Antimicrob Agents Chemother 61(11):e01206-17. https://doi.org/10.1128/AAC.01206-17

103. Koh WJ, Jeong BH, Kim SY et al (2017) Mycobacterial characteristics and treatment outcomes in *Mycobacterium abscessus* lung disease. Clin Infect Dis 64:309–316

104. Chen J, Zhao L, Mao Y et al (2019) Clinical efficacy and adverse effects of antibiotics used to treat *Mycobacterium abscessus* pulmonary disease. Front Microbiol 10:1997. https://doi.org/10.3389/fmicb.2019.01977/full

105. Novosad SA, Beekman SWE, Polgreen PM, Macjey K, Winthrop K (2016) *M. abscessus* study team. Treatment of *Mycobacterium abscessus* infection. Emerg Infect Dis 22:511–514

106. Fukui S, Sekiya N, Takizawa Y et al (2015) Disseminated *Mycobacterium abscessus* infection following septic arthritis. A case report and review of the literature. Medicine 94(21):e861

107. El Helopu G, Hachem R, viola GM, El Zakhem A, Chaftari AM, Jiang Y, Tarrand J, Raad II (2013) Management of rapidly growing mycobacterial bacteremia in cancer patients. Clin Infect Dis 56:843–846

108. Lee M-R, Ko J-C, Liang S-K, Lee S-W, Yen DH-T, Hsueh P-R (2014) Bacteremia caused by *Mycobacterium abscessus* subsp. *abscessus* and *M. abscessus* subsp. *bolletii*: clinical features and susceptibilities of the isolates. Int J Antimicrob Agents 43:438–441

109. Jeong SH, Kim S-Y, Huh HJ et al (2017) Mycobacterial characteristics and treatment outcomes in extrapulmonary *Mycobacterium abscessus* complex infections. Int J Infect Dis 60:49–56

110. Tortoli E, Rindi L, Garcia MJ et al (2004) Proposal to elevate the genetic variant MAC-A, included in the *Mycobacterium avium* complex, to species rank as *Mycobacterium chimaera* sp. Nov. Int J Syst Evol Microbiol 54:1277–1285

111. Sax H, Bloemberg G, Hasse B et al (2015) Prolonged outbreak of *Mycobacterium chimaera* infection after open-chest heart surgery. Clin Infect Dis 61:67–75

112. Sommerstein R, Haase B, Marshall J, Sax H, Genoni M, Schegel M, Widner A, the Swiss Chimaera Taskforce (2018) Global health estimate of invasive *Mycobacterium chimaera* infections associated with heater-cooler devices in cardiac surgery. Emerg Infect Dis 24:576–578

113. Schreiber PW, Sax H (2017) *Mycobacterium chimaera* infections associated with heater-cooler units in cardiac surgery. Curr Opin Infect Dis 30:388–394

114. Haller S, Holloer C, Jacobshagen A et al (2016) Contamination during production of heater-cooler units by *Mycobacterium chimaera* potential cause for invasive cardiovascular infec-tions: results of an outbreak investigation in Germany, April 2015 to February 2016. Euro Surveill 21:30215

115. Svensson E, Jensen ET, Rasmussen EM, Folkvardsen DR, Norman A, Lillebaek T (2017) *Mycobacteria chimaera* in heater-cooler units in Denmark related to isolates from the United States and United Kingdom. Emerg Infect Dis 23:507–509

116. Marra AR, Diekema DJ, Edmond MB (2017) *Mycobacterium chimaera* infections associated with contaminated heater-cooler devices for cardiac surgery: outbreak management. Clin Infect Dis 65:669–674

117. Chaud M, Lamagni T, Kranzer K et al (2017) Insidious risk of severe *Mycobacterium chi-maera* infection in cardiac surgery patients. Clin Infect Dis 64:335–342

118. Becker SL, Schotthauser U, Shepherd H-J, Bais R, Trudzinski FC (2019) Epidemiology, clinical presentation, diagnosis and treatment of *Mycobacterium chimaera*. Pulmonologie 73(08):474–481. [In German with English abstract]. https://doi.org/10.1055/a-0872-8809

119. Scriven JE, Scobie A, Verlander NQ et al (2018) *Mycobacterium chimaera* infection follow-ing cardiac surgery in the United Kingdom: clinical features and outcome of the first 30 cases. Clin Microbiol Infect 24(11):1164–1170. https://doi.org/10.1016/j.cmi.2018.04.027

120. Kasperbauer SH, Daley CL (2019) *Mycobacterium chimaera* infections related to the heater-cooler unit outbreak: a guide to diagnosis and management. Clin Infect Dis 68:1244–1247

121. Zozaya-Valdes E, Porter JL, Coventry J et al (2017) Target specific assay for rapid and quan-titative detection of *Mycobacterium chimaera* DNA. J Clin Microbiol 55:1847–1856

122. Nomura J, Rieg G, Bluestone G et al (2019) Rapid detection of invasive *Mycobacterium chimaera* disease via a novel plasma-based next-generation sequencing test. BMC Infect Dis 19:371

123. Mok S, Hannan MM, Nolke L et al (2019) Antimicrobial susceptibility of clinical and environ-mental *Mycobacterium chimaera* isolates. Antimicrob Agents Chemother 63:e00755–e00719

124. Garvey MI, Ashford R, Bradley CW et al (2016) Decontamination of heater-cooler units associated with contamination by atypical mycobacteria. J Hosp Infect 93:229–234

125. Gotting T, Klassen S, Jonas D et al (2016) Heater-cooler units: contamination of crucial devices in cardiothoracic surgery. J Hosp Infect 93:223–228

索 引